王肯堂六科证治准绳丛书

（精校版）

伤寒证治准绳

明·王肯堂 辑

陈昱良 校注

中国健康传媒集团

中国医药科技出版社

内 容 提 要

《伤寒证治准绳》为明代医家王肯堂所辑医书《六科证治准绳》的伤寒论治部分。全书共 8 卷，卷首入门辨证诀，论述发热外感内伤辨与伤寒类伤寒辨；卷 1 为伤寒总例；卷 2~7 为六经病证及金匮病证、妇人小儿伤寒；卷 8 为脉法和药性。本书讨论伤寒各证，广集各家治法，自明代刊行以来，以"列证最详、论治最精"而著称，为历来医家所推崇。

本书内容丰富，体例有序，经整理点校，又增方名索引等内容，更加方便读者参阅，对中医临床、教学、科研工作者及中医爱好者有较高参考价值。

图书在版编目（CIP）数据

伤寒证治准绳 / 陈昱良校注 . —— 北京：中国医药科技出版社，2024.8
（王肯堂六科证治准绳丛书）
ISBN 978-7-5214-4399-8

Ⅰ . ①伤… Ⅱ . ①陈… Ⅲ . ①伤寒（中医）—辨证论治
Ⅳ . ① R254.1

中国国家版本馆 CIP 数据核字（2023）第 235656 号

美术编辑 陈君杞
版式设计 也 在

出版 **中国健康传媒集团** | 中国医药科技出版社
地址 北京市海淀区文慧园北路甲 22 号
邮编 100082
电话 发行：010-62227427 邮购：010-62236938
网址 www.cmstp.com
规格 880×1230mm $^1/_{32}$
印张 15 $^1/_2$
字数 489 千字
版次 2024 年 8 月第 1 版
印次 2024 年 8 月第 1 次印刷
印刷 北京印刷集团有限责任公司
经销 全国各地新华书店
书号 ISBN 978-7-5214-4399-8
定价 **55.00 元**

获取新书信息、投稿、为图书纠错，请扫码联系我们。

前言

　　王肯堂（1549—1613），明代著名医家。字宇泰，号损庵，自号念西居士，金坛（今属江苏常州）人。王肯堂出身于官宦之家，博览群书，因母病习医，渐精其术，求诊者众，其父以为害举业，戒止之。万历十七年（1589）中进士，授翰林院检讨。万历二十年（1592）因上书直言抗倭，不见纳，遂称病辞归。家居14年，精研医理，潜心著述。万历三十四年（1606）受吏部侍郎杨时乔力荐，补南京行人司副，以福建参政致仕。王氏交友甚广，与缪仲淳友谊颇笃，与传教士利玛窦有往来。其著述甚富，历11年编成《证治准绳》44卷，另著有《医镜》《医论》《医辨》《胤产全书》《灵兰要览》《医学穷源集》等，辑有《古今医统正脉全书》，含书44种，在整理、保存中医古代文献方面做出了贡献。

　　《证治准绳》又称《六科证治准绳》，或《六科准绳》。本书编撰始于万历二十五年（1597），讫于万历三十六年（1608），前后历时11年之久。本书是一部包涵内、外、妇、儿、五官等临床各科病证与辨治，集明以前医学之大成的综合性医学丛书。所载病证均以证治为主，先综述明以前历代名家治疗经验，后阐明王氏个人见解。全书包括《杂病证治准绳》8卷、《类方证治准绳》8卷、《伤寒证治准绳》8卷、《女科证治准绳》5卷、《幼科证治准绳》9卷、《疡医证治准绳》6卷，计44卷。其中《杂病证治准绳》是《证治准绳》中最早成书和刊行的两部之一，书中分门阐述内科、五官科等病证治，涉及诸中门、诸伤门、寒热门等13门，计150种病证，主要论述病、因、脉、证、治。《类方证治准绳》为《杂病证治准绳》的姊妹篇，两者刊行时间相同，收载病证基本一致，是以明以前历代名方为主，兼及王氏自制经验效方。《伤寒证治准绳》为王氏积30年《伤寒论》研究心得写成，编撰体例主要参考楼英《医学纲目》之"伤寒部"，并有所完善，书中内容兼收并蓄，又有独到见解。《女科证治准绳》以宋·陈自明《妇人大全良方》及明·薛己《校注妇人大全良方》为蓝本，博采张仲景、孙思邈、朱丹溪等诸贤精论与方药，并结合王氏个人经验编撰而成，内容涉及经、带、胎、产等妇人常见病证的诊疗。《幼科证治准绳》刊行时间与《女科证治准绳》相同，王氏参阅明以前各家医论，详细介绍了儿科诸病的证治方药，列证详备，兼顾论方。《疡医证治准绳》内容广博，涵盖了外科、皮肤科、骨伤科病证，并载有多种手术疗法，且选方精要，切于实用。在此书中王氏博采明以前名医名著名方之精要，且能融入个人学术见解与临证经验，推陈出新，成就鸿篇巨帙。

本次整理，力求原文准确，底本选用上海科学技术出版社 1959 年出版的《证治准绳》缩影本，该本是根据上海图书馆所藏的万历初刻本与南京图书馆所藏的虞衡藏版重镌本（万历间刊本）参酌取舍，缩影成书，被现代中医界公认为通行本和善本，主校本为清代修敬堂金氏藏本。若底本与校本有文字存疑之处，择善而从。整理原则如下。

（1）全书采用简体横排，加用标点符号。底本中的繁体字、异体字径改为规范简体字，古字以今字律齐。凡古籍中所见"右药""右件""左药"等字样中，"右"均径改为"上"，"左"均改为"下"。

（2）凡底本、校本中有明显的错字、讹字，经校勘无误后予以径改，不再出注。

（3）古籍中出现的中医专用名词术语规范为现代通用名。如"藏府"改为"脏腑"，"旋复花"改为"旋覆花"，"黄蘗"改为"黄柏"，"瓜蒌根"改为"栝楼根"，"葫芦巴"改为"胡芦巴"等。

（4）凡方药中涉及国家禁猎及保护动物（如虎骨、羚羊角等）之处，为保持古籍原貌，未予改动。但在临床应用时，应使用相关代用品。

本丛书六科，是由李柳骥（"杂病"）、马明越（"类方"）、陈昱良（"伤寒"）、温佳雨（"女科"）、孙鑫（"幼科"）、孙灵芝（"疡医"）6 位同志分工完成。由于水平有限，书中难免会有疏漏和不当之处，敬请批评指正。

李柳骥

2024 年 5 月于北京

本书导读

《伤寒证治准绳》共8卷，成书于明万历三十二年（1604），系王肯堂积30年精研伤寒之心得。内容讨论伤寒各证，有方有论，书中除仲景原文外，广集各家之说，并且标注出处，如标注"赵"为赵嗣真，"张"为张兼善，"黄"为黄仲理，"活"为朱肱《活人书》，"庞"为庞安时，"许"为许叔微，"本"为许叔微《本事方》，"韩"为韩祗和，"孙"为孙兆，"洁"为张洁古，"垣"为李东垣，"丹"为朱丹溪，"海"为王海藏，"王"为王履，"罗"为罗天益，"戴"为戴元礼，"楼"为楼全善，"吴"为吴绶，"陶"为陶华等。全书首叙入门辨证诀，论述发热外感内伤辨与伤寒类伤寒辨；1卷为伤寒总例；2~7卷为六经病证及金匮病证、妇人小儿伤寒；8卷为脉法和药性。

王肯堂生活于明嘉靖后期和万历之时，为明代昌盛时期，医学发展较快，医学著作甚多，除王肯堂著作外，闻名于世的李时珍《本草纲目》刊行于万历二十四年，吴崑的著名方剂专著《医方考》刊行于万历十二年，马莳的《黄帝内经素问注证发微》与《黄帝内经灵枢注证发微》成书刊行于万历十四年，后者是现存最早的《灵枢》全注本，颇有影响。此外，方有执的《伤寒论条辨》、陈实功的《外科正宗》、万密斋的《幼科发挥》、薛己的《薛氏医案》、李梴的《医学入门》、孙一奎的《赤水玄珠全集》、张三锡的《医学六要》、聂尚恒的《医学汇函》、方隅的《医林绳墨》、龚廷贤的《万病回春》与《寿世保元》、杨继洲的《针灸大成》、龚云林的《小儿推拿秘旨》等著作也在这一时期成书或刊行。

王氏治学甚严，讲究实用，重视临床，不陷于门户之见，致力于医学研究，历时十余年编著成《证治准绳》。自《内经》《难经》及仲景之论以来，王氏结合《巢氏病源》《千金》《外台》《和剂局方》等著作以及王冰、钱乙、陈言、陈自明、许叔微、严用和、朱肱、张洁古、刘完素、张从正、李杲、朱丹溪、王好古、罗谦甫、王履、王硕、虞抟、薛己等历代名医的实用论述和经验，研精覃思，博考经籍，采撷群言，集为大成。故《四库全书提要》说："其书采撷繁富，而参验脉证，辨别异同，条理分明，具有原委。故博而不杂，详而有要，于寒温攻补，无所偏主。"

王氏精研伤寒30年，造诣颇深，既广采先贤之论述，又有其独特见解。从《伤寒证治准绳》《医镜·伤寒》等来分析，释论公允，发前人之未备，分类详明，类证方法丰富；从其研究方法来看，主要重视证候研探以揭示病变本质，注重补亡研究以完善辨证施治，注重传变规律以动态认识疾病，研究方法颇为实际，既为详明，又有要领，故为后世医家所推崇。

汇众家精旨，注疏《伤寒论》，发前人所未发，是《伤寒证治准绳》的重要特点之一。王氏精心选择30余位医家之说，尤其是成无己、朱肱、王海藏、吴绶、张兼善、赵嗣真、云岐子、戴元礼、李东垣、朱丹溪等治《伤寒论》有成者，引用次数更为频繁。凡论述精辟者，王氏则大篇引用。如王履《医经溯洄集》"张仲景伤寒立法考""伤寒温病热病说"两篇，论寒温异同，仲景立法旨趣公允，王肯堂大为赞许，全文采录。又如《伤寒证治准绳·发热》篇，收辑了"宋元诸贤表证发热治例"，详列张洁古、王海藏、吴绶、韩祗和等关于表证发热之论述、治法和方药等。尤为可贵的是，《伤寒证治准绳》中保留了一些已亡佚的资料。如韩祗和的《伤寒微旨论》原书已佚，而《伤寒证治准绳》引自该书的资料有8处。尤以"韩祗和氏和解因时法"收录最为详尽。又如张兼善《伤寒发明》、黄仲理《伤寒类证》等，《伤寒证治准绳》均有节录。王肯堂广搜博采，遴善而从，使仲景奥旨彰明于诸贤论述中，为评价明代及明代以前《伤寒论》的研究状况提供了参考。

王氏注释《伤寒论》以义训方法为主，采用串解原文大意的方式。一般是先列仲景原文，次采后贤注疏之义较胜者，加以串解。遇有他人注语尚不能明白，或有舛误者，则附以自己的评论。王氏释论多能切中肯綮，发前人之未备。如《伤寒论》第93条原文说："太阳病，先下而不愈，因复发汗，以此表里俱虚，其人因致冒，冒家汗出自愈……"，成无己注："冒者，郁也"，但王肯堂不赞同成注，附评论如下："成氏以郁训冒，疑未合。按《说文》冒字从冂从目。冒即小儿及蛮夷头衣也。此致冒者，谓若物蒙蔽其目也，是昏迷之义。今以冒为郁，不惟失六书之本旨，且失病情及仲景之义也。"王氏离析字形，以形索义，释义贴切。又如原文说："伤寒脉浮滑，此以表有热，里有寒，白虎汤主之。""里有寒"显然与白虎汤义不符，现多径改"寒"为"热"。王氏阐释颇有见地："前篇云热结在里，表里俱热者，白虎汤主之。又云其表不解，不可与白虎汤。此云脉浮滑，表有热，里有寒者，必表里字差矣。"王氏在这里结合林亿校语，正确运用了本校和理校的方法，对原文的注释十分合理。

本书在条文分类上颇具特点，而《医镜·伤寒》则串讲六经，类证详明，条理清楚。这些详细的分类，丰富了《伤寒论》的类证研究方法。王氏认为，王叔和编次《伤寒论》，立三阳三阴篇，颇为合理。三阳篇中，凡仲景曰太阳病者入太阳篇，曰阳明病者入阳明篇，曰少阳病者入少阳篇。三阴篇中，亦依三阳之例，各如太阴、少阴、厥阴之名入其篇。凡仲景不称三阳三阴之名，但曰伤寒某病，用某方主之，而难分其篇者，则病属阳证，为发热、结胸、痞气、蓄血衄血之类，皆归入太阳篇；病属阴证，如厥逆、下利、呕吐之类，皆归厥阴篇。惟燥屎及屎硬、不大便、大便难等证，虽不称名也独入阳明篇。后人不悟是理，误将太阳篇中不称名者亦属太阳，而乱太阳之真；厥阴篇中不称名者误属厥阴，而乱厥阴之真。此外，仲景曰太阳病者，皆谓脉浮、头项强痛而恶寒；凡曰阳明病者，皆谓胃家实；凡曰少阳病者，皆谓口苦、咽干、目眩诸如此类，皆省略文法。故曰少阴病，反发热、脉沉，用麻黄附子细辛者，是谓脉沉细、但欲寐，而又反发热者用之。绝不可不察"少阴病"三字，但见发热、脉沉便用麻黄附子细辛汤，如此便大失仲景之法。因而，王氏辑录《伤寒论》原文时，打乱了成注本和宋本的条文顺序，悉用楼英《医学纲目·伤寒部》之编次方法，列六经正病于前，而次合病并病、汗吐下后诸坏病于后，又次之以四时感异区而变者，及妇婴伤寒。每经之中，以主症统概之。如太阳病篇以发热、恶寒、恶风、头痛、项强、体痛条析有关原文，阳明病分胃实不大便、不得卧、自汗、潮热、谵语、狂乱、循衣摸床、渴、呕九类，太阴病分腹满、腹痛、发黄三类，少阴病分但欲寐嗜卧、口燥咽干、咽痛、吐、吐利、下利六类等。每类之中，先备列仲景原文，再附以后贤续法或肯堂注疏。既概括百家，又不相淆杂。所以《伤寒证治准绳》在一定程度上丰富了类证研究方法。

王肯堂在分析症状、揭示病变本质方面也有很杰出的贡献。《伤寒论》的最大贡献是创立了六经证候辨证施治。《伤寒证治准绳》对症状分析研究十分重视，多从六经、八纲角度进行研究探讨。如以六经分析症状，本书对《伤寒论》中的 87 种症状进行分析研究，按各经的不同性质把症状分成主症、兼症和变症三种。主症是各经的必备症状，如太阳病是外邪侵入表分导致营卫功能失常的证候，故立发热、恶寒、恶风、头痛、项强、体痛为主症。太阴病是以脾虚夹湿为主要病机，故立腹痛、腹满、发黄为主症。兼症是各经的或然症状，主症与其他症状合参才能确定其病位和病性。如发热是太阳病的主症，又是阳明病、少阳病兼症，发热有汗出不恶寒反恶热的症状，可确定为阳明经病；发热伴随有头痛、咽干、脉弦之症状，才是少阳病。变症是误治后导致的症状，如颤栗、筋惕肉瞤、叉手冒心、惊悸等，故王氏说："夫惊，坏病也。由误下、火逆、温针所致。"

王肯堂也常以八纲分析症状，他认为《伤寒论》中有些症状用六经不能有效反映其真谛，而用八纲能揭示其实质。故《伤寒证治准绳》中说："腹满俗云腹胀，有属热者，有属寒者。阳热则腹满咽干，或大小便秘涩，或潮热谵语等症；阴寒则腹满，吐食不下，自利益甚，时腹自痛。虽然腹满为里证又有浅深之别，经曰表已解，内不消，非大满，犹生寒热，则病不除是未全入腑，邪犹浅也；若大满大实，坚有燥屎，邪已深也。腹满固可下，又有虚实之殊，经曰腹满不减为实，可下去之；若腹满时减为虚，则不可下。"同时，还指出，六经和八纲虽然各有不同的特点，但也有一定的局限性，故王氏把六经、八纲二者有机结合起来研究《伤寒论》之复杂症状。如腹痛是太阴病的主症，又是阳明病的兼症。"阳明腹满急而痛，此为里实""太阴经腹满而痛，其证有二：有实痛，有虚痛。肠鸣泄利而痛者，虚痛也……腹满，大便秘，按之痛者，实痛也。"王氏立足从症状研究《伤寒论》，其目的是揭示病变的本质。《伤寒论》症状研究始见于成无己编撰的《伤寒明理论》，但成氏仅从症状定义探讨，而王氏以六经、八纲研究，可谓成氏发其凡，王氏畅其义也。

王氏对《伤寒论》中的温热病部分，从疾病和病症等方面多有注缺补亡，完善了辨证施治的体系。他以《素问·热论》"今夫热病者，皆伤寒之类也"为基础，从辨证施治方面进行衡量，认为现存的版本尚有许多缺漏，尚须补亡拾遗。

疾病方面，《伤寒论》是叙述以风寒为主的外感病，对四时外感病论述尚有不足，故王氏对外感疾病的种类有所补亡。《伤寒准绳》立"四时伤寒不同"篇，收录六种外感病：①温病：从立春后天暖阳气外泄之时，而壮热者为温病。②暑病：夏以暑病为多，以脉虚身热恶寒为中暑。③湿温：长夏以湿温为多，常以胫冷、腹满、头痛、渴而无热为见症。④晚发：冬伤于寒，至夏而变为热病者，邪自内达表之病。⑤湿疟：夏伤于暑，至秋脉阴阳俱盛而重于阴之谓。⑥时行疫病：春应暖反寒，夏应热反凉，秋应凉反热，冬应寒反温，非其时而病，长幼病状相似之谓。这种论述虽不完美，但对温病学说的形成、发展有一定的贡献。

症状方面，《伤寒论》是临床条文的札记，该书记载了159种症状，临证实践分析还未周全，故王氏在《伤寒证治准绳》中补充了50多种症状。这种立足辨证补亡症状，对指导临床有很大作用。

诊法方面，《伤寒论》详于症状而略于诊法，故王肯堂在《伤寒证治准绳》中补察五色、察目、察鼻、察口唇、察耳、察舌和察身七章。特别是舌苔在诊断外感病中占有重要地位，王氏对此有确切精细的论述，尝曰"凡舌鲜红者吉，青为冷，青而紫者为阴为寒也，赤而紫者为阳为热也，黑者亢极为难治。凡舌上苔白而滑者表有寒也……苔黄而燥渴者热盛也，苔黑而燥渴者热甚而亢极也，若不燥渴舌上黑苔而滑者为寒为阴也。舌卷而焦黑燥者阳毒热极也，舌青而苔滑者阴毒冷极也。凡舌肿胀、舌上燥裂、舌生芒刺皆热甚也。凡舌硬舌强、舌短缩，神气昏乱，语言不清者死也"。从舌质、舌苔和舌形态三方面进行论述，对后世影响颇大，吴坤安《伤寒指掌》

和叶天士《外感温热篇》论舌苔之内容实由此发展而成。

方剂方面，《伤寒证治准绳》还拾遗了274首方剂，以补亡汗、下、温剂为多。如《伤寒论》解表剂以麻黄汤、桂枝汤为代表，但四时感冒以风寒湿邪合侵为多，王氏以清解散（苍术、荆芥、甘草、麻黄）治疗四时感冒，风寒湿邪外侵之表证。

《伤寒论》补亡研究始见于朱肱《类证活人书》、郭雍《伤寒补亡论》，但尚属简略，王氏则立足补亡未完整辨证施治的内容，较为实际，从疾病、症状、诊法和方剂4个方面补亡，堪称精当全面。

王氏《伤寒证治准绳》十分重视疾病传变规律的探讨，重视情志因素，强调动态认识疾病。症状是组成疾病的主要内容，故王氏认为症状变化是疾病传变的基本方式。如手足热、四肢不温、厥逆是3种症状，他从动态的角度进行研究，故说："夫邪在三阳，则手足热，传到太阳则手足温，至少阻则逆而不温，至厥阴则为之厥。"这表示症状从手足温到四肢不温至厥逆，是疾病在进展。反之，则表示疾病逐渐减轻。同时，本书还研究了伤寒病传变的基本途径，认为伤寒病的传变，不能囿于《素问·热论》一日太阳、二日阳明之说，其传变途径与证候的不同性质有关。具体内容可分为两类：一是传经，即外邪侵入太阳经发病，后传至其他五经，以热证为多。二是直中，即外邪不从太阳经侵入，或外邪从太阳经侵入后，太阳经不发病而传至他经，以寒证为主。直中之证候按其部位又可分表里两种：一种为直中各经之表，即外邪侵入后，可产生各经表证。另一种为直中各经之里，即外邪侵入脏腑产生的里证。传经、直中之说虽非王氏首创，但王氏能结合自己临证实践，其论贴切中肯，足资后世借鉴。此外，本书还研究了伤寒病传变的主要因素，认为伤寒病传变由许多因素支配，而正气虚弱为主要因素。太阳经营卫功能失调，腠理开阖失常，易致外邪侵入。假若患者素体中气不足，脾阳不振，太阳经之邪易陷入太阴经；或外邪易直中太阴经。假若患者肾气虚弱，真阳真阴不足，太阳经之邪易陷入少阴经；或外邪易直中少阴经。

总之，王氏从动态的角度揭示了伤寒病的传变规律，他既重视传变规律形式的症状变迁，又注重寒热证候传变不同途径，更强调伤寒病传变主要因素为正气虚弱。通过这 3 个方面的研究，揭示了传变的现象和本质。

校注者

2024 年 3 月

自序

夫有生必有死，万物之常也。然死不死于老而死于病者，万物皆然，而人为甚。故圣人悯之而医药兴。医药兴，而天下之人又不死于病，而死于医药矣。智者愤其然，因曰：病而不药得中医①，岂不信哉。或曰：此但为伤寒言之也。虽然，微独伤寒，特伤寒为甚尔。盖医莫不宗本黄岐，今其书具在，然有论而无方。方法之备，自张仲景始。仲景虽独以伤寒著，然二千年以来，其间以医名世，为后学所师承者，未有不从仲景之书悟入，而能径窥黄岐之壶奥②者也。故黄岐犹羲文③也，仲景其孔子乎，易水④师弟，则濂洛⑤诸贤，金华⑥师弟，则关闽⑦诸大儒也，拟人者不伦于此矣。王好古曰：伤寒之法，可以治杂病，杂病法不可以治伤寒，岂诚然哉。伤寒法出于仲景，故可以治杂病，而为杂病法者，多未尝梦见仲景者也。故不可以治伤寒也。然则《伤寒论》可弗读乎。而世之医，有终身目不识者，独执陶氏六书⑧，以为枕中鸿宝尔。夷考陶氏之书，不过剽南阳⑨唾余，尚未望见易水门墙，而辄诋《伤寒论》为非全书，聋瞽来学，盖仲景之罪人也。而世方宗之，夭枉可胜道哉。余少而读仲景书，今老矣，尚未窥其堂室。平生手一编，丹铅殆遍，纸败墨

---

① 中医：中等水平的医师。
② 壶（kǔn）奥：内中奥妙。
③ 羲文：伏羲所画之卦象。
④ 易水：河流名，源出易州，此处代指易水学派的张元素。
⑤ 濂洛：北宋理学的两个主要学派。濂指原居道州荣道濂溪的周敦颐；洛指洛阳程颢和程颐。
⑥ 金华：今浙江省金华市。此处代指金华市义乌县人朱丹溪。
⑦ 关闽：指宋代两大理学学派，关为关中张载所创学派，闽为福建朱熹所创学派。
⑧ 六书：指《伤寒六书》。
⑨ 南阳：指汉代医圣张仲景。

1

渝。海虞严道彻见而爱之，欲寿诸梓，而余不之许，非靳^①之，盖慎之也。丁酉、戊戌间，因嘉善高生请，始辑《杂病证治准绳》，而不及伤寒，非后之，盖难之也。今岁秋，同年姜仲文知余所辑杂病外，尚有伤寒、妇、婴、疡科，为准绳者四，遣使来就钞，而不知余夺于幽忧冗病，未属草^②也。因感之而先成伤寒书八帙，始于八月朔，而告完于重九。或曰：以数十万言，成于四旬，不太草草乎。曰：余之酝酿于丹府^③，而渔猎于书林，盖三十余年矣，不可谓草草也。伤寒一病尔，而数十万言，不太繁乎。曰：吾犹病其略也。何也？是书之设，为因证检书而求治法者设也，故分证而不详，则虑其误也。详则多互见而复出，而又安得不繁。后之注仲景书，读仲景法者，或见其大全，或窥其一斑，皆可以为后学指南，具择而载之而又安得不繁。且夫人读一书，解一语，苟迷其理，有碍于胸中，以问知者，则唯恐其不吾告与告之不详。余固驽下，然学医之资，差不在人后。以余所白首不能究者，与天下后世共究之。将读之恐其易尽而顾患繁乎哉。丹阳贺知忍中秘心乎济物而勇于为义，愿为余流通，书未成，已鸠工庀具矣。余之遄成以此，因叙于篇首。

时万历三十二年岁次甲辰重九日念西居士王肯堂宇泰甫书

---

① 靳：吝惜。
② 属（zhǔ）草：起草作文。
③ 丹府：指心间，"丹"指丹心。

凡例

——纂伤寒书者众矣。知尊仲景书，而遗后贤续法者，好古之过也，《类证》诸书是也。惟俗眼之便，而雅俗杂陈，淄渑莫辨，使世不知孰为仲景者，俗工之谬也，《琐言》《蕴要》诸书是也。惟楼氏《纲目》，列六经正病于前，而次合病、并病、汗吐下后、诸坏病于后，又次之以四时感异气而变者，与妇婴终焉。而每条之中，备列仲景法，然后以后贤续法附之。既概括百家，又不相淆杂，义例之善，无出其右。此书篇目，大抵因之。

——王叔和编次张仲景《伤寒论》，立三阳三阴篇。其立三阳篇之例，凡仲景曰太阳病者，入太阳篇；曰阳明病者，入阳明篇；曰少阳病者，入少阳篇。其立三阴篇，亦依三阳之例，各如太阴、少阴、厥阴之名入其篇也。其或仲景不称三阳三阴之名，但曰伤寒某病用某方主之，而难分其篇者，则病属阳证，发热、结胸、痞气、蓄血、衄血之类，皆混入太阳篇。病属阴证，厥逆、下利、呕吐之类，皆混入厥阴篇也。惟燥屎及屎硬、不大便、大便难等证，虽不称名，独入阳明篇者，由此证类属阳明胃实，非太阳、厥阴可入，故独入阳明也。所以然者，由太阳为三阳之首，凡阳明、少阳之病，皆自太阳传来，故诸阳证不称名者，皆入其篇。厥阴为三阴之尾，凡太阴、少阴之病，皆至厥阴传极，故诸阴证不称名者，皆入其篇。后人不悟是理，遂皆谓太阳篇诸证不称名者，亦属太阳，而乱太阳病之真。厥阴篇诸证不称名者，亦属厥阴，而乱厥阴病之真。为大失仲景之法也。今于各证分经处，尚多仍叔和之旧，学人当以意神而明之。

——仲景立法，凡曰太阳病者，皆谓脉浮、头项强痛、恶寒也。凡曰阳明病者，皆谓胃家实也。凡曰少阳病者，皆谓口苦、咽干、目眩也。凡曰太阴病者，皆谓腹满时痛，吐利也。凡曰少阴病者，皆谓脉微细，但欲寐也。凡曰厥阴病者，皆谓气上撞心痛，吐蛔也。

1

候如少阴病，不一一逐条曰脉微细、但欲寐，而总用少阴病三字括之者，省文也。故各条或曰少阴病，反发热，脉沉，用麻黄附子细辛汤者，谓脉沉细、但欲寐，而又反发热者，用其方也。或曰少阴病，得之二三日以上，心烦不卧，用黄连阿胶汤者，谓得脉微细，但欲寐，二三日后，变心烦不卧者，用其方也。后人不悟是理，遂皆不察少阴病三字，所括脉微细，但欲寐之证，但见发热脉沉，便用麻黄附子细辛汤，见心烦不卧，便用黄连阿胶汤，尤为大失仲景之法也。

——解释仲景书者，惟成无己最为详明。虽随文顺释，自相矛盾者，时或有之，亦白璧微瑕，固无损于连城也。后此，赵嗣真、张兼善之流，皆有发明，并可为成氏忠臣，张公耳孙，故多采掇，使学者一览洞然，而一得之愚，亦时附焉。其文义浅近，不必训释者，则一切省之。内一字赵者，嗣真也。张者，兼善也。黄者，仲理也。活者，朱肱《活人书》也。庞者，安时也。许者，叔微学士也。本者，许之《本事方》也。韩者，祗和也。孙者，兆也。洁者，洁古张元素也。云者，洁古之子云岐子也。垣者，李东垣。而丹者，朱丹溪也。海者，王海藏也。王者，履也。罗者，天益也。戴者，元礼也。楼者，全善也。吴者，绶也。陶者，华也。其不系姓字者，自篇首辨证数语之外，皆仲景论文也。

——仲景诸方，动以斤计，而又有称升、合、枚者。古今度量衡，轻重长短不同，难以遵用。《局方》《纲目》又一切裁损，每服五钱，则失之太小。陶氏、吴氏书，尽变古方，以便时用，则其失更远矣。今书方药分两，一切仍仲景之旧。增损出入，又当视病情时令，神而明之。一切古方，皆当如是施用，不独仲景书也。知此则又何以轻变古法为哉。陈无择以钱谱推测度量衡法，颇协时宜。今引其说于此，用古方者，宜详考焉。凡度者，分、寸、尺、丈、引。本以一黍之广为分，十分为寸，十寸为尺，十尺为丈，十丈为引。观今之尺，数等不同，如周尺长八寸，京尺长一尺六寸，淮尺长一尺二寸，乐尺长一尺二寸五分。并以小尺为率。小尺既自三微起，却自可准。唐武德年，铸开元钱，径八分，当十二钱半得一尺。

排钱比之，十一个已及一尺。又不知唐用何尺。顾汉唐龠①量，并用尺寸分布，尺寸如是不齐，将何凭据。博古君子，必有说矣。凡量者，龠、合、升、斗、斛。本以黄钟龠容十二铢。合龠为合，重二十四铢。今以钱准，则六铢钱四个，比开元钱三个重，升、斗、斛，皆垒而成数。汉唐同用。至赵宋绍兴，升容千二百铢，则古文六铢钱二百个，开元钱二百二十个②。以绍兴一升，得汉五升。其余私用，不足计也。凡衡者，铢、两、斤、钧、石。亦以黄钟龠所容重十二铢。两之为两，二十四铢为两，十六两为斤，三十斤为钧，四钧为石。每两则古文六铢钱四个，开元钱三个。至赵宋广科③，以开元钱十个为两。今之三两，得汉唐十两明矣。《千金》本草，皆以古三两为今一两，以古三升为今一升，诸药类例，尤为难辨。且如半夏一升，准五两，不知用何升何两，此修合制度之要务，不可不知。汉铜钱质如周钱，文曰半两，重如其文。孝文五年，钱益多而轻，乃更铸四铢，其文曰半两，杂以铅铁锡。非淆杂伪巧，则不得赢。而奸或盗磨钱质取镕，有司言钱轻重，请郡国铸五铢钱，周郭有质，令不得磨取镕。则知汉以二半两钱为两，重十铢明矣。汉唐例以二十四铢为一两，抑未知修史人改作唐例，亦不可知。观钱谱，汉无六铢钱，至唐方有。今以五铢钱十六个，正得开元钱十个重。又以六铢钱十二个，正得开元钱九个重，则知开元钱每个以重八铢。唐武德四年，铸开元通宝，径八分，重二铢四，累积十钱为两，似难考据，明食货者，必有说焉。按药书，汉方汤液，太齐④三十余两，小齐十有余两，用水六升或七升，多煎取二升、三升，并分三服。若以古龠量水七升，煎今之三十两，未淹得过。况散末药只服方寸刀圭匕，丸子如梧桐子大，极至三十粒，汤液岂得如此悬绝。又如风引汤，一剂计五十五两，每两⑤只用三指撮，水三升，煮三沸，去滓温服一升。观其煮制，每只三指撮，不应料齐如此之多，

---

① 龠（yuè）：量器名。等于半合（gě）。

② 二百二十个：修敬堂本、集成本均作"一百五十个"。

③ 广科：修敬堂本、集成本均作"广秤"，《三因方》卷二引同。

④ 太齐：通"大剂"，修敬堂本作"大齐"，集成本作"大剂"，下同。

⑤ 两：诸校本同，据《金匮要略》卷二风引汤煎服法，疑为"服"字之误。

此又可疑也。今以臆说，汉方当用半两钱二枚为一两。且以术附汤方较，若用汉两，计一百八十铢，得开元钱二十二个半重。若分三服，已是今之七钱半重一服。若以唐方准计，三百三十六铢，得开元钱四十二个重，每服计今之十四钱重，大略可知，若以开元钱准得一百单五个重，分三服，每服计三十五钱重。此犹是小齐。况有大齐名件两数之多者，未易概举，留心此道，幸少详焉。吴绶曰：凡方称铢者，二十四铢为两，一两分为四分，六铢为一分，计二钱五分也。称字者，一钱有四字，一字计二分五厘也。世有古今，时有冬春，地有南北，药有良犷，人有强弱，不可执一。且如大陷胸汤，用大黄六两，今用六钱足矣。若人壮病大者宜之，人弱病小者，又当减半，或只用三四之一可也。芒硝一升，今用二三钱足矣。甘遂二两，只可用一分或半分而已。若无活法通变而胶柱鼓瑟，未有不至于杀人者，慎之慎之。

——《内经》云：风雨寒暑，不得虚，邪不能独伤人。至于丹溪，又云伤寒属内伤者十居八九，当以补元气为主。由是言之，后人治伤寒者，既皆识仲景之法不尽，又不知其病本于内伤虚劳而思补养，但用汗下致死者，其杀人何异刀剑。兴言至此，切骨痛心。今虽以后贤补养之法，附载于篇，而书不尽言，言不尽意，尤望临病之工，重人命而惧阴谴，熟玩此书，无疑于心而后下手用药。即不能然，宁过于谨护元气，无孟浪汗下，而后庶几乎少失也。

——屠鹏《四时治要》云：凡欲知阴别阳，须当观脉论形，视喘息，听音声，而治病所苦。按尺寸，观权衡，而知病所生。然后知其虚实，得其本末，更精加审察，徐徐取之。如仲景活人书，下证俱备，当行大承气，必先以小承气试之；合用大柴胡，必先以小柴胡试之；及阴证晓然，合用四逆汤，必先以理中汤、真武汤之属试之。此皆大贤得重敌之要，学者其可不审乎。按汤剂丸散，生灵之司命也。死生寿夭，伤寒之瞬息也。岂以试为言哉。盖与其躁暴而多虞，宁若重敌而无失。鸡峰张锐者，宋之神医也。疗一伤寒，诊脉察色皆为热极，煮承气汤，欲饮复疑，至于再三，如有掣其肘者，姑持药以待。病者忽发战悸，覆绵衾四五重，始稍定，有汗如

4

洗，明日脱然。使其药入口，则人已毙矣。由是观之，则屠氏之探试，虽非仲景本旨，得非粗工之龟鉴欤。

目 录

8 伤寒证治准绳

入门辨证诀

发热外感内伤辨

凡病鲜有不发热者，而内伤外感，其大关键也。人迎脉大于气口为外感，气口脉大于人迎为内伤。外感则寒热齐作而无间，内伤则寒热间作而不齐。外感恶寒，虽近烈火不能除，内伤恶寒，得就温暖而必解。外感恶风，乃不禁一切风寒，内伤恶风，惟恶夫些少贼风。外感证显在鼻，故鼻气不利而壅盛有力，内伤证显在口，故口不知味而腹中不和。外感则邪气有余，故发言壮厉，先轻而后重，内伤则元气不足，故出言懒怯，先重而后轻。外感头痛，常常而痛，内伤头痛，时止时作。外感手背热，手心不热，内伤手心热，手背不热。东垣辨法，大要如此。有内伤而无外感，有外感而无内伤，以此辨之，判然矣。若夫内伤外感兼病而相合者，则其脉证并见而难辨，尤宜细心求之。若显内证多者，则是内伤重而外感轻，宜以补养为先。若是外证多者，则是外感重而内伤轻，宜以发散和解为急，此又东垣未言之意也。

伤寒类伤寒辨

冬温　温病　寒疫　热病　湿温　风温　霍乱　痉　伤食　虚烦　痰　脚气　内痛　蓄血

世传以痰、饮、脚气、虚烦四证为似伤寒。王叔和又以痉、湿、暍、霍乱等证似伤寒者，编入《伤寒论》中。然以形证较之，非止此数者而已。其内伤劳倦之似伤寒者，已前见。今以冬温等病，与伤寒辨析差别，胪列于下。

自霜降以后，天令寒冱①，感之而病者，伤寒也。脉浮紧无汗，为伤寒；脉浮缓有汗，为伤风。

---

① 冱（hù）：冻结；闭塞。

霜降以后，当寒而不寒，乃更温暖，因而衣被单薄，以致感寒而病者，冬温也。时气发斑，与伤寒热未已，再遇温热，为温毒。

春时天道和暖，有人壮热口渴，而不恶寒者，温病也。以辛温汗之则坏矣。若天令尚寒，冰雪未解，感寒而病者，亦曰伤寒。

三月以后，八月以前，天道或有暴寒，感之而病者，时行寒疫也。

夏至以后，时令炎热，有人壮热烦渴，而不恶寒者，热病也。热病与中暑相似，但热病脉盛，中暑脉虚。

夏月有病，头痛谵语，自汗身不甚热，两胫逆冷，四肢沉重，胸腹满者，湿温也。其人常伤于湿，因而中暑，湿热相搏，故发此病，不可发汗。

头痛身热，自汗，与伤寒同，而脉尺寸俱浮，身重，默默但欲眠，鼻息鼾，语言难出，四肢不收者，风温也。不可发汗。

病呕吐而利，头痛身痛，恶寒发热，或吐利止而发热者，霍乱也。

身热足寒，头项强急，恶寒，时头热，面赤目脉赤，独头面摇，卒口噤，背反张者，痉也。恶寒无汗为刚痉，恶风有汗为柔痉。仰面而卧，开目为阳。合面而卧，闭目为阴。脉浮紧数为阳，脉沉细涩为阴。口中燥渴为阳，口中和为阴。阳痉易治，阴痉难治。

头疼发热，与伤寒同，而身不痛，右手气口脉紧盛，右关短滑，左手反平和者，伤食也。必兼中脘痞闷，噫气作酸，或恶闻食臭，或欲吐不吐，或吐之不尽等证。亦有停食而又感寒者，则左右手人迎、气口俱大。

烦热与伤寒相似，而脉不浮紧，头不疼，身不痛，不恶寒，或烦时头亦痛，烦止而痛止者，虚烦也。

憎寒发热，恶风自汗胸满，气上冲咽不得息，与伤寒相似，而头不痛，项不强，亦有时而头痛，但作止无常，其脉紧而不大者，痰也。痰在上焦，则寸口脉沉滑，或沉伏。痰在中焦，则右手关脉滑大。有气郁则沉而滑，夹食则短而滑。凡脉弦滑者有痰饮，偏弦者主饮，沉而弦者有悬饮内痛。凡左右关大，或关上脉浮而大，或目下如灰烟熏者，皆痰之候也。

发热憎寒，头疼，肢节痛，呕恶，与伤寒相似，而病起自脚，脚膝肿痛，两疼或肿满，或枯细，大便坚者，脚气也。

《伤寒论》云：诸脉浮数，当发热而洒淅恶寒，若有痛处，饮食如常者，蓄积有脓也。此言内痈也。《素问》云：肝满、肾满、肺满皆实，即为肿。王注云：满，谓脉气满实。肿，谓痈肿。大抵口中咳即胸中隐痛，心胸甲错，振寒，脉数，咽干不渴，时出浊唾腥臭，久久吐脓如米粥者，肺痈也。小腹重而强，按之则痛，便数似淋，时时汗出，复恶寒，身皮甲错，腹皮急，如肿状，脉滑而数者，肠痈也。胃脘隐隐而痛，手不可近，胃脉沉细，人迎逆而盛者，胃脘痈也。内伤外感以人迎、气口别之，故内伤之脉人迎平，而胃脘痈之脉，人迎反盛，未有不误以为伤寒者，宜辨之早也。京口钱氏，室女，患肠痈发热。庸医作伤寒治之，禁绝饮食，旬余而毙。垂毙之日，下脓数升，方知是痈，欲救已无及矣。呜呼！仲景之书，岂可以弗读哉。

发热如伤寒，而其人有所从高坠下，攧扑损伤，或盛怒叫呼，无何而病，小便自利，口不甚渴，按心下，或胁下，或脐腹间有痛处，或至手不可近者，蓄血也。劳逸饥饱，七情房室所伤，皆能瘀血，不止一途。友人缪仲淳，每服滋补丸药，多至数两，忽发热不已，投凉解之药，有加无损，沉困之极，殆将不支。余用蓄血法治之，方烹煎次，仲淳闻其气，曰：一何香也。饮已而热退。明日，下黑粪斗许而安。然伤寒自有蓄血证，当于本科求之。此言杂证蓄血之类伤寒者耳。

帙之一

总例

四时伤寒不同　传变　汗下大法　可汗　不可汗　可下　不可下　可吐　不可吐　愈解　死证　阴阳　表里　伤寒杂病　类证杂论　察色要略

◎ 四时伤寒不同

阴阳大论云：春气温和，夏气暑热，秋气清凉，冬气冷冽，此则四时正气之序也。冬时严寒，万类深藏，君子固密，则不伤于寒。触冒之者，乃名伤寒耳。其伤于四时之气，皆能为病。即下文时行之气。以伤寒为毒者，以其最成杀厉之气也。中而即病者，名曰伤寒。不即病，寒毒藏于肌肤，至春变为温病，至夏变为暑病。暑病者，热极重于温也。《内经》曰：先夏至日为温病，后夏至日为暑病。温暑之病，本伤于寒而得之，故太医均谓之伤寒也。是以辛苦之人，春夏多温热病者，皆由冬时触寒所致，非时行之气也。《活人》云：夏月发热恶寒，头疼身重，肢节疼痛，其脉洪盛者是也。冬伤于寒，因暑气而发为热病。凡时行者，春时应暖而反大寒，夏时应热而反大凉，秋时应凉而反大热，冬时应寒而反大温，此非其时而有其气，是以一岁之中，长幼之病，多相似者，此则时行之气也。此辨伤寒时气之异。夫欲候知四时正气为病，及时行疫气之法，皆当按斗历占之。

四时八节二十四气七十二候决病法：

立春正月节斗指艮　雨水正月中指寅

惊蛰二月节指甲　春分二月中指卯

清明三月节指乙　谷雨三月中指辰

立夏四月节指巽　小满四月中指巳

芒种五月节指丙　夏至五月中指午

小暑六月节指丁　大暑六月中指未

立秋七月节指坤　处暑七月中指申

白露八月节指庚　　秋分八月中指酉

寒露九月节指辛　　霜降九月中指戌

立冬十月节指乾　　小雪十月中指亥

大雪十一月节指壬　　冬至十一月中指子

小寒十二月节指癸　　大寒十二月中指丑

二十四气，节有十二，中气有十二。五日为一候，气亦同，合有七十二候，决病生死，此须洞解之也。

九月霜降后宜渐寒，向冬大寒，至正月雨水节后，宜解也。所以谓之雨水者，以冰雪解而为雨水故也。至二月惊蛰节后，气渐和暖，向夏大热，至秋便凉。此为四时正气。从霜降以后，至春分以前，凡有触冒冰雪，体中寒即病者，谓之伤寒也。九月、十月，寒气尚微，为病则轻。十一月、十二月，寒冽已严，为病则重。正月、二月，寒渐将解，为病亦轻。此以冬时不调，适有伤寒之人，即为病也。此为四时正气，中而即病者也。其冬有非节之暖者，名曰冬温。冬温之毒，与伤寒大异。冬温复有先后，更相重沓，亦有轻重，为治不同，证如后章。此为时行之气。前云：冬时应寒而反大温者是也。冬温应常纪者有三岁，少阴司天之政，五之气；阳明司天之政，终之气；厥阴司天之政，终之气；皆病冬温。其不应常纪而反常者，则不可候之，而随时变易也。从立春节后，其中无暴大寒，又不冰雪，而有人壮热为病者，此属春时阳气发于外，冬时伏寒，变为温病。此为温病也。《内经》曰：冬伤于寒，春必病温。外邪唤出内邪也。春温应常纪者有四岁，少阴司天之政，初之气；太阳司天之政，初之气；阳明司天之政，终之气；太阴司天之政，二之气，皆病温。其不应常纪而反常者，不可候之，而随时变易也。

从春分以后，至秋分节前，天有暴寒者，皆为时行寒疫也。三月、四月，或有暴寒，其时阳气尚弱，为寒所折，病热犹轻。五月、六月，阳气已盛，为寒所折，病热则重。七月、八月，阳气已衰，为寒所折，病热亦微。其病与温及暑病相似，但治有殊耳。此辨时行与伤寒相似，治法不同，要在辨其病原，寒、热、温三者之异，则用药冷热之品味判然矣。十五日得一气。于四时之中，一时有六气，四六名为二十四气也。然气候亦有应至而不至，或有未应至而至者，或有至而太过者，皆成病气也。《素问·六微旨大论》帝曰：其有至而至，有至而不至，有至而太过，何也？岐伯曰：至而至者和。至而不至，来气不及也。未至而至，来气有余也。帝曰：至而不至，未至而至，何如？岐伯曰：应则顺，否则逆。逆则变生，变生则病。《金匮要略》曰：有未至而至，有至而不至，有至而不去，有至而太过，何谓也？师曰：冬至之后，甲子夜半，少阳起，少阳^①之时，阳始生，天得温和。以未得甲子，天因温和，此为未至而至也。以得甲子，而天未温和，此为至而不至也。以得甲子，而天大寒不解，此为至而不去也。以得甲子，而天温如盛夏五六月时，此为至而太过也。但天地动静，阴阳鼓击者，各正一气耳。是以彼春之暖，为夏之暑，彼秋之忿，为冬之怒。是故冬至之后，一阳爻升，一阴爻降也。夏至之后，一阳气下，一阴气上也。斯则冬夏二至，阴阳合也。春秋二分，阴阳离也。阴阳交易，人变病焉。此君子春夏养阳，秋冬养阴，顺天地之刚柔也。小人触冒，必婴暴疹。须知毒烈之气，留在何经，而发何病，详而取之。是以春伤于风，夏必飧泄；夏伤于暑，秋必病疟；秋伤于湿，冬必咳嗽；冬伤于寒，春必病温。此必然之道，可不审明之。伤寒之病，逐日浅深，以施方治。经曰：未满三日者，可汗而已。其满三日者，可泄而已。今世人伤寒，或始不早治，或治不对病，或日数久淹，困乃告医。医人又不依次第而治之，则不中病。皆宜临时消息制方，无不效也。今采仲景旧论，录其证候，诊脉声色，对病真方，有神验者，拟防世急也。仲景之书，逮今千年而显用于世者，王叔和之力也。又土地温凉，高下不同，物性刚柔，飧居亦异。是故黄帝兴四方之问，岐伯举四治之能，以训后贤，开其未悟者，临病之工，宜须两审也。〔庞〕叔和非医方圆机，孰能臻此也。如桂枝汤，自西北二方居人，四时行之，无不应验。自江淮间，地偏暖处，惟冬及春可行之。自春末及夏至以前，桂枝、麻黄、青龙内宜加黄芩也。自夏至以后，桂枝内又须随证增知母、大青、石膏、升麻辈取汗也。若时行寒疫，及病久虚寒者，正用古方，不待加减矣。夏至以后，虽宜白虎汤，自非新中暍而变暑病，乃汗后解表药耳，一白虎未能驱逐表邪故也。或有冬及始春寒甚之时，人患斯病，因汗下后，偶变狂躁不解，须当作内热治之，不拘于时令也。南方无霜雪之地，不因寒气中人，地气不藏，虫类泄毒，岚瘴间作，不用此治法，别有方也。又一州之内，有山居者，为居积阴之所。盛夏冰雪，其气寒，腠理

---

① 少阳：原作"少阴"，四库全书本同。据修敬堂本及《金匮要略·脏腑经络先后病脉证第一》改。

闲，难伤于邪，其人寿。其有病者，多中风、中寒之疾也。有平泽居者，为居积阳之所。严冬生草，其气温，腠理疏，易伤于邪，其人夭。其有病者，多中湿①、中暑之疾也。

〔王〕夫伤于寒，有即病者焉，有不即病者焉。即病者，发于所感之时。不即病者，过时而发于春夏也。即病谓之伤寒，不即病谓之温与暑。夫伤寒温暑，其类虽殊，其所受之原则不殊也。由其原之不殊，故一以伤寒而为称。由其类之殊，故施治不得以相混。以所称而混其治，宜乎贻祸后人，以归咎于仲景之法，而委废其大半也。吁！可谓溺井怨伯益，失火怨燧人矣。夫法也，方也，仲景专为即病之伤寒设，不兼为不即病之温暑设也。后人能知仲景之书，本为即病者设，不为不即病者设，则尚恨其法散落，所存不多，而莫能御。夫粗工妄治之万变，果可惮烦而或废之乎。今人虽以治伤寒法治温暑，亦不过借用耳，非仲景立法之本意也。虽然，岂特可借以治温暑而已，凡杂病之治，莫不可借也。今人因伤寒治法可借以治温暑，遂谓其法通为伤寒温暑设。吁！此非识流而昧源者与？请以证之。夫仲景之书，三阴经寒证，居热证十之七八。彼不即病之温暑，但一于热耳，何由而为寒哉。夫惟后人以仲景书通为伤寒温暑设，遂致诸温剂皆疑焉而不敢用。韩祗和虽觉桂枝汤之难用，但谓今昔之世不同，然未悟仲景书本为即病之伤寒设也。且其著《微旨》一书，又纯以温暑作伤寒立论，而即病之伤寒，反不言及。又以夏至前胸膈满闷，呕逆气塞，肠鸣腹痛，身体拘急，手足逆冷等证，视为温暑，谓与仲景三阴寒证脉理同而证不同，遂别立温中法以治。夫仲景所叙三阴寒证，乃是冬时即病之伤寒，故有此证。今欲以仲景所叙三阴寒证，求对于春夏温暑之病，不亦惽乎？以余观之，其胸膈满闷，呕逆气塞等证。若非内伤冷物，则不正暴寒所中，或过服寒药所变，或内外俱伤于寒之病也。且祗和但曰寒而当温，然未尝求其所以为寒之故。能求其故，则知温暑本无寒证矣。朱奉议作《活人书》，累数万言，于仲景《伤寒论》多有发明。其伤寒即入阴经为寒证者，诸家不识，而奉议识之。但惜其亦不知

① 中湿：原作"中温"，校本同。据《伤寒总病论》卷一改。

仲景专为即病者立法。故其书中，每每以伤寒温暑，混杂议论，竟无所别。况又视《伤寒论》为全书，遂将次传阴经热证，与即入阴经寒证，牵合为一立说。且谓：大抵伤寒阳明证宜下，少阴证宜温。而于所识即入阴经之见，又未免自相悖矣。夫阳明证之宜下者，固为邪热入胃。其少阴证，果是伤寒传经热邪，亦可温乎？况温病、暑病之少阴，尤不可温也。自奉议此说行，而天下后世蒙害者不无^①矣。迨夫成无己作《伤寒论注》，又作《明理论》，其表章名义，纤悉不遗，可谓善羽翼仲景者。然即入阴经之寒证，又不及朱奉议能识，况即病立法之本旨乎，宜其莫能知也。惟其莫知，故于三阴诸寒证，止随文解义而已，未尝明其何由不为热而为寒也。至于刘守真出，亦以温暑作伤寒立论，而遗即病之伤寒。其所处辛凉解散之剂，固为昧者有中风、伤寒错治之失而立，盖亦不无桂枝、麻黄难用之惑也。既惑于此，则无由悟夫仲景立桂枝麻黄汤之有所主，用桂枝麻黄汤之有其时矣。故其《原病式》有曰：夏热用麻黄桂枝之类热药发表，须加寒药。不然则热甚发黄，或斑出矣。此说出于庞安常，而朱奉议亦从而和之。殊不知仲景立麻黄汤、桂枝汤，本不欲用于夏热之时也。苟悟夫桂枝麻黄汤本非治温暑之剂，则群疑冰泮矣。何也？夫寒之初客于表也，闭腠理，郁阳气而为热，故非辛温之药，不能开腠理以泄其热，此麻黄汤之所由立也。至于风邪伤表，虽反疏腠理而不能闭，然邪既客表，则表之正气受伤而不能流通，故亦发热也。必以辛甘温之药发其邪，则邪去而腠理自密矣，此桂枝汤之所由立也。其所以不加寒药者，盖由风寒在表，又当天令寒冷之时，而无所避故也。后人不知仲景立法之意，故有惑于麻黄、桂枝之热，有犯于春夏之司气而不敢用，于是有须加寒药之论。夫欲加寒药于麻黄、桂枝汤之中，此乃不悟其所以然，故如此耳。若仲景为温暑立方，必不如此，必别有法。但惜其遗佚不传，致使后人有多歧之患。若知仲景《伤寒论》专为即病伤寒作，则知麻黄、桂枝所以宜用之故。除传经热证之外，其直伤阴经，与太阳不郁热，即传阴经诸寒证，皆有所归著，而不复疑为寒药误下而生矣。若乃春

---

① 不无：四库全书本、修敬堂本及《医经溯洄集》同，集成本作"多"。

夏有恶风、恶寒，纯类伤寒之证，盖春夏暴中风寒之新病，非冬时受伤，过时而发者。不然，则或是温暑将发，而复感于风寒。或因感风寒，而动乎久郁之热，遂发为温暑也。仲景曰：太阳病，发热而渴，不恶寒者，为温病。观此，则知温病不当恶寒而当渴，其恶寒而不渴者，非温病矣。仲景虽不言暑病，然暑病与温病同，但复过一时而加重与温病耳。其不恶寒而渴，则无异也。春夏虽有恶风、恶寒表证，其桂枝、麻黄二汤，终难轻用，勿泥于发表不远热之语也。于是用辛凉解散，庶为得宜。苟不慎而轻用之，诚不能免夫狂躁、斑黄、衄血之变，而亦无功也。虽或者行桂枝、麻黄于春夏而效，乃是因其辛甘发散之力，偶中于万一，断不可视为常道而守之。今人以败毒散、参苏饮、通解散、百解散之类，不问四时中风、伤寒，一例施之，虽非至正之道，较之不慎而轻用麻黄、桂枝于春夏以致变者，则反庶几。然败毒散等，若用于春夏，亦止可治暴中风寒之证而已。其冬时受伤，过时而发之温病暑病，则不宜用也。用则非徒无益，亦反害之矣。若夫仲景于三阴经，每用温药，正由病之所必须，与用之有其时耳。若概以三阴寒证，视为杂病而外之，得无负于仲景济人利物之至仁而误后世乎？自近代先觉，不示伤寒温暑异治之端绪，但一以寒凉为主，而诸温热之剂，悉在所略。致使后之学着，视仲景书欲仗焉，而不敢以终决，欲弃焉，则犹以为立法之祖而莫能外，甚则待为文具，又甚则束之高阁，而谓其法宜于昔而不宜于今。由治乱动静之殊，治静属水，乱动属火。故其温热之药，不可用于今属火之时也。噫！斯言也，其果然耶？否耶？但能明乎仲景本为即病者设法，则桂枝、麻黄自有所用，诸温热之剂，皆不可略矣。若谓仲景法不独为即病者设，则凡时行及寒疫、温疟、风温等病，亦通以伤寒六经病诸方治之乎？伤寒例曰：冬温之毒，与伤寒大异，为治不同。又曰：寒疫与温及暑病相似，但治有殊耳。是则温暑及时行寒疫、温疟、风温等，仲景必别有治法。今不见者，亡之也。观其所谓为治不同，所谓温疟、风温、温毒、温疫，脉之变证，方治如说，岂非亡其法乎？决不可以伤寒六经病诸方通治也。叔和搜采仲景旧论之散落者以成书，功莫大矣。但惜其既以自己之说，混于仲景所言之中，又以杂脉杂病，纷纭并载于卷首，故使玉石不分，主客相乱。若先备仲景之言，而次附己说，明书其名，则不致惑于后人而累仲景矣。余尝欲编类其书，以伤寒例居前，而六经病次之，相类病又次之，瘥后病又次之，诊察、治法、治禁、治误、病解、未解等又次之，其杂脉杂病，与伤寒有所关者，采以附焉，其与伤寒无相关者，皆删去。如此，庶几法度纯一，而玉石有分，主客不乱矣。然有志未暇，姑叙此以俟他日。

　　〔**伤寒温病热病说**〕

　　有病因，有病名，有病形。辨其因，正其名，察其形，三者俱当，始可以言治矣。且如伤寒，此以病因而为病名者也。温病、热病，此以天时与病形而为病名者也。由三者皆起于感寒，或者通以伤寒称之。夫通称伤寒者，原其因之同耳。至于用药，则不可一例而施也。何也？夫伤寒盖感于霜降后春分前，然不即发，郁热而发于春夏者也。伤寒，即发于天令寒冷之时，而寒邪在表，闭其腠理，故非辛甘温之剂，不足以散之，此仲景桂枝、麻黄等汤之所以必用也。温病、热病，后发于天令暄热之时，怫热自内而达于外，郁其腠理，无寒在表，故非辛凉或苦寒或酸苦之剂，不足以解之。此仲景桂枝、麻黄等汤，独治外者之所以不可用，而后人所处水解散、大黄汤、千金汤、防风通圣散之类，兼治内外者之所以可用也。夫即病之伤寒，有恶风、恶寒之证者，风寒在表，而表气受伤故也。后发之温病、热病，有恶风、恶寒之证者，重有风寒新中，而表气亦受伤故也。若无新中之风寒，则无恶风、恶寒之证。故仲景曰：太阳病，发热而渴，不恶寒者，为温病。温病如此，则知热病亦如此。是则不渴而恶寒者，非温热病矣。然或有不因新中风寒，亦见恶风、恶寒之证者，盖病人表气本虚，热达于表，又重伤表气，故不禁风寒，非伤风恶风，伤寒恶寒也。但卫虚则恶风，荣虚则恶寒耳。且温病、热病，亦有先见表证，而后传里者，盖怫热自内达外，热郁腠理，不得外泄，遂复还里，而成可攻之证，非如伤寒从表而始也。或者不悟此理，乃于春夏温病热病而求浮紧之脉，不亦疏乎？殊不知紧为寒脉，有寒邪则见之，无寒邪则不见也。其温病热病，或见紧脉者，乃重感不正之暴寒，与内伤过度之冷食也，岂其本然哉。又或者不识脉形，但见弦，便呼为紧，断为寒而妄治。盖脉之盛而有力者，每每兼弦。岂可错认为紧，而断为寒。夫温病、热病之脉，多在肌肉之分而不甚浮，且右手反盛于左手者，诚由怫热在内故也。其或左手盛，或浮者，必有重感之风寒。否则非温病、热病，自是暴感风寒之病耳。凡温病、热病，若无重感，表证虽间见，而里病为多，故少有不渴者。斯时也，法当治里热为主，而解表兼之，亦有治里而表自解者。余每见世人治温热病，虽误攻其里，亦无大害，误发其表，变不可言，此足以明其热之自内达外矣。其间有误攻里而致大害者，乃春夏暴寒所中之疫证，邪纯在表，未入于里故也，不可与温病、热病同论。夫惟世以温病、热病混称伤寒，故每执寒字以求浮紧之脉，以用温热之药。若此者，因名乱实，而戕人之生，名其可不正乎。又方书多言四时伤寒，故以春夏之温病热病，与秋冬之伤寒，一类视之而无所别。夫秋冬之伤寒，真伤寒也。春夏之伤寒，寒疫也。与温病热病自是两途，岂可同治。吁！此弊之来，非一日矣。虽然伤寒与温病热病，其攻里之法，若果是以寒除热，固不必求异，其发表之法，断不可不异也。况伤寒之直伤阴经，与太阳虽伤，不及郁热，即传阴经为寒证而当温者，又与温病、热病大不同，其可妄治乎？或者知一不知二，故谓仲景发表药，今不可用，而攻里之药乃可用。呜呼！其可用不可用之理，果何在哉？若能辨其因，正其名，察其形，治法其有不当者乎？彼时行不正之气所作，及重感异气而变者，则又当观其何时何气，参酌伤寒温热病之法，损益而治之，尤不可例以仲景即病伤寒药通治也。

◎ 传变

凡伤于寒则为病热，热虽甚不死。《内经》曰：风寒客于人，使人毫毛毕直，皮肤闭而为热。是伤寒为病热也。《针经》曰：多热者易已，多寒者难已。是热虽甚不死。《内经》热论甚详，宜熟玩之。若两感于寒而病者，必死。表里俱病，谓之两感。尺寸俱浮者，太阳受病也，当一二日发。以其脉上连风府，故头项痛，腰脊强。太阳多血少气，为三阳之长，其气浮于外，故尺寸俱浮，是邪气初入皮肤，外在表也，当一二日发。风府，穴名也，项中央。太阳之脉，从巅入络脑，还出别下项，是以上连风府。其经循肩膊内，侠脊，抵腰中，故病头项痛，腰脊强。尺寸俱长者，阳明受病也，当二三日发。以其脉侠鼻络于目，故身热目疼，鼻干，不得卧。阳明血气俱多，尺寸俱长者，邪并阳明而血气淖溢也。太阳受邪不已，传于阳明，是当二三日发。其脉侠鼻者，阳明脉起于鼻交頞中。络于目，阳明之脉正上頞颅①，还出系目系。身热者，阳明主身之肌肉。《针经》曰：阳明气盛，则身以前皆热。目疼鼻干者，经中客邪也。不得卧者，胃气逆，不得从其道也。《内经》曰：胃不和则卧不安。尺寸俱弦者，少阳受病也，当三四日发。以其脉循胁，络于耳，故胸胁痛而耳聋。《内经》曰：阳中之少阳，通于春气，少血多气。春脉弦，尺寸俱弦者，知少阳受邪也。二三日，阳明之邪不已，传于少阳，是当三四日发，胸胁痛而耳聋者，经壅而不利也。高文庄本作脉从颠入络肾，还出别下项，夹脊，抵腰中。凡太阳传至厥阴，自表至里，其汗下必因次第。有不经三阳，便自少阴、太阴、厥阴者，详后，则各依本经治之。此三经皆受病，未入于腑者，可汗而已。三阳受邪，为病在表，法当汗解。然三阳亦有便入腑者，入腑则宜下。故云未入于腑者，可汗而已。按腑字，《素问》作脏字，理胜。盖腑为阳，脏为阴也。又况传阳明者，非入腑而何。

　　尺寸俱沉细者，太阴受病也，当四五日发。以其脉布胃中，络于嗌，故腹满而嗌干。阳极则阴受之，邪传三阳既遍，次乃传于阴经。在阳为在表，在阴为在里。邪在表，则见阳脉；邪在里，则见阴脉。阳邪传阴，邪气内陷，故太阴受病，而脉尺寸俱沉细也。自三阳传于太阴，是当四五日发也。邪入于阴，则渐成热，腹满而嗌干者，脾经壅而成热也。尺寸俱沉者，少阴受病也，当五六日发。以其脉贯肾，络于肺，系舌本，故口燥舌干而渴。少阴肾，水也，性趣下。少阴受病，脉尺寸俱沉也。四五日，太阴之邪不已，至五六日则传于少阴也，是少阴病当五六日发。人伤于寒，则为病热，谓始为寒，而终成热也。少阴为病，口燥舌干而渴，邪传入里，热气渐深也。《活人》云：经云，一二日少阴病者，谓初中病时，便入少阴，不经三阳。大抵伤寒发于阳，则太阳也；发于阴，则少阴也。凡病一日至十二三日，太阳证不能罢者，但治太阳。有初得病，便见少阴证者，宜攻少阴，不必先自巨阳。盖寒入太阳，即发热而恶寒，入少阴，即恶寒而不热。尺寸俱微缓者，厥阴受病也，当六七日发。以其脉循阴器，络于肝，故烦满而囊缩。缓者，风脉也。厥阴脉微缓者，邪传厥阴，热气已剧，近于风也。当六七日发，以少阴邪传于厥阴。烦满而囊缩者，热气聚于内也。〔楼〕烦满，谓少腹烦满也。下文云：十二日，厥阴病，阴囊缩，少腹微下，谓向者囊之缩者，今

---

① 頞颅：頞（zhuō），颧骨；颅（è），鼻梁。

复病少腹之烦满，故令微下也。**此三经皆受病，已入于腑，可下而已。**三阴受邪，为病在里，于法当下。然三阴亦有在经者，在经则宜汗。故云已入于腑者，可下而已。经曰：临病之工，宜须两审。按已入于腑二句，恐是阳明经条下之错简。盖《素问》不如此说，但曰：三阴三阳，五脏六腑皆受病，荣卫不行，五脏不通则死矣。盖三阴经汗下温三法俱有，不特可下而已也。**若两感于寒者，一日太阳受之，即与少阴俱病，则头痛口干，烦满而渴。二日阳明受之，即与太阴俱病，则腹满身热，不欲食，谵语。三日少阳受之，即与厥阴俱病，则耳聋，囊缩而厥。水浆不入，不知人者，六日死。若三阴三阳，五脏六腑皆受病，则荣卫不行，腑脏不通而死矣。**阴阳俱病，表里俱伤者，为两感。以其阴阳两感，病则两证俱见。至于传经，则亦阴阳两经俱传也。始得一日，头痛者太阳，口干烦满而渴者少阴。至二日，则太阳传于阳明，而少阴亦传于太阴。身热谵语者阳明，腹满不欲食者太阴。至三日，阳明传于少阳，而太阴又传于厥阴。耳聋者少阳，囊缩而厥者厥阴。水浆不入不知人者，胃气不通也。《内经》曰：五脏已伤，六腑不通，荣卫不行，如是之后，三日乃死。何也？岐伯曰：阳明者，十二经脉之长也。其血气盛，故不知人。三日其气乃尽，故死矣。谓三日六经俱病，荣卫之气，不得行于内外，腑脏之气，不得通于上下。至六日，腑脏之气俱尽，荣卫之气俱绝，则死矣。按太阴可传于少阴，少阴不可传于太阴，逆故也。此说未善。盖太阳为膀胱，少阴为肾，肾与膀胱为合。太阴为脾，阳明为胃，胃与脾合。少阳为胆，厥阴为肝，肝与胆合。阴道从阳，譬之姒娌，但以夫年为次，不以己齿为序也。

伤寒一日，太阳受之。脉若静者，为不传；颇欲吐，若躁烦，脉数急者，为传也。太阳主表，一日则太阳受邪，至二日当传阳明。若脉气微则不传。阳明胃经受邪则喜吐，寒邪传里则变热。若颇欲吐，若烦躁，脉急数者，为太阳寒邪变热，传于阳明也。**伤寒二三日，阳明少阳证不见者，为不传也。**伤寒二三日，无阳明少阳证，知邪不传，止在太阳经中也。

伤寒三日，三阳为尽，三阴当受邪。其人反能食而不呕，此为三阴不受邪也。四日表邪传里，里不和则不能食而呕。今反之，故知不传阴，但在阳也。

问曰：伤寒三日，脉浮数而微，病人身凉和者，何也？答曰：

此为欲解也。以夜半脉浮而解者，濈然①汗出也。脉数而解者，必能食也。脉不浮而解者，必大汗出也。三日，少阳脉小，欲已也。论见口苦舌干。

其不两感于寒，更不传经，不加异气者，至七日太阳病衰，头痛少愈也。八日阳明病衰，身热少歇也。九日少阳病衰，耳聋微闻也。十日太阴病衰，腹减如故，则思饮食。十一日，少阴病衰，渴止舌干，已而嚏也。十二日，厥阴病衰，囊纵，少腹微下，大气皆去，病患精神爽慧也。

太阳病，头痛至七日以上自愈者，行其经尽故也。若欲再传经者，针足阳明，使不传则愈。

六七日，脉至皆大，烦而口噤不言，躁扰者，必欲解也。

伤寒六七日，无大热，其人躁烦，此为阳去入阴故也。

若过十三日已上，不间，间，谓病已。尺寸陷者，大危。

若更感异气，变为他病者，当依旧坏证而治之。若脉阴阳俱盛，重感于寒者，变为温疟。尺寸俱盛，先热后寒，宜小柴胡。先寒后热，宜加桂。但寒，柴胡加桂姜汤。但热，白虎加桂汤。有汗多烦渴，小便赤涩，素有瘴气，及不服水土，呕吐甚者，五苓散。阳脉浮滑，阴脉濡弱者，更遇于风，变为风温。风温主四肢不收，头痛身热，常自汗出不解，气喘，尺寸俱浮，嘿嘿欲睡，治在少阴、厥阴，不可发汗。阳脉洪数，阴脉实大者，遇温热，变为温毒，为病最重也。温毒必发斑。阳脉濡弱，阴脉弦紧者，更遇温气，变为温疫。以冬伤于寒，发为温病，脉之变证，方治如说。见后条。

〔戴〕伤寒先犯太阳，以次而传，此特言其概耳。然其中变证不一，有发于阳，即少阴受之者。有夹食伤寒，食动脾，脾太阴之经，一得病即腹满痛者。亦有不循经而入，如初得病，径犯阳明之类，不皆始于太阳也。亦有首尾止在一经，不传他经。亦有止传一二经而止者，不必尽传诸经也。至如病之逾越，不可泥于次序，当随证施治。所以伤寒得外证为多。仲景云：日数虽多，有表证者，犹宜汗。日数虽少，有里证者，即宜下。

---

① 濈（jí）然：指汗出迅速。

〔**海**〕阳中之阴水①，太阳是也。为三阳之首，能循经传，亦能越经传。阳中之阳土，阳明是也。阳明为中州之主，主纳而不出。如太阳传至此，名曰循经传也。阳中之阳木，少阳是也。上传阳明，下传太阴。如太阳传至此，为越经传。阴中之阴土，太阴是也。上传少阳为顺，下传少阴为逆。如传少阴，为上下传也。如太阳传太阴，为误下传也。阴中之阳火②，少阴是也。上传太阴为顺，下传厥阴为逆。如太阳至此，乃表传里也。阴中之阴木，厥阴是也。上传少阴为实，再传太阴为自安。

〔**海**〕太阳者，巨阳也，为诸阳之首。膀胱经病，若渴者，自入于本也，名曰传本。太阳传阳明胃土者，名曰循经传。为发汗不彻，利小便，余邪不尽，透入于里也。太阳传少阳胆木者，名曰越经传也。为元受病，脉浮无汗③，宜用麻黄汤而不用故也。太阳传太阴脾土者，名曰误下传。为元受病，脉缓有汗，当用桂枝而反下之所致也。当病腹痛，四肢沉重。太阳传少阴肾水，名曰表传里。为病急当下，而反不攻不发，所以传里也。太阳传厥阴肝木者，为阴不至于首，惟厥阴与督脉上行与太阳相接，名循经得度传。

〔**吴**〕夫伤寒六经为病，阴阳虚实，或冷或热者，无非客邪之所为也。《内经》言：人伤于寒，则为病热者，言常而不言变也。仲景谓或寒或热而不一者，备常与变而弗遗也。盖阳邪传者常也，阴邪传者变也。且夫阳邪以日数次第而传者，一二日太阳，二三日阳明，三四日少阳，四五日太阴，五六日少阴，六七日厥阴也。七日经尽，当汗出而解。七日不解，谓之再经。二七日不解，谓之过经。过经不解，则为坏病。华佗云：伤寒一日在皮，二日在肤，三日在肌，四日在胸，五日在腹，六日在胃，乃传里也。其治例曰：在皮肤者汗之，在肌肉者和之，在胸者吐之，在腹入里者下之也。《伤寒赋》曰：一二日可发表而散，三四日可和解而痊，五六日便实，方可议

---

① 阴水：四库全书本同。修敬堂本、集成本均作"阳水"。
② 阳火：四库全书本同。修敬堂本、集成本均作"阴水"，《此事难知》卷上作"阳水"。
③ 无汗：原作"自汗"，四库全书本同。据修敬堂本、集成本及《此事难知》卷上改。

下。其例颇同也。殊不知此皆大约之法，言常而不言变也。盖寒之伤人，初无定规，或中于阴，或中于阳也。经言一二日，发热脉沉者，少阴病也。又一二日，口中和，背恶寒者，少阴病也。此皆直中阴经之寒，非常而为变也。《活人书》曰：凡寒邪自背而入者，或中太阳，或中少阴。自面而入者，则中阳明之类，亦不专主于太阳也。又曰：寒邪首尾只在一经而不传者有之，有间传一二经者，有传过一经而不再传者，亦有足经冤热，而传入手经者。有误服药而致传变者，多矣。故经曰：一日，太阳受之，脉静者，为不传也。若脉数急，躁烦欲吐者，传也。又曰：二三日，阳明少阳病不见者，为不传。又曰：太阳病，脉浮紧，身疼痛，发热，七八日不解，此表证仍在，当发其汗。又少阴病，得之二三日，口燥咽干者，急下之，宜大承气汤。此皆不以日数而言也。守真曰：谁敢二三日便以大承气下之。盖圣人书不尽言，言不尽意，说其大概而已。盖太阳为诸经之首，传变居多，且热邪乘虚入经则传也。若经实，则不受邪而不传也，且夫太阳水传阳明土，乃妻传夫，谓之微邪。阳明土传少阳木，亦曰妻传夫，乃微邪也。少阳木传太阴土，乃夫传妻，谓之贼邪。太阴土传少阴水，亦曰夫传妻，乃贼邪也。少阴水传厥阴木，母传子，谓之虚邪。太阳水间传少阳木，乃母传子，亦曰虚邪也。太阳水越经而传太阴土，谓之微邪，又曰误下传也。太阳水传少阴水，此乃阴阳双传，即两感也。太阳水传厥阴木，乃母传子，谓之虚邪，又曰首尾传。夫伤寒传至厥阴肝经为尾，盖厥者尽也。正气将复，而邪气将解，水升火降，寒热作而大汗解也。若正气不复，邪无从解，阴气胜极，则四肢厥冷，舌卷耳聋，囊缩，不知人而死矣。赵氏曰：大抵邪在阳经则易治，传入阴经则危殆。盖阳微而阴盛，正虚而邪实也。况误下内陷，汗虚别经，则坏异倾危，可立而待。凡治伤寒之要，须读仲景之书，求其立法之意。不然，则疑信相杂，未免通此而碍彼也。熟读详玩，其例自见，则治法不差矣。若不得其例，而执论专方，胶柱鼓瑟，谬误其可免哉？许氏有曰：读仲景书，用仲景法，未尝守仲景方，可谓得古人心矣。学者可不于片言只字玩索其意与！幸相与勉之。陶氏曰：伤寒传足不传手经者，俗医之谬论也。夫人之气，自平旦会于膻中，朝行手太阴肺，以次分布诸经，所以一脉愆和，则百脉皆病。彼云传足不传手者，何所据乎？盖伤寒者，乃冬时感寒即病之名也。在时则足太阳少阴正司其令，触冒之者，则二经受病。其次则少阳、厥阴继冬而司春令，而亦受伤，何也？盖风木之令，起于大寒节，正当十二月中，至春分后，方行温令，故风寒亦能伤之。足阳明、太阴、中土也。与冬时无预，而亦伤之，何也？紫阳朱子曰：土无定位，无成名，无专气，寄旺于四季，能终始万物，则四时寒、热、温、凉之气，皆能伤之也。况表邪传里，必归于脾胃而成燥粪，用承气汤以除去之，胃气和矣。手之六经，主于夏秋，故不伤之。足之六经，盖受伤之，方分境界也。若言伤足不伤手则可，以为传足不传手则不可也。况风寒之中人，先入荣卫，昼夜循环，无所不至，岂间断于手经哉？《发明》曰：伤寒受病之由，皆出热论一篇而已，何独传足而不传手，何也？盖伤寒病，冬月得之，足太阳膀胱为首，次至足厥阴肝经为尾。此病惟伤北方及东方与戊土，上有足阳明胃湿之专位，兼丑上有足太阴脾土之专位，盖足之六经，皆在东北之方。经云：冬伤于寒，即发者为伤寒，春发于温病，夏发于温疫，为病最重，此之谓也。仲景云：无奇经则无伤寒。缘奇经皆附足六经，不附手经，是以寒邪只伤足经也。长夏为大热病者，夏火既旺，火之方与秋之分，皆手经居之，水之方与春之分，皆足经不足，及夏火旺，客邪助于手经，则不足者愈不足矣。故所用之药，皆泄有余，而非足经药，何者？泄有余，则不足者补矣。此伤寒只言足经，而不言手经也。大意如此。至于传手经者，亦有之矣。《此事难知》曰：伤寒传至五六日间，渐变神昏不语，或睡中独语一二句，目赤唇焦，舌干不饮水，稀粥与之则咽，终日不与则不思，六脉细数而不洪大，心下不痞，腹中不满，大小便如常，或传至十日以来，形貌如醉人。医见神昏不已，多用承气汤下之，误矣。盖不知此热传手少阴心经也。然又未知自何经而来？答曰：本太阳经伤风。风为阳邪，阳邪伤卫，阴血自燥，热蓄膀胱，壬病逆传于丙，丙丁兄妹，由是传心。心火自上，迫而熏肺，所以神昏也。谓肺为清虚之脏，内有火邪，致令神昏，宜栀子黄芩黄连汤。若脉在丙者，导赤散；脉在丁者，泻心汤。若误用凉膈散，乃气中之血药也。如左手寸脉沉滑有力者，则可用之。或用犀角地黄汤，近于是也。本方所说，若无犀角，以升麻代之，是阳明经药也。此解阳明经血中热药，若脉浮沉俱有力者，是丙丁中俱有热也，可以导赤、泻心各半服之，则宜矣。此证膀胱传丙，足传手经也，下传上也，丙传丁也，表传里也。壬传丁者，坎传离也，越经传也。又谓腑传脏也。《活人》云：伤寒传足不传手，此言不尽意也。有从足经而传手经者，何以知之？经云：伤寒或止传一经，或间传一二经，不可拘以始太阳终厥阴也。但凭脉与外证治之，此活法也。与食则咽者，邪不在胃也。不与则不思者，以其神昏故也。热邪既不在胃，误与承气汤下之，其死也必矣。按伤寒本只传足经，已上又例传手经之义，可谓发病机之秘矣。盖只是邪蕴日久，因足经实，手经虚，故冤热耳。有因汗下差误而传，有因七情或劳倦等而致者有之。大抵传手经必有所因，所以古人有救逆、复脉等法，岂但切中病情，实启后人之义例耳。

◎ 汗下大法

凡伤寒之病，多从风寒得之。始表中风寒，入里则不消矣。未有温覆而当，不消散者。不在证治，拟欲攻之，犹当先解表，乃可下之。若表已解而内不消，非大满，犹生寒热，则病不除。若表已解而内不消，大满大实坚，有燥屎，自可除下之，虽四五日不能为祸也。若不宜下而便攻之，内虚热入，协热遂利，烦躁诸变，不可胜数，轻者困笃，重者必死矣。夫阳盛阴虚，汗之则死，下之则愈。阳虚阴盛，汗之则愈，下之则死。夫如是，则神丹安可以误发，甘遂何可以妄攻，虚盛之治，相背千里，吉凶之机，应若影响，岂容易哉！况桂枝下咽，阳盛即毙，承气入胃，阴盛以亡。死生之要，在乎须臾，视身之尽，不暇计日。此阴阳虚实之交错，其候至微，发汗吐下之相反，其祸至速，而医术浅狭，懵然不知病源，为治乃误，使病者殒没[①]，自谓其分，至令冤魂塞于冥路，死尸盈于旷野。仁者鉴此，岂不痛欤！凡两感病俱作，治有先后，发表攻里，本自

---

① 没：通"殒"。

不同。而执迷用意者，乃云神丹甘遂，合而饮之，且解其表，又除其里，言巧似是，其理实违。夫智者之举错①也，常审以慎。愚者之动作也，必果而速。安危之变，岂可诡哉！世上之士，但务彼翕习②之荣，而莫见此倾危之败。惟明者居然能护其本，近取诸身，夫何远之有焉。凡发汗，温服汤药，其方虽言日三服，若病剧不解，当促其间，可半日中尽三服。若与病相阻，即便有所觉，病重者，一日一夜，当晬③时观之。如服一剂病证犹在，故当复作本汤服之。至有不肯汗出，服三剂乃解。若汗不出者，死病也。服桂枝汤，大汗出，脉洪大者，复与桂枝汤如前法。发汗已解，半日许复烦，脉浮数者，可更发汗。《活人》云：凡发汗，病证仍在者，三日内可二三汗之，令腰以下周遍为度。按此等处，极要精审，不可孟浪。凡服汤药发汗，中病即止，不必尽剂，吐下亦如之。

〔许〕记一乡人，伤寒身热，大便不通，烦渴郁冒。医者用巴豆下之，顷得溏利，病宛然如旧。予观之，阳明结热在里，非大柴胡、承气不可。巴豆止去寒积，不能荡涤邪热蕴毒。亟进大柴胡等三服，得汗而解。尝谓仲景一百一十三方，为丸者有五，理中、陷胸、抵当、乌梅、麻仁是。以理中、陷胸、抵当皆大如弹子，煮化而服，与汤散无异。至于麻仁治脾约，乌梅治湿䘌，皆用小丸，以达下部。其他逐邪毒，破坚癖，导瘀血，润燥粪之类，皆凭汤剂，未闻用巴豆小丸药以下邪气也。既下而病不除，不免重以大黄、芒硝下之，安能无损也哉。

凡病若发汗，若吐，若下，若亡津液，阴阳自和者，必自愈。重亡津液，则不能作汗，故必待自和乃愈。太阳病，三日，已发汗，若吐若下若温针，仍不解者，此为坏证。桂枝不中与也。观其脉证，知犯何逆，随证治之。

〔《活》〕未满三日可汗而已，满三日者可泄而已，此大略言之耳。凡病患有虚有实，邪气传受迟速不同，岂可拘以日数。仲景云：

---

① 举错：同"举措"。

② 翕（xī）习：指顺心惬意；翕，原意闭合、收拢，此处表示顺从。

③ 晬（zuì）：指一昼夜。

日数虽多，但有表证而脉浮者，犹宜发汗。日数虽少，若有里证而脉沉者，即宜下之。正应随脉治之。又况六气之邪，乘虚入经，如自背得之，则入太阳，或入少阴。自面感之，则入阳明之类，不必皆始于太阳也。兼寒邪有首尾止在一经，或间传一二经，不可以一理推，但视脉与外证治之，此活法也。假令有人脉浮，头项强痛，发热而恶寒，每日如此，不以日数多少，止是太阳经受之，其余经皆仿此。大抵伤寒，惟凭脉与外证以汗下之。若过日多，脉尚大浮数，按之不足者，尚责太阳也，可发汗而愈。若按之实者，汗之必死，须下之而愈也。若始病脉沉细数，外证或腹满咽干，或口燥舌干而渴，为热正责属里，可下之而愈。若无此证，表热脉沉，误下者必死。须用麻黄附子甘草汤、麻黄细辛附子汤，少发汗以治之。此皆仲景之确论也。

〔戴〕伤寒要紧处，在分表里而为汗下。有病人自汗、自下者，有医用药汗之、下之者，中间节目颇多，汗药宜早，下药宜迟，此亦大纲之论耳。且如失血家不可发汗，淋家不可发汗，如此等类，岂宜遽用表剂，当徐徐解散。苟或不当汗而强汗，则津液耗竭，变生百病。因兹夭伤，岂可一以汗药宜早为说。阳明汗出而多，宜急下；少阴下利而渴，宜急下；厥阴舌卷囊缩，宜急下。如此等证，当用速利之剂。苟或当下而不下，则热毒转深，遂致失下，不可救疗，岂可一以下药宜迟为说。

〔洁〕伤寒之法，先言表里，及有缓急。三阳表当急，里当缓。三阴表当缓，里当急。又曰：脉浮当汗，脉沉当下，脉浮汗急而下缓，谓三阳表也。脉沉下急而汗缓，谓三阴里也。麻黄汤谓之急，麻黄附子细辛汤谓之缓。《内经》云：有渍形以为汗。谓汗之缓，里之表也。又云：在皮者汗而发之。谓汗之急，表之表也。急汗者太阳，缓汗者少阴，是脏腑之腧应也。假令附子麻黄细辛汤，是少阴证始得发热脉沉，里和无汗，故渍形为汗。今麻黄汤是太阳证头项痛，腰脊强，脉浮无汗，里和是也。在皮者汗而发之可也。经曰：治主以缓，治客以急，此之谓也。麻黄汤方见太阳病。

假令得肝脉，其外证善洁面青，善怒，其三部脉俱弦而浮，恶寒，里和清便自调，麻黄汤内加羌活、防风各三钱。谓肝主风，是胆经受病也。大便秘，或泄下赤水无数，皆里不和也。假令得心脉，其外证面赤口干，善笑，其尺寸脉俱浮而洪，恶寒，里和清便自调，麻黄汤内加黄芩、石膏各三钱。谓心主热，是小肠受病也。假令得脾脉，其外证面黄，善噫，善思，善味，尺寸脉俱浮而缓，里和，恶寒，麻黄汤内加白术、防风各三钱。谓脾主湿，是胃经受病也。假令得肺脉，其外证面白，善嚏，悲愁不乐，欲哭，其尺寸脉俱浮而涩，里和，恶寒，麻黄汤内加桂枝、生姜各三钱。谓肺主燥，是大肠受病也。假令得肾脉，其外证面黑，善恐、欠，尺寸脉俱沉而里和，恶寒，麻黄汤内加附子、生姜各三钱。谓肾主寒，是膀胱受病也。

　　以上五证，皆表之表也。谓在皮者，急汗而发之，皆腑受病也。表之里者，下之当缓。谓随脏表证外显，尺寸脉俱浮，而复有里证。谓发热饮水，便利赤色，或泄下赤水，其脉浮，按之内实，或痛，麻黄汤方去麻黄、杏仁，随脏元加药同煎，分作五服。每下一证，初一服，加大黄五分。如邪未尽，又加大黄一钱。未尽，再加大黄一钱半，直候邪尽则止。此先缓而后急，是表之里，宜下之当缓也。

　　假令得肝脉，其内证满闷，淋沥便难，转筋，其尺寸脉俱沉而弦，里和，恶寒，肝经受病，麻黄附子细辛汤内加羌活、防风各三钱。假令得心脉，其内证烦心，心痛，掌中热而哕，其尺寸脉俱沉洪，里和，恶寒，心经受病，于前汤内加黄芩、石膏各三钱。假令得脾脉，其内证腹满胀，食不消，怠惰嗜卧，其尺寸脉俱沉缓，里和，恶寒，脾经受病，加白术、防己各三钱。假令得肺脉，其内证喘嗽，洒淅寒热，其尺寸脉俱沉涩，里和，恶寒，肺经受病，加生姜、桂枝各三钱。假令得肾脉，其内证泄泻下重，足胫寒而逆，其尺寸脉俱沉，里和，恶寒，此肾经受病，加姜、附各三钱。

　　以上五证，里之表也。宜清形以为汗，皆脏受病也。里之里者，下之当急。谓随脏内证已显，尺寸脉俱沉，而复有里①证。谓小便赤，大便秘涩，或泻下赤水，或泻，或咳，不能饮食，不恶风寒，发热引饮，其脉俱沉，按之内实而痛，此谓里实，宜速下之。麻黄

---

① 里：原作“表”，据修敬堂本改。

附子细辛汤内去麻黄，随脏元加药同煮，分作三服。每下一证，初一服加大黄三钱，邪尽即止。如邪未尽，第二服加大黄二钱。又未尽，第三服加大黄一钱。此先急而后缓，是里之里也，宜速下之。

◎ 可汗

大法春夏宜汗。凡发汗，欲令手足俱周，时出似漐漐[①]然，一时间许益佳，不可令如水流漓。若病不解，当重发汗。汗多者必亡阳。阳虚，不得重发汗也。凡服汤发汗，中病便止，不必尽剂也。凡云可发汗，无汤者，丸散亦可用。要以汗出为解，然不如汤，随证良验。

太阳病，外证未解，脉浮弱者，当以汗解。脉浮而数者，可发汗。阳明病，脉迟，汗出多，微恶寒者，表未解也。可发汗。夫病脉浮大。问病者，但言便硬耳。设利者为大逆，硬为实。汗出而解，何以故？脉浮，当以汗解。伤寒，其脉不弦紧而弱。弱者必渴，被火必谵语，弱者发热脉浮，解之当汗出愈。病人烦热，汗出即解，又如疟状，日晡所发热者，属阳明也。脉浮虚者，当发汗。

病常自汗出者，此为荣气和。荣气和者，外不谐，以卫气不共荣气谐和故尔。以荣行脉中，卫行脉外，复发其汗，荣卫和则愈。病人脏无他病，时发热，自汗出而不愈者，此卫气不和也。先其时发汗则愈。太阳病不解，热结膀胱，其人如狂，血自下，下者愈。其外未解者，尚未可攻，当先解其外。太阴病，脉浮者，可发汗。伤寒，不大便六七日，头痛有热者，与承气汤。其小便清者，一云大便青。知不在里，续在表也，当须发汗。若头痛者，必衄。下利，腹胀满，身体疼痛者，先温其里，乃攻其表。下利后，身疼痛，清便自调者，急当救表。太阳病，头痛，发热，汗出，恶风寒者。太阳中风，阳浮而阴弱。阳浮者，热自发，阴弱者，汗自出，啬啬恶寒，淅淅恶风，翕翕发热，鼻鸣干呕者。太阳病，发热汗出者，此为荣弱卫强，故使汗出。欲救邪风者。太阳病，下之后，其气上冲者。以上并属桂枝汤证。

---

① 漐（zhí）：出汗的样子。

太阳病，初服桂枝汤，反烦，不解者，先刺风池、风府，却与桂枝汤则愈。烧针令其汗，针处被寒，核起而赤者，必发奔豚。气从少腹上撞心者，灸其核上各一壮，与桂枝加桂汤。太阳病，下之。微喘者，表未解也，宜桂枝加厚朴杏子汤。

脉浮而紧，浮则为风，紧则为寒，风则伤卫，寒则伤荣，荣卫俱病，骨节烦疼，可发其汗。伤寒，脉浮紧，不发汗因致衄者。阳明病，脉浮，无汗而喘者。太阳病，脉浮紧，无汗，发热，身疼痛，八九日不解，表证仍在，当复发汗。服汤已，微除，其人发烦，目瞑，剧者必衄，衄乃解。所以然者，阳气重故也。脉浮者，病在表，可发汗。太阳病，头痛发热，身疼腰痛，骨节疼痛，恶风，无汗而喘者。太阳与阳明合病，喘而胸满者。阳明中风，脉但浮，无余证者。太阳病，十日以去，脉但浮者。以上并属麻黄汤证。少阴病，始得之，反发热，脉沉者，麻黄附子细辛汤。少阴病，得之二三日，麻黄附子甘草汤微发汗。以二三日无里证，故微发汗也。

太阳中风，脉浮紧，发热，恶寒，身疼痛，不汗出而烦躁者，大青龙汤主之。若脉微弱，汗出恶风者，不可服之。服之则厥逆，筋惕肉眴[1]，此为逆也。伤寒，脉浮缓，身不疼，但重，乍有轻时，无少阴证者，可与大青龙汤发之。

伤寒，表不解，心下有水气，干呕，发热，喘咳。或渴，或利，或噎，或小便不利，少腹满，宜小青龙汤。伤寒，心下有水气，咳而微喘，发热不渴。服汤已渴者，此寒去欲解也。宜小青龙汤。

太阳病，项背强几几，反汗出，恶风者，宜桂枝加葛根汤。太阳病，项背强几几，无汗，恶风者，宜葛根汤。太阳与阳明合病，必自下利，不呕者，宜葛根汤。太阳与阳明合病，不下利，但呕者，宜葛根加半夏汤。太阳病，桂枝证，医反下之，利遂不止，脉促者，表未解也。喘而汗出者，宜葛根黄芩黄连汤。

阳明中风，脉弦浮大，而短气，腹都满，胁下及心痛，久按之，气不通，鼻干，不得汗，嗜卧，一身及面目悉黄，小便难，有潮热，时时哕，耳前后肿，刺之小差，外不解。过十日，脉续浮者，与小

---

① 眴（rún）：（肌肉）抽搐跳动。

柴胡汤。太阳病，十日以去，脉浮而细，嗜卧者，外已解也。设胸满胁痛者，与小柴胡汤。中风，往来寒热，伤寒五六日以后，胸胁苦满，嘿嘿不欲饮食，烦心喜呕。或胸中烦而不呕，或渴，或腹中痛，或胁下痞硬，或心下悸，小便不利，或不渴，身有微热，或咳者，宜小柴胡汤。伤寒四五日，身热恶风，颈项强，胁下满，手足温而渴者，宜小柴胡汤。伤寒六七日，发热，微恶寒，支节烦疼，微呕，心下支结，外证未去者，柴胡桂枝汤主之。

脉浮，小便不利，微热，消渴者，与五苓散，利小便发汗。

〔张〕仲景之书，曲尽其妙，凡为汗证，关防无所不备。且如太阳中风，桂枝汤主之。加喘者，桂枝加厚朴杏子汤主之。几几，有汗恶风者，桂枝加葛根汤主之。若形如疟状，日二三度发者，桂枝麻黄各半汤主之。日再发者，桂枝二麻黄一汤主之。脉微弱者，不可汗，桂枝二越婢一汤主之。至于伤风，几几，无汗，恶风者，葛根汤主之。恶风，无汗而喘者，麻黄汤主之。复加烦躁者，大青龙汤主之。随其所感轻重，具众理以应之。可见汗证中间，其周详整密，无所不至矣。

〔《活》〕伤寒，脉浮而紧，身体拘急，恶寒无汗，寒多热少，面色惨而不舒，腰脊疼痛，手足四肢微厥，此麻黄证也。伤寒，脉浮而缓，寸大而尺弱，自汗，体热，头疼恶风，热多寒少，其面光而不惨，烦躁，手足不冷，此桂枝证也。伤寒者，脉紧而涩，伤风者，脉浮而缓。伤寒，无汗；伤风，有汗。伤寒，畏寒不畏风；伤风，畏风不畏寒。大抵太阳病者，必脉浮发热，恶风恶寒。恶寒者，不当风而自憎寒；恶风者，当风而憎寒也。六经皆有伤风伤寒，其证各异。太阳，脉浮有汗为中风；脉紧无汗为伤寒。阳明，善饥为中风；不食为伤寒。少阳，两耳聋目赤，胸满而烦，为中风；口苦，咽干，目眩为伤寒。若三阴伤风，无变异形证，但四肢烦疼，余证同三阳也。伤风见寒脉者，发热恶风，烦躁，手足温，而脉反浮紧。盖发热恶风，烦躁，手足温，为中风候，脉浮紧，为伤寒脉也。伤寒见风脉者，寒多热少，不烦躁，手足微厥，而脉反浮缓。盖寒多热少，不烦躁，手足微厥，为伤寒候，脉浮缓，为中风脉也。伤风见寒，伤寒见风，大青龙证也。

〔楼〕伤寒发表，须当随证轻重而汗之。故仲景有发汗者，有和解者。发汗，如麻黄汤、桂枝汤、大青龙汤是也。和解，如小青龙汤、桂枝麻黄各半汤、白虎汤、桂枝二越婢一汤、柴胡桂枝之类是也。后人不能深究寒邪浅深，药性紧慢，一概用药，因致夭伤。其间纵或生全，往往汗后虚乏，遂至劳复，或变成百病，淹引岁月。卒至不救。此皆由汗下过度，阴阳并竭，血气羸损，以致此祸。如遇病轻，但当和解之，所谓和其荣卫，以通津液，令其自解可也。丹溪治伤寒表证，用补中益气汤发散。海藏用神术汤、白术汤、九味羌活散发散。此皆和解之意，不使真气散失也。

伤寒连服汤剂而汗不出者，如中风法蒸之，使温热之气，于外迎之，无不得汗。其法用薪火烧地良久，扫去，以水洒之，取蚕沙、柏叶、桃叶、糠麸，皆铺烧地上，可侧手厚。上铺席，令病人当上卧，温覆之。移时汗立至，候周身至脚心漐漐，乃用温粉扑之，汗止，上床。最得力者，蚕沙、桃柏叶也。糠麸乃助其厚，多少随用。

凡感冒风寒，头痛憎寒拘急者，用葱白连根一握，生姜五片，陈皮一块，细茶一撮，白梅一个，用水二盏煎至一盏，乘热熏头目，饮下，以衣温覆取汗。如急用，以白沸汤泡，盖定，候味出服之，亦佳。或葱白一握，淡豆豉半合，汤泡，服之佳。或紫苏葱白生姜汤亦可。或只一味紫苏，煎汤与之，亦能发汗也。又方，七沸汤，用水七碗，烧锅令赤热，投水于中，取起再烧热，又以水投之。如此七次，取汤一碗，乘热饮之，以衣被温覆取汗，神效。治伤寒汗不出搐脚法：用海蛤粉、乌头各二两，穿山甲三两，为末，酒糊和丸，大一寸许，捏扁，置患人足心下，擘葱白盖药，以帛缠定。于暖室，用热汤浸脚至膝下，久则水温，又添热水，候遍身汗出为度。凡一二日一次浸脚，以知为度。

◎ 不可汗

脉沉为在里，而反发其汗，则津液越出，大便难，表虚里实，久则谵语也。论见谵语。脉浮紧者，法当身疼痛，宜以汗解之。假令尺中迟者，不可发汗。何以知之？以荣气不足，血少故也。《活人》云：先以小建中汤加黄芪。如尺脉尚迟，再作一剂，却服桂枝柴胡二越婢一汤，其汤分小剂和解之愈。

〔许〕一乡人丘生者，病伤寒，发热头疼，烦渴，脉虽浮数而无力，尺以下迟而弱。予曰：此虽麻黄证，而尺迟弱。仲景云：尺中迟者，荣气不足，血气微少，未可发汗。予于建中汤加当归、黄芪，令饮。翼日，脉尚尔。其家煎迫，日夜督发汗药，几不逊矣，余忍之，但只用建中调荣而已。至五日，尺部方应，遂投麻黄汤，啜二服发狂，须臾稍定，略睡，已中汗矣。信知此事诚难。仲景虽云不避晨夜，即宜便治，医者亦须顾其表里虚实，待其时日。若不循次第，临时得安，损亏五脏，以促寿限，何足贵哉。《南史》载范云病伤寒，恐不得预武帝九锡之庆，召徐文伯诊视，以实恳之。曰：可便得愈乎？文伯曰：便瘥，甚易，但恐二年后不复起耳。云曰：朝闻道，夕死犹可，况二年乎。文伯以火烧地，布桃叶，设席，置云于其上。顷刻汗解，扑以温粉。翼日果愈。云甚喜，文伯曰：不足喜也。后二年果卒。夫取汗先期，尚促寿限，况不顾表里，不待时日，便欲速效乎？每见病家不耐，病未三四日，昼夜促汗，医者随情顺意，鲜有不败事者。予故书此以为戒。

少阴病，脉细沉数，病为在里，不可发汗。少阴病，脉微，不可发汗，亡阳故也。脉濡而弱，弱反在关，濡反在巅，微反在上，涩反在下。微则阳气不足，涩则无血。阳气反微，中风汗出而反躁烦，涩则无血，厥而且寒。阳微发汗，躁不得眠。动气在右，不可发汗。发汗则衄而渴，心苦烦，饮即吐水。动气在左，不可发汗。发汗则头眩，汗不止，筋惕肉𥆧。动气在上，不可发汗。发汗则气上冲，正在心端。动气在下，不可发汗。发汗则无汗，心中大烦，骨节苦疼，目运恶寒，食则反吐，谷不得前。咽中闭塞，不可发汗。发汗则吐血，气微绝，手足厥冷，欲得蜷卧，不能自温。诸脉得数动微弱者，不可发汗。发汗则大便难，腹中干。一云小便难，胞中干。胃躁而烦。其形相象，根本异源。脉濡而弱，弱反在关，濡反在巅，弦反在上，微反在下。弦为阳运，微为阴寒，上实下虚，意欲得温，微弦为虚，不可发汗。发汗则寒栗不能自还。咳者则剧，数吐涎沫，咽中必干，小便不利，心中饥烦，晬时而发，其形似疟，有寒无热，虚而寒栗，咳而发汗，蜷而苦满，腹中复坚。厥，脉紧，不可发汗。

发汗则声乱咽嘶，舌萎，声不得前。诸逆发汗，病微者难瘥；剧者言乱，目眩者死，一云谵言目眩，睛乱者死。命将难全。太阳病，得之八九日，如疟状，发热恶寒，热多寒少，其人不呕，清便续自可，一日二三度发，脉微而恶寒者，此阴阳俱虚，不可更发汗也。太阳病，发热恶寒，热多寒少，脉微弱者，无阳也，不可发汗。咽喉干燥者，不可发汗。亡血不可发汗。发汗则寒栗而振。衄家不可发汗。汗出必额上陷，脉急紧，直视不能眴，不得眠。汗家不可发汗。发汗必恍惚心乱，小便已阴疼，宜禹余粮丸。方本阙。淋家不可发汗。发汗必便血。疮家虽身疼痛，不可发汗。汗出则痉。下利不可发汗。汗出必胀满。咳而小便利，若失小便者，不可发汗。汗出则四肢厥，逆冷。伤寒一二日至四五日，厥者必发热。前厥者，后必热。厥深者，热亦深；厥微者，热亦微。厥应下之，而反发汗者，必口伤烂赤。伤寒脉弦细，头痛发热者，属少阳。少阳不可发汗。伤寒头痛，翕翕发热，形象中风，常微汗出，自呕者，下之益烦，心懊憹如饥。发汗则致痉，身强，难以伸屈。熏之则发黄，不得小便，久则发咳唾。太阳与少阳并病，头项强痛，或眩冒，时如结胸，心下痞硬者，不可发汗。太阳病，发汗，因致痉。少阴病，咳而下利，谵语者，此被火气劫故也。小便必难，以强责少阴汗也。少阴病，但厥无汗，而强发之，必动其血。未知从何道出，或从口鼻，或从目出者，是名下厥上竭，为难治。

《永类钤方》云：伤寒发汗有四难，凡发热头疼，有汗而非无汗，恶风而非恶寒，例发其汗，汗不止，为漏风，间有发而为痉者，此分外证发汗之一难也。至于发热头痛，尺脉迟者，为荣虚血少，不可发汗；发热头痛，脉弦细，属少阳，不可汗，汗则谵语，此分脉发汗之二难也。动气在左，不可汗，汗则头眩，汗不止，则筋惕肉瞤；动气在右，不可汗，汗则衄而渴，心烦，饮则吐水；动气在上，不可汗，汗则气冲心；动气在下，不可汗，汗则无汗心烦，骨节疼，此分内证发汗之三难也。春宜汗，不可大发，以阳气尚微；冬不大汗，以阳气伏脏，汗之必吐利，口烂生疮，此知时发汗之四难也。

〔云〕太阳证，非头痛项强，不可发汗。非身热恶寒，不可发汗。非脉浮，不可发汗。

〔《**活**》〕其脉微弱，或尺脉迟者，不可表。其人当汗而衄血下血者，不可表。坏病者，不可表。妇人经水适来者，不可表。风温者，不可表。湿温者，不可表。虚烦者，不可表。病患腹间左右上下有筑触动气者，不可表。

太阳咽干，鼻衄淋漓，小便不利，皆不当汗。已经发汗，不得重发。如无以上忌证，虽经发汗，邪气未尽，亦当重发之。当汗不汗则生黄，其证为风寒所伤，阳气下陷入内，而与寒水上行于经络之间，本当发汗，以彻其邪，医失汗之，故生黄也。脾主肌肉四肢，寒湿与内热相合，故生黄也。不当汗而汗，为蓄血之证，燥火也。当益津液为上，而反汗以亡之，其毒扰阳之极则侵阴也，故燥血蓄于胸中也。当汗而发汗过多，腠理开泄，汗漏不止，故四肢急，难以屈伸也。

◎ 可下

大法秋宜下。凡可下者，用汤胜丸散，中病便止，不必尽剂也。

下利，三部脉皆平，按之心下硬者，急下之。下利，脉迟而滑者，内实也。利未欲止，当下之。少阴病，得之二三日，口燥咽干者，急下之。少阴病，六七日，腹满不大便者，急下之。阳明少阳合病，必下利，其脉不负者为顺也；负者失也。互相克贼，名为负也。脉滑而数者，有宿食，当下之。问曰：人病有宿食，何以别之？师曰：寸口脉浮而大，按之反涩，尺中亦微而涩，故知有宿食。当下之。下利不欲食者，以有宿食故也，当下之。下利差，至其年月日时复发者，以病不尽故也，当下之。下利脉反滑，当有所去，下乃愈。脉双弦而迟者，必心下硬，脉大而紧者，阳中有阴也，可下之。阳明病，谵语有潮热，反不能食者，胃中有燥屎五六枚也。若能食者，但硬耳。得病二三日，脉弱，无太阳柴胡证，烦躁，心下痞。至四五日，虽能食，以承气汤少少与微和之，令小安，至六日，与承气汤一升。若不大便六七日，小便少者，虽不大便，但初头硬，后必溏，此未定成硬也，攻之必溏。须小便利，屎定硬，乃可攻之。阳明病，脉迟，虽汗出，不恶寒者，其身必重，短气，腹满而喘，有潮热者，此外欲解，可攻里也。手足濈然汗出者，此大便已硬也。二阳并病，太阳证罢，但发潮热，手足漐漐汗出，大便难而谵语者，下之则愈。病人小便不利，大便乍难乍易，时有微热，喘胃不能卧者，有燥屎也。大下后，六七日不大便，烦不解，腹满痛者，此有燥屎也。所以然者，本有宿食故也。以上俱属大承气汤证。

阳明病，发热汗多者，急下之。伤寒后，脉沉。沉者，内实也。下之解。太阳病未解，脉阴阳俱停，必先振栗，汗出而解；但尺脉实者，下之而解。病患无表里证，发热七八日，虽脉浮数者，可下之。伤寒发热，汗出不解，心中痞硬。呕吐而下利者。伤寒十余日，热结在里，复往来寒热者。以上俱属大柴胡汤证。

少阴病，下利清水，色纯青，心下必痛。口干燥者，可下之，病腹中满痛者，此为实也，当下之。腹满不减，减不足言，当下之。伤寒六七日，目中不了了，睛不和，无表里证，大便难，身微热者，此为实也，急下之。汗出谵语者，以有燥屎在胃中，此为风也。须下者，过经乃可下之。下之若早者，语言必乱，以表虚里实故也。下之愈。病人烦热，汗出则解。又如疟状，日晡所发热者，属阳明也。脉实者，可下之。以上俱属大柴胡、大承气证。

下利谵语者，有燥屎也。阳明病，其人多汗，以津液外出，胃中燥，大便必硬，硬则谵语。以上俱属小承气汤证。

阳明病，脉迟，虽汗出，不恶寒者，其身必重，短气，腹满而喘，有潮热者，此外欲解，可攻里也。手足濈然汗出者，此大便已硬也，大承气汤主之。若汗出多，微发热，恶寒者，外未解也，桂枝汤主之。其热不潮，未可与承气汤。若腹大满不通者，与小承气汤，微和胃气，勿令至大泄下。阳明病，潮热，大便微硬者，可与大承气汤。不硬者，不可与之。若不大便六七日，恐有燥屎，欲知之法，少与小承气汤，汤入腹中，转矢气者，此有燥屎也。乃可攻之。若不转矢气者，此但初头硬，后必溏，不可攻之，攻之必胀满不能食。欲饮水者，与水则哕，其后发热者，大便必复硬而少也，宜以小承气汤和之。不转矢气者，慎不可攻也。阳明病，谵语，发潮热，脉滑而疾者，小承气汤主之。因与承气汤一升，腹中转气者，更服一升。若不转气者，勿更与之。明日，又不大便，脉反微涩者，里虚也，为难治，不可更与承气汤。

阳明病，不吐不下，心烦者，属调胃承气汤。

太阳病不解，热结膀胱，其人如狂，血自下，下者愈。其外未解者，尚未可攻，当先解其外。外解已，但少腹急结者，乃可攻之，宜桃核承气汤。

太阳病六七日，表证仍在，脉微而沉，反不结胸，其人发狂者，以热在下焦，少腹当硬满，而小便自利者，下血乃愈。所以然者，以太阳随经，瘀热在里故也。宜下之。太阳病，身黄，脉沉结，少腹硬满，小便不利者，为无血也。小便自利，其人如狂者，血证谛也。阳明证，其人喜忘者，必有蓄血。所以然者，本有久瘀血，故令喜忘，屎虽硬，大便反易，其色必黑。以上俱抵当汤证。伤寒有热，少腹满，应小便不利。今反利者，为有血也。当下之，宜抵当丸。

阳明病，发热汗出者，此为热越，不能发黄也。但头汗出，身无汗，剂颈而还，小便不利，渴引水浆者，以瘀热在里，身必发黄，宜下之，以茵陈蒿汤。伤寒七八日，身黄如橘子色，小便不利，腹微满者，亦属茵陈蒿汤证。

但结胸，无大热者，以水结在胸胁也。但头微汗出者。伤寒六七日，结胸热实，脉沉而紧，心下痛，按之石硬者。俱属大陷胸汤。结胸者，项亦强，如柔痉状，下之则和。<small>大陷胸丸。</small>

太阳病，中风，下利呕逆，表解者，乃可攻之。其人漐漐汗出，发作有时，头痛，心下痞硬满，引胁下痛，干呕则短气，汗出不恶寒者，此表解里未和也。属十枣汤。

〔吴〕经言：太阳病，发热汗出不解，其人蒸蒸发热者，属胃也。调胃承气汤下之。凡潮热腹痛者，大柴胡加厚朴下之。凡阳明病，汗多，胃中必燥，大便必硬，硬则谵语，小承气汤。若谵语，脉滑而疾，发潮热者，大柴胡汤。凡谵语，有潮热，不食者，胃中必有燥屎五六枚，小承气汤。若能食，大便硬者，大承气汤。凡汗出谵语，必有燥屎，调胃承气汤。凡潮热，手足漐漐然汗出，大便难而谵语者，大承气汤。凡五六日不大便，绕脐痛，烦躁发作有时者，此有燥屎也，调胃承气汤。凡曾经下后，又六七日不大便，烦热不解，腹满痛者，此有燥屎也，大承气汤。病人小便不利，大便乍难乍易，时有微热，喘满不能卧者，有燥屎也，大承气汤。凡吐后腹胀满者，调胃承气汤。凡汗吐下后，微烦，小便数而大便硬者，小承气汤。凡腹满不减者，小承气汤。凡下利，脉滑而数者，有宿食也，小承气汤。凡病腹中满痛者，有宿食也，小承气汤。凡脉沉有力，内实，潮热不解者，大柴胡汤。大抵下药，必切脉沉实，或沉滑、沉疾有力者，可下也。再以手按脐腹硬者，或叫痛不可按者，则下之无疑也。凡下后不解者，再按脐腹有无硬处。如有手不可按，下未尽也，复再下之。若下后，腹中虚软，脉无力者，此为虚也，以参胡三白汤和之。若发热，或潮热，或往来寒热不解者，宜小柴胡汤增损和之。若烦热不得眠者，宜竹叶石膏汤，或十味温胆汤。

〔《活》〕伤寒里证，须看热气浅深，故仲景有宜下之者，如大小承气、十枣、大柴胡汤是也。有微和其胃气者，如调胃承气汤、脾约丸，少与小承气微和之之类是也。虚者十补勿一泻，强实者泻之，虚实等者虽泻勿大泄之，此《金匮》语也。故王叔和序伤寒，有承气之戒。

〔**垣**〕药用大承气汤最紧，小承气汤次之，调胃承气又次之，大柴胡汤又次之。

〔**海**〕大承气汤治大实大满，满则胸腹胀满，状若合瓦，大实则不大便。痞满燥实四证俱备则用之，杂病则进退用之。大黄治大实，芒硝治大燥。此二味，治有形血药也。厚朴治大满，枳实治痞。此二味，治无形气药也。小承气汤治痞实而微满，状若饥人食饱饭，腹中无转矢气。即大承气只去芒硝。心下痞，大便或通，热甚，须可下，宜此方。调胃承气汤治实而不满者，腹如仰瓦，腹中有转矢气，有燥粪不大便而谵语，坚实之证宜用之。

上以上三法，不可差。差则无者生之，有者遗之。假令调胃承气证，用大承气下之，则愈后元气不复，以其气药犯之也。若大承气证用调胃承气下之，则愈后神痴不清，以其无气药也。小承气证若用芒硝下之，则或利不止，变而成虚矣。

〔垣〕三一承气汤辨①实则泻之，人所共知。如缓急轻重之剂，则临时消息焉。如不恶寒，反恶热，发渴谵语，腹满而喘，手足濈然汗出，急下之，宜大承气汤。如邪未深，恐有燥粪，少腹痛，小承气汤试之，腹中转矢气者，有燥粪也。乃可攻之。不转矢气者，必初硬后溏，尚未可攻，攻之则腹满不能食。若腹大满不通，止与小承气汤和胃气，勿令大泄。如发汗后，不恶寒但热者，胃实也。当和胃气，调胃承气汤主之。

〔成〕大热结实者，与大承气汤。小热微结者，与小承气汤。以热不大甚，故于大承气汤中去芒硝，又以结不至坚，故减厚朴、枳实。如不至大坚，然邪热已甚而须攻下者，亦未可投大承气汤，必以轻缓之剂攻之，于大承气汤中减厚朴、枳实，加甘草，乃轻缓之剂，以调胃也。设若大承气汤证，反用调胃承气汤下之，则邪气不伏。小承气汤证，反用大承气汤下之，则过伤正气，而腹满不能食，故有勿大泄之戒。此仲景所以分而治之，未尝越圣人之制度。后之医者，以此三药，合而为一，且云通治三药之证，及伤寒、杂病内外一切所伤。若如此说，与仲景之方甚相背戾，且失轩岐缓急之旨。由是红紫乱朱②，迷惑世人，一唱百和，使病者暗受其弊，将何所咎哉！倘有公心审是非者，当于《内经》仲景方中求之。责使药证相对，以圣贤之心为心，则方之真伪自可得而知矣。

〔海〕伤寒外证，全是下证，而脉反细不可下者，泻心汤主之。脉有力者，黄连泻心汤。无力者，半夏泻心汤。

◎ 不可下

脉濡而弱，弱反在关，濡反在巅，微反在上，涩反在下。微则阳气不足，涩则无血。阳气反微，中风汗出而反躁烦，涩则无血，厥而且寒。阳微则不可下，下之则心下痞硬。动气在右，不可下。下之则津液内竭，咽燥鼻干，头眩心悸也。动气在左，不可下。下之则腹内拘急，食不下，动气更剧，虽有身热，卧则欲蜷。动气在

① 三一承气汤辨：校本同，应有误，据《卫生宝鉴》卷一应作"承气汤辨"。
② 朱：原作"失"，校本同，据《卫生宝鉴》卷一改。古代以朱为正色，喻正统，所谓恶紫夺朱，即喻以邪胜正，以异端充正理。

上，不可下。下之则掌握热烦，身上浮冷，热汗自泄，欲得水自灌。动气在下，不可下。下之则腹胀满，卒起头眩，食则清谷，心下痞也。咽中闭塞，不可下。下之则上轻下重，水浆不下，卧则欲蜷，身急痛，下利日数十行。诸外实者，不可下。下之则发微热，亡脉厥者，当脐握热。诸虚者，不可下。下之则大渴。求水者易愈，恶水者剧。脉濡而弱，弱反在关，濡反在巅，弦反在上，微反在下。弦为阳运，微为阴寒，上实下虚，意欲得温，微弦为虚，虚者不可下也。微则为咳，咳则吐涎。下之则咳止，而利因不休，利不休则胸中如虫啮，粥入则出，小便不利，两胁拘急，喘息为难，颈背相引，臂则不仁，极寒反汗出，身冷若冰，眼睛不慧，语言不休，而谷气多入，此为除中。一名消中。口虽欲言，舌不得前。脉濡而弱，弱反在关，濡反在巅，浮反在上，数反在下。浮为阳虚，数为无血，浮为虚，数生热。浮为虚，自汗出而恶寒，数为痛，振而寒栗。微弱在关，胸下为急，喘汗而不得呼吸，呼吸之中，痛在于胁，振寒相搏，形如疟状。医反下之，故令脉数发热，狂走见鬼，心下为痞，小便淋漓，少腹甚硬，小便则尿血也。脉濡而紧，濡则卫气微，紧则荣中寒。阳微卫中风，发热而恶寒，荣紧胃气冷，微呕，心内烦。医谓有大热，解肌而发汗。亡阳虚烦躁，心下苦痞坚。表里俱虚竭，卒起而头眩。客热在皮肤，怅怏不得眠。不知胃气冷，紧寒在关元。技巧无所施，汲水灌其身。客热应时罢，栗栗而振寒。重被而覆之，汗出而冒巅。体惕而又振，小便为微难。寒气因水发，清谷不容闲。呕变反肠出，巅倒不得安。手足为微逆，身冷而内烦。迟欲从后救，安可复追还。脉浮而大，浮为气实，大为血虚。血虚为无阴，孤阳独下阴部者，小便当赤而难，胞中当虚，今反小便利，而大汗出，法应卫家当微，今反更实，津液四射，荣竭血尽，干烦而不眠，血薄肉消，而成暴一作黑液。医复以毒药攻其胃，此为重虚。客阳去有期，必下如汗①泥而死。脉浮而紧，浮则为风，紧则为寒，风则伤卫，寒则伤荣。荣卫俱病，骨节烦疼，当发其汗，而不可下也。跌阳脉迟而缓，胃气如经也。跌阳脉浮而数，浮则伤胃，数则动脾，

① 汗：同"污"。

此非本病，医特下之所为也。荣卫内陷，其数先微，脉反但浮，其人必大便硬，气噫而除。何以言之？本以数脉动脾，其数先微，故知脾气不治，大便硬，气噫而除。今脉反浮，其数改微，邪气独留，心中则饥，邪热不杀谷，潮热发渴，数脉当迟缓，脉因前后度数如法，病者则饥，数脉不时，则生恶疮也。脉数者，久数不止，止则邪结，正气不能复，正气却结于脏，故邪气浮之，与皮毛相得。脉数者，不可下。下之必烦，利不止。少阴病脉微，不可发汗，亡阳故也。阳已虚，尺中弱涩者，复不可下之。脉浮大，应发汗，医反下之，此为大逆也。脉浮而大，心下反硬，有热属脏者攻之，不令发汗。属腑者不令溲数。溲数则大便硬，汗多则热愈，汗少则便难，脉迟尚未可攻。二阳并病，太阳初得病时，而发其汗，汗先出不彻，因转属阳明。续自微汗出，不恶寒。若太阳证不罢者，不可下，下之为逆。结胸证，脉浮大者，不可下，下之即死。太阳与阳明合病，喘而胸满者，不可下。太阳与少阳合病者，心下硬，颈项强而眩者，不可下。诸四逆厥者，不可下之。虚家亦然。病欲吐者，不可下。太阳病，有外证未解，不可下，下之为逆。病发于阳，而反下之，热入因作结胸；病发于阴，而反下之，因作痞。病脉浮而紧，而复下之，紧反入里，则作痞。夫病阳多者热，下之则硬。本虚，攻其热必哕。无阳阴强，大便硬者，下之必清谷腹满。太阴之为病，腹满而吐，食不下，自利益甚，时腹自痛，下之必胸下结硬。厥阴之为病，消渴，气上撞心，心中疼热，饥而不欲食，食则吐蛔，下之利不止。少阴为病，饮食入口则吐，心中温温欲吐，复不能吐。始得之，手足寒，脉弦迟者，此胸中实，不可下也。伤寒五六日，不结胸，腹濡脉虚，复厥者，不可下。此亡血，下之死。伤寒，发热头痛，微汗出，发汗则不识人；熏之则喘，不得小便，心腹满；下之则短气，小便难，头痛背强，加温针则衄。伤寒，脉阴阳俱紧，恶寒发热，则脉欲厥。厥者，脉初来大，渐渐小，更来渐大，是其候也。如此者恶寒，甚者，翕翕汗出，喉中痛；若热多者，目赤脉多，睛不慧，医复发之，咽中则伤；若复下之，则两目闭，寒多便清谷，热多便脓血；若熏之，则身发黄；若熨之，则咽燥。其小便利者，可救之。若小便难者，则危殆。伤寒发热，口中勃勃气出，头痛，目黄，衄不可制，贪水者必呕，恶水者厥。若下之，咽中生疮，假令手足温者，必下重便脓血。头痛目黄者，若下之，则目闭。贪水者，若下之，其脉必厥，其声嚘，咽喉塞。若发汗，则战栗，阴阳俱虚。恶水者，若下之，则里冷，不嗜食，大便完谷出；若发汗，则口中伤，舌上白苔，烦躁，脉数实，不大便，六七日后，必便血。若发汗，则小便自利也。得病二三日，脉弱，无太阳柴胡证，烦躁，心下痞。至四日，虽能食，以承气汤少少与，微和之，令小安。至六日，与承气汤一升。若不大便六七日，小便少，虽不大便，但头硬，后必溏，未定成硬，攻之必溏。须小便利，屎定硬，乃可攻之。脏结无阳证，不往来寒热，其人反静，舌上苔滑者，不可攻也。伤寒呕多，虽有阳明证，不可攻之。阳明病，潮热，大便微硬者，可与大承气汤。不硬者，不可与之，若不大便六七日，恐有燥屎，欲知之法，少与小承气汤。汤入腹中，转矢气者，此有燥屎也，乃可攻之。若不转矢气者，此但初头硬，后必溏，不可攻之。攻之必胀满，不能食也。欲饮水者，与水则哕。其后发热者，大便必复硬而少也。宜小承气汤和之。不转矢气者，慎不可攻也。伤寒中风，医反下之，其人下利，日数十行，谷不化，腹中雷鸣，心中痞硬而满，干呕，心烦不得安。医见心下痞，谓病不尽，复下之。其痞益甚，此非结热，但以胃中虚，客气上逆，故使硬也。甘草泻心汤。下利脉大者，虚也，以强下之故也。设脉浮革，因尔肠鸣者，当归四逆汤。阳明病，身合色赤，不可攻之。必发热色黄者，小便不利也。阳明病，心下硬满者，不可攻之。攻之利遂不止者死。利止者愈。阳明病，自汗出，若发汗，小便自利者，此为津液内竭，虽硬不可攻。须自欲大便，宜蜜煎导而通之，若土瓜根及猪胆汁，皆可为导。

〔云〕非阳明之本病不可下。阳明本病，胃家实故也。非痞满燥实不可下。非潮热、发渴，不可下。非骂詈亲疏，不可下。非脉沉数，不可下。非弃衣而走，登高而歌，如见鬼状，不可下。

〔《活》〕脉浮者，不可下。脉虚者，不可下。恶寒者，不可下。呕吐，不可下。不转矢气者，不可下。转矢气者，下泄也。小便清者，不可下。大便坚，小便数者，不可用承气汤攻之。乃脾约丸证也。

大便硬，小便少者，未可攻。阳明病，自汗出，若发汗，小便自利者，不可下。宜用蜜煎导之。

〔吴〕凡有恶风恶寒者；凡腹满，时减时满者；凡腹胀满，可揉可按，虚软者；凡阴虚劳倦；凡手足逆冷，尺脉弱者；凡脉在表，俱不可下。凡脉沉不实不疾，按之无力者；凡亡血虚家，及妇人经水适来适断，或热入血室，与夫胎前、产后、崩漏等证，及小便频数，小便清而大便秘者，俱不可下。

〔戴〕阳明下证已具，其人喘嗽，或微恶寒，为太阳阳明；或往来寒热，为少阳阳明。于阳明证中而有太阳少阳证未罢，此非正阳明也。慎未可遽下。所以古注阳明有三，常须识此。

◎ 可吐

大法春宜吐。凡用吐汤，中病即止，不必尽剂也。病如桂枝证，头不痛，项不强，寸脉微浮，胸中痞硬，气上撞咽喉，不得息者，此为有寒，当吐之。一云：此以内有久痰，宜吐之。病胸上诸实，一作寒。胸中郁郁而痛，不能食，欲使人按之，而反有涎唾，下利日十余行，其脉反迟，寸口脉微滑，此可吐之。吐之，利则止。少阴病，饮食入口则吐，心中温温欲吐，复不能吐者，宜吐之。宿食在上脘者，当吐之。病手足逆冷，脉乍结，以客气在胸中，心下满而烦，欲食不能食者，病在胸中，当吐之。

〔吴〕凡病在膈上者；脉大，胸满多痰者；食在胃口，脉滑者，俱宜吐之。华佗谓伤寒三四日，邪在胸中者，宜吐之。凡吐用瓜蒂散，或淡盐汤，或温茶汤与之。如人弱者，以人参芦汤吐之亦可。若痰多者，以二陈汤一瓯，乘热与之，以指探喉中，即吐也。凡老人怯弱，与病劳内伤虚人，并妇人胎前产后，血虚脉弱小者，皆不可吐。凡药发吐者，如防风、桔梗、山栀，只有一味煎汤，温服之则吐。盖误吐则损人上焦元气，为患非轻，可不慎哉。

◎ 不可吐

太阳病，当恶寒发热，今自汗出，反不恶寒发热，关上脉细数者，以医吐之过也。若得病一二日吐之者，腹中饥，口不能食。三四日吐之者，不喜糜粥，欲食冷食，朝食暮吐，以医吐之所致也。此为小逆。太阳病，吐之，但太阳病当恶寒，今反不恶寒，不欲近衣者，此为吐之内烦也。少阴病，饮食入口则吐，心中嗢嗢欲吐，复不能吐，始得之，手足寒，脉弦迟者，此胸中实，不可下也。若膈上有寒饮，干呕者，不可吐也。当温之。少阳中风，两耳无所闻，目赤，胸中满而烦者，不可吐下。吐下则悸而惊。四肢厥逆、虚家、新产、脉微，皆不可吐。

◎ 愈解

问曰：脉病欲知愈未愈者，何以别之？答曰：寸口关上尺中三处，大、小、浮、沉、迟、数同等，虽有寒热不解者，此脉为阴阳和平，虽剧当愈。《针经·禁服篇》云：寸口、人迎两者相应，若引绳大小齐等者，名曰平人。言手之寸口脉，与喉旁之人迎脉等齐为平人。后条云：六脉阴阳俱停，必先振栗，汗出而解是也。凡得病厥脉动数，服汤药更迟，脉浮大减小，初躁后静，此皆愈证也。脉浮数而微，病人身温和者，欲解也。凡病反能饮水者，为欲愈。太阴中风，脉阳微阴涩而长者，为欲愈。少阴中风，脉阳微阴浮者，欲愈。厥阴中风，脉微浮者，欲愈。不浮未愈。

太阳病巳至未解　　阳明病申至戌解
少阳病寅至辰解　　太阴病亥至丑解
少阴病子至寅解　　厥阴病丑至卯解

问曰：凡病欲知何时得？何时愈？答曰：假令日中得病，夜半愈者，以阳得阴则解也。夜半得病，日中愈者，以阴得阳则解也。病家人请云：病患苦发热，身体疼，病患自卧。师到，诊其脉沉而迟者，知其瘥也。何以知之？表有病者，脉当浮大，今反沉迟，故知愈也。假令病人云：腹内卒痛，病人自坐。师到，脉之浮而大者，知其瘥也。何以知之？若里有病者，脉当沉而细，今脉浮大，故知愈也。

问曰：病有战而汗出者，因得解者，何也？答曰：脉浮而紧，按之反芤，此为本虚。故当战而汗出也。其人本虚，是以发战，以脉浮，故当汗出而解也。若脉浮而数，按之不芤，此人本不虚。若欲自解，但出汗耳，不发战也。

问曰：病有不战而汗出解者，何也？答曰：脉大而浮数，故知不战汗出而解也。

问曰：病有不战不汗出而解者，何也？答曰：其脉自微，此以曾经发汗、若吐、若下、若亡血，以内无津液，待阴阳自和，必自愈。故不战不汗出而解也。

上海藏云：战而后解者，太阳也。不战有汗而解者，阳明也。不战无汗而解者，少阳也。

太阳病，未解，脉阴阳俱停，必先战栗，汗出而解。阳微者汗解；阴微者下解。

〔海〕太阳传阳明，其中或有下证，阳明证反退，而无热与不渴，却显少阳证，是知可解也。太阳证知可解者，为头不痛，项不强，肢节不痛，则知表易解也。阳明证知可解者，为无发热，恶热，则知里易解也。少阳知可解者，寒热日不移时而作，邪未退也。若用柴胡而移其时，早移之于晏，晏移之于早，气移之于血，血移之于气，是邪无可容之地，知可解也。可解之脉，浮而虚；不可解之脉，浮而实。浮而虚者，只在表；浮而实者，知已在里也。汗多不解者，转属阳明也。

◎ 死证

结胸证，其脉浮大者，不可下。下之则死。结胸证悉具，烦躁者，亦死。阳明病，心下硬满者，不可攻。攻之，利遂不止者死。直视谵语，喘满者死，下利者亦死。发汗多，重发汗者，亡其阳，谵语气短者死。伤寒，若吐、若下不解，不大便五六日至十余日，日晡所发潮热，不恶寒，独语如见鬼状者，发则不识人，循衣摸床，惕而不安，微喘直视，脉涩者死。脉浮而芤，浮为阳，芤为阴，浮芤相搏，胃气生热，其阳即绝。少阴病，但厥无汗，而强发之，必动其血，未知从何道出，或从口鼻，或从目出，是名下厥上竭，为难治。少阴病，恶寒身蜷而利，手足逆冷者，不治。少阴病六七日，息高者死。伤寒脉迟，六七日，而反与黄芩汤彻其热，脉迟为寒，今与黄芩汤复除其热，腹中当冷，不能食。今反能食，此名除中，必死。伤寒六七日，脉微，手足厥冷，烦躁，灸厥阴，脉不还者死。伤寒，发热下利，厥逆，躁不得卧者死。伤寒发热，下利至甚，厥不止者死。伤寒六七日，不利，便发热而利，其人汗出不止者死。有阴无阳故也。伤寒五六日，不结胸，腹濡，脉虚，复厥者，不可下。此为亡血，下之死。发热而厥，七日下利者，为难治。伤寒六七日，大下后，寸脉沉而迟，手足厥逆，下部脉不至，咽喉不利，唾脓血，泄利不止者，为难治。下利，手足厥逆，无脉者，灸之不温，若脉不还，反微喘者死。下利后，脉绝手足厥冷。晬时脉还，手足温者生；脉不还者死。伤寒，下利日十余行，脉反实者死。呕而脉弱，小便复利，身有微热，见厥者，为难治。湿家下之，额上汗出，微喘，小便利者死。若下利不止者，亦死。

附死证歌

两感伤寒不须治，阴阳毒过七朝期，黑斑下厥与上竭，阳病见阴脉者危；舌卷耳聋囊更缩，阴阳交及摸寻衣，重暍除中皆不治，唇吻青兮面黑黧；咳逆不已并脏结，溲便遗尿便难医；汗出虽多不至足，口张目陷更何为；喘不休与阴阳易，离经脉见死当知；结胸证具烦躁甚，直视摇头是死时；少阳证与阳明合，脉弦长大救时迟；汗后反加脉躁疾，须知脏厥命难追；虾游屋漏并雀啄，鱼翔弹石解绳推，更有代脉皆不救，以上诸证死无疑。

附

◎ 阴阳

〔**戴**〕凡治伤寒，须辨阴阳二候，不可误也。阳经有三，太阳、阳明、少阳是也；阴经亦有三，太阴、少阴、厥阴是也。经之阴阳，以脏腑言，腑为阳，膀胱、胃、胆是也；脏为阴，脾、肾、肝是也。病之阴阳，乃是外邪之阴阳，阴气、阳气是也。病在太阳，则热在皮肤之分，翕翕然、怫怫然而热，便有头痛、恶寒、体疼，其脉必浮而紧；病在阳明，则热在肌肉之分，或壮热，或熇熇而热，或蒸蒸而热，便有头额痛，或潮热、自汗，其脉必长而数；病在少阳，则必半表半里之热，或往来寒热，便有头角痛、口苦、呕而胸满、胁痛，其脉必弦而数；病在太阴，则手足渐冷，脉息渐沉，或自利、腹满、呕吐不渴；病在少阴，虽然发热，手足自冷，脉必沉细；病在厥阴，则手足厥冷，脉微而缓，甚则唇青、舌卷、囊缩。阳证：面红光彩，唇红，口干舌燥，能饮水浆。其人身轻，易以转动，常欲开眼见人，目睛了了。喜语言，其声响亮。口鼻之气，呼吸出入，能往而能来。小便或赤或黄，大便或秘或硬。手足自温暖，爪甲俱红活。阴证：面青黑，或有虚阳泛上，虽亦赤色，而不红活光彩。其人身重，难以转侧，或喜向壁卧，或蜷卧欲寐，或闭目不欲见人，目睛不了了。懒言语，语无声。气难布息，鼻中呼不出，吸不入，往来口与鼻中气冷。不欲饮水，面上恶寒，有如刀刮。唇口或青或紫，舌色或青或紫，或白苔铺满而滑，不见红色。手足自冷，爪甲或青或紫，血自不红活。小便清白，或有淡黄。大便不实，或泻。虽肌表有热，以手按之则不甚热。阴甚者则冷透手也。阴阳二气，皆能犯脏腑。故阳气犯太阳，则为伤风，恶风而有汗。阴气犯太阳，则为伤寒，恶寒而无汗。在太阳未得解，转入阳明、少阳二经，则纯乎阳，不如太阳之易治。若阳气未能罢，以次传入阴经，则为阴中之阳。盖缘阳经之阳气，来入阴经，虽有自利、欲寐、唇青、手足厥冷、舌卷囊缩等证，亦不可妄投热药，宜泻其阳之在阴经也。若阳病下之太过，阳气已脱，遂变为阴，所谓害热未已，寒病复起。或初得病，便是阴证，此是阴中之阴。盖缘阴气攻阴经，阴自得传，非自传诸阳经来，只当以温药回其阳。故阳入阴者，变阳以救阴；阴入阳者，用阳以救阳，二者不可不辨。

〔《活》〕太阳、阳明、少阳，皆属阳证也。太阳者，膀胱也。发热恶寒，头疼腰痛而脉浮也。阳明者，胃也。不恶寒，反恶热，濈濈汗出，大便秘，潮热而脉长也。少阳者，胆也。口苦咽干，胁下满，发热而呕，或往来寒热而脉弦也。麻黄汤、大青龙汤、桂枝汤，治太阳伤风寒也。大柴胡汤、调胃承气汤、小承气汤、大承气汤，治阳明伤寒也。小柴胡汤，治少阳伤寒也。其他药，皆发汗吐下后证也。若阳气独盛，阴气暴绝，即为阳毒。必发躁狂走、妄言、面赤咽痛、身斑斑如锦纹，或下利黄赤，脉洪实，或滑促。当以酸苦之药投之，令阴气复而大汗解矣。古人云：酸苦涌泄为阴，谓苦参、大青、葶苈、苦酒之类，皆复其阴气也。微用苦，甚则兼用酸苦，折热复阴。若热极发厥，阳证似阴者，学者当以脉别之。

太阴、少阴、厥阴，皆属阴证也。何谓太阴证？太阴脾之经，主胸膈䐜胀。何谓少阴证？少阴肾之经，主脉细心烦，但欲寐，或自利而渴。何谓厥阴证？厥阴肝之经，主消渴，气上冲心，心中疼热，饥不欲食，食则吐蛔，下之利不止也。三阴中寒，微则理中汤。稍厥，或中寒下利，即干姜甘草汤。大段重者，用四逆汤。无脉者，用通脉四逆汤。若阴气独盛，阳气暴绝，则为阴毒。其证四肢逆冷，脐腹筑痛，身如被杖，脉沉疾，病或吐或利，当急灸脐下，服以辛热之药，令复阳气，而大汗解矣。古人云：辛甘发散为阳，谓桂枝、甘草、干姜、附子之类，能复其阳气也。微用辛甘，甚则用辛苦，若阴极热躁，阴证似阳者，学者亦当以脉别之。

〔罗〕阴证阳证辨：静江府提刑李君长子，年十九岁。四月病伤寒九日。医者作阴证治之，与附子理中丸数服，其证增剧。别易一医，又作阳证，议论差互，不敢服药。李君邀予往视，座间有数人，予不欲直言其证，但细为分解，令自忖度之。凡阳证者，身大热而手足不厥，卧则惺然，起则有力，不恶寒，反恶热，不呕不泻，渴而饮水，烦躁不得眠，能食而多语，其脉浮大而数者，阳证也。凡阴证者，身不热，而手足厥冷，恶寒蜷卧，恶闻人声，或自引衣盖覆，不烦渴，不饮食，小便自利，大便反快，其脉沉细而微迟者，阴证也。今诊其脉数，得六七至。其母云：夜来叫呼不绝，全不睡，又喜饮冰水。予闻其言，知阳证悉具，且三日不见大便，宜急下之。予遂以酒煨大黄六钱，甘草炙二钱，芒硝五钱，煎服。至夕下数行，燥粪二十余块。是夜汗大出，明日往视之，身凉脉静矣。予思《素问·热论》云：治之各通其脏腑。故仲景述《伤寒论》云：六经各异，传变不同。《活人》亦云：凡治伤寒，先须明经络。其义一也。昧者不学经络，不问病源，按寸握尺，妄意病证，不知邪气之所在，动致颠覆，真盲医哉。昔韩子云：医之病，病在少思。真理致之言也，学者审之。

〔吴〕夫阴证似阳者，乃水极似火也。盖伤寒传变，误服凉剂，攻热太速，其人素本肾气虚寒，遂变阴证。冷甚于内，逼其浮阳之火发于外，其人面赤烦躁，身有微热，渴欲饮水，复不能饮，大便秘结不通，小便淡黄，或呕逆，或气促，或郑言，或咽喉痛，所以状似阳证。或见面赤烦渴，大便秘结，作阳证妄投寒凉之药，下咽遂毙，可不谨哉！切其脉沉细迟微者，急以通脉四逆汤倍加人参附子，以接其真阳之气。设或差迟，遂致阴盛阳衰，参、附亦不能救矣。此与阴盛隔阳例同。王太仆所谓身热脉数，按之不鼓击者，此名阴盛隔阳，非热也。

〔楼〕《素问》云：脉从而病反。言证似阳者，脉亦从证似阳，而其病反是寒也。证似阴者，脉亦从证似阴，而其病反是热也。故皆反其脉证施治。如身热微热，烦躁面赤，其脉沉而微者，阴证似阳也。身热者，里寒故也；烦躁者，阴盛故也；面戴阳者，下虚故也。若医者不知脉，误谓实热，反与凉药，则气消成大病矣。《外台秘要》云：阴盛发躁，名曰阴躁，欲坐井中，宜以热药治之。故仲景少阴证，面赤者，四逆汤加葱白治之。〔垣〕寒凉之药入腹，周身之火，得水则升走，阴躁之极，故欲坐井中，是阳已先亡。医犹不悟，复认为热，重以寒药投之，其死何疑焉。

〔垣〕或因吐，因呕，因嗽而发躁，蒸蒸身热，如坐甑中，欲得去衣居寒处，或饮寒水，则便如故，振寒复至，则气短促速，胸中满闷欲绝，甚则口开目瞪，声闻于外，而泪涕涎痰大作，其发躁须臾而已如前。六脉细弦而涩，按之而虚，此大寒证也。以辛寒甘温之剂，大泻南方北方则愈。冯内翰侄，因病伤寒，目赤而烦渴，脉息七至，按之不鼓。经曰：脉至而从，按之不鼓，诸阳皆然。此阴盛格阳于外，非热也，与姜附之剂，汗出愈。

〔许〕伤寒六七日，无热，脉沉紧而细，烦躁不饮水，此阴盛格阳也，当用附子霹雳散。饮水者，不可与服。

〔吴〕夫阳证似阴，乃火极似水也。盖伤寒热甚，失于汗下，阳气亢极，郁伏于内，反见胜己之化于外，故身寒逆冷，神气昏昏，状若阴证也。大抵唇焦舌燥，能饮水，大便秘硬，小便赤涩，设有稀粪水利出者，此内有燥屎结聚，乃旁流之物，非冷利也。再审有矢气极臭者是也。其脉虽沉，切之必滑有力，或时躁热，不欲衣被，或扬手掷足，或谵语有力，此阳证也。轻者人参白虎汤，或小柴胡合解毒汤主之。内实者，须下之以调胃承气汤。或有潮热者，以大柴胡加芒硝。若大实大满，秘而不通者，以大承气汤下之。必须审察轻重，酌量用之。盖此与阳盛拒阴亦同。王太仆所谓病人身寒厥冷，其脉滑数，按之鼓击于指下者，此名阳盛拒阴，非寒也。

〔《活》〕手足逆冷，大便秘，小便赤，或大便黑色，脉沉而滑者，阳证似阴也。轻者白虎汤，重者承气汤。伤寒失下，血气不通，令四肢逆冷，此是伏热深，故厥亦深，速以大承气汤加腻粉下之，汗出立愈。盖热厥与阴厥自不同，热厥者，微厥却发热，阴厥即不发热，四肢逆冷，恶寒，脉沉细，大小便滑泄。

上二节，言证似阳而脉病属阴，证似阴而脉病属阳，故反其证而治之。盖证似阳而脉病属阴者，世尚能辨。若脉证俱是阴，而病独属阳者，举世莫辨，而致夭折者，滔滔皆是。许学士云：熙宁中邠守宋迪，因其犹子[①]病伤寒，见其烦渴而汗多，以凉药治之，遂成阴毒，数日卒。迪痛悼之，遂著阴毒形证诀三篇，盖伤世之意深矣。

论曰：阴盛则外寒，阳虚则外寒，属表，故表证条云：外寒者，汗之则愈也。阳盛则内热，阴虚则内热，内热属里，故里证条云：内热者，下之则愈也。

〔赵〕《活人》第三十三问引《素问》云：阳虚则外寒，阴虚则内热，阳盛则内热，阴盛则外寒。故治伤寒者，阳虚阴盛，汗之则愈，下之则死；阴虚阳盛，下之则愈，汗之则死。阴阳虚盛，非谓分尺寸也。《难经》云阴阳虚盛者，说脉也。《素问》云阴阳虚盛者，说表里也。仲景论伤寒汗下，故引《素问》表里之说，与《外台》所论合矣。《外台》云：表病里和，汗之则愈，表和里病，下之则愈。愚详《素问》论阴阳虚盛四证者，杂病也。《难经》六难之文论脉也，《外台》所述之文，论伤寒表里也。但仲景所论阴阳虚盛之意理实奥焉。经曰：邪气盛则实，精气脱则虚。因正气先虚，以致邪气客之而为盛实，于是有阴虚阳盛、阳虚阴盛二证之别。今《活人书》却将《素问》所论杂病阴阳虚盛四证，合而引证仲景伤寒四证

---

① 犹子：兄弟的儿子，即侄子。《礼记·檀弓上》："丧服，兄弟之子，犹子也，盖引而进之也。"《论语·先进》："回也视予犹父也，予不得视犹子也。"

之法，又改阳盛内热作外热，阴感内寒作外寒，所论初未尝合。愚因拓仲景所主阴阳虚盛之理而详说之。盖盛者，指邪气而言；虚者，指正气而言。阴阳虚盛，邪正消长之机也。且正气在人，阳主表而阴主里；邪气中人，表为阴而里为阳。若夫表之真阳先虚，故阴邪乘阳而盛实。表受邪者，阳虚也；脉浮紧者，阴邪盛于外也。是谓阳虚阴盛。所以用桂枝辛甘之温剂，汗之则阴邪消，温之则真阳长，使邪去正安，故愈。又若里之真阴先虚，故阳邪入阴而盛实，里受邪者，阴虚也；脉沉实者，阳邪盛于内也。是谓阴虚阳盛，所以用承气酸苦之寒剂，下之则阳邪消，寒之则真阴长，邪去正安故愈。如其不然，阳盛而用桂枝，下咽即毙，阴盛而用承气，入胃即亡，是皆盛盛虚虚而致邪失正也。以是知仲景所主阳虚阴盛、阴虚阳盛二证之意深。盖指一为表证，一为里证，邪正消长而言，非兼言表和里病，里和表病，而谓之阴阳虚盛也。况和者，无病处也。以和字训虚字，恐碍理。

〔王〕《难经》曰：伤寒阳虚阴盛，汗出而愈，下之即死。阳盛阴虚，汗出而死，下之则愈。嗟乎！其伤寒汗下之枢机乎。夫邪之伤于人也，有浅深焉。浅则居表，深则入里。居表则闭腠理，发怫热，见恶寒、恶风、头痛等证。于斯时也，惟辛温解散而可愈。入里则为燥屎，作潮热，形狂言、谵语、大渴等证。于斯时也，惟咸寒攻下而可平。夫寒邪外客，非阴盛而阳虚乎？热邪内炽，非阳盛而阴虚乎？汗下一差，生死反掌，吁！是言也，谓之伤寒汗下枢机，其不然欤！惜乎，释者旁求，厥义滋隐。《外台秘要》曰：此阴阳，指身之表里言。病者为虚，不病者为盛，表病里和，是阳虚阴盛也；表和里病，是阳盛阴虚也。窃意阴阳之在人，均则宁，偏则病。无过不及之谓均，过与不及之谓偏。盛则过矣，虚则不及矣，其可以盛为和乎？故《内经》云：邪气盛则实，精气夺则虚。且谓阳虚当汗，阴虚当下，乃遗邪气而反指正气为言，得无晦乎？《伤寒微旨》曰：此阴阳，指脉之尺寸言。尺脉实大，寸脉短小，名阴盛阳虚，可汗。寸脉实大，尺脉短小，名阳盛阴虚，可下。苟汗证已具，而脉未应，必待尺脉力过于寸而后行。下证已具，而脉未应，必待寸脉力过于尺而后用。窃意越人设难以病不以脉，其所答也，何反以脉不以病乎？且脉固以候病也。倘汗下之证已急，不可少缓，待脉应而未应，欲不待则惑于心，欲待之则虑其变，二者之间，将从病欤？将从脉欤？吾不得无疑于此也。或诘予曰：仲景《伤寒论》引此而继以桂枝下咽，阳盛则毙，承气入胃，阴盛以亡之语。夫桂枝表药，承气里药，反则为害，是固然矣。然麻黄汤亦表药也，其不言之，何欤？且子以阴盛为寒邪，寒邪固宜用麻黄也。今反举桂枝，又何欤？予曰：何不味仲景之言乎？其曰：凡伤寒之病，多从风寒得之。又曰：脉浮而紧，浮则为风，紧则为寒。又桂枝汤条而曰：啬啬恶寒，淅淅恶风。麻黄汤条而曰恶风。夫风寒分言，则风阳而寒阴，风苟行于天地严凝凛冽之时，其得谓之阳乎？是则风寒常相因耳。故桂枝、麻黄皆温剂也。以温剂为治，足以见风寒之俱为阴邪矣。但伤卫则桂枝，伤荣则麻黄，荣卫虽殊，其为表则一耳。仲景此言，但以戒汗下之误为主，不为荣卫设也。举桂枝则麻黄在其中矣。所谓阳盛即毙者，是言表证已罢，而里证既全，可攻而不可汗。所谓阴盛以亡者，是言里证未形，而表证独具，可汗而不可攻。由此观之，则越人、仲景之本旨，庶乎畅然于其中矣。

◎ 表里

王海藏云：治伤寒须分表里，若表里不分，汗下差误，岂为上工。且如均是发热，身热不渴，为表有热，小柴胡加桂枝主之；厥而脉滑，为里有热，白虎加人参主之。均是水气，干呕微利，发热而咳，为表有水，小青龙加芫花主之；体凉表证罢，咳而胁下痛，为里有水，十枣汤主之。均是恶寒，有热而恶寒者，发于阳也，麻黄、桂枝、小柴胡主之；无热而恶寒者，发于阴也，附子、四逆主之。均是身体痛，脉浮发热，头痛、身体痛者，为表未解，麻黄汤主之；脉沉自利，身体痛者，为里不和，四逆汤主之。以此观之，仲景表里之法甚详，学者宜深究心焉。

《活人》云：发热恶寒，身体痛而脉浮者，表证也。表证者，恶寒是也。恶寒者，属太阳，宜汗之。不恶寒，反恶热，手掌心并腋下漐漐汗出，胃中干燥、结聚、潮热，大便硬，小便如常，腹满而喘，或谵语，脉沉而滑者，里证也。里证者，内热是也。内热者，属阳明，宜下之。伤寒始发热恶寒，今汗后不恶寒，但倍发热而躁；始脉浮而大，今脉洪实，或沉数细；始惺静，今狂语，此为胃实阳盛，再汗即死，须下之则愈。亦有始得病便变阳盛之证，须便下之，不可拘以日数。更有心胸连腹脐，大段痃闷，腹中痛，坐卧不安，冒闷喘急，极者亦不问他证，便下之。若失下，则气血不通，四肢便厥。医人不知，反疑是阴厥，复进热药，祸如反掌，不可不察也。

　　成无己曰：邪之客于表者，为寒邪与阳相争，则为寒矣。邪之入于里者，为热邪与阴相争，则为热矣。邪在半表半里，外与阳争而为寒，内与阴争而为热，是以往来寒热，邪居表多则多寒，邪居里多则多热，邪半在表半在里则寒热亦半矣。邪在表者，必溃形以为汗；邪在里者，必荡涤以取利。其余不外不内，半表半里，又非发汗之所宜，亦非吐下之所对，是当和解则可矣。小柴胡为和解之剂也。李东垣曰：邪在荣卫之间，谓之半表半里也。太阳阳明之间少阳，居身之半表半里也；五苓散分阴阳，膀胱经之半表半里也；理中汤治吐泻，上下之半表半里也。

　　〔《活》〕伤寒表证当汗，里证当下，不易之法也。发表攻里，本自不同。甘遂、神丹，不可合饮；桂枝、承气，安可并进。然而假令病人脉浮而大，是表证当汗，其人发热烦渴，小便赤，却当下，此是表里俱见，五苓散主之。假令伤寒不大便六七日，头痛有热者，是里证，当下。其人小便清者，知不在里，仍在表也，当须发汗。此是两证俱见，即未可下，宜与桂枝汤。假令病人心下满，口不欲食，大便硬，脉沉细，是里证，当下。其人头汗出，微恶寒，手足冷，却当汗。此两证俱见者，仲景所谓半在表半在里也，小柴胡主之。假令太阳病表证未除，而医数下之，遂挟热而利不止，心下痞硬，仲景谓之表里不解，桂枝人参汤主之。本太阳病，医反下之，因而腹痛，是有表复有里，仲景用桂枝加芍药汤；痛甚者，桂枝加大黄。又云：太阳病桂枝证，医反下之，利遂不止，脉促者，表未解也。喘而汗出者，葛根黄芩黄连汤主之。烦躁口苦，腹满而喘，发热汗出，不恶寒，反恶热，此阳明证也。则脉反浮而紧，是有表里俱见，不可汗下，宜栀子汤吐之。此仲景治伤寒有表复有里之法也。王海藏云：大柴胡汤治表里内外俱热之证，治有表者，或脉浮，或头痛，或恶风，或恶寒，四证中，或有一二尚在者，乃十三日过经不解是也。治有里者，或谵语，或妄语，或掷手扬视，此皆里之急者也。若欲汗之，则里证已急，欲下之，则表证尚在，通宜大柴胡汤。

伤寒四五日后，以至过经，无表证，又于里证未可下者，皆可用小柴胡随证加减用之，以至十余日亦可用。十余日外用小柴胡不愈者，若大便硬，看证可下，则用大柴胡下之。以过经，其人稍虚，当下者，用大柴胡汤则稳当。恐承气太紧，病人不禁也。仲景云：六七日，目中不了了，睛不和，无表里证，大便难，身微热，此为实也，当下之，宜大承气汤。又云：病人无表里证，发热七八日，脉虽浮数，可用大柴胡下之。假令已下，脉数不解，至六七日不大便者，有瘀血也，属抵当汤。

◎ 伤寒杂病

海藏王好古曰：世之治伤寒有法，疗杂病有方，是则然矣，然犹未也。吾谓治伤寒亦有方，疗杂病亦有法，方即法也。岂有异乎？要当全识。部分经络，表里脏腑，岂有二哉？以其后世才智之不及古也，所以分伤寒、杂病为二门，故有长于此而短于彼者。逮夫国家取士，分科为七，宜乎愈学而愈陋，愈专而愈粗也。试以伤寒、杂病二科论之，伤寒从外而之内者，法当先治外而后治内；杂病从内而之外者，法当先治内而后治外。至若于中外不相及，则治主病，其方法一也，亦何必分之为二哉？大抵杂病之外，不离乎表，伤寒之内，不离乎里。表则汗，里则下，中则和，不易之法，剂之寒热温凉，在其中矣。

〔戴〕有伤寒杂病，有伤寒正病。伤寒杂病者，难以正病治。如病人证状不一，有冷有热，阴阳显在目前，当就其中大节先治，其余证则徐治，然亦不可用独热独寒之剂。又如呕渴烦热，进小柴胡汤，呕渴烦热止矣，而下利不休。以小柴胡汤为非，则呕渴烦热不应；以为是，则下利不应见。吐利厥逆，进姜附汤，吐利厥逆止矣，而热渴谵语，昏不知人。以姜附为非，则吐利厥逆不应止；以为是，则热渴谵语不应见。此亦伤寒杂病，虽无前项冷热二证显然并见之迹，而阴中有阳，阳中有阴，潜伏其间，未即发见，用药一偏，此衰彼盛，医者当于有可疑之处，能反覆体认，无致举一废一，则尽善矣。

◎ 类证杂论

三阳证有合阳，有纯阳；三阴证有盛阴，有纯阴。合阳者，经所谓合病者是也。纯阳者，经所谓脉阴阳俱盛，大汗出不解者死。又曰：凡发汗，服汤药，至有不肯汗者死。谓阳热甚而阴气绝也，故不能作汗。二者俱是有阳而无阴，故曰纯阳也。三阴有盛阴者，如少阴病、身体痛、手足寒、骨节痛、脉沉者，附子汤主之。谓手足寒，身体痛，脉沉者，寒盛于阴也。纯阴者，如少阴病，恶寒身蜷而利，手足逆冷者不治，谓无阳也。有寒客三阴，极而生热，则传阳明。凡邪初中三阴则寒，故宜温药发汗。及寒极变热，则复宜寒药下之。盖三阴三阳皆能自受邪，不只自太阳经传也。故经曰：阳明居中土也，万物所归，无所复传。如太阳入胃，则不传阳明。阳明入胃，则不传少阳。少阳入胃，则不传三阴，若三阴又有自受邪，变热入胃者。故经曰：伤寒脉浮而缓，手足自温者，系在太阴。太阴当发身黄，若小便自利者，不能发黄。至七八日，大便硬者，为阳明病也。此太阴之邪入阳明也。又少阴病六七日，腹胀不大便者，急下之，宜大承气汤。此少阴之邪入腑也。经曰：下利有谵语者，燥屎也，宜小承气汤。此厥阴之邪入腑也。三阴变热入腑者，往往有之，不可不察。有一阳中寒者，太阳十六证云：伤寒，脉浮，自汗出，小便数，心烦，微恶寒，脚挛急，此邪中膀胱经虚寒也，宜桂枝加附子汤则愈。医以其证象于阳旦，若反与桂枝汤欲攻其表，此误也。得之便厥，咽中干，烦躁吐逆者，作甘草干姜汤，以复其阳。厥愈足温，更作芍药甘草汤，以伸其脚。若胃气不和，谵语者，少与调胃承气汤。若重发汗，复加烧针者，四逆汤主之。观仲景此治，其于坏病，何有此先汗而后下之法也。又如下利清谷，里寒外热，身体疼痛，急当救里，四逆汤。利止里和，清便自调，急当救表，桂枝汤。此先温而后汗之法也。孙兆曰：本是阳病热证，为医吐下过多，遂成阴病者，却宜温之。有本是阴病，与温药过多，致胃中热实，或大便硬，有狂言者，亦宜下也。

论中有称太阳经病者、太阴经病者，有称伤寒者、中风者，有但称厥者、下利者，有但称病者。凡称某经者，盖以邪中其经，故以经名之，非特谓伤寒之候，谓兼有杂病也。凡云伤寒而不云经者，故非杂病也。谓六经俱有之证，难以一经拘之。中风者亦然。凡云下利及厥，与夫称病人等名证者，谓六经、伤寒、中风、杂病等候俱有是证也。叔和类证编入各经，故有所未当者。如下利有谵语者，有燥屎也，宜小承气汤。叔和编入厥阴下利条内，若以证言之，正当属阳明也。似此者非一，致令后人拘于六经，妄分寒热，有乖圣道。夫善治病者，须要详辨太阳传经之邪，各经直中之邪，曾无汗吐下之证，火逆水喷之证，结胸、发黄、血谛、痞利、厥逆之证，如中风、伤寒、杂病之候，一切之疾，不拘六经，但分表里。盖六经俱有表里二证，但有表证即发汗，但有里证即宜下，或表里二证俱见，则宜以攻里发汗之药，分表里病证多少用之。病在半表半里者，和解之，此传经之治也。杂病寒证在表者，辛温汗之，寒中里者，大热之剂救之，亦不过明其表里而已矣。

大凡初服药时无是证，服药后而生新证者，故经曰：若吐、若汗、若下后之证是也，即坏病也。当救何逆而治之。若初服药有是证，服药后只是原证如故，不见新有证候者，只是病未退，仲景所谓服汤一剂尽，病证犹在者，更作服也。汗下同法。清碧杜先生曰：阳热病难疗，阴寒病易治。盖热者传经变态不一，阴寒不传，治之亦一定法耳。仁安严先生云：凡医他人治过伤寒，须究前证曾服何药，倘证交杂，先以重者为主，次论轻者。假如传经之邪，治有三法：在皮肤者汗之，在表里两间者和解之，在里者下之，此自外入内之治也。至若体虚之人，交接阴阳，饮食不节，则里虚中邪，又非在表可汗之法，必用大热之剂温散。经曰：阴中于邪，必内栗也。表气微虚，里气失守，故使邪中于阴也。方其里气不守而为邪中，正气怯弱，故成栗也。故经言寒而伤荣，荣者血也。血寒则凝而不行，致四肢血气不接而厥，身体冷而恶风寒，附子、干姜，适得其当。若寒退而热毒内攻，目中不了了，下利清水，腹满，又有急下之法，此论少阴经之治法也。若寒退而手足厥，其厥乍热乍凛，腹中痛而小便不利，又有四逆散之治法，所谓少阴传变，与太阳相同者此也。

大抵治伤寒必须审证施治，有脉与证相合者，则易于识别，若脉证不相符，却宜审的，急缓治之。但凭证亦不可，但凭脉亦不可，务要脉证两得，方为尽善。上工治尤甚者为急，故虽有但凭证而不凭脉者，有但凭脉而不凭证者，如经曰：脉浮大，心下硬，有热属脏者攻之，不令发汗，此又非表邪可汗之脉法也。如促脉为阳盛，若下利喘而汗出，用葛根黄芩黄连汤。若厥冷脉促，为虚脱，非灸非温不可，此又非阳盛之脉法也。如阳明脉迟，不恶寒，身体濈濈汗出，则用大承气，此又非诸迟为寒之脉法也。少阴病，始得之，反发热，脉沉，宜麻黄细辛附子汤微汗之，此又非脉沉在里之脉法也。但不恶寒三字为主。经虽云桂枝下咽，阳盛则毙，此定法也。如谵语而恶寒，必用桂枝先解之，已而下之，但以有表无表为辨耳。此仲景但凭证不凭脉之治法也。

如经所谓结胸证宜下之，其脉浮者，不可下。此又非发热七八日，虽脉浮数者，可下之证也。谵语，发潮热，脉滑而疾者，小承气，因与一升明日不大便，脉反微涩者，不可更与承气也。此又非汤入腹中转矢气者，乃可攻之之证也。发热恶寒，脉微弱，尺中迟者，俱不可汗，此又非在表宜汗之证也。此仲景凭脉不凭证之治法也。

盖以脉而知病之浅深，其证之必然者也。圆机之士，临病消息，脉证既决，又何难焉？医之玄微，其在斯乎！

凡经云某阳某阴病者，却要辨认疑似之间，商确得病证明白，然后用药，庶免差误。经曰：病有发热而恶寒者，发于阳也；无热而恶寒者，发于阴也。谓如伤寒或已发热，或未发热，必恶寒体痛、呕逆，脉阴阳俱紧者，谓继之以发热，此则发于阳也。其初未发热，与无热而恶寒，发于阴者相似，有不同者，头痛项强，阴证无头痛故也。若恶寒而蜷，脉沉细而紧者，此发于阴也。在阳者可发汗，在阴者宜温里。

如少阴脉沉，始得之反发热，似乎太阳，乃有不同者，其热不翕翕然，证无头疼。

少阴腹痛下利，与太阴相似，有不同者，太阴不渴，少阴则渴，手足有温厥之殊。

温病与痉病皆与太阳相似，有不同者，痉脉沉细，温病不恶风寒而渴。

伤寒与中暍相似，其不同者，伤风不渴，中暍即渴。伤寒与冬温相似，其不同者，伤寒脉浮紧，冬温脉不浮。

时行传染与伤寒相似，其不同者，时行传染脉不浮，伤寒脉浮。

太阳中湿与太阳伤寒相似，有不同者，湿脉沉而细也。答曰：脉虽相似而疼则不同，痉则身不疼，而湿则身疼也。

暑脉虚细，又曰微弱，又曰弦细芤迟，诸如此者，与痉脉、湿脉颇相似。虽然脉似而证不同，暑则自汗而渴，湿则不渴身疼，痉则身不疼也。

太阳中风见寒脉，用大青龙。其证与太阳伤寒相似，有不同者，中风见寒脉，有烦躁也，麻黄证则无烦躁。

太阳伤寒见风脉，用大青龙。其证与中寒湿相似，有不同者，其脉浮缓，寒湿则脉沉细微。经云：无少阴里证者。盖太阳与少阴为表里，今脉证俱属太阳表经，故云无少阴里证也。

小青龙证与小柴胡证相似，有不同者，小青龙无往来寒热，胸胁满硬痛之证，但有干呕发热而咳，此则为表不解，水停心下也。虽有或为之证，与小柴胡相似，终无半表半里之证为异耳。

◎ 察色要略

凡看伤寒，必先察其色。《内经》曰：声合五音，色合五行，声色符同，然后可以知五脏之病也。然肝色青，其声呼；肺色白，其声哭；心色赤，其声笑；脾色黄，其声歌；肾色黑，其声呻也。且夫四时之色，相生则吉，而相克则凶。如青赤见于春，赤黄见于夏，黄白见于长夏，白黑见于秋，黑青见于冬，此乃相生之色也。若肝病之色青而白，心病之色赤而黑，脾病之色黄而青，肺病之色白而赤，肾病之色黑而黄，此皆五行之相克，为难治矣。且以五脏之热色见于面者，肝热则左颊先赤，肺热则右颊先赤，心热则颜先赤，脾热则鼻先赤，肾热则颐先赤也。至于面黑者为阴寒，面青为风寒，青而黑主风、主寒、主痛，黄而白为湿、为热、为气不调，青而白为风、为气滞、为寒、为痛也。大抵黑气见于面，多凶，为病最重。若黑气暗中明，准头年寿[1]亮而滋润者生，黑而枯夭者死也。此乃略举其要。《内经》以五色微诊，可以目察。《难经》曰：望而知之谓之神，故色不可不察也。

凡看伤寒，必先察色，然后切脉审证，参合以决死生吉凶。夫色有青黄赤白黑，见于面部皮肤之上；气有如乱丝乱发之状，隐于皮里也。盖五脏有五色，六经有六色，皆见于面，以应五行，相生者吉，相克者凶，滋荣者生，枯夭者死。自准头、年寿、命宫、法令、人中皆有气色，其滋润而明亮者吉，暗而枯燥者凶也。又当分四时生克之理而通察之。兹略具五色伤寒之要者列于下，以便览焉。

青色属木，主风、主寒、主痛，乃足厥阴肝经之色也。凡面青、唇青者阴极也。若舌卷囊缩者，宜急温之。如夹阴伤寒，小腹痛，则面青也。《内经》曰：青如翠羽者生，青如草兹者死，青而黑，青而红，相生者生，如青白而枯燥者，相克乃死也。脾病见青气多难治。

赤色属火，主热，乃手少阴心经之色。在伤寒见之，而有三阳一阴之分也。如足太阳属水，寒则本黑，热则红也。经曰：面色缘缘正赤者，阳气怫郁在表，汗不彻故也。当发其汗，若脉浮数，表热，不汗出者，面色红赤而光彩也。经言阳明病，面合赤色者，不可攻之。合者，通也。谓表邪未解，不可攻里也。若阳明内实，恶热，不恶寒，或蒸蒸发热，或日晡潮热，大便秘结，谵语面赤者，此实热在里，可攻之也。如表里俱热，口燥舌干，饮水，脉洪，面赤，里未实者，且未可下，宜人参白虎汤和之也。如少阳经病，热在半表半里，面红，脉弦者，宜小柴胡汤和之，不可下也。经言：少阴病，下利清谷，里寒外热，面赤者，四逆汤加葱白主之。此阴寒内极，逼其浮火，上行于面，故发赤色，非热也。若不察仔细，误投寒凉之剂即死，可不谨哉！又夹阴伤寒，虚阳泛上者，亦面赤

---

[1] 年寿：穴位名，又名延年。在山根下，鼻上高骨处，准头处。另说在印堂与山根之间。

也。但足冷，脉沉者是。又烦躁面赤，足冷脉沉，不能饮水者，此阴极也，宜温之。若久病虚人，午后面两颊颧赤者，此阴火也，不可作伤寒治之。然三阳之气，皆会于头额，其从额上至巅顶，络脑后者，太阳也。从额至鼻，下于面者，阳明也。从头角下耳中、耳之前后者，少阳也。但有红气，或赤肿者以分之。盖大头伤寒证，正要知此部分可也。《内经》曰：心热则颜先赤，脾热则鼻先赤，肝热则左颊先赤，肺热则右颊先赤，肾热则颐先赤。若赤而青，赤而黄，为相生则吉，如赤而黑，为相克则凶。经言：赤如鸡冠者生，如衃血者死。盖准头、印堂有赤气，枯夭者死，明润者生也。如肺病见赤气者，则难治。

黄色属土，主湿，乃足太阴脾经之色。黄如橘子明者，热也。黄如熏黄而暗者，湿也。凡黄而白，黄而红，相生则吉，若黄而青，相克者则凶也。《内经》曰：黄如蟹膏者生，黄如枳实者死。若准头、年寿、印堂有黄气明润者，病退而有喜兆也。若枯燥而夭者死。凡病欲愈，目眦黄也，长夏见黄白则吉，若黄青则凶也。

白色属肺金，主气血不足也。乃手太阴肺经之色，肝病见之难治。《内经》曰：白如豕膏者生，白如枯骨者死。凡印堂、年寿白而枯夭者凶，白而光润者吉。若白而黑，白而黄，相生吉也。若白而赤，相克则凶矣。凡伤寒面白无神者，发汗过多，或脱血所致也。

黑色属水，主寒、主痛，乃足少阴肾经之色也。凡黑而白，黑而青，相生则吉，若黑而黄，相克则凶。《内经》曰：黑如乌羽者生，黑如炲者死。若准头、年寿、印堂黑气枯夭者死。黑中明润者生也。黑气自鱼尾相牵入太阴者死，黑气自法令、人中入口者死，耳、目、口、鼻黑气枯夭者死。凡面准头、命宫明润者生，枯暗者死。若心病见黑气在头者，死也。华佗曰：凡病人面色相等者吉，不相等者凶。如面青目白，面赤目青，面黄目青，面赤目白，面白目黑，面黑目白，面白目青，皆为不相等，故曰凶也。相等者，面目俱青俱红之类也。

察目

凡目睛明，能识见者，可治。睛昏不识人，或反目上视，或瞪目直视，或目睛正圆，或戴眼反折，或眼胞陷下者，皆不治也。凡开目而欲见人者，阳证也。闭目而不欲见人者，阴证也。凡目中不了了，睛不和，热甚于内也。凡目疼痛者，属阳明之热。目赤者，亦热甚也。目瞑者，必将衄血也。白睛黄者，将发身黄也。凡病欲愈，目眦黄，鼻准明，山根亮也。

察鼻

鼻头色青者，腹中痛。苦冷者，死。微黑者，水气。黄色者，小便难。白色者，为气虚。赤色者，为肺热。鲜明者，有留饮也。鼻孔干燥者，属阳明之热，必将衄血也。鼻孔干燥，黑如烟煤，阳毒热深也。鼻孔冷滑而黑者，阴毒冷极也。鼻息鼾睡者，风温也。鼻塞浊涕者，风热也。鼻孔扇张者，为肺风肺绝而不治也。

察口唇

凡口唇焦干为脾热，焦而红者吉，焦而黑者凶。唇口俱赤肿者，热甚也。唇口俱青黑者，冷极也。口苦者，胆热也。口中甜者，脾热也。口燥咽干者，肾热也。舌干口燥而欲饮水者，阳明之热也。口噤难言者痉，风也。凡唇上有疮，为狐虫食其脏，下唇有疮，为惑虫食其肛也。若唇青舌卷，唇吻反青，环口黧黑，口张气直，口如鱼口，口唇颤摇不止，气出不返，皆不治也。

察耳

凡耳轮红润者生，或黄、或白、或黑、或青而枯燥者死。薄而白、薄而黑，皆为肾败。凡耳聋、耳中疼，皆属少阳之热，尚为可治。若耳聋，舌卷唇青，此属厥阴，为难治也。

察舌

凡舌鲜红者吉，青为冷，青而紫者，为阴、为寒也。赤而紫者，为阳、为热也。黑者亢极，为难治。凡舌上苔白而滑者，表有寒也。又曰：丹田有热，而胸中有寒也。苔黄而燥渴者，热盛也。苔黑而燥渴者，热甚而亢极也。若不燥渴，舌上黑苔而滑者，为寒、为阴也。舌卷而焦黑而燥者，阳毒热极也。舌青而苔滑者，阴毒冷极也。凡舌肿胀，舌上燥裂，舌生芒刺，皆热甚也。凡舌硬，舌强，舌短缩，神气昏乱，语言不清者，死也。又阴阳易病，吐舌数寸者，死也。舌乃心之窍，属火而色红者吉，惟黑者，乃水克火，故难治也。

察身

凡病人身轻，自能转侧者，易治。若身体沉重，不能转侧者，则难治也。盖阴证则身重，必足冷而蜷卧，恶寒，常好向壁卧，闭目不欲向明，懒见人也。又阴毒，身如被杖之疼，身重如山，而不能转侧也。又中湿、风湿皆主身重疼痛，不可转侧，要当辨之。大抵阳证身轻而手足和暖，开目而欲见人，为可治。若头重视身，此天柱骨倒而元气败也。凡伤寒传变，循衣摸床，两手撮空，此神去而魂乱也。凡病人皮肤润泽者生，而枯燥者死。经曰：脉浮而洪，身汗如油，喘而不休，形体不仁，乍静乍乱，此为命绝也。

帙之二

太阳病

发热　恶寒　恶风　头痛　项强　身体痛

〔黄〕经曰：太阳之为病，头项强痛而恶风寒，不传经者固有之，然而传者多矣。如经言：伤寒一日，太阳受之，脉若静者为不传；颇欲吐，若烦躁，脉数急者，为传也。又曰：伤寒二三日，阳明少阳证不见者，为不传也。太阳经治法有汗、吐、下、温、和解，调并刺俱有之。盖太阳所感非一，传变多端故也。虽发汗解肌一法，证有轻重，脉有浮沉，用药必宜随脉证用之，庶造仲景之深意。如发热恶寒，脉浮紧，麻黄汤；自汗恶风，脉浮缓，桂枝汤。此脉证相应之定法也。又如项背强几几，反汗出，恶风，桂枝加葛根。脉微而恶寒，桂枝麻黄各半汤。发热恶寒，热多寒少，脉微弱者，桂枝二越婢一汤。脉浮紧，自汗出，小便数，心烦，微恶寒，脚挛急，桂枝加附子汤。又如汗后复宜汗者，发汗遂漏不止，恶风，小便难，四肢微急，难以屈伸，桂枝加附子汤。服桂枝，大汗出，脉洪大者，与桂枝如前法。若如疟状，日再发，宜桂枝二麻黄一汤。仲景汗剂二十七汤，所治五十九证，大宜精别，如何而用青龙汤，如何而用五苓散，如何而用茯苓甘草汤之类。盖病有轻重，治有急缓故也。清碧杜先生曰：伤寒阳热之证，传经之邪，变态不一，辨之不精，则汗、吐、下三法之治一差，死生反掌矣。非比阴寒之邪，中在一经，不复传变，易于治也。不过随寒邪轻重，用温药治之，一定之法耳。今之庸工，好用热剂，而不知凉药之妙且难也。

汗：桂枝汤　桂枝加葛根汤　桂枝加厚朴杏子汤　桂枝加附子汤　桂枝去芍药汤　桂枝去芍药加附子汤　桂枝麻黄各半汤　桂枝二越婢一汤　桂枝二麻黄一汤　桂枝去桂加茯苓白术汤　葛根汤　葛根加半夏汤　葛根黄连黄芩汤　麻黄汤　大青龙汤　小青龙汤　桂枝加芍药人参新加汤　麻黄杏仁甘草石膏汤　五苓散　桂枝

去芍药加蜀漆龙骨牡蛎救逆汤　桂枝加桂汤　桂枝甘草龙骨牡蛎汤　桂枝附子汤　茯苓甘草汤　文蛤散　去桂加白术汤　甘草附子汤

吐：栀子豉汤　栀子甘草豉汤　栀子生姜豉汤　栀子厚朴汤　栀子干姜汤　瓜蒂散

下：调胃承气汤　大柴胡汤　承气汤　柴胡加芒硝汤　桃仁承气汤　抵当丸　大陷胸汤　抵当汤　大陷胸丸　白散　十枣汤　大黄黄连泻心汤　附子泻心汤

温：甘草干姜汤　芍药甘草汤　四逆汤　干姜附子汤　茯苓桂枝甘草大枣汤　厚朴生姜甘草半夏人参汤　茯苓桂枝白术甘草汤　芍药甘草附子汤　茯苓四逆汤　桂枝甘草汤　真武汤　小建中汤　炙甘草汤

和解：小柴胡汤　柴胡加龙骨牡蛎汤　小陷胸汤　柴胡桂枝干姜汤　半夏泻心汤　生姜泻心汤　甘草泻心汤　柴胡桂枝汤　桂枝人参汤　白虎汤　白虎加人参汤　黄芩汤　黄芩加半夏生姜汤

调：赤石脂禹余粮汤　旋覆代赭石汤　黄连汤

刺：纵横刺期门　服桂枝刺风池风府　太少并病刺期门　热入血室刺期门　太少并病刺大椎肺俞

太阳之为病，脉浮，头项强痛而恶寒。〔成〕经曰：尺寸俱浮者，太阳受病，太阳主表，为诸阳主气。脉浮，头项强痛而恶寒者，太阳表病也。但有一毫头痛，即为在表。太阳病，发热，汗出恶风，脉缓者，名为中风。太阳病，上条所揭云云者是也。后皆仿此。〔成〕风，阳也。寒，阴也。风则伤卫，发热，汗出，恶风者，卫中风也。荣病则发热无汗，不恶风而恶寒；卫病则发热汗出，不恶寒而恶风。以卫为阳，卫外者也。病则不能卫固其外而皮腠疏，故汗出而恶风也。伤寒脉紧，伤风脉缓者，寒性劲急，而风性解缓故也。太阳病，头痛发热，汗出，恶风者，桂枝汤主之。太阳病，发热汗出者，此为荣弱卫强，故使汗出，欲救邪风者，宜桂枝汤。〔成〕太阳中风，风并于卫，则卫实而荣虚。荣者，阴也。卫者，阳也。发热汗出，阴弱阳强也。《内经》曰：阴虚者，阳必凑之，故少气时热而汗出。与桂枝汤解散风邪，调和荣卫。太阳中风，阳浮而阴弱，阳浮者，热自发，阴弱者，汗自出，啬啬恶寒，淅淅恶风，翕翕发热，鼻鸣干呕者，桂枝汤主之。〔成〕阳以候卫，阴以候荣。阳脉浮者，卫中风也。阴脉弱者，荣气弱也。风并于卫，则卫实而荣虚，故发热汗自出也。经曰：太阳病，发热汗出者，此为荣弱卫强者是也。啬啬者，不足也，恶寒之貌也。淅淅者，洒淅也，恶风之貌也。卫虚则恶风，荣虚则恶寒，荣弱卫强，恶寒复恶风者，以自汗出则皮肤缓，腠理疏，是亦恶风也。翕翕者，熻熻然而热也。若合羽所覆，言热在表也。鼻鸣干呕者，风拥而气逆也。与桂枝汤，和荣卫而散风邪也。**病人脏无他病，时发热，自汗出而不愈者，此卫气不和也。先其时发汗则愈，宜桂枝汤主之。** 时发热，自汗出，谓有时而发热自汗出，有时而止。惟其时作时止，故病留连而不愈也。当其发热自汗之时，不可与药，当先其时作，候其时止而后与之，故曰先其时也。《素问》曰：当其盛而必毁，因其衰也，事必大昌。其是之谓欤。

桂枝汤方

桂枝三两，去皮　芍药三两　甘草二两，炙　生姜三两，切　大枣十二枚，擘

上五味，㕮咀，以水七升，微火煮取三升，去滓，适寒温，服一升。服已须臾，啜热稀粥一升余，以助药力。温覆令一时许，遍身漐漐，微似有汗者益佳，不可令如水流漓，病必不除。若一服汗出病瘥，停后服，不必尽剂。若不汗，更服，依前法。又不汗，后服小促其间，半日许，令三服尽。若病重者，一日一夜服，周时观之，服一剂尽，病证犹在者，更作服。若汗不出，乃服至二三剂。禁生冷、黏滑、肉面、五辛、酒酪、臭恶等物。小促，宋板作少从容。

〔成〕经云：桂枝本为解肌，若脉浮紧，发热汗不出者，不可与之。常须识此，勿令误也。盖桂枝汤本专主太阳中风，必也皮肤疏凑，又自汗，风邪干于卫气者，乃可投之也。仲景以解肌为轻，以发汗为重，故发汗、吐、下后，身疼不休者，津液内耗也。虽有表邪而止可解肌，故须桂枝汤少和之也。桂味辛热，用之为君，桂犹圭也，宣导诸药，为之先聘，是谓辛甘发散为阳之意。盖发散风邪，必以辛为主。《内经》所谓风淫所胜，平以辛，佐以苦，以甘缓之，以酸收之。是以芍药为臣，而甘草为佐也。《内经》曰：风淫于内，以甘缓之，以辛散之。生姜味辛温，大枣味甘温，是用以为使。而此又不特专于发散，以脾主为胃行其津液，姜枣之用，专行脾之津液，而和荣卫者也。麻黄汤不用姜枣者，谓专于发汗，不待行化而

津液得通矣。

〔庞〕凡桂枝汤病证者，常自汗出，小便不数，手足温和，或手足指稍露之则微冷，覆之则温，浑身热，微烦，而又憎寒，始可行之。若病者无汗，小便数，或手足逆，身冷，不恶寒，反恶热，或饮酒后，慎不可行桂枝汤也。脉紧必无汗，设有汗，不可误作桂枝证。

〔许〕有人病发热恶寒，自汗，脉微弱而浮，三服汤而愈。此方在仲景一百十三方内，独冠其首，今人全不用，何也？仲景云：太阳中风，阳浮而阴弱，阳浮者云云，至翕翕发热，宜桂枝汤。此脉与证，仲景说得甚明，后人看不透，所以不敢用也。假令寸口脉微，名曰阳不足，阴气上入阳中，则洒淅恶寒也。尺脉弱，名曰阴不足，阳气下陷入阴中，则发汗也。此谓元气受病而然也。又曰：阳微则恶寒，阴微则发热，医既汗之，使阳气微，又大下之，令阴气弱，此谓医所使也。大抵阴不足，阳往从之，故内陷而发热。阳不足，阴往乘之，故阴上入阳中则恶寒。举此二端，明白易晓，何惮而不用桂枝汤哉！

〔垣〕仲景治表虚，制此汤。桂枝味辛热发散，助阳体轻，本乎天者亲上，故桂枝为君，芍药、甘草佐之。如阳脉涩，阴脉弦，法当腹中急痛，乃制小建中汤，以芍药为君，桂枝、甘草佐之。一则治其表虚，一则治其里虚，故各有主用也，后学当触类而长之。以桂枝易肉桂，治寒腹痛，神品药也。如夏中热腹疼，少加黄芩，去桂，痛立止。桂于春夏二时为禁药。

〔陶〕桂枝、麻黄汤，为当时伤寒设，与过时之温暑者何预焉？若以此二汤通治春温夏暍之病，则误之甚矣。

太阳病，或已发热，或未发热，必恶寒，体痛，呕逆，脉阴阳俱紧者，名曰伤寒。〔成〕经曰：凡伤于寒，则为病热。为寒气客于经中，阳经怫结而成热也。中风即发热者，风为阳也。及伤寒云，或已发热，或未发热，以寒为阴邪，不能即热，郁而方变热也。风则伤卫，寒则伤荣。卫虚者恶风，荣虚者恶寒，荣伤寒者，必恶寒也。气病者则麻，血病者则痛，风令气缓，寒令气逆，体痛呕逆者，荣中寒也。经曰：脉盛身寒，得之伤寒，脉阴阳俱紧者，知其伤寒也。但见恶寒，即为在表，此是要诀。太阳病，头痛发热，身疼腰痛，骨节疼痛，恶风无汗而喘者，麻黄汤主之。〔**成**〕寒则伤荣，头痛身疼，腰痛，以至牵连骨节疼痛者，太阳经荣血不利也。《内经》曰：风寒客于人，使人毫毛毕直，皮肤闭而为热者，寒在表也。风并于卫，卫实而荣虚者，自汗出而恶风寒也。寒并于荣，荣实而卫虚者，无汗而恶风也。以荣强卫弱，故气逆而喘，与麻黄汤以发其汗。

麻黄汤方

麻黄三两，去节　桂枝二两，去皮　甘草一两，炙　杏仁七十个，泡去皮尖

上四味，以水九升，先煮麻黄，减二升，去上沫，内诸药，煮取二升半，去滓。温服八合，覆取微似汗，不须啜粥，余如桂枝法。凡用麻黄去节，先滚醋汤略浸片时，捞起，以备后用，庶免太发。如冬月严寒，腠理致密，当生用。

一用麻黄后，汗出不止者，将病人发披水盆中，足露出外，用炒糯米一升，龙骨、牡蛎、藁本、防风各一两，研为细末，周身扑之，随后秘方用药，免至亡阳而死，此良法也。

〔**吴**〕或云：发汗必用麻黄，亦有禁用者，何也？凡伤寒发于天令寒冷之时，且其寒邪在表，闭其腠理，身疼拘急，恶寒而无汗者，须用麻黄辛苦之药，为能开发腠理，逐寒邪汗出而解也。惟夏月炎暑之时，为禁用之药。故宜辛凉之剂以发之，乃葛根、葱白、豆豉之类是也。若麻黄加凉剂在内亦可用，如通解散是也。

〔**成**〕本草言，轻可去实，即麻黄、葛根之属。实谓寒邪在表，汗不出而腠密，邪气胜而表实，轻剂所以扬之。麻黄，味甘苦。用以为君者，以麻黄为轻剂而专主发散也。风邪在表而肤理疏者，必以桂枝解其肌。今寒邪在经，表实而腠密，非桂枝所能独散，必专麻黄以发汗，而桂枝所以为臣也。《内经》曰：寒淫于内，治以甘热，佐以辛苦者，兹是类欤。《内经》曰：肝苦急，急食甘以缓之。肝者，荣之主也。伤寒荣胜卫固，血脉不流，必用味甘之物以缓之，故以甘草味甘平，杏仁味苦温，为之佐使。且桂枝汤主中风。风则伤卫，风邪并于卫则卫实而荣弱，仲景所谓汗出恶风者，此为荣弱卫强，故桂枝汤佐以芍药，用和荣也。麻黄汤主伤寒。寒则伤荣，邪并于荣则荣实而卫虚，《内经》所谓气之所并为血虚，血之所并为气虚者是矣。故麻黄汤佐以杏仁，用利气也。

太阳中风，脉浮紧，发热恶寒，身疼痛，不汗出而烦躁者，大青龙汤主之。若脉微弱，汗出恶风者，不可服。服之则厥逆，筋惕肉瞤，此为逆也。〔**成**〕此中风见寒脉也。浮则为风，风则伤卫。紧则为寒，寒则伤荣。荣卫俱病，故发热恶寒，身疼痛也。风并于卫者，为荣弱卫强。寒并于荣者，为荣强卫弱。今风寒两伤，则荣卫俱实，故不汗出而烦躁也。与大青龙汤发汗，以除荣卫风寒。若脉微弱，汗出恶风者，为荣卫俱虚，反服青龙汤则必亡阳，故生厥逆，筋惕肉瞤，此治之逆也。伤寒，脉浮缓，身不疼，但重，乍有轻时，无少阴证者，大青龙汤发之。〔**成**〕此伤寒见风脉也。伤寒者身疼，此以风胜，故身不疼。中风者身重，此以兼风，故乍有轻时，不发厥吐利，无少阴里证者，为风寒外甚也。与大青龙汤，以发散表中风寒。

大青龙汤方

麻黄六两，去节　桂枝二两，去皮　甘草二两，炙　杏仁四十枚，去皮尖　生姜三两，切　大枣十二枚，擘　石膏鸡子大，碎

上七味，以水九升，先煮麻黄，减二升，去上沫，内诸药，煮取三升，去滓。温服一升，取微似汗。汗出多者，温粉粉之。一服汗者，停后服。若复服，汗多亡阳，遂一作逆虚，恶风烦躁，不得眠也。

〔**成**〕青龙，东方甲乙木神也。应春而主肝，专发生之令，为敷荣①之主，万物出甲，开则有两歧，肝有两叶以应之。谓之青龙者，以发散荣卫两伤之邪，是应肝木之体耳。桂枝汤主中风，麻黄汤主伤寒。中风脉浮紧，为中风见寒脉，伤寒脉浮缓，为伤寒见风脉，是风寒两伤也。风兼寒，寒兼风，虽欲与桂枝汤解肌以祛风，而不能已其寒，或欲以麻黄汤发汗以散寒，而不能去其风。兹仲景所以特处青龙汤而两解也。麻黄，味甘温。桂枝，味辛热。寒则伤荣，必以甘缓之，风则伤卫，必以辛散之。此风寒两伤，荣卫俱病，故以甘辛相合而为发散之剂。表虚肤腠疏，则以桂枝为主。此为表实腠理密者，则以麻黄为主。是先麻黄为君，后桂枝为臣也。甘草味甘平，杏仁味甘苦，苦甘为助，佐麻黄以发表。大枣甘温，生姜味

---

① 敷荣：开花。三国·魏·嵇康《琴赋》："迫而察之，若众葩敷荣曜春风，既丰赡以多姿，又善始而令终。"唐·许敬宗《掖庭山赋应诏》："百卉敷荣，六合清朗。"清·叶燮《原诗》："滋生则敷荣，肃杀则衰飒。"

辛温，辛甘相合，佐桂枝以解肌。风，阳邪也；寒，阴邪也。风则伤阳，寒则伤阴，荣卫阴阳为风寒两伤，则非轻剂可独除散也。必须轻重之剂以同散之，乃得阴阳之邪俱已，荣卫之气俱和，是以石膏味苦辛微寒质重，而又专达肌表为使也。大青龙发汗之重剂，用之稍过，则有亡阳之失。经曰：若脉微弱，汗出恶风者不可服。服之则厥逆、筋惕肉瞤，此为逆也。又曰：一服汗者，停后服。若再服，汗多亡阳遂虚，恶风、烦躁、不得眠也。用者宜详审之。

〔吴〕大青龙汤仲景治伤寒发热，恶寒烦躁者则用之。夫伤寒邪气在表，不得汗出，其人烦躁不安，身心无如之奈何，如脉浮紧或浮数者，急用此汤，发汗则愈，乃仲景之妙法也。譬若亢热已极，一雨而凉，其理可见也。若不晓此理，见其躁热，投以寒凉之药，其害岂胜言哉！若脉不浮紧而数，无恶风、恶寒、身疼者，亦不可用之也。如误用之，其害亦不浅也。所以脉证不明者，多不敢用也。

〔许〕仲景论表证，一则桂枝，二则麻黄，三则青龙。桂枝治中风，麻黄治伤寒，青龙治中风见寒脉，伤寒见风脉，三者如鼎立。人皆能言之，而不晓前人处方用药之意，故医遂多不用，无足怪也。且脉缓而浮者，中风也。故啬啬恶风，淅淅恶寒，翕翕发热，仲景以桂枝对之。脉浮紧而涩者，伤寒也。故头痛发热，身疼腰痛，骨节疼痛，恶寒无汗而喘，仲景以麻黄对之。至于中风脉浮紧，伤寒脉浮缓，仲景皆以青龙对之。何也？予尝深究三旨，若证候与脉相对，无不应手而愈。何以言之？风伤卫，卫气也；寒伤荣，荣血也。荣行脉中，卫行脉外。风伤卫则风邪干阳，阳气不固，发越而为汗，是以自汗是表虚。故仲景用桂枝以发其邪，芍药以和其血。盖中风则病在脉之外，其病稍轻，虽同曰发汗，特解肌之药耳。故仲景于桂枝证云：令遍身漐漐微似有汗，不可如水淋漓，病必不除。是知中风不可大发汗，汗过则反动荣血，邪气乘虚袭之，故病不除也。寒伤荣则寒邪入阴血，而荣行脉中者也。寒邪居脉中，非特荣受病，邪自内作，则并于卫气犯之，久则浸淫及骨，是以汗不出而热，齿干而烦冤。仲景以麻黄发其汗，又以桂枝辛甘助其发散，欲涤除内外之邪，荣卫之病耳。大抵二药皆发汗，以桂枝则发其卫之邪，麻黄并荣与卫治之，亦自有浅深也。何以验之？仲景桂枝第十九证云：

病当自汗出者，此为荣气和。荣气和者外不谐，以卫气不共荣气谐和故尔。以荣行脉中，卫行脉外。复发其汗，荣卫和则愈，宜桂枝汤。又四十七证云：发热汗出，此为荣弱卫强，故使汗出，欲救邪风宜桂枝汤。是知中风汗出者，荣和而卫不和。又第一卷云：寸口脉浮而紧，浮则为风，紧则为寒，风则伤卫，寒则伤荣，荣卫俱病，骨节烦疼，当发其汗。是知伤寒浮紧者，荣卫俱病也。麻黄汤中并用桂枝，此仲景之言也。至于青龙，虽治伤风见寒脉，伤寒见风脉之病，然仲景又云：汗出恶风者，不可服之，服之厥逆，便有筋惕肉眮之证。故青龙一证，尤难用药，须是形证谛当，然后可行。故王寔大夫证治止用桂枝麻黄各半汤治之，盖慎之也。

〔陶〕热盛而烦，手足自温，脉浮而紧，此伤风见寒脉也。不烦少热，四肢微厥，脉浮而缓，此伤寒见风脉也。二者为荣卫俱病，法宜大青龙汤。但此汤险峻，须风寒俱甚，又加烦躁，乃可与之，不如桂枝麻黄各半汤为稳，尤不若九味羌活汤加石膏、知母、枳壳也。

温粉方

白术　藁本　川芎　白芷各等分

上研为细末，每末一两，入米粉三两，和匀，扑周身止汗。若汗过多，恐亡阳，遂厥逆恶风，烦躁不得眠，故宜以此粉止之。

太阳病，项背强几几，反汗出恶风者，桂枝加葛根汤主之。按《诗·豳风·狼跋》云：赤舄几几。注云：几几，绚貌。绚，谓拘。着舄屦头，为行戒，状如刀衣鼻，在屦头。言拘者，取自拘持，使低目不妄顾视。按此可以想见项背拘强之状。若作鸟羽释，则几当音殊，而于拘强之义，反不切矣。后证葛根汤者，乃桂枝汤中加麻黄、葛根也。其证无汗，故以麻黄发之，此证有汗，故去麻黄而曰桂枝加葛根汤也。若有麻黄，则亦葛根汤矣。成氏不当设疑于注，以眩后学，故辩之。

桂枝葛根汤方

葛根四两　芍药二两　甘草二两　生姜三两，切　桂枝二两，去皮　大枣十二枚，擘

上七味，以水一斗，煮取三升，去滓。温服一升。

太阳病，项背强几几，无汗恶风，葛根汤主之。

葛根汤方

葛根四两　麻黄三两，去节　桂枝二两，去皮　芍药二两，切　甘草二两，炙　生姜三两，切　大枣十二枚，擘

上七味，㕮咀，以水一斗，先煮麻黄、葛根，减二升，去沫，内诸药，煮取三升，去滓。温服一升，覆取微似汗，不须啜粥，余如桂枝法将息及禁忌。

本草云：轻可去实，麻黄、葛根之属是也。此以中风表实，故加二物于桂枝汤中也。

太阳病，得之八九日，如疟状，发热恶寒，热多寒少，其人不呕，清便欲自可，一日二三度发，脉微缓者，为欲愈也。脉微而恶寒者，此阴阳俱虚，不可更发汗、更下、更吐也。面色反有热色者，未欲解也。以其不能得小汗出，身必痒，宜桂枝麻黄各半汤。〔成〕伤寒八九日，则邪传再经，又遍三阳，欲传二阴之时也。传经次第，则三日传遍三阳，至四日阳去入阴，不入阴者为欲解。其传阴经，第六日传遍三阴，为传经尽而当解。其不解，传为再经者，至九日又遍三阳，阳不传阴则解。如疟，发作有时也。寒多者，为病进，热多者，为病退。经曰：厥少热多，其病为愈。寒多热少，阳气退，故为进也。今虽发热恶寒，而热多寒少，为阳气进而邪气少也。里不和者，呕而利。今不呕，清便自调者，里和也。寒热间日发者，邪气深也。日一发者，邪气复（宋本作有）常也。日再发者，邪气浅也。日二三发者，邪气微也。《内经》曰：大则邪至，小则平。言邪甚则脉大，邪少则脉微。今日数多而脉微缓者，是邪气微缓也，故云欲愈。脉微而恶寒者，表里俱虚也。阳，表也。阴，里也。脉微为里虚，恶寒为表虚，以表里俱虚，故不可更发汗、更下、更吐也。阴阳俱虚则面色青白，反有热色者，表未解也。热色，为赤色也。得小汗则和，不得汗则邪气外散皮肤而为痒也。与桂枝麻黄各半汤小发其汗，以除表邪。首一节至寒少止，为自初至今之证。下文皆拟病防变之辞，当分作三截看，至欲愈也，是不须治。至吐也，是宜温之。至末，是小汗之。麻黄发，桂枝止，一发一止，则汗不得大出矣。

桂枝麻黄各半汤方

桂枝一两十六铢，去皮　芍药　生姜切　甘草炙　麻黄去节，各一两　大枣四枚，擘　杏仁二十四枚，汤浸，去皮尖及双仁者

上七味，以水五升，先煮麻黄一二沸，去上沫，内诸药，煮取一升八合，去滓，温服六合。

太阳病，发热恶寒，热多寒少，脉微弱者，此无阳也，不可发汗，宜桂枝二越婢一汤。前脉微缓，面有热色，身痒，以桂麻各半小汗之者，犹未弱也。此微而加弱焉，则又虚于前证矣。虽小汗亦不宜，故云不可发汗，决词也。然病在太阳，表证未罢，桂枝发散之药，终不可无，但不令汗而已。

桂枝二越婢一汤方

桂枝去皮　芍药　甘草各七钱半　生姜一两二铢，切　大枝四枚，擘　麻黄去节，七钱半　石膏一两，碎，绵裹

上七味，㕮咀，以水五升，先煮麻黄一二沸，去上沫，内诸药，煮取二升，去滓，温服一升，本方当裁为越婢汤、桂枝汤合饮一升，今合为一方桂枝二越婢一。

胃为十二经之主，脾治水谷为卑脏，若婢。《内经》曰：脾主为胃行其津液。是汤所以谓之越婢者，以发越脾气，通行津液。《外台方》一名越脾汤，即此义。

凡仲景称太阳病者，皆表证，发热恶寒，头项强痛也。若脉浮大，则与证相应，宜发汗。今见表证而脉反微，不与证应，故不可发汗。但用一二各半汤等和之可也。

若太阳中暍，发热恶寒，脉微弱，手足逆冷而渴者，白虎加人参汤。方论见暑病。

太阳病，六七日，表证仍在，脉微而沉，反不结胸，其人发狂者，以热在下焦，少腹当硬满，小便自利者，下血乃愈。所以然者，以太阳随经，瘀血在里故也，抵当汤主之。方论见蓄血。太阳病，身黄，脉沉结，少腹硬，小便不利者，为无血也。小便自利，其人如狂者，血证谛也。亦抵当汤主之。详蓄血。

凡仲景称太阳证，脉沉者，皆谓发热恶寒，头项强痛，而脉反沉也。其证兼发狂，小腹硬者，为蓄血。此条抵当汤是也。

兼关节痛，小便不利，身黄者，为湿痹。论见湿。

兼卒口噤，反张者，为痉。若无汗恶寒，名刚痉，宜葛根汤。若有汗，不恶寒，名柔痉，宜栝楼桂枝汤。详杂病痉门。

病发热头痛，脉反沉，若不瘥，身体疼痛，当救其里，宜四逆汤。少阴病，始得之，反发热，脉沉者，麻黄附子细辛汤主之。

〔赵〕窃详太阳病发热头痛，法当脉浮，今反沉。少阴脉沉，法

当无热，今反热。仲景于此两证，各言反者，谓反常也。盖太阳病脉似少阴，少阴脉病似太阳，所以皆谓之反，而治之当异也。今究其旨，均是脉沉发热，以其有头痛，故为太阳病。阳证当脉浮，今反不能浮者者，以里虚久寒，正气衰微所致。又身体疼痛，故宜救里，使正气内复，逼邪出外，而干姜、生附子亦能出汗而解。假使里不虚寒，则脉当见浮，而正属太阳麻黄证也。均是脉沉发热，以其无头疼，故名少阴病。阴病当无热，今反热，则寒邪在表，未传于里，但以皮腠郁闭为热，而在里无热，故用麻黄、细辛以发表间之热，附子以温少阴之经。假使寒邪入里，则外必无热，当见吐利厥逆等证，而正属少阴四逆汤也。由此观之，表邪浮浅，发热之反犹轻。正气衰微，脉沉之反为重。此四逆汤不为不重于麻黄附子细辛汤也。又可见熟附配麻黄，发中有补；生附配干姜，补中有发，仲景之旨微矣。

麻黄附子细辛汤方

麻黄二两，去节　细辛二两　附子一枚，炮去皮，破八片

上三味，以水一斗，先煮麻黄，减二升，去上沫，内诸药煮取三升，去滓。温服一升，日再服。

〔成〕《内经》曰：寒淫于内，治以甘热，佐以苦辛，以辛润之。麻黄之甘，以解少阴之寒；细辛、附子之辛，以温少阴之经。

〔赵〕详仲景发汗汤剂，各分轻重不同，如麻黄、桂枝汤、青龙、各半、越婢等汤，各有差等。至于少阴发汗二汤，虽同用麻黄、附子，亦有加减轻重之别。故以加细辛为重，加甘草为轻，辛散甘缓之义也。其第一证以少阴本无热，今发热，故云反也。盖发热为邪在表而当汗，又兼脉沉，属阴而当温，故以附子温经，麻黄散寒。而热须汗解，故加细辛，是汗剂之重者。第二证既无里寒之可温，又无里热之可下，求其所以用麻黄、附子之义，则是脉亦沉，方可名曰少阴病，身亦发热，方行发汗药。又得之二三日，病尚浅，比之前证亦稍轻，故不重言脉证，而但曰微发汗，所以去细辛，加甘草，是汗剂之轻者。

凡仲景称太阳病不恶寒者，皆谓发热，头项强痛，脉浮而反不恶寒也。其证兼渴者为温病，兼汗出者为柔痉。方论见温病、柔痉。

伤寒六七日，发热，微恶寒，支节烦疼，微呕，心下支结，外证未去者，柴胡加桂枝汤主之。〔成〕伤寒六七日，邪当传里之时也。支，散也。呕而心下结者，里证也，法当攻里。发热，微恶寒，支节烦疼，为外证未去，不可攻里。与柴胡桂枝汤以和解之。按支字训散字未莹。支节、支结复不同。支节，犹云枝节，古字通也。支结，犹云支撑而结。当活看，不可拘泥文字。若训作散，则不能结也。南阳云：外证未解，心下妨闷者，非痞也，谓之支结。

柴胡加桂枝汤方

桂枝去皮　黄芩　人参各一两半　甘草炙，一两　芍药　生姜切。各一两半　大枣六枚，擘　柴胡四两　半夏二合半

上九味，以水七升，煮取三升，去滓，温服。

凡仲景称表不解者，皆谓太阳病，发热，恶寒，头项强痛，脉浮也。盖病虽属太阳表证，而有里证兼之者，则不言太阳病，但称表不解也。其兼心下支结者，此条柴胡桂枝汤是也。

兼心下有水气，干呕而咳者，小青龙也。方论见咳。兼胁痛，手足温而渴者，小柴胡也。兼心下痞者，先用桂枝解表，后以泻心攻痞也。方论见痞。兼下利，腹满胀者，先以四逆温里，后以桂枝攻表也。方论见下利。

太阳病，欲解时，从巳至未解。太阳病未解，脉阴阳俱停，必先振栗，汗出而解。但阳脉微者，先汗出而解。阴脉微者，下之而解。若欲下之，调胃承气汤主之。太阳病，脉浮紧，发热，身无汗，自衄者愈。

太阳外证未解，不可下之，下之为逆。欲解外者，宜桂枝汤主之。经云：本发汗而欲下之，为逆也。若先发汗，治不为逆。

〔海〕大、小、调胃三承气汤，必须脉浮，头痛，恶风，恶寒，表证尽罢，而反发热，恶热，谵语，不大便，方可用之。若脉浮紧，下之必结胸；若脉浮缓，下之必痞气。

〔许〕常记一亲戚，病伤寒，身热，头痛，无汗，大便不通，已四五日。予讯问之，医者治大黄、朴硝等欲下之。予曰：子姑少待。予为视之，脉浮缓，居密室中，自称甚恶风。予曰：表证如此，唯大便不通数日，腹且不胀，别无所苦，何遽便下之？大抵仲景法，须表证罢，方可下。不尔，则邪乘虚而入，不为结胸，则为热利也。

予作桂枝麻黄各半汤，继以小柴胡，漐漐汗出，大便亦通而解。仲景云：凡伤寒之病，多从风寒得之，始则表中风寒，入里则不消矣。拟欲攻之，先当解表，乃可下之。若表已解而内不消，大满大坚实，有燥粪者，自可除下之。虽四五日，不能为祸也。若不宜下而便攻之，内虚热入，为挟热自利，烦躁之变，不可胜数。轻者困笃，重者必死矣。原本正文重叠，予删正此段，其理甚明。大抵风寒入里不消，必有燥粪，或大便坚秘，须是脉不浮，不恶风，表证罢，乃可下之。大便虽四五日不通，亦无害。若不顾表而下，遂为挟热利也。

上桂枝、麻黄为长沙入手第一方，而粗工以之杀人者，往往而是。故易水师弟以他药代之，不知者谓长沙有遗巧。余谓此正易水师弟不及长沙处，而婆心切矣。中医守之，可以万全。今具摭为后贤表证治例，及补养兼发散二条于后，临病之工，宜详玩焉。

◎ 发热

发热者，无休止时也。寒热者，寒已而热，热已而寒，相继而发也。潮热者，有时热，有时止，如潮汛之不失其期也。若发热，不恶寒而渴，为温病。发汗已，身体灼热者，为风温。若发热，手或微厥，下利清谷，此为阴证也。失下血气不通，四肢逆冷，却发热，此热深厥亦深也。头痛发热恶寒，身不疼痛，此伤食证也。不恶寒，身不痛，知非伤寒。头不疼，脉不紧，知非里实，但烦热者，虚烦也。

中风即发热者，风伤卫也。伤寒不即发热者，寒伤荣也。经云：伤寒一二日，或已发热，或未发热是也。凡翕翕发热，而有恶风，恶寒，头痛，脉浮者，表热也。此由风寒客于皮肤，阳气怫郁所致，宜汗之。若小便黄，非在外。凡蒸蒸发热，而兼有谵语，大便秘，小便赤，腹满恶热，脉滑实者，里热也。此由阳气下陷入阴中所致，宜下之。若小便清，非在内也。其在少阴、厥阴发热者，谓之反发热。惟太阴无发热之候。若脉阴阳俱盛，热不止者死。下利，发热，汗后复发热，脉躁疾不为汗衰，狂言不能食，阴阳不交者，死。《兰台治例》曰：邪中三阳，太阳证多与潮热若同而异。邪在三阴，少阴证多与烦躁相类而非。

发热恶寒，脉浮者，属表，即太阳证也。方论见前太阳病条。发热汗出，不恶寒，反恶热者，属里，即阳明证也。方论见自汗。发热，脉弦细，头痛者，属半表半里，即少阳证也。论见口苦，咽干。发热而呕者，小柴胡汤。论见呕。发热咳嗽，表不解者，小青龙汤。兼胁痛，喜呕者，小柴胡加干姜五味子汤。方论见咳。发热而喘，表不解者，小青龙去麻黄加杏仁汤。兼胸满者，麻黄汤。方论见喘。发热，口渴，有属表者，有属里者，治法方论甚众。并见渴门。

发热，汗解半日许，复烦躁，脉浮数大者，可更发汗，宜桂枝汤。详烦。

发汗后，恶风寒者，虚故也。不恶寒，但恶热者，实也。当和胃气，宜调胃承气汤。经曰：汗出不恶寒者，此表解里未和，与调胃承气汤和胃气。太阳病三日，发汗不解，蒸蒸发热者，属胃也，调胃承气汤主之。〔海〕大黄泄实，芒硝软坚，甘草和中，必燥实坚三证全者可用。

调胃承气汤方

大黄一两〔海〕宜酒浸，盖邪气居高，非酒不到，譬如物在高巅，人迹所不及，必射而取之，故用酒浸引上。若生用，苦泄峻下，则遗高分之邪热，所以愈后或目赤，或喉闭，或头肿，膈上反生热证矣。　甘草半两，炙〔海〕甘以缓之。　芒硝九钱〔海〕辛以润之，咸以软之。

上㕮咀，水一盏，煮大黄、甘草，至七分，去滓。入芒硝，更上火微煮，令沸。少少温服。

〔成〕《内经》曰：热淫于内，治以咸寒，佐以苦甘。芒硝咸寒以除热，大黄苦寒以荡实，甘草甘平助二物，推陈而缓中。

发热，汗出不解，心下痞硬，呕吐而利者，大柴胡汤。论见痞。发汗后，身灼热，脉浮，汗出身重，多眠鼻鼾者，风温。论见风温。发汗后，仍发热，心悸头眩，身𣊆动，振振欲擗地者，宜真武汤。论见下利。汗出热不去，内拘急，四肢疼，下利厥逆，恶寒者，宜四逆汤。论见下利。大汗出，脉阴阳俱盛，不解者死。《内经》云：温病汗彻复热而脉躁疾，不为汗衰，狂言不能食，谓之阴阳交者，必死也。

太阳病，先发汗不解，而复下之，脉浮者不愈。浮为在外，而反下之，故令不愈。今脉浮，故知在外，当须解外则愈，桂枝汤主之。汗下后，仍头痛发热，心下满，小便不利者，桂枝去桂加茯苓白术汤。论见结胸。大下后，身热不去，心中结痛者，栀子豉汤主之。

论见心痛。大下后，身热不去，微烦者，栀子干姜汤。方论见烦。阳明病下之，其外有热，手足温，心中懊憹，饥不能食，但头汗出者，栀子豉汤。论见烦。

太阳病，当恶寒发热，今自汗出，不恶寒发热，关上脉细数者，以医吐之过也。一二日吐之者，腹中饥，口不能食。三四日吐之者，不喜糜粥，欲食冷食，朝食暮吐，以医吐之所致也，此为小逆。

〔成〕恶寒发热，为太阳表病。自汗出，不恶寒，发热者，阳明证。本太阳表病，医反吐之，伤动胃气，表邪乘虚传于阳明也。以关脉细数，知医吐之所致。病一二日，为表邪尚寒而未成热，吐之则表寒传于胃中，胃中虚寒，故腹中饥而口不能食。病三四日，则表邪已传成热，吐之则表热乘虚入胃，胃中虚热，故不喜糜粥，欲食冷食，朝食暮吐也。朝食暮吐者，晨食入胃，胃虚不能克化，故停久而复吐出者，知为医误吐之，胃虚所致。本太阳病，吐不为逆，以传阳明，故以为逆。然阳明虽为入腑，犹是阳经，故不为大逆而曰小逆也。

瘥后更热者，小柴胡汤。脉浮者，以汗解。脉沉者，以下解。详劳复。

伤寒脉浮滑，此表有热，里有寒，白虎汤主之。前篇云：热结在里，表里俱热者，白虎汤主之。又云：其表不解，不可与白虎汤。此云脉浮滑，表有热，里有寒者，必表里字差矣。又阳明一证云：脉浮迟，表热里寒，四逆汤主之。又少阴一证云：里寒外热，通脉四逆汤主之。以此见差明矣。又阳明篇曰：脉滑而疾者，小承气汤。即用承气，是为里热也。又厥阴篇曰：脉滑而厥者，里有热，白虎汤主之。是谓滑为里热明矣。况知母、石膏，性皆大寒，岂应以水济水，成氏随文释之，非也。

白虎汤方

知母六两　石膏一斤　甘草二两　糯米六合

上四味，以水一斗，煮米熟，汤成去滓。温服一升，日三服。

〔成〕白虎，西方金神也，应秋而归肺。热甚于内者，以寒下之，热甚于外者，以凉解之。其有中外俱热，内不得泄，外不得发，非是汤则不能解。暑暍之气，得秋而止，故曰处暑。是汤以白虎名，谓能止热也。《内经》曰：热淫所胜，佐以苦甘。又曰：热淫于内，以苦发之。欲彻表热，必以苦为主，故以知母苦寒为君。热则伤气，寒以胜之，甘以缓之。热胜其气，必以甘寒为助，是以石膏甘寒为臣。脾苦湿，急食甘以缓之，热气内余，消烁津液，必以甘平之物缓其中，故以甘草、粳米为使。是太阳中暍，得此汤则顿除，即热见白虎而尽矣。立秋后不可服白虎，为大寒剂秋时服之，必为哕逆虚羸者多矣。

〔垣〕身以前，胃之经也。胸，胃肺之室也。邪在阳明，肺受火制，故用辛寒以清肺，所以号为白虎汤也。

〔海〕夫伤寒表证，发热恶热而渴，与下杂证同。但头痛身热，目痛鼻干，不得卧，白虎主之，乃阳明经病也。正阳阳明气病，脉洪大，先无形也。杂病里证，发热恶热而渴，但目赤者，病脏也。手太阴气不足，不能管领阳气也。宜以枸杞、生地黄、熟地黄之类主之。脉洪大，甚则呕血，先有形也。气病在里，误用血药，无伤也。为安血而益阴也。血病在里，误用气药，如白虎汤者，非也，为泻肺而损阴也。

〔垣〕辨误服白虎变证。昔西台掾葛君瑞，二月中，病伤寒发热，以白虎汤主之。病者面黑如墨，本证遂不复见，脉沉细，小便不禁。东垣初不知也，及诊之，曰：此立夏以前，误服白虎。白虎大寒，非行经之药，只能寒脏腑，不善用之，则伤寒本病曲隐于经络之间，或投以大热之药，求以去阴邪，他证必起，非所以救白虎也。可用温药升阳行经。有难者曰：白虎大寒，非大热何以救，君之治奈何？东垣曰：病隐经络间，阳道不升则经不行，经行而本证见矣。又何难哉！果如其言而愈。

〔张〕《活人》谓白虎汤治中暍，并汗后一解表药耳，非正伤寒药也。而夏月阴气在内，白虎尤宜戒之。夫白虎汤具载仲景之书，证治昭然明白，何为言非正伤寒之药也？况《伤寒论》言无表证者，可与白虎汤，今云：汗后一解表药耳。于法既无表证，何解之有？又曰：夏月阴气在内，白虎尤宜戒之。而《明理论》又云：立秋后不可服，秋则阴气半矣。而白虎大寒，若不能禁，服之而为哕逆，不能食，或虚羸者多矣。夫伤寒之法，有是证则投是药，安可拘于时而为治哉！假如秋冬之间患伤寒，身无表证而大烦渴，于法合用白虎汤，苟拘其时，何以措手？若以白虎为大寒，其承气又何行于冬令乎？既以夏宜戒，秋后不可行，然则宜乎何时也？虽然，经云：

必先岁气，无伐天和，此言常也。假如贼邪变出，阴阳寒热，亦当舍时从证，岂可以时令拘哉！

伤寒脉浮，发热，无汗，其表不解者，不可与白虎汤。若大渴欲饮水，无表证者，白虎加人参汤主之。〔成〕伤寒脉浮，发热无汗，其表不解，不渴者，宜麻黄汤，渴者宜五苓散，非白虎所宜。大渴欲水，无表证者，乃可与白虎加人参汤，以散里热。临病之工，大宜精别。〔张〕经言可与某汤，或言不可与者，此设法御病也。又云：宜某汤，此临证审决也。言某汤主之，乃对证施治也。此三者，方法之条目也。包藏深理，非一言可以具述。

脉浮而迟，表热里寒，下利清谷者，四逆汤。论见下利。下利厥逆，汗出热不去者，四逆汤。

少阴病，下利清谷，厥逆，里寒外热者，通脉四逆汤。方论见下利。身热，手足逆冷而脉虚，当夏月发者为中暑。论见中暑。

伤寒，表不解，干呕，发热而咳，下利者，小青龙去麻黄加芫花汤。论见咳。太阳与阳明合病，必下利，其证头痛腰疼，身热鼻干，脉浮大而长者，宜葛根汤。论见合病。发热下利，脉微迟，厥逆者，通脉四逆汤。太阳与少阳合病，自下利，其证头寒胸满，往来寒热，脉浮大而弦者，宜黄芩汤。论见合病。下利清谷，脉沉迟，其人面赤，微热而厥者，必郁冒，汗出自解。发热，下利厥逆，躁不得卧者死。发热而利，汗不止者死。二论俱见下利。

发热吐利，心下痞硬者，大柴胡汤；渴者，五苓散；不渴者，理中汤。论并见痞及吐利门。

发热，经水适来适断，小柴胡汤，刺期门。论见谵语疟状。发热，脉数，消谷不大便者，有瘀血，宜抵当汤。论见蓄血。

〔戴〕诸阳发热，已见前三阳经。阴不发热，惟少阴能发热，然少阴发热有二证：初得病即见少阴证，发热恶寒，头不疼，宜麻黄细辛附子汤。若下利清谷，身热躁扰，里寒外热，仲景谓之反发热，此乃阴盛隔阳，宜四逆汤、附子理中汤。盖阳气传阴经而下利者，乃是热利，阳陷入里，外所以无热。阴气入阴经而下利者，乃是里寒自利，寒既在里为主，则阳气必客于外，所以外反热。要知阴阳之证发热，自是不同。发于阳而发热者，头必疼；发于阴而发热者，头不痛，此为验也。又发汗后只恶寒者为虚，虚乃表虚。发汗后只恶热者为实，实乃里实。只恶寒者，是发其汗，或汗出太过，所谓阳微则恶寒，宜芍药甘草附子汤。只发热者，是表已解而里不消，所谓阴微则发热，宜大柴胡汤，或小承气汤。又有汗下后，阴阳不相入，水火不相济，致余热未退，不可更用冷药，内外俱未可攻，宜小建中汤。若其人已虚，虚能生热，宜小建中汤加当归一钱，或四君子汤加黄芪半钱，或十全大补汤调其荣卫。虚者，四柱汤、真武汤。审之是邪热未解，虽经汗下，却不畏虚而养病，宜竹叶石膏汤。

宋元诸贤表证发热治例

〔洁〕有汗不得服麻黄，无汗不得服桂枝。然春夏汗孔疏，虽有汗不当服桂枝，宜用黄芪汤和解之。秋冬汗孔闭，虽无汗，不当服麻黄，宜用川芎汤和解之。春夏有汗，脉微而弱，恶风恶寒者，乃太阳证，秋冬之脉也，宜用黄芪汤，无汗亦用川芎汤。秋冬有汗，脉盛而浮，发热恶热者，乃阳明证，春夏之脉也，宜用黄芪汤，无汗亦用川芎汤。大抵有汗皆宜黄芪汤，无汗皆宜川芎汤主之。

黄芪汤

有汗则能止之。

白术　黄芪　防风各等分

上㕮咀。每服五七钱至一两，水煎，温服。汗多恶风甚者，加桂枝。

川芎汤

无汗则能发之。

川芎　苍术　羌活各等分

上㕮咀。每服五七钱至一两，水煎，热服。无汗恶风甚者，加麻黄一二钱。

〔海〕神术汤

治内伤冷饮，外感寒邪无汗者。

苍术制　防风各二两　甘草一两，炒

上㕮咀，加葱白、生姜同煎服。如太阳证，发热恶寒，脉浮而紧者，加羌活二钱。如太阳证，脉浮紧中带弦数者，是兼少阳也，加柴胡二钱。如太阳证，脉浮紧中带洪者，是兼阳明也，加黄芩二钱。妇人服者，加当归，或加木香汤，或加藁本汤各二钱。如治吹奶①，煎调六一散三五钱，神效。

又神术汤六气加减例：

太阳寒水司天，加羌活、桂枝。余岁非时变寒亦加，冬亦加。

阳明燥金司天，加白芷、升麻。余岁非时变凉湿亦加，秋亦加。

少阳相火司天，加黄芩、地黄。余岁非时变雨湿亦加，夏亦加。

太阴湿土司天，加白术、藁本。余岁非时变热湿亦加，夏末秋初亦加。

少阴君火司天，加细辛、独活。余岁非时变热亦加，夏末夏初亦加。

厥阴风木司天，加川芎、防风。余岁非时变温和亦加，夏亦加。

以上神术汤六气加减法，非只为司天之气设也。至于岁之主气，与月建、日时同前应见者，皆当随所见，依上例加减之。按海藏此论，与戴人云病如不是当年气，看与何年运气同，便向此中求妙法，方知皆在至真中之歌相表里，实发前人之所未发也。盖海藏此论，所谓某气司天加某药者，治常气之法也。所谓随所应见加减者，治变气之法也。戴人所谓看与何年同气求治法者，亦治变气之法也。能将二公之法，扩充行之，则《内经》运气之本义灿然矣。夫《内经》论运气有常气，有变气。常气者，有定纪，如某年属某气司天当寒，某年属某气司天当热是也。变气者，无定纪，如某年属某气司天，当寒反热，当热反寒是也。王肯堂注文释以经无定纪之变气，作有定纪之常气，使后学皆以年岁占运气，而其应者，十无一二，是以人莫之信而其道湮晦久矣。二公生数千百年之后，复启其端而续之，与程朱续孔孟不传之绪同功也。今仆谨于海藏逐年司天加药之后，申余岁变常之义，同志者幸究心焉。

白术汤

治内伤冷物，外感风寒，有汗者。

白术三两　防风二两　甘草一两，炙

---

① 吹奶：即乳痈。宋陈自明《妇人大全良方》："夫产后吹奶者，因儿吃奶之次，儿忽自睡，呼气不通，乳不时泄，蓄积在内，遂成肿硬。壅闭乳道，津液不通，腐结疼痛；亦有不痒不痛，肿硬如石，名曰吹奶。若不急治，肿甚成痈。"

上咬咀。每服五钱，水一盏，姜三片，煎至七分，温服，一日止一二服。待二三日，渐渐汗少为解。

又白术汤

治伤寒，上解三阳，下安太阴。

白术 如汗多，改用苍术　防风各二两

每服五钱，水煎七分，温服。用后方加减。若发热引饮，加黄芩、甘草。头疼恶风者，加羌活散三钱：羌活一两半，川芎七钱，细辛二钱半去芦。若身热目痛者，加石膏汤四钱：石膏二两，知母半两，白芷七钱。腹中痛，加芍药汤三钱：芍药二两，桂枝半两。往来寒热而呕者，加柴胡散三钱：柴胡一两，半夏半两。心下痞，加枳实一钱。若有里证，加大黄一钱，次二钱，又次三钱，邪去止之。

洁古云：有汗不得服麻黄，无汗不得服桂枝。若未瘥，则其变不可胜言。故立此法，使不犯三阳禁忌。解表神方。

九味羌活汤

陶尚文注云：不问四时，但有头疼，骨节痛，发热恶寒，无汗，脉浮紧者，宜用此汤以代麻黄为稳当。如头痛发热，恶风自汗，脉浮缓者，宜用加减冲和汤，即羌活汤中减苍术、细辛，加白术、黄芪是也。

羌活一两半，治太阳肢骨痛，君主之药也，然非无为之主，乃拨乱反正之君也，故大无不通，小无不入，关节痛者，非此不除。　防风一两半，治一身尽痛，乃卒伍卑贱之下职，听君命将令而行，随所使所引而至。　苍术一两半，雄壮上行之药，能除湿，下安太阴，使邪气不内传之于足太阴脾。　细辛半两，治足少阴肾苦头痛。　川芎一两，治厥阴头痛在脑。　白芷一两，治阳明头痛在额。　生地黄一两，治少阴心热在内。　黄芩一两，治太阴肺热在胸。　甘草一两，能缓里急，调和诸药，故有国老之称。

以上九味，虽为一方，然亦不可执，当视其经络前后左右之不同，从其多少大小轻重之不一，增损用之，其效如神。咬咀，水煎服。若急欲汗者，须热服，以热汤助之。若缓欲汗者，温服，不用汤助也。脉浮而不解者，先急后缓，脉沉而不解者，先缓后急。此汤不独解利，治杂病亦神。中风行经者，加附子。中风秘涩者，加大黄。中风并三气合而成痹等证，各随十二经上下内外，寒热温凉，四时六气，加减补泻用之。炼蜜作丸亦可。加生地黄各半，治两感伤寒如神。用豆淋酒煎，治破伤风。

解表杂方

和解散《和剂》

治四时伤寒，头痛烦躁，自汗咳嗽，吐利。平胃加藁、桔。

陈皮洗　厚朴去粗皮，姜汁炙。各四两　藁本　桔梗　甘草各半斤　苍术去皮，一斤

上为粗末。每服三钱，水一盏半，姜三片，枣二个，煎七分，不拘时热服。

十味芎苏散《澹寮》亦名芎芷香苏散

治四时伤寒，发热头痛。

川芎七钱　紫苏叶　干葛　柴胡　茯苓各半两　半夏六钱　陈皮三钱半　枳壳炒，三钱　桔梗二钱半　甘草二钱

上㕮咀，每服三钱，水一盏，姜三片，枣一枚，煎七分，温服无时。

养胃汤《和剂》

治外感风寒，内伤生冷，憎寒壮热，头目昏疼，不问风寒二证，夹食停痰，俱能治之。但感风邪，以微汗为好。

半夏汤洗七次　厚朴去粗皮，姜汁炒　苍术米泔浸一宿，洗切，炒。各一两　橘红七钱半　藿香叶洗去土　草果去皮膜　茯苓去黑皮　人参去芦。各半两　炙甘草二钱半

上㕮咀，每服四钱，水一盏半，姜七片，乌梅一个，煎六分，热服。兼治饮食伤脾，发为痎疟。寒多者，加附子为十味，名不换金散。

五积散《和剂》

治阴经伤寒，脾胃不和，及感寒邪。

白芷　川芎　炙甘草　茯苓去皮　当归去芦　肉桂去粗皮　芍药　半夏汤洗七次。各三两　陈皮去白　枳壳去瓤，麸炒　麻黄去根节。各六两　干姜烂　厚朴去粗皮，姜制。各四两　苍术米泔浸，去皮，二十四两　桔梗去芦，十二两

上除肉桂、枳壳二味，别为粗末，将十三味同为粗末，慢火炒

令色转，摊冷。次入枳、桂，令匀。每服三钱，水一盏半，姜三片，葱白三段，煎一盅，不拘时热服。胃寒用煨姜，挟气加茱萸，调经催生，入艾、醋服。若脾胃不和，内伤冷物，浑身疼痛，头昏无力，胸膈不利，饮食不下，气脉不和，四肢觉冷，或睡里虚惊，至晚心躁困倦，即入盐少许，同煎。若阴经伤寒，手足逆冷，及虚汗不止，脉细疾，面青而呕，更宜加附子同煎，加减多少，并在临时消息之。

〔海〕麻、桂、芍药、甘草，即麻黄桂枝各半汤也。苍术、甘草、陈皮、厚朴，即平胃也。枳、桔、陈、茯、半，即枳梗、半夏等汤也。加芎、归治血。又加干姜，为厚朴散。此数药相合，为解表温中之剂，消痞调经之方，虽为内寒外感表里之分所制，实非仲景表里麻黄、桂枝、姜附之的方也，惟在活法者变而通之。

人参败毒散《和剂》

治伤寒头痛，壮热恶寒，及风痰咳嗽，鼻塞声重，风湿身肿，体痛恶风，疫疠，四时通用。伤风有汗，夏至后用。

羌活　独活　前胡　柴胡　芎劳　枳壳　白茯苓　桔梗　人参以上各一两　甘草半两

上为末。每服三钱，水一盏，生姜三片，薄荷少许，同煎至七分，去滓温服。

参苏饮《元戎》

治内外感一切发热主药。又云：前胡、葛根自能解肌，枳壳、陈皮自能宽膈，大治中焦满痞。凡有热不得拘其所见，小儿室女，尤宜服之。

木香半两　紫苏叶　干葛　半夏汤洗七次，姜汁炒　前胡去苗　人参去芦　茯苓去皮。各七钱半　枳壳去瓤，麸炒　桔梗去芦　甘草炙　陈皮去白。各半两

上㕮咀。每服四钱，水一盏半，生姜七片，枣一枚，煎。不拘时，稍热服。若素有痰者，候热退，以二陈、六君子汤间服。

上方治痰饮停积，中脘闭塞，眩晕嘈烦，松悸呕逆，及痰饮中人，停留关节，手脚瘛疭，口眼㖞斜，半身不遂，食已则呕，头疼发热，状如伤寒者，悉治之。一法用此药三两，加四物汤二两和合，

名茯苓补心汤，大治男子、妇人虚劳发热，或五心烦热，并衄血、吐血、便血及妇人下血过多致虚热者，并宜服之。或因用心太过，发虚热者，及往来寒热者，用之神效。

加味香苏散《拔粹》

香附子三两　紫苏梗二两　陈皮一两　甘草半两

上为锉散。每服四钱，水一盏半，煎一盏，生姜三片，连根葱白二茎，同煎热服。

头痛加川芎、白芷。头痛如斧劈，加石膏、连须葱头。偏正头风，加细辛、石膏、薄荷。太阳穴痛，加荆芥穗、石膏。伤风自汗，加桂枝。伤寒无汗，加麻黄去节、干姜。伤风恶寒，加苍术。伤风咳嗽不止，加半夏、杏仁去皮尖。伤风胸膈痞塞，加制枳壳。伤风发热不退，加潼柴胡、黄芩。伤风，鼻塞声重，咽膈不和，加苦梗、旋覆花。伤风痰涎壅盛，加白附子、天南星。伤风，鼻内出血，加茅花。伤风，气促不安，加大腹皮、桑白皮。伤风，鼻塞不通，头昏，加羌活、荆芥。伤风不散，吐血不时，加生地黄。伤风不解，耳内出脓，疼痛，加羌活、荆芥。伤风不解，咽喉肿痛，加苦梗。伤风中脘寒，不思饮食，加去白青皮、枳壳。伤风呕吐，恶心不止，加丁香、半夏。伤风头晕，眼花颠倒，支持不住，加熟附子。伤风时作寒栗，加桂枝。伤风痰壅，呕恶不止，加白附子、旋覆花、半夏。伤风后，时时作虚热不退，加人参。伤风，饮食不能消化，加缩砂仁、青皮。伤风一向不解，作潮热，白日至日中不退，日日如是，加地骨皮、潼柴胡、人参、菴蒿。初感风，头痛作热，鼻塞声重，加羌活、川芎。感风，腰疼不能伸屈，加官桂、桃仁。感风，浑身痛不止，加赤芍药、紫金皮。感风，颈项强急，不能转头，加羌活、官桂。腹肚疼痛，加木香。腹肚疼刺不可忍，加姜黄、茱萸七粒。小腹疼痛无时，不可忍，加木香、姜、枣。妇人忽然大便痛肿，不能下地，加木香、木瓜、茱萸。妇人被气所苦，胸膈痞疼，胁肋刺痛，小便急疼，加木香、枳壳。妇人被气疼所苦，加木香、缩砂仁。脾胃不和，中脘不快，加谷芽、神曲。伤食吐呕，泄泻腹痛，加干姜、木香。心卒痛者，加延胡索，酒一盏。饮酒太过，忽遍身发疸，或两目昏黄，加山茵陈、山栀子。中酒吐恶，加乌梅、丁香。妇人经水将行，先作寒热，加苏木、红花。妇人产后，作虚热不退，烦渴，加人参、地黄。产后发热不退，加人参、黄芪。产后腰疼不已，加当归、官桂。冷嗽不已，加干姜、五味子、杏仁。脾寒，加良姜、青皮、草果。脚气，加木香、木瓜、牛膝、紫金皮、茱萸、川楝子。感风寒，发热头疼，加不换金正气散。感寒头痛，壮热恶寒，身痛不能转动，加生料五积散。饮食不下，欲吐不吐，加丁香与萝卜子。感寒头痛，发热身疼，分阴阳，加败毒、石膏。妇人产后风，脚手疼痛，生料五积散、人参败毒散加木瓜，不换金正气散加生地黄、川芎同煎。

十神汤《和剂》

治时令不正，瘟疫妄行，感冒发热，或欲出疹。此药不问阴阳两感，风寒并宜服之。

川芎　甘草　麻黄去根、节　干葛　紫苏　升麻　赤芍药　白芷　陈皮　香附子各等分

上㕮咀。每服五钱，姜葱煎。如头痛甚，更加葱白三茎。中满气实，加枳壳煎，并热服。

〔吴〕此汤用升麻、葛根，能解利阳明经瘟疫时气，发散之药也，非正伤寒之药。若太阳经伤寒发热用之，则引邪入阳明经，传变发癍矣。慎之！

藿香正气散《和剂》

治伤寒头痛，憎寒壮热，或感湿气，霍乱吐泻。常服除山岚瘴气，伏暑吐泻，脚转筋。加香薷、扁豆、黄连，名藿薷汤。

大腹皮　白芷　茯苓去皮　紫苏茎叶　藿香各三两　厚朴去粗皮，姜制　白术　陈皮去白　桔梗　半夏曲各二两　甘草炙，一两

上㕮咀。每服三钱，姜三片，枣一枚，煎，热服。

〔吴〕此方宋人所制，治内伤饮食，外感寒邪，憎寒拘急，头痛呕逆，胸膈满闷，与夫伤食伤冷，伤湿中暑，霍乱，山岚瘴气，不伏水土，寒热作疟，并宜增损用之。非正伤寒之药。若病在太阳经，头疼发热，骨节痛者，此方全无相干。如妄用之，先虚正气，逆其经络，虽出汗亦不解，变成坏证者多矣。凡伤寒发热，脉沉，与元气虚人，并夹阴伤寒发热者，皆不可用，切宜戒之。

大白术汤《保命》

和解四时伤寒，混解六经，不犯禁忌。

白术　石膏各二两　防风　羌活　川芎各一两　甘草五钱或一两　黄芩　枳实去瓤。各五钱　知母七钱　白芷一两半　细辛三钱

上为粗末。每服半两，水一盏半，煎至一盏，大温服。未解，更一服。两服药渣又作一服。春倍防风、羌活，夏倍黄芩、知母，季夏雨淫，倍术、白芷，秋加桂枝五钱，冬加桂八钱或一两。

以上诸方，皆为元气不虚者设也。如芎苏香苏散，则内伤少而外感多者宜之；和解散、养胃汤，则外感少而内伤多者宜之；五积散，则寒多者宜之，冬亦宜之；大白术汤则热多者宜之，春夏亦宜之；败毒散，则宜于夹湿者；参苏饮，则宜于夹痰者；十神、正气，则吴氏之议当矣。大抵证兼表里，邪由错杂，似伤寒而非正伤寒者，乃可于诸方中斟酌选用。若脉证与麻黄、桂枝吻合，自当遵仲景法治之。即元气素虚，或平素有热，不宜麻、桂者，亦必如洁古、海藏法缓缓消减，庶无误尔。人命至重，死不复生，临病之工，宜详审焉。

戴院使元礼　治法：伤风、伤寒初得病时，并宜和解散、芎芷香苏散，或养胃汤加草、芎各半钱，热服温覆。若是伤风，有前自汗、恶风等证，可用桂枝汤，令其热服温覆。喘加杏仁一钱，咳加五味子一钱，渴加人参半钱。外热未止者，败毒散。热而有汗者，败毒散加桂枝半钱，或阳旦汤。呕者，不宜用桂枝汤，合于本方加半夏一钱，添姜煎，此非合病之呕，系伤寒杂病，即非正伤寒，故可用也。风寒二证，理当发汗，而其人虚不可汗者，宜桂枝汤加黄芪半钱。若是伤寒，有前恶寒无汗等证，可用五积散，厚被覆之，取汗。喘嗽者，杏子汤加麻黄半钱，欲汗而不得汗者，再进。已汗而身热不退者，参苏饮，或败毒散加桂枝半钱。呕者，养胃汤，此非治合病之呕。若风寒俱伤，或恶风而无汗，或恶寒而无汗，疑似之间，只宜五积散半帖，加败毒散半帖，名交加散。喘嗽者，小青龙汤。有初得病，太阳证具，但寒而未即为热，至一二日后方热，此伤于寒。若伤风，即有热矣。但寒未热者，五积散发汗。有已服解表药，不恶风，不恶寒，诸表证已罢，于里又未躁，未渴，小便亦未赤，

大便如常，独身热未除者，宜香苏散、败毒散、小柴胡汤加桂枝半钱。有已服解表药，证已罢，又无里证，其人体痛不减者，恐是发汗多，荣卫不和所致，宜小建中汤，用半厚半薄之桂。

河间刘氏治法：伤寒表实无汗，头项痛，腰脊强，身热恶寒，肩背拘急，手足指末微厥，脉浮紧而涩，当以清解散加天水散汗之。伤风表虚自汗，头项强痛，肢节烦疼，鼻鸣干呕，恶风，手足温，脉浮缓，当以通解散或天水散解之。或表虚，或表实，但口干烦渴者，悉宜双解散汗之。汗后余热不解，以凉膈散退之。或日深，或日浅，但有表证，而脉沉数者，先以天水连翘饮子清之。待脉浮而里热减，然后以双解散汗之。伤寒表不解，脉浮，小便不利，微热口干，五苓散分之。表热多，里热少，益元一凉膈半和解之。里热多，表热少，凉膈一益元半调之。若表里俱热，头痛口干，自汗不止，白虎汤治之。或半在表，半在里，往来寒热，口苦舌干，耳聋干呕，胸胁痞痛，小柴胡汤和解之。或膈热呕吐不止者，半夏橘皮汤治之。或饮水不止，以成湿热，大便泄泻，小便赤涩，腹满急痛，头痛口干者，桂苓甘露饮主之。或湿热内余，而成下痢频并少腹而痛者，黄连解毒汤治之。伤寒日深，表里热势极甚，心下急郁微烦；或发热汗出不解，心下痞硬，呕吐下利；或阳明病多汗；或太阴腹满实痛；或少阴下利清水，心下痛而口干；或无表里证，但发热七八日，脉虽浮数，宜双除表里之热，大柴胡汤微下之，或加小承气汤尤妙。伤寒日深，里热极甚，日晡潮热，谵言妄语，发狂，腹满实痛，法当大承气汤下之，或用三一承气汤尤良。

上戴氏用药偏热，刘氏用药偏寒，于世运风土，禀质感受，各有所宜。临病者，详审而酌施之，方许亲见长沙耳。刘氏所用诸方，前条无之，今列于后。

通圣散 轻剂

治风热郁结，憎寒发热，筋脉挛痹，肢体焦痿，头目昏眩，耳鸣鼻塞，口苦舌干，咽喉不利，涕唾稠黏，咳嗽上气，肠胃燥涩，便血瘀血，疮疡肿痛，痎疟不痊，妇人产后血滞腹痛，小儿惊风积热，并坠马跌仆，疼痛，或伤寒、伤风等证，并皆治之。

防风　芒硝　连翘　川芎　麻黄　薄荷　白芍药　当归　大黄

各五钱 黄芩 桔梗 石膏各一两 甘草二两 荆芥 山栀 白术各一钱 滑石三两

上㕮咀，每服一两或二两，水二盏，生姜三片，同煎七分，去滓，温服不拘时。如发散风寒，加葱白三茎；如治痰嗽，每服加半夏少许。

凉膈散 清剂

治心火上盛，膈热有余，目赤头眩，口疮唇裂，鼻衄吐血，咳嗽痰涎，淋闭不利，大小便不通，或伤寒半表半里，及胃热发癍，及阴耗阳竭，用以养阴退阳。或汗下后，余热不解，并小儿疮痘黑陷，并皆治之。

连翘一两 甘草 山栀 黄芩 大黄 薄荷各五钱 朴硝二钱半

上㕮咀。每服一两，水一盏，竹叶三十片，同煎七分，去滓，入生蜜少许，食后温服。加黄连五钱，名清心汤。

天水散 淡剂

治伤寒表里俱热，烦渴口干，小便不通，及霍乱吐泻，下利肠澼，偏主石淋及妇人产难，催生下乳，神仙之妙药也。

桂府滑石腻白者，六两 粉草一两，研

上为极细末，每服三钱，白汤调下，新汲水亦得。加薄荷末少许，名鸡苏散。加青黛末少许，名碧玉散。治疗并同，但以避世俗之轻侮尔。

三一承气汤

治伤寒大承气汤证，腹满，实痛；调胃承气证，谵语，下利；小承气汤证，内热不便；三乙承气汤合而为一也，及治中风僵仆，风痫发作，并皆服之，此下剂也。

大黄 芒硝 厚朴 枳实各一两 甘草五钱。《宣明论方》甘草倍于四味

上㕮咀，分作三服。每服水二盏，生姜三片，同煎七分，去滓，温服，不拘时候，以利为度。

双解散

治伤寒、伤风，或有汗，或无汗，表证悉具，内热口干。

通圣 天水各一半

上为咬咀。每服二两，水二大盅，生姜三片，葱白三根，同煎七分，去滓微热服，以取其汗。

清解散

治一切感冒。

苍术炒　荆芥各二两　甘草一两　麻黄一两半

上四味，咬咀。每服一两，水二盅，生姜三片，葱白一茎，同煎七分，去滓，微热服。以被盖覆，取汗为度。

半夏橘皮汤

治一切呕吐不止。

人参　白术　白茯苓　甘草　黄芩　半夏　厚朴　藿香叶　葛根　橘皮各等分

上为咬咀。每服一两，水一碗，煎七分，去滓，入生姜自然汁少许，温服不拘时。

补养兼发散例

丹溪云：有卒中天地之寒气者，有口食生冷之物者，故伤寒为病，必身犯寒气，口食寒物者，是以从补中益气汤加发散药，属内伤者，十居八九。其法，邪之所凑，其气必虚，只用补中益气汤中，从所见之证，出入加减。气虚甚者，少用附子，以行参术之气。补中益气汤方见杂病劳倦门。内伤之病，专主东垣《内外伤辨》甚详，世之病此者为多，但有挟痰、挟外邪者，郁热于内而发者，皆以补元气为主，宜看其所挟而兼用药。一男子素嗜酒，因暴风寒，衣薄，遂觉倦怠，不思饮食，半日至睡后大发热，遍身疼痛如被杖，微恶寒，天明诊之，六脉浮大，按之豁然，左为甚。予作极虚受风寒治之。人参为君，黄芪、白术、归身为臣，苍术、甘草、木通、干葛为佐使，大剂与之，至五帖后，通身汗如雨。凡三易被，得睡，觉来诸证悉除。卢兄，年四十九岁，自来大便下血，脉来沉迟涩，面黄神倦者二年矣。九月间，因劳倦发热，自服参苏饮二帖，热退。早起小劳，遇寒，两手背与面紫黑，昏仆，少时却醒，身大热，妄语口干，身痛至不可眠，脉之三部不调，微带数，重取虚豁，左手大于右手。以人参二钱半，带节麻黄、黄芪各一钱，白术二钱，当归五分，与三五帖，得睡，醒来大汗如雨，即安。两日后再发，胁痛咳嗽，若睡时嗽不作而妄语，且微恶寒，诊其脉，似前而左略带紧。予曰：此体虚再感寒也。再以前药加半夏、茯苓，至十余帖，再得大汗而安，后身倦不可久坐，不思饮食，用补中益气去凉药，加神曲、半夏、砂仁，五七十帖而安。杭州叶君章，腊月，因斋素中饥而冒寒作劳，遂患发热头痛，医与小柴胡汤，遂自汗神昏，耳聋，目不见物。予诊其脉，大如指，似有力，热不退。与人参、黄芪、白术、熟附子、炙甘草，作大剂服之，一日而汗少，二日而热减半，耳微有闻，目能视物。初用药至四帖，前药中加苍术，与两服，再得汗而热除。本日遂去苍术、附子，又与前药，作小剂服，三日而安。吕仲修，年六十六岁，正月间，因忍饥冒寒作劳，头痛恶寒，发热，骨节皆疼，无汗。至次日，妄语，热愈甚，而妄语时止时作，热亦不为十分，自服参苏饮两帖，汗不出，又再进一服，以衣覆取汗，大出而热不退。至第四日，予诊其脉，两手皆洪数，而右为甚。此因饥而冒寒，加之作劳，阳明经虽受寒气，不可攻击，宜急以大剂补之，以回其虚，俟胃气充实，自能出汗而解。遂以参、芪、白术、归身、陈皮、炙甘草，每帖加熟附子一片，一昼夜服五帖。至第三日，口稍干，言语有次，诸证虽解而热未退，遂去附子，加白芍。又两日，思食，却作肉羹间与之。又三日，精神全。二日许，自汗出而热退。诊其脉，不数，洪脉却尚有些。洪脉作大脉论，年高而误汗，此后必有虚证见，又与前药。至次日，言我大便，自病来不曾更衣，今谷道逼痛，虚坐努责，状如不堪。医者必欲投大黄、巴豆等剂。予谓大便非实秘，为是气因误汗而虚，不得充腹，无力可努。仍与前补药，以肉粥及苁蓉与之。一日半，煎浓葱椒汤浸下体，下大便软块者五六枚，诊其脉，仍旧大，未敛。此因气血未得回复。又与前药两帖，经两日，小便不通，少腹下妨闷，颇为所苦，但仰卧则点滴而出。予曰：补药服之未尽。于前药内倍加参芪，大剂服。两日，小便方利而安。汪机治一人，年三十余，因冒寒发热，医用发表不愈，继用小柴胡，热炽汗多，遂昏昏愦愦，不知身之所在，卧则如云之停空，行则如风之飘毛，兼有消谷善饥，梦遗诸证。观其形，类肥者。曰：此内火燔灼而然，虚极矣。诊其脉，皆浮洪如指。曰:《脉经》云：脉不为汗衰者死。在法不治。所幸者，脉虽大，按之不鼓，形虽长而色尚苍，可救也。医以外感治之，所谓虚其虚，误矣！经云：邪之所凑，其气必虚，宜以内伤为重。遂用参、芪、归、术大剂，少加桂、附，服十余帖，病减十之二三，再减桂、附，加芍药、黄芩，服十余贴，病者始知身卧于床，足履于地。喜曰：可不死矣。服久果起。

薛院使己，治一人，年七十九，仲冬将出，少妾入房，致头痛发热，眩晕喘急，痰涎壅盛，小便频数，口干引饮，偏舌生刺，缩敛如荔枝然，下唇黑裂，面目俱赤，烦躁不寐，或时喉间如烟火上冲，急饮凉茶少解，已濒于死。脉洪大而无伦，且有力，扪其身烙手，此肾经虚火游行于外。投以十全大补加山茱萸、泽泻、丹皮、山药、麦门、五味、附子一盅，熟寐良久，脉证各减三四。再与八味丸服之，诸证悉退，后畏冷物而痊。

《本事方》黄芪建中加当归汤

治发热头疼，脉浮数而尺中迟弱者，宜先服此药补血，却与麻黄、桂枝辈。

黄芪　当归各一两半　白芍药　桂枝　甘草各一两

上㕮咀。每服五钱，姜三片，枣一枚，水煎，日三夜二服。如脉尚沉迟，再进一服。

〔海〕黄芪汤　治伤寒两感，拘急，三焦气虚，自汗，及手足汗出，或手背偏多，或肢体振摇，腰腿沉重，面赤目红，但欲睡眠，头面壮热，两胁热甚，手足自温，两手心热，自利不渴，大便或难，或如常度，或口干咽燥，或渴欲饮汤，不欲饮水，或少欲饮水，呕哕间作，心下满闷，腹中疼痛，或时喜笑，或时悲哭，或时太息，或时语言错乱，疑作谵语狂言者，非也，神不守舍耳。始得病于瘖瘔之间，或恐悸，头项不甚痛，行步只如旧，此阴盛阳虚之故也。两手脉浮沉不一，或左或右，往来不定，有沉、涩、弱、微、弦五种阴脉形状，按之全无力，浮之损小，沉之亦损小，皆阴脉也。宜先缓而后急，缓宜用黄芪汤。

黄芪汤方

人参　生姜　黄芪　白茯苓　白术　白芍药各一两　甘草七钱

呕者加藿香、陈皮各五钱，甚者加干姜，炮，一钱。

上咬咀，水煎。量证加减多少用之。如大便秘结者，调中丸主之。

调中丸方

人参　白术　白茯苓　干姜　甘草各等分

上为末，炼蜜丸，每两作十丸或五丸。每服一二丸，水少许煎服。若病急者，黄芪汤，每服加干姜一钱，大便结者，理中丸主之。

理中丸方

人参　白术　干姜炮，恶热以生姜代之　甘草炙

上等分为末，炼蜜丸，每两作五丸。白汤化下，先缓后急也。若尤急者，无汗，宜附子干姜甘草汤。若自汗者，宜白术附子甘草汤。量脉证可于四逆汤，或真武汤，或通脉四逆汤选用之。

〔丹〕《絜矩新书》谓：有杂合邪者，当以杂合法治之。譬如恶寒发热，得之感冒，明是外合之邪，已得浮数之脉，而气口又紧盛，明为食所伤。病者又倦怠，脉重按俱有豁意，而胸膈痞满，间引两胁，其脉轻取又似乎弦，此又平昔多怒，肝邪之所为也。细取左尺大细沉弱，此又平时房劳之过也。治法宜以感冒一节且放后，先视其形色强弱厚薄，且以补中、化食、行滞、清凉胃火，而以姜辣行之，则中气稍回，伤滞稍行，津液得和，通体得汗，外感之邪自解。医者不肯详审求之，只顾表散外邪，又不推究兼见之邪脉，亦不穷问所得之病因，与性情之执着，巧施杂合治法，将见正气自虚，邪气愈固，皆拙工之过也。

〔楼〕此篇集丹溪、海藏诸贤治伤寒，皆以补养兼发散之法，实本经成败倚伏生于动，动而不已则变作，及风雨寒热，不得虚邪，不能独伤人之旨也。盖凡外伤风寒者，皆先因动作烦劳不已，而内伤体虚，然后外邪得入。故一家之中，有病者，有不病者，由体虚则邪入而病，体不虚则邪无隙可入而不病也。是故伤寒为病，属内伤者十居八九，后学无知，举世皆谓伤寒无补法，但见发热，不分虚实，一例汗下而致夭横者，滔滔皆是，此实医门之罪人也。今集此法于仲景之后，其应如响，使人遵之，不犯虚虚实实之戒也。

上《纲目》之文，余见世医泥于伤寒无补法，多犯虚虚实实之

戒，故备述之，而删其纯内伤者，及丹溪医案之庸芜者，又增近代二医案，以为虚人感寒之活例云尔。神而明之，存乎其人，不可泥也。余尝治一刻字工人，新婚，冬月冒寒，表证悉具，令以人参、紫苏茎叶各一两，煎汤饮之，汗出而愈。一孕妇，春夏之交，患温病，头痛发热，不恶寒而渴，未及疗治，胎堕，去血无算，昏眩欲绝。余令以麦门冬斤许，入淡竹叶、香豉，频频饮之，亦汗出而愈。盖用劳复法治之，得此活法，则于治是病，庶几可十全矣。

韩祗和氏和解因时法

伤寒病有可汗者，论中但统言其可汗证及可汗脉，或云脉浮而数，或云脉浮紧，或云脉浮，无汗而喘，或云脉浮为在表。今略举数条，后人但凭其脉之大概，并不分脉浮有阴阳虚盛之理，又不知有可汗不可汗之证，误投发表药，则多变成阳毒之患矣。今举病人有汗恶风，无汗恶寒分二等，及据立春以后，立秋以前，气候轻重，各立方治之，庶学者易为开悟耳。

一病人二三月以前，两手脉浮数，或缓或紧，按之差软，寸关尺若力齐等，其力不甚大，不甚小者，亦未可便投解表药。此是见里证，未见表脉也。宜候寸脉力小如关尺，即可投解表药。大抵治伤寒病，见证不见脉，未见投药，见脉未见证，虽少投药，亦无害也。凡治杂病，以证为先，脉为后。治伤寒病，以脉为先，证为后。

一病人两手脉浮数而紧，名曰伤寒，若关前寸脉力小，关后尺脉力大，虽不恶风，不自汗出，此乃阴气已盛，先见于脉也。若不投药和之，后必恶风及自汗出。若立春以后，至清明以前，宜调脉汤主之。清明以后，至芒种以前，宜葛根柴胡汤主之。芒种以后，至立秋以前，宜人参桔梗汤主之。

调脉汤方

葛根一两　前胡去苗　防风各七钱半　甘草炙，半两

为粗末。每服五钱，水一盏，生姜一块，如小指大，劈破，煎七分，去滓，温服。如寸脉依前力小，加枣三枚，同煎。

葛根柴胡汤

葛根一两半　柴胡去芦，一两　芍药　桔梗　甘草炙。各七钱半　厚朴

半两

上㕮咀。每服五钱，水一盏，生姜二片，煎至七分，去滓热服。如寸脉依前力小，加葱白三寸，同煎服。

人参桔梗汤

人参　桔梗各七钱半　麻黄去节，一两　石膏三两　甘草炙，七钱半

上每服五钱，水一盏，荆芥五穗，同煎至七分，去滓热服。如寸脉依前力小，加麻黄二分，去节，同煎服。

一病人两手脉浮数而缓，名曰中风。若寸脉力小，尺脉力大，虽不恶风，不自汗，此乃阴气已盛，先见于脉也。若不投药和之，后必恶风自汗出。若立春以后，清明以前，宜薄荷汤主之。清明以后，芒种以前，宜防风汤主之。芒种以后，至立秋以前，宜香芎汤主之。

薄荷汤

薄荷一两　葛根　人参　甘草炙。各半两　防风去芦，二两

上㕮咀。每服五钱，水一盏，煎至七分，去滓，热服。如三五服，寸脉力尚小，加薄荷二分，同煎。

防风汤

防风去芦，一两　桔梗三钱　甘草炙　旋覆花各半两　厚朴三分

上㕮咀。每服五钱，水二盏，姜一块，同煎热服。如三五服，寸脉力尚小，加荆芥穗五七茎，同煎。

香芎汤

川芎二钱半　石膏二两　升麻三两　甘草炙　厚朴制。各半两

上㕮咀。每服五钱，水二盏，煎七分，温服。如三五服后，寸脉力尚小，加细辛二分，同煎。

前二段文，将中风、伤寒各立法者何？盖谓病人始得病三日以前，或因中风脉缓，或因伤寒脉紧，然脉虽先见，而证犹未见，尚可以药解之，故立方耳。

一病人两手脉浮数，或紧或缓，寸脉短，反力小于关尺脉者，此名阴盛阳虚也。若自汗出，恶风，是邪气在表，阴气有余也。《素问》云：阴气有余，为多汗身寒，即可投消阴助阳表剂以治之。若立春以后，清明以前，宜六物麻黄汤主之。清明以后，芒种以前，

宜七物柴胡汤主之。芒种以后，立秋以前，宜发表汤主之。

六物麻黄汤

麻黄去节，一两　葛根　苍术各七钱半　人参　甘草炙。各半两

上㕮咀。每服五钱，水一盏，枣二枚，煎七分，热服。如三五服后，汗未止，恶风者，加荆芥七钱。三五服后，不恶风，犹汗者，加丁香皮半两。

七物柴胡汤

柴胡　苍术各二两　荆芥　麻黄各一两　甘草炙，七钱

上㕮咀。每服五钱，水一盏，姜一块，枣二枚，同煎七分，热服。如三五服后，汗未止，恶风者，入葱白三寸。如三五服后，汗未止，加当归一两，同煎。

发表汤

麻黄去节，一两　苍术二两　人参　当归各半两　炙甘草　丁香皮各七钱半

上㕮咀。每服五钱，水一盏，入姜一块，枣三枚，同煎至七分，去滓，热服。如三五服，汗未止，犹恶风者，加桂枝七钱。如汗未止，更加细辛半两，以汗止为度。

一病人脉浮数，或紧或缓，其脉上出鱼际，寸脉大于关尺者，此名阳盛阴虚也。若发冒闷，口燥咽干者，乃是邪气在表，阳气独有余也。《素问》曰：阳气有余，为身热无汗是也。可投消阳助阴药以解表。若立春以后，至清明以前，宜人参汤主之。清明以后，至芒种以前，宜前胡汤主之。芒种以后，至立秋以前，宜石膏汤主之。

人参汤

人参半两　柴胡一两　芍药　炙甘草各七钱半　石膏二两

上㕮咀。每服五钱，水一盏，姜一块，煎七分，热服。如三五服后，热不解者，入豉三十粒，同煎服。

前胡汤

前胡一两　石膏二两　甘草炙，半两　桔梗　豉各七钱半

上每服五钱，水一盏，姜五片，煎七分，去滓，热服。如三五服，热尚未解，加豉三十粒煎，再服。

石膏汤

石膏三两　芍药　柴胡各一两　升麻　黄芩　炙甘草各七钱半

上㕮咀。每服五钱，水一盏半，豉一合，煎八分，热服。如三五服后，热未解者，加知母一两。又未解，加大黄一两。

一病人两手脉浮数，或紧或缓，三部俱有力，无汗恶风者，此是阴阳气俱有余。《素问》曰：阴阳有余，则无汗而寒是也。可用药平之。若立春以后，至清明以前，宜解肌汤主之。清明以后，至芒种以前，宜芍药汤主之。芒种以后，至立秋以前，宜知母汤主之。

解肌汤

石膏二两　麻黄去节，七钱半　甘草炙　升麻各半两

上㕮咀。每服五钱，水一盏，入豉半合，煎至八分，去滓热服。如三五服后，犹恶风者，加麻黄半两，石膏一两。

芍药汤

甘草炙，半两　芍药一两　石膏三两　荆芥穗一两

上㕮咀。每服五钱，水一盏，生姜一块，煎至七分，去滓热服。如三五服后，犹恶风者，每服加生姜一块，同煎服。

知母汤

知母一两　石膏二两　麻黄　升麻各一两　炙甘草半两

上㕮咀。每服五钱，水一盏，入生姜一块，同煎至七分，去滓温服。如三五服后，犹恶风者，加麻黄、升麻各半两。

前三段文，将中风、伤寒一法治者，因病人始得病后，脉证俱见，若投解剂，必不能愈。故立前方，同法治之。

仲景云：伤寒为病，脉缓者，为中风；脉紧者，名伤寒。今分此二端，何也？始因冬寒毒之气中人，其内伏之阳，沉潜于骨髓之内，每至春夏发时，或因外伤寒而引内邪出，或因外伤风而引内邪出，及乎内邪既出而为病一也。古人云：立此二端，恐后人疑其紧脉与缓脉治别也。若中风与伤寒脉异，何故仲景无别法治之？此乃后人不究仲景之心也。病人始得病，一二日至五六日，尚有表脉及表证，亦可依脉证投药。凡投解表及发表药，每一日可饮三服，病证甚，可至五服外，不可顿服药也。如证未解，次日依前再投。如证依前未解，可作热粥投之，粥内加葱白亦可。如有汗出，勿厚衣

盖覆，恐汗出太过，作亡阳证也。

海藏云：韩氏《微旨》可汗一篇，有和解因时法，言伤寒之脉，头小尾大；伤风之脉，头大尾小。李思训《保命新书》亦分尺寸，与仲景同之，非若前人总言尺寸脉俱浮而紧，尺寸脉俱浮而缓。紧则为伤寒无汗，缓则为伤风自汗。又有伤风有汗者，伤寒无汗者，脉亦互差，与证不同，前人已尽之矣。惟韩、李所言，头小尾大，即为伤寒；尾小头大，即为伤风。人病间有脉证未显于尺寸者，故韩、李述为和解因时法也。又恐后人疑其不与前圣合，遂于本方内又立加减法数条，亦不越前人之意，何其当哉！盖二公者，当宋全盛之时，故又戒麻黄、桂枝不可轻用，改用石膏、升麻、葛根、柴胡之平剂。当时则可，非百代常行之道，时世移迁之法也。可汗一篇，若随汤液，随证应见，自有定规，虽明哲不可逾也。

又寸口脉小，饮冷与雾露所伤，同作中焦治。今韩、李云：伤寒寸小者，勿认与饮冷、雾露同伤一体也。饮冷、雾露所伤，寸口举按全无，是阴气在胃不和，阳气不能升越也。伤寒寸口小者，只于关部下至膀胱本部见之，寸口虽小，只是举之微小，沉得之有也。非若饮冷，举按全无也。若果寸口举按全无，即不可解表，只宜温中，不可不知。

◎ 恶寒

此门系初稿，故仲景法与后人续法混列。以其颇有条理，不复改正，读者详之。

恶寒者，风寒客于荣卫，非寒热之寒，又非恶风也。故不待见风而后怯寒，虽身大热，亦不欲去衣被也。甚则向火增被，不能遏其寒。所以然者，由阴气上入阳中，或阳微，或风虚相搏之所致也。恶寒，一切属表，虽里证悉具而微恶寒者，亦表未解，犹当先解其外，俟不恶寒，乃可攻也。经云：发热恶寒，发于阳，可发汗；无热恶寒而蜷，脉沉细，发于阴，可温里。恶寒虽悉属表，亦有虚实之分。若汗出而恶寒为表虚，无汗而恶寒为表实。表虚可解肌，表实可发汗。

伤寒，太阳病在表，故恶寒。少阳半在表半在里，亦微恶寒。阳明在里，本不恶寒，或恶寒者，与太阳合病也。

太阳　恶寒发热，脉浮。方论见前太阳病发热

阳明　中风，口苦咽干，腹满微喘，发热恶寒，脉浮而紧，亦麻黄汤证也。阳明病，脉迟汗多，微恶寒者，表未解，亦桂枝汤证也。三时用代药，如前例。

少阳　证，头汗出，微恶寒，小柴胡加桂汤。

三阴　惟少阴经有恶寒之证，太阴、厥阴皆不恶寒。然少阴恶寒，又有二证，发于少阴者，无热而恶寒，宜温之，属理中汤、四逆汤。少阴无热恶寒，似与前太阳经未即热一条相似。所谓寒未即热者，为太阳证具而未热耳。此之无热恶寒，盖无太阳头痛等证，知为少阴也。

少阴　病，下利恶寒而蜷，四逆汤、真武汤、小建中汤。若恶寒而蜷，时时自烦，欲去衣被者，《活人》用大柴胡汤下之。赵氏以为宜温散阴邪，导引真阳，汗而解可也。若下之，非惟不能解表，反虚其里，使恶寒之邪，乘虚内陷。纵使其脉沉滑而实，亦未可返用大柴胡，必须先解表，使恶寒证罢，而后可用也。少阴病，恶寒身蜷而利，手足逆冷者，不治。无阳故也。少阴四逆，恶寒而身蜷，脉不至，不烦而躁者死。

外有太阴自利不渴，厥阴下利厥逆，俱或恶寒。太阴宜理中汤，厥阴宜四逆汤。前既言二阴不恶寒，今又言或恶寒，要知太阴、厥阴皆不恶寒者，此阳传阴者也。三阴皆能恶寒者，阴入阴者也。特在少阴为多耳。

恶寒，脉微而复利。利止，亡血也，四逆加人参汤主之。〔成〕恶寒，脉微而利者，阳虚阴盛也。利止则津液内竭，故云亡血。《金匮玉函》曰：水竭则无血，与四逆汤温经助阳，加人参生津液益血。

四逆加人参汤方

人参　干姜　甘草各一两　附子一枚，去皮，煨

上㕮咀。每服五钱，水煎，温服，日三次。

发汗病不解，反恶寒者，虚故也，芍药甘草附子汤主之。〔成〕发汗病解，则不恶寒。发汗病不解，表实者，亦不恶寒。今发汗病且不解，又反恶寒者，荣卫俱虚也。汗出则荣虚，恶寒则卫虚，与芍药甘草附子汤以补荣卫。

芍药甘草附子汤方

芍药　炙甘草各三两　附子一枚，炮，去皮，破八片

以上三味，以水五升，煮取一升五合，去滓，分温服。疑非仲景意。〔成〕芍药之酸，收敛津液而益荣。附子之辛热，固阳气而补卫。甘草之甘，调和辛酸而安正气。

下后，复发汗，心振寒，脉微细者，此内外俱虚也，当归四逆汤、真武汤。

太阳病，下后，脉促胸满者，桂枝去芍药汤主之。

桂枝去芍药汤方

桂枝去粗皮　生姜切。各一两半　甘草炙，一两　大枣六枚

上㕮咀。每服五钱，水煎温服。

若微恶寒者，去芍药加附子汤主之。前方加附子半个，去皮，炮。《活人》云：芍药味酸，脉促胸满，恐成结胸，故去芍药，单用辛甘之味，发散毒气也。

伤寒，汗下后，心下痞而恶寒者，表未解也。先用桂枝汤解表，用大黄黄连泻心汤攻痞。若痞而汗出，恶寒者，表已解也，附子泻心汤主之。方论见痞。

〔**背恶寒**〕背负阳抱阴，背寒者，阳弱也。然有阴阳二证，少阴一证，以阴寒气盛，不能消耗津液，故口中和。三阳合病，以阳气陷入，津液为之涸，故舌干口燥。以此别之，思过半矣。口中和而背恶寒者，属少阴，宜附子汤。见欲寐嗜卧。舌干口燥，内有热证，口中不仁，背恶寒者，为三阳合病，宜白虎汤。见发热。经云：腹满身重，面垢谵语，遗尿，口中不仁，为三阳合病，白虎加人参汤主之。见渴。若自汗者，亦用白虎加人参汤。又阳明证，背微恶寒，无大热，口中燥渴者，亦用白虎加人参汤。中暑亦有背恶寒证，但面垢自汗，脉虚而伏，详见杂病中。凡脾胃素虚之人，遇暑月间饮冰水，或啖生冷，寒气蓄聚，阴上乘阳，故寒从背起，冷如掌大，此当以温药主之。大顺散之类。

◎ 恶风

卫气者，所以温分肉，充皮肤，肥腠理，司开阖者也。故风邪中于卫也，则必恶风。恶风、恶寒，俱为表证，但恶风比恶寒为轻

耳。恶寒者虽不当风，而时自怯寒。恶风者，居密室之中，帏幕之内，则无所畏。或当风，或挥扇，则渐渐然而恶也。恶寒则有阴阳之分，恶风惟属阳耳。所以三阴之证，并无恶风。恶风虽在表，而发散又自不同，若无汗恶风则为伤寒，当发其汗，故用麻黄汤。若汗出恶风，则为中风，当解其肌，故用桂枝汤。里证虽具，而恶风未罢，皆当先解其外也。

发热恶风为表虚，属太阳病。见发热太阳病条。发汗后，遂汗漏不止，其证似风湿相搏证，背恶风，汗出，小便不利，四肢难屈伸，但心下不满者，身不痛，用桂枝加附子汤。见自汗。风湿相搏者，骨节烦疼掣痛，用甘草附子汤。方见体痛。身热恶风，项强胁满，手足温而渴者，用小柴胡汤。见胁痛。

◎ 头痛

伤寒头痛，虽属三阳，惟太阳经独多。盖太阳为病属表，而头痛专为主表。虽有伤寒六七日，头痛，不大便，有热而与承气汤下之者，却云若小便清者，知热不在里，仍在表，是知头痛属表明矣。太阴、少阴二经之脉，从足至胸而还，不上循头，故无头痛。惟厥阴脉，循喉咙之后，上连目系，与督脉会于巅，亦有头痛，干呕吐涎沫，吴茱萸汤一证，却无身热，亦与阳证不同也。然风温病在少阴，湿温病在太阴而头反痛，至于阴毒亦然，是又不可拘拘为者。内因头痛作止有时，外因头痛常常有之，直须传入里方罢。

发热头痛恶风，属太阳。方论见太阳病发热。大便不利六七日，头痛身热，小便赤者，宜承气汤。若小便利者，知不在里，仍在表，须发汗。若头痛者必衄，宜桂枝汤。论见胃实。服桂枝汤，或下之，仍头项强痛，翕翕发热，兼心下满，微痛，小便不利者，桂枝去桂加茯苓白术汤。方论见项强。太阳中风，下利呕逆，表解者，可攻之。其人漐漐汗出，发作有时，头痛，心下痞硬，引胁下痛，干呕短气，汗出，不恶寒者，表解里未和也，十枣汤。方论见胁满痛。

〔张〕或谓十枣汤与桂枝去桂加茯苓白术汤二者，皆属饮家，俱有头项强痛之病，何也？此经络所系，非偶尔而言也。《针经》曰：太阳膀胱之脉，起于目内眦，皆上额交巅上，其支者，从巅上至耳上角，直者，从巅入络脑，还出别下项，循肩膊内，侠脊抵腰中，入循膂，络肾，属膀胱。上文所络肾者，即三焦也。夫三焦者，为阳气之父，决渎之官，引导阴阳，开通闭塞，水道出，以气化而言也。缘太阳经多血少气，既病则气愈弱，其时表病而里热未甚，微渴而恣饮水浆，为水多气弱不能施化，遂停伏于内，则本经血气因而凝滞，致有头痛项强之患矣。若伏饮流行，经络疏利，而头痛自愈矣。

病发热头痛，脉反沉，若不瘥，身痛，当救里，四逆汤。论见发热。太阳病，头痛，至七日以上自愈者，以行其经尽故也。若欲作再经者，针足阳明，使经不传则愈。伤寒自一日至六日，传三阳三阴经尽，至七日当愈。经曰：七日太阳病衰，头痛少愈。若七日不愈，则太阳之邪再传阳明。针足阳明，为迎而夺之，使经不传，则愈。〔吴〕脉浮，头痛，太阳也。宜刺腕骨、京骨。又云：表证头疼，恶寒发热，刺合谷。

阳明身热头痛，漱水不欲咽，必发衄，脉数者，犀角地黄汤、茅花汤。见鼻衄。阳明病，表里大热，烦渴引饮，头痛如破者，宜竹叶石膏汤。阳明头痛，不恶寒，反恶热，大便实，调胃承气汤。阳明病，反无汗而小便利，二三日，呕而咳，手足厥者，必苦头痛，若不咳、不呕、手足不厥者，头不痛。《内经》曰：巨阳受邪，少阴为里，得热则上，从之厥也。太阳与少阴为合，此证当是太阳未全罢耳。经又曰：阳明厥则喘而惋，惋则恶人，小便利者，寒邪内攻，肢厥头痛者，寒邪外攻也。

〔吴〕阳明头痛，额前目疼，鼻干，脉长也。无汗者，葛根加葱白、白芷汗之。若有汗，曾经发汗，头痛不解者，宜葛根葱白汤主之。若不恶风，而反恶热，自汗烦渴，脉洪数，饮水，头疼者，白虎加白芷汤主之。若内有燥屎，蒸蒸发热，头痛者，调胃承气汤主之。凡阳明头痛，无汗者，葛根、麻黄、葱白、白芷、石膏之属也。有汗则白芷、石膏、葛根、川芎汤也。

伤寒脉弦细，头痛发热者，属少阳，不可发汗。汗之则谵语，此属胃，胃和则愈，胃不和则烦而悸，宜小柴胡汤。论见口苦。

〔吴〕少阳经头痛，头角或耳中痛，脉弦数，口苦，发热，往来寒热者，并用小柴胡汤和之。一方加川芎尤妙。盖川芎亦胆经药也。凡少阳头痛，不分有汗无汗，皆以柴胡汤主之。非次头痛，及发寒热，脉紧不大，即是上膈有痰，瓜蒂散吐之。

头痛，干呕吐涎沫者，吴茱萸汤。方论见吐。《活人》云：厥阴头痛，为欲愈，小建中汤。

〔《活》〕若已发汗，或未发汗，头痛如破者，用连须葱白汤。

连须葱白汤方

葱白连须，切，半升　生姜二两

上以水二升，煮取一升，分二次温服。再不止者，宜服后方。

葛根葱白汤方

葛根　芍药　知母各半两　川芎　葱白　生姜各一两

上以水三升，煎至一升，热服。

若非次头疼，胸中满，及发寒热，脉紧而不大者，即是膈上有涎，宜用瓜蒂末一钱，暖水调下，吐涎立愈。

〔云〕伤寒，汗下后，头痛起目眩者，宜**独活汤**。

防风　独活　旋覆花　当归各七钱

上㕮咀，姜水同煎服。

伤寒热病后，头痛不止者，用**石膏川芎汤**。

石膏　川芎各一两

上㕮咀。每服五钱，水煎服。

〔海〕太阳头痛，有汗桂枝汤，无汗麻黄汤。阳明头痛，白虎汤。少阳头痛，小柴胡汤。太阴头痛，脉浮，桂枝汤；脉沉，理中汤，俱加川芎、细辛。少阴头痛，小柴胡汤、麻黄附子细辛汤。厥阴头痛，外伤本经，桂枝麻黄各半汤；呕而微吐苦水者，吴茱萸汤。

〔垣〕太阴头痛者，必有痰也。少阴头痛者，足寒而气逆也。盖太阴、少阴二经，虽不至头，然痰与气逆，壅于膈中，则头上气不得畅降而为痛也。

〔云〕如脉浮而头痛，过在手足太阳，刺完骨、京骨。如脉浮而长，过在手足阳明，刺合谷、冲阳。如脉浮而弦，过在手足少阳，刺阳池、丘墟、风府、风池，此刺头痛之法也。

〔《集》〕伤寒头痛，刺合谷、攒竹。

◎ 项强

发热恶风，项强者，属太阳。<small>方论见太阳病发热。</small>太阳病，项背强几几，反汗出恶风者，桂枝加葛根汤主之。太阳病，项背强几几，无汗而恶风者，葛根汤主之。皆发散之剂也，而有轻重不同者，盖发热汗出恶风为表虚，表虚者，可解肌。无汗恶风者，为表实，表实者，可发汗，是以为治不同也。太阳伤寒，项背强，其或太阳中风，加之寒湿而成痉者，亦项强也。经曰：病者身热足寒，颈项强急，恶风，时头热面赤，目脉赤，独头面摇动，卒口噤，背反张者，痉病也。《金匮》曰：太阳病，项背强几几然，脉反沉迟者，此为痉，桂枝加瓜蒌汤主之。服桂枝汤，或下之，仍头项强痛，翕翕发热，无汗，心下满，微痛，小便不利者，桂枝去桂加茯苓白术汤。

〔张〕或问：上条所云头项强痛，此邪气仍在表也。虽经汗下而未解，犹宜解散之，何故去桂加茯苓白术汤主之？是无意于表也。予曰：此非桂枝证，乃属饮家也。夫头项强痛，既经汗下而未解，心下满而微痛，小便不利，此为水饮内蓄，邪不在表，故云去桂枝加茯苓、白术。若得小便利，水饮行，腹满减而热自除，则头项强痛悉愈矣。且如十枣汤证，头亦痛，乃邪热内蓄而有伏饮，故头痛。其水饮头痛，不须攻表，但宜逐饮，饮尽则病安矣。伤寒四五日，身热恶风，头项强，胁下满，手足温而渴者，小柴胡汤。若下后不能食，身黄，小便难者，与柴胡汤必反重。<small>方论俱见胁痛。</small>结胸者，项强如柔痉状，下之则和，大陷胸丸。<small>方论见结胸。</small>太阳与少阳并病，头项强痛，或眩冒，时如结胸，心下痞硬者，当刺大椎第一间、肺俞、肝俞，不可汗，汗则谵语、脉弦。五六日，谵语不止，刺期门。〔成〕太阳之脉，络头下项。头项强痛者，太阳表病也。少阳之脉，循胸络胁。如结胸状，心下痞硬者，少阳里病也。太阳、少阳相并为病，不纯在表，故头项不但强痛，而或眩冒。亦未全入里，故时如结胸，心下痞硬，此邪在半表半里之间也。刺大椎第一间、肺俞，以泻太阳之邪；刺肝俞以泻少阳之邪。邪在表，则可发汗；邪在半表半里，则不可发汗。发汗亡津液，损动胃气。少阳之邪，因干于胃，土为木刑，则发谵语，脉弦。至五六日，传经尽，邪热去而谵语当止。若不止，为少阳邪热甚也，刺期门以泻肝胆之气。宜柴胡桂枝栝楼实、柴胡加龙骨汤。太阳、少阳并病，心下硬，颈项强而眩者，当刺大椎、肺俞，慎勿下之。〔成〕心下痞硬而眩者，少阳也。颈项强者，太阳也。刺大椎、肺俞，以泻太阳之邪，以太阳脉下项夹脊故尔。肝俞以泻少阳之邪，以胆为肝之腑故尔。太阳为在表，少阳为在里，即是半表半里证。前证云：不可发汗，汗则谵语。是发汗攻太阳之邪，少阳之邪益甚，于胃必发谵语。此云慎勿下之。攻少阳之邪，太阳之邪乘虚入里，必作结胸。经曰：太阳、少阳并病而反下之，成结胸。小柴胡加桂亦可。

桂枝去桂加茯苓白术汤方

芍药　生姜　白茯苓　白术各一两半　甘草一两　大枣六枚

上咬咀。每服五钱，水煎温服，小便利即愈。

心下满痛，小便利者，成结胸。小便不利，为停饮。故加苓、术以行之。

项强，卒口噤，背反张为痉。方论见杂病痉门。

◎ 体痛

体痛乃六经俱有之证，有表有里，有寒有热，有风有湿。如太阳伤寒，荣血不利，身疼者，宜发汗。若汗后，脉沉迟，体痛者，又宜温之。中暍身疼者，白虎汤解之。里寒外热身疼者，先当救里，而后攻表。寒在三阴，则脉沉身疼；风在三阳，则支节烦疼。四逆、柴胡之剂，可不审哉。太阳身痛，但拘急耳。中湿身痛，不可转侧。阴毒身痛，体势沉重，宛如被杖。以此别之。

太阳　发热恶寒，身体痛者，属太阳病，麻黄汤、大青龙汤是也。方论见太阳病发热，下同。若兼心下支结者，柴胡加桂枝汤。若兼下利清谷，腹胀者，先以四逆温里，后以桂枝发表。若尺脉迟者，血少荣气不足，《活人》先以黄芪建中汤养其血，俟尺脉回，却用柴胡等汤和解之。

黄芪建中汤方

黄芪　桂枝各一钱半　白芍药三钱　甘草一钱

上四味，以水一盏半，姜五片，枣二枚，煎至八分，去滓，入稠饧一大匙，再煎服。旧有微溏或呕者，不用饧。

按：热多寒少，尺脉迟者，荣血不足，黄芪建中汤。夫血不足，而用黄芪者，黄芪味甘，加以甘草，大能生血，此仲景之妙法。盖稼穑作甘，甘能补胃。胃为气血之海，气血所从以生。又《内经》

曰：无阳则阴无以生。以甘益胃而生血，旨哉。今人但知参、芪为气药，故表而出之。

发汗后，身体痛，脉沉迟者，**桂枝加芍药生姜人参新加汤**主之。

桂枝　人参各一两半　芍药　生姜各二两　甘草一两　大枣六枚

上㕮咀。每服五钱，水煎温服。

〔**成**〕汗后身痛，邪气未尽也。脉沉迟，荣血不足也。经云：其脉沉者，荣气微也。又云：迟者，荣气不足，血少故也。与桂枝汤以解未尽之邪，加芍药、生姜、人参，以益不足之血。

〔**张**〕或云：经言表邪盛，脉浮而紧，法当身疼痛，宜以汗解之。况身疼皆系表邪未尽，此又加人参、芍药、生姜以益血何也？予曰：表邪盛则身疼，血虚则身亦疼。其脉浮紧者，邪盛也；其脉沉微者，血虚也。盛者损之则安，虚者益之则愈。仲景凡言发汗后，以外无表证，里无热证，只余身疼一事而已。若脉稍浮盛，则为表邪未尽解。今言脉沉迟，此血虚而致然也。故加人参、生姜、芍药以益血。

病发热头痛，脉反沉，若不瘥，身痛，当救里，四逆汤。论见发热。

伤寒八九日，风湿相搏，身体疼烦，不能自转侧，不呕不渴，脉浮虚而涩者，桂枝附子汤主之。〔**成**〕伤寒与中风家，至七八日再经之时，则邪气多在里，身必不苦疼痛。今日数多，复身体疼烦，不能自转侧者，风湿相搏也。烦者，风也；身疼不能自转侧者，湿也。经曰：风则浮虚。《脉经》曰：脉来涩者，为病寒湿也。不呕不渴，里无邪也。脉得浮虚而涩，身体疼烦，知风湿但在经也。与桂枝附子汤，以散表中风湿。

桂枝附子汤方

桂枝去粗皮，四两　附子三枚，炮，去皮，破八片　生姜三两，切　甘草炙，二两大枣十二枚，擘

上五味，以水六升，煮取二升，去滓，分温三服。〔**成**〕风在表者，散以桂枝、甘草之辛甘，湿在经者，逐以附子之辛热，姜、枣辛甘，行荣卫，通津液，以和表也。

若其人大便硬，小便自利者，去桂枝加白术汤主之。〔**成**〕桂发汗走津液。此小便利，大便硬，为津液不足，去桂加术。风湿相搏，骨节烦疼，掣痛不能屈伸，近之则痛剧，汗出短气，小便不利，恶风不欲去衣，

或身微肿者，**甘草附子汤**主之。

甘草　白术各一两　桂枝二两　附子一枚，炮

上㕮咀。作四剂，水煎温服。《活人》云：身肿者，加防风一两。悸气小便不利者，加白茯苓一两半。

阳明　病欲食，小便反不利，大便自调，其人骨节疼，翕翕如有热，奄然发狂，濈然汗出而解者，此水不胜谷气，与汗共并，脉紧则愈。桂枝汤。

太阴　中风，四肢烦疼，阳微阴涩而长者，为欲愈。

少阴　病，身痛，手足寒，骨节痛，脉沉者，附子汤。少阴病至四五日，腹痛，小便不利，四肢沉重疼痛，自下利者，有水气，用真武汤。

厥阴　大汗出，热不去，内拘急，四肢疼，又下利，厥逆而恶寒者，四逆汤。

身体痛，下利。方论见下利条。身体痛，吐利，为霍乱。方论见吐利条。身体痛，手足寒，若脉沉，但欲寐者，附子汤。方论见但欲寐。若大汗出，热不去，内拘急，自利恶寒者，四逆汤。方论见下利。若夏月中暑，脉虚而渴者，白虎加人参汤。方论见中暑。身痛如被杖，面目青，咽痛者，为阴毒，升麻鳖甲去雄黄、蜀椒汤。方论见阴毒。

〔垣〕风湿相搏，一身尽痛者，补中益气汤加羌活、防风、升麻、藁本、苍术治之。如病去，勿再服。以诸风药损人元气，而益其病故也。

〔海〕神术汤，治风湿恶寒，脉紧无汗。白术汤，治风湿恶风，脉缓有汗。俱见伤寒发热条。

上二术汤治风湿，又当随证加减，其详并见痉条及白术汤、神术汤二汤后。

〔《活》〕杏仁汤

治风湿，身体疼痛，恶风微肿。

桂枝二两　麻黄去节，汤泡，干　芍药　天门冬去心，各一两　生姜一两半　杏仁二十五枚，去皮尖，炒

上㕮咀，每服五钱，水煎温服。

〔垣〕麻黄复煎汤

治阴室中汗出，懒语，四肢困倦乏力，走疰疼痛，乃下焦伏火

不得伸浮，而躁热汗出，一身疼痛，盖风湿相搏也。以麻黄发汗，渐渐发之，在经者亦宜发汗，况值季春之月，脉缓而迟，尤宜发之，令风湿去而阳气升，困倦乃退，血气俱得生旺也。

麻黄去节，用水五盏先煎，令沸，去上沫，渣再煎，至三盏，方入下药　黄芪各二钱　白术　人参　柴胡根　防风　生地黄各五分　羌活　黄柏各一钱　甘草三分　杏仁三个，去皮尖

上㕮咀，作一服，入麻黄汤，煎至一盏，临卧服，勿饱服。

当归拈痛汤

治湿热为病，身体疼痛。方见杂病身体痛门。

帙之三

阳明病

胃实不大便　不得卧　自汗　潮热　谵语　狂乱　循衣摸床　渴　呕　干呕

〔黄〕阳明之为病，胃家实是也。谓之正阳阳明，属下证，轻则大柴胡，重则大小承气，此邪自阳明经传入腑者。经曰：阳明病，脉迟，虽汗出不恶寒者，其身必重，短气腹满，有潮热者，此外欲解，可攻里也。手足濈然汗出者，此是大便已硬也，大承气主之。若汗多，微发热，恶寒者，外未解也。其热不潮，未可与承气汤。若腹满不通者，可与小承气汤，微和胃气，勿令大泄下。谓阳明亦有在经者，未全入腑，犹宜解外。纵有大满，大腑不通，亦不过小承气微下之。入胃在经，犹宜两审也。其阳明一证，少有自病，多因太阳传入，兼与太阳阳明合病，用葛根汤者是也。少阳阳明合病，用黄芩芍药汤者是也。自少阳传入阳明，及未合并病者亦然。

阳明经治法，有汗、吐、下、温、和解、刺。

汗：桂枝汤　麻黄汤　五苓散此亦作汗剂　麻黄连轺赤小豆汤

吐：栀子豉汤

下：调胃承气汤　大承气汤　抵当汤　麻仁丸　茵陈蒿汤　小承气汤

温：吴茱萸汤　四逆汤

和解：白虎汤　白虎加人参汤　猪苓汤　小柴胡汤　蜜导煎　猪胆汁　土瓜根　栀子柏皮汤

刺：热入血室刺期门

问曰：病有太阳阳明，有正阳阳明，有少阳阳明，何谓也？答曰：太阳阳明者，脾约是也。经曰：趺阳脉浮而涩，浮则胃气强，涩则小便数，浮涩相搏，大便则难，其脾为约，麻仁丸主之。太阳病三日，发汗不解，蒸蒸发热者，属胃也，调胃承气汤主之。正阳阳明者，胃家实是也。少阳阳明者，发汗利小便已，胃中躁烦热，大便难是也。宜小承气汤微溏之，盖少阳复不可下也。按本草：大黄酒浸入太阳经，酒洗入阳明经。病之高下，全在酒之多少以引之耳。又按太阳阳明、正阳阳明，承气汤中俱用酒浸，惟少阳阳明为下经，故小承气汤中不用酒浸也。以此推之，则太阳阳明当用调胃承气汤，盖以调胃承气既附在太阳篇中，而大黄下注曰：酒浸。正阳阳明当用大承气，其大黄注曰：酒洗。少阳阳明当用小承气汤，不惟大黄不用酒浸洗，而少阳禁汗下，故去芒硝之峻剂，而且当少少与之也。书此以驳成氏之误。又须识太阳阳明脾约丸，少阳阳明又可大柴胡也。又有说在不大便之条。**问曰：何缘得阳明病？答曰：太阳病，发汗，若下，若利小便，此亡津液，胃中干燥，因转属阳明。不更衣，内实，大便难者，此名阳明也。**〔**成**〕本太阳病不解，因发汗，利小便，亡津液，胃中干燥，太阳之邪入腑，转属阳明。古人登厕必更衣，不更衣者，通为不大便。不更衣则胃中物不得泄，故为内实。胃无津液，加之蓄热，大便则难，为阳明里实也。**伤寒脉浮而缓，手足自温者，是系在太阴。太阴者，身当发黄，若小便自利者，不能发黄，至七八日，大便硬者，为阳明病也。**〔**成**〕浮为阳邪，缓为脾脉，伤寒脉浮缓，太阴客热。邪在三阳则手足热，邪在太阴则手足温，邪在少阴、厥阴则手足寒。今手足自温，是知系在太阴也。太阴，土也，为邪蒸之，则色见于外，当发身黄。小便自利者，热不内蓄，不能发黄。至七八日，大便硬者，即太阴之邪入腑，转属阳明也。**阳明病，若能食，名中风；不能食，名中寒。**〔**成**〕阳明病，以饮食别受风寒者，以胃为水谷之海，风为阳邪，阳气杀谷，故中风者能食；寒为阴邪，阴邪不杀谷，故伤寒者不能食。**阳明病，但头眩，不恶寒，故能食而咳，其人必咽痛；若不咳者，咽不痛。**按目眩之眩，其字从目从玄，谓其眼中黑暗也。头眩之眩，当作若药不瞑眩之眩，训之谓：眩，愦乱也。谓其头岑岑然，愦乱而不宁也。凡书皆当活看，不可拘执。〔**成**〕阳明病，身不重痛，但头眩而不恶寒者，阳明中风而风气上攻也。经曰：阳明病，若能食名中风，风邪攻胃，胃气上逆则咳。咽门者，胃之系，咳甚则咽伤，故必咽痛。若胃气不逆则不咳，其咽亦不痛也。胃气主呕，肺气主咳。成氏以胃气上逆则软，恐非。盖风邪侵肺也，肺虽不为足经。肺主气，风为气类。**阳明病，不能食，攻其热必哕。所以然者，胃中虚冷故也。以其人本虚，故攻其热必哕。**〔**成**〕不能食，胃中本寒，攻其热，复虚其胃，虚寒相搏，故令哕也。经曰：关脉弱，胃气虚，有热不可大攻之。热去则寒起，此之谓也。**阳明病，脉迟，食难用饱，饱则微烦，头眩，必小便难，此欲作谷疸，虽下之，腹满如故。所以然者，脉迟故也。**〔**成**〕阳明病，脉迟则邪方入里，未化为热也。胃中有寒食难用饱，饱则微烦，而头眩者，谷气与寒气相搏也。寒热相搏必小便难。利者不能发黄，言谷热得泄也。小便不利，则谷气酝酿成热，不得泄出，身必发黄。疸，黄也。以其发于谷气之热，故名谷疸。热实者，下之则愈。脉迟为寒，故虽下之，只益其寒，腹满亦不减也。经曰：脉迟尚未可攻。**阳明病，欲解时，从申至酉止。**阳明燥金，王于申、酉、戌，向旺时，是为欲解。**伤寒呕多，虽有阳明证，不可攻也。**见呕。**阳明病，面合赤色，不可攻之，必发热色黄，小便不利也。**〔**成**〕合，通也。阳明病，面色通赤者，热在经也。不可下之，下之虚其胃气，耗其津液，经中之热乘虚入胃，必发热色黄，小便不利也。〔**张**〕夫阳明病，理必近于可下，但以面赤，其热犹在经。故云不可攻。若攻之，则经中之热悉入于胃，郁蓄而发黄色，譬如下之太早，成结胸之类。**阳明病，心下硬满者，不可攻之，攻之利遂不止者死，利止者愈。**阳明病，腹满者，为邪气入腑，可下之。心下硬满，则邪气尚浅，未全入腑，不可便下之。得利止者，为邪气去，正气安，正气安则愈。若因下利不止者，为正气脱而死。尚浅，浅字不如高字。

◎ 胃实不大便

大便难　大便硬　燥屎

〔**成**〕不大便、大便难、大便硬、燥屎，悉属里证，宜下者多矣。然而有表未罢，风湿相搏，尤宜先解表，已而下之可也。如经曰：伤寒不大便六七日，头疼有热者，小便清，知不在里，仍在表是也。其证多见于阳明，盖胃土万物所归，无所复传，自太阳、少阳传入者，众所共知，而于三阴传入者，鲜或能识。若能熟视其微，则三阴有急下之证多矣，岂非仲景之微意欤？

胃实有表者先解表

伤寒不大便六七日，头痛有热者，与承气汤。其小便清者，知不在里，仍在表也，须当发汗。若头痛者，必衄。宜桂枝汤。三时羌活汤。〔**成**〕不大便六七日，头痛有热者，故宜当下。若小便清者，知里无热，则不可下。经曰：小便数者，大便必硬，不更衣十日，无所苦也。况此不大便六七日，小便清者，不可责邪在里，是仍在表也，与桂枝汤以解外。若头痛不已，为表不罢，郁甚于经，迫血妄行，上为衄也。〔**丹**〕谨按外证未解，不可下，下为逆。今头痛有热，宜解表，反与承气，正是责其妄下之过也。故下文又言小便清者，知其无里邪，不当行承气。又继之曰：当须发汗。曰：头痛必衄血，宜桂枝汤。反复告戒，论意甚明。而注反直曰：故当宜下。想因六七日不大便尔。虽不大便，他无所苦，候表解然后攻之，正仲景法也。注意似未莹。阳明病，脉浮，无汗而喘者，发汗则愈，宜麻黄汤。阳明病，胁下硬满，大便不利而呕，舌上白苔者，可与小柴胡汤。上焦得通，津液得下，胃气因和，身濈然汗出而解也。阳明病，腹满不大便，舌上苔黄者，为邪热入腑，可下。若胁下硬满，虽不大便而呕，舌上白苔者，为邪未入腑，在表里之间，与小柴胡汤以和解之。上焦得通，则呕止，津液得下，则胃气因和，汗出而解。阳明中风，脉弦浮大，而短气，腹都满，胁下及心痛，久按之气不通，鼻干，不得汗，嗜卧，一身及面目悉黄，小便难，有潮热，时时哕，耳前后肿，刺之小瘥。外不解，病过十日，脉续浮者，与小柴胡汤。脉但浮，无余证者，与麻黄汤。若不尿，腹满加哕者，不治。〔成〕脉浮大为阳，风在表也。弦则为阴，风在里也。短气腹满，胁下及心痛，风热壅于腹中而不通也。若寒客于内而痛者，按之则寒气散而痛止。此以风热内壅，故虽久按，而气亦不通。阳明病，鼻干，不得卧，自汗出者，邪在表也。此鼻干，不得汗而嗜卧者，风热内攻，不干表也。一身及面目悉黄，小便难，有潮热，时时哕者，风热攻于胃也。阳明之脉，出大迎，循颊车，上耳过客主人。热胜则肿，此风热在经故耳。前后肿，刺之经气通，肿则小瘥。如此者，外证罢则可攻。若外证不解，虽过十日，脉续浮者，邪气犹在半表半里，与小柴胡汤。若其脉但浮而不弦，又无诸里证者，是邪但在表也，可与麻黄汤，以发其汗。若不尿，腹满加哕者，关格之疾也，故云不治。《难经》曰：关格者，不得尽其命而死。

口苦咽干脉浮紧宜和

阳明中风，口苦咽干，腹满微喘，发热恶寒，脉浮而紧，若下之则腹满，小便难也。发热恶寒，表未解也。而误下之，则亡阴。无阴则阳无以化，故腹满，小便难也。许学士云：宜小柴胡汤。阳明腹满，脉浮紧，口苦咽干而喘，若发热汗出，不恶寒，反恶热，身重者，忌发汗，忌加烧针，忌下。论见自汗。阳明病，脉浮而紧者，潮热发作有时；但浮者，必盗汗出。

上胃家实不大便，虽三尺之童，亦知可下也。殊不知仲景之法，虽有胃实证，若表未解，及有半表者，亦先用桂枝、柴胡以解外，然后视虚实消息之也。

胃实表解无证者忌攻大便硬者导之

阳明病，自汗出，若发汗，小便自利者，此为津液内竭，虽硬，不可攻之。当须自欲大便时，宜用蜜煎导而通之。若土瓜根及大猪胆汁，皆可导之。

蜜煎导法

用蜜七合，入铜器中，微火熬，稍凝似饴状，搅之勿令焦，候可丸，以手捻作挺子，令头锐，大如指，长二寸许，乘热，急作之。纳谷道中，用手急捺住，欲大便时乃去之。

又猪胆汁方

用大猪胆一个，泻汁，和醋少许，和匀，灌入谷道中，如饭时顷，大便自去。

便硬无所苦者俟之

太阳病，寸缓关浮尺弱，其人发热汗出，复恶寒，不呕，但心下痞者，此以医下之也。如其不下者，病人不恶寒而渴，此转属阳明也。小便数者，大便必硬，不更衣十日无所苦也。渴欲饮水，少少与之，但以法救之。渴者，宜五苓散。〔成〕太阳病，脉阳浮阴弱，为邪在表。今寸缓、关浮、尺弱，邪气渐传里，则发热汗出复恶寒者，表未解也。传经之邪入里，里不和者，必呕，此不呕，但心下痞者，医下之早，邪气留于心下也。如其不下者，必渐不恶寒而渴，太阳之邪，转属阳明也。若吐，若下，若发汗后，小便数，大便硬者，当与小承气汤和之。此不因吐、下、发汗后，小便数，大便硬，若是无满实，虽不更衣，十日无所苦也。候津液还入胃中，小便数少，大便必自出也。渴欲饮水者，少少与之，以润胃气，但审邪气所在，以法救之。如渴不止，与五苓散是也。〔张〕或问：上条云，小便数者，大便必硬，不更衣十数日无所苦也。尝有四五日、六七日不大便者，即为攻之。今言十日不更衣，而不用攻伐，何也？曰：此非结热，乃津液不足，虽十日不更衣，亦无所苦也。经曰：阳明病，本自汗出，医更重发汗，病已瘥，尚微烦不了了者，此大便必硬故也。以亡津液，胃中干燥，故令大便硬。当问其小便日几行，本小便日三四行，今日再行，故知大便不久出。为小便数少，以津液当还胃中，故知不久大便也。夫不便者，若有潮热谵语可下之证者，然后可以攻之。其不大便而无诸下证者，此津液不足，当须自审，慎勿以日数久而辄为攻下也。阳明病，本自汗出，医更重发汗，病已瘥，尚微烦不了了者，此大便必硬故也。以亡津液，胃中干燥，故令大便硬。当问其小便日几行，若本小便日三四行，今日再行，故知大便不久出，今为小便数少，以津液当还入胃中，故知不久必大便也。

胃实表解有证者随证攻之

阳明病，潮热，不大便六七日，恐有燥粪，欲知之法，少与小承气汤，转矢气者，有燥屎，可攻。若不转矢气者，无燥屎，不可攻。方论见潮热。阳明病，汗出，大便硬而谵语者，宜小承气汤。方见谵语。不大便，腹满者，宜下之。若但绕脐痛者，则为燥屎，宜承气汤。若心下至小腹满痛者，则为结胸，宜陷胸汤。论见腹痛。阳明病，不吐不下，心烦者，可与调胃承气汤。〔成〕注：吐后心烦，谓之内烦；下后心烦，谓之虚烦。今阳明病，不吐不下心烦，则是胃有郁热也，与调胃承气汤以下郁热。按：阳明一证，分为太阳、正阳、少阳三等，而以调胃、大、小承气下之者，按本草曰：大黄酒浸入太阳经，酒洗入阳明经。浸久于洗，得酒气为多，故能引之于至高之分。若物在山巅，人迹不及，必射以取之也。故仲景以调胃承气收入太阳门，而大黄下注曰酒浸。及详其用本汤，一则曰少少温服；二则曰当和胃气，与调胃承气汤。又详本汤之证，则曰：不吐不下心烦者；又发汗不解；蒸蒸发热；又吐后腹胀满。是太阳阳明去表未远，其病在上，不当攻下，故宜缓剂以调和之也。及至正阳阳明，则皆曰：急下之，与大承气汤。而大承气汤中大黄下注曰：酒洗。是洗轻于浸，微升其走下之性，以治其中也。至少阳阳明则去正阳而逼太阴，其分为下，故小承气汤中大黄不用酒制。少阳不宜下，故又曰：少与。曰：微溏之，勿令大泄下。此仲景之妙法也。东垣不审胃之云者，乃仲景置调胃承气于太阳篇，太阳不宜下，故又称胃以别之，却踵成氏之谬，以小承气治太阳脾约之证，以调胃承气治正阳阳明大承气之证，余故不能无辨。小便不利，大便乍难乍易，有微热，喘冒不卧者，宜大承气汤。论见不得卧。伤寒六七日，目中不了了，睛不和，无表里证，大便难，身微热者，此为实也，急下之，宜大承气汤。〔成〕诸脉皆属于目，伤寒六七日，邪气入里之时，目中不了了，睛不和者，邪热内甚，上熏于目也。无表里证，大便难者，里实也。身大热者，表热也。身微热者，里热也。《针经》曰：热病目不明，热不已者死。此目中不了了，睛不和，则证近危恶也。须急与大承气汤下之。跌阳脉浮而涩，浮则胃气强，涩则小便数，浮涩相搏，大便则难，其脾为约，麻仁丸主之。〔成〕跌阳者，脾胃之脉。诊浮为阳，知胃气强，涩为阴，知脾为约。约者，俭约之约，又约束之约。《内经》曰：饮入于胃，游溢精气，上输于脾，脾气散精，上归于肺，通调水道，下输膀胱，水精四布，五经并行，是脾主为胃行其津液者也。今胃强脾弱，约束津液，不得四布，但输膀胱，致小便数，大便难，与脾约丸，通肠润燥。

麻仁丸方

麻子仁二升　芍药半斤　枳实半斤，炒　大黄去皮，一斤　厚朴去粗皮，炙，一尺　杏仁一斤，去皮尖，别熬作脂

上六味为末，炼蜜丸，如桐子大。饮服十丸，日三服，渐加，以知为度。

〔成〕《内经》曰：脾欲缓，急食甘以缓之。麻子、杏仁之甘，缓脾而润燥。津液不足，以酸收之。芍药之酸，以敛津液。肠燥胃强，以苦泄之。枳实、厚朴、大黄之苦，下燥结而泄胃强也。

阳明证，其人喜忘者，必有蓄血。所以然者，本有久瘀血，故令喜忘，屎虽硬，大便反易，去声其色必黑，宜抵当汤主之。方见蓄血。无表里证，下后脉数不解，消谷易饥，六七日不大便者，有瘀血，宜抵当汤。

〔许〕有一士家病二人，皆旬日矣。一则身热无汗，大便不通，小便如涩，神昏而睡。诊其脉长大而实，予用承气下之而愈。一则阳明自汗，大便不通，小便利，津液少，口干燥，其脉亦大而虚，作蜜煎三进之，下燥粪得溏利而解。其家曰：皆大便不通，何以治之异？予曰：二证虽相似，然自汗，小便利者，不可荡涤五脏，为无津液也。然则伤寒大证相似，两证稍有不同，宜仔细斟酌。正如格局看命，虽年月日时皆同，而贵贱穷通不相侔者，于一时中有浅深，故知不可不谨。

便初硬后溏

仲景论中有四证：内有二证不言小便，一证言小便不利，一证言小便少。其二证不言小便者，阳明病，潮热，不大便六七日，与小承气汤。不转矢气者，此但初硬，后必溏，不可攻之。此胃中邪

热未作实者也。又太阳病下之，心中懊侬而烦，腹满者，初硬后必溏，此虚烦热在上，胃中无燥屎者也。其一证小便不利者，阳明病，中寒不能食，小便不利，手足濈然汗出，此欲作痼瘕，必大便初硬后溏。所以然者，以胃中水谷不别故也。又一证言小便少者，服承气汤一升，若不大便六七日，小便少者，虽不能食，但初硬后必溏，未定成硬，攻之必溏，须小便利，屎定硬，乃可攻之。是知仲景测大便法，皆以小便觇之。如小便清，知不在里。利不止者，利其小便。小便数少，津液当还入胃中，必大便，皆可验者。然小便利，屎定硬，固为可攻，亦有小便自利，大便硬而不可攻者，何哉？阳明病，自汗或发汗，小便自利，此为津液内竭，虽硬，不可攻之。当须自欲大便，宜蜜煎导。盖非里实，故不可攻也。太阳病又一证云：若吐、若下、若发汗，微烦，小便数，大便硬，与小承气汤和之。此两证，汗后大便硬、小便利皆同，而治法不同者，后证为有传邪，故微烦，又因发汗吐下后，小便数，内亡津液，大便硬，是热邪入里，故以小承气利之。至若前证小便自利，以无传邪，故无烦证，大便虽硬，不得为里热，但肠头干燥，止可用蜜导也。读仲景书者，宜详究焉。

◎ 不得卧

不得眠，阴阳皆有之。正病于不得眠者，阳明也。若少阴当病于欲寐。今乃不得眠，缘阳气入少阴经，非少阴正病也。有因汗下而然者，有不因汗下而然者，有因火逆而然者，治见本条。但不得眠，皆为热证。其有太阳汗下之后，昼日燥躁不得眠一证，虽用干姜附子汤，盖复其汗下所亡之阳，非治其所感之寒病也。不得眠为常证，然少阴脉沉细，自利，烦躁不得眠者死。伤寒发热，下利厥逆，烦躁不得卧者，亦死。俱为正气弱，阳不能复故也。《活人》云：汗为心之液。汗多则神昏，故不眠。大热则神不清，故不眠。大下则动血，心主血，故不眠。瘥后热气未散，阴气未复，故不眠。

太阳　病二三日，不得卧，但欲起，心下必结，脉微弱者，此有寒分也，桂枝加厚朴杏子汤。伤寒脉浮，以火劫之，惊狂，起卧不得安者，桂枝去芍药加蜀漆龙骨牡蛎救逆汤。下后复发汗，昼日烦躁不得眠，夜而安静，不呕不渴，无表证，脉沉微，身无大热，干姜附子汤。衄家不可汗，汗则额上陷，脉急紧，直视不眴，不得眠黄芩芍药汤。伤寒下后，心烦腹满，卧起不安者，栀子厚朴汤。发汗吐下后，虚烦不得眠，反复颠倒，心中懊憹，栀子豉汤。太阳病发汗后，胃中干燥，不得眠，欲饮水者，少与之则愈。

　　阳明　身热目疼，鼻干，不得卧，尺寸脉俱长者，阳明受病也。病人小便不利，大便乍难乍易，时有微热，喘冒不能卧者，有燥屎也，宜大承气汤。阳明病，脉浮而紧，咽燥口苦，腹满而喘，发热汗出，不恶寒，反恶热，身重，若加烧针，必怵惕烦躁不得眠，栀子豉汤。

　　少阴　病，欲寐，二三日后，心烦不得卧者，黄连阿胶汤主之。

黄连阿胶汤方

黄连四两　黄芩二两　芍药二两　阿胶三两　鸡子黄二枚

上五味，以水五升，先煮三物，取二升，去滓，纳胶，烊尽少冷，纳鸡子黄，搅令相得，温服七合，日三服。

〔成〕阳有余，以苦除之，黄连、黄芩之苦以除热。阴不足，以甘补之，鸡子黄、阿胶之甘以补血。酸，收也，泄也。芍药之酸，收阴气而泄邪热也。然服鸡子黄，其病有不愈者，今议加当归、人参、茯苓、白术各等分，与前药四味，服之立效。

　　少阴病，下利，欲寐，六七日后，咳而呕渴，心烦不得眠者，宜猪苓汤。论见下利。少阴病，但欲寐，脉沉细，不烦，欲吐，至五六日，自利，复烦躁，不得寐者死。发热，下利，厥逆，烦躁不得卧者死。

　　〔吴〕太阳脉浮数，身疼无汗，烦躁不眠者，宜汗之则愈。阳明标热，头额痛，目疼，身热，鼻干，不得卧，脉长者，宜葛根解肌汤汗之。若自汗，脉洪数，表里俱热，烦渴舌燥，饮水者，白虎加人参汤主之。若蒸蒸发热，大便秘硬者，调胃承气汤下之。外有伤寒已解，或因食复剧，烦闷干呕，口燥呻吟，错语不得眠者，黄连解毒汤主之。若表里大热，舌燥，饮水者，人参白虎汤合解毒汤主之。凡少阳发热，口苦心烦，不得眠，脉弦数者，小柴胡加黄连、山栀子之类。若虚弱人，津液不足者，加麦门冬、酸枣仁之类。太阳病，发汗后，不得眠，脉浮数，微热烦渴，小便不利者，五苓散主之。脉数大者，宜人参白虎汤，或竹叶石膏汤，不可用五苓也。凡汗下后，虚烦不得眠者，加味温胆汤、酸枣仁汤、栀子乌梅汤、朱砂安神丸之类选而用之。

附

酸枣仁汤

治虚烦扰奔气在胸中，不得眠者。

酸枣仁炒　人参　茯苓各一钱半　桂心五分　石膏二分半　知母　甘草各一钱　生姜三片

上作一服，水二盏，煎至一盏，去滓，临卧服。

千金流水汤

治虚烦不得眠。

麦门冬去心　半夏　甘草　黄连　远志　人参　萆薢以上各一钱　茯神　酸枣仁各一钱半　桂心五分　生姜三片　米一合

上用长流水一盏半，先煮水，令蟹目沸，以杓扬万遍，取汤二盏，煎药至一盏，去滓温服。

加味温胆汤

治太阳病后，虚烦不得眠，此胆寒也。

半夏洗　酸枣仁炒。各一钱半　绿枳实　陈皮　甘草各一钱　人参二钱半　茯神二钱　竹茹一个　生姜三片

上用水二盏，煎至一盏，去滓温服。若心烦内热者，倍加黄连、麦门冬。若口燥舌干者，去半夏加麦门冬、五味子、天花粉。若有表热未清，加软苗柴胡。若内虚，大便自利者，去枳实，加白术、茯苓。若内实心烦颠倒者，加山栀仁。

酸枣汤

治吐下后，昼夜不得眠。

酸枣仁炒，二钱半　麦门冬　茯神　当归身各二钱　甘草　知母　川芎各一钱半　干姜三分　生姜三片

上煎法同前。

栀子乌梅汤

栀子　黄芩　甘草　人参　麦门冬各一钱　柴胡二钱　乌梅二枚　生姜三片　竹叶十四片

上煎法同前。

黄连解毒汤

治大热干呕，错语呻吟，不得眠。

黄连二钱半　黄芩　黄柏各半两　栀子四个

水二盏半，煎至一盏半，去滓，分二服。

◎ 自汗

盗汗　头汗　手足汗　无汗　不得汗

卫气者，护卫皮肤，肥实腠理，禁固津液，不得妄泄。邪气干之，则不能卫固于外，由是津液妄泄，溅溅然润，漐漐然出，不因发散而自汗出也。伤风则发热自汗；中暍则汗出恶风而渴；风湿甚者，则汗多而濡。是风与暑湿为邪，皆令自汗。惟寒邪伤荣而不伤卫，是以肤腠闭密，汗不出也。始虽无汗，及传入里而为热，则荣卫通，腠理开，亦令汗自出矣。自汗又有表里之别，虚实之异。若汗出恶风，及微恶寒者，皆表未解，宜发散。至于漏不止而恶风，及发汗后恶寒者，表虚也，宜温之。此皆邪气在表。若汗出不恶风寒者，此表解里病，下之则愈。如阳明发热汗出，此为热越，及阳明发热汗多，急下之者是也。自汗虽常证，或汗出发润如油，如贯珠，着身不流，皆为不治。必手足俱周，遍身悉润，漐漐然，一时汗出，热已身凉，乃为佳兆。

身热汗出恶寒属表

病常自汗出者，此为荣气和，荣气和者，外不谐，以卫气不共荣气和谐故尔，以荣行脉中，卫行脉外，复发其汗，荣卫和则愈，宜桂枝汤。风则伤卫，寒则伤荣，卫受风邪而荣不病者，为荣气和也。卫既客邪，则不能与荣气和谐，亦不能卫护皮腠，是以常自汗出。与桂枝汤解散风邪，调和荣卫则愈。余详见前太阳病条。兼项强痛者，桂枝加葛根汤。项强。兼骨节烦疼，不得屈伸，小便不利者，甘草附子汤。论见风湿身热条。若发汗

后，遂漏不止，恶风者，桂枝附子汤。论见后条。汗出而渴者，五苓
散。不渴者，茯苓甘草汤。

《活人》云：伤风自汗，桂枝汤难用，须仔细消息之。假令伤
风自汗，若脉浮而弱，设当行桂枝，服汤后，无桂枝脉息证候而烦
者，即不可再服也。若伤风自汗出，而小便数者，切不可与桂枝也。
又太阳病，自汗，四肢拘急，难以屈伸，若小便难者，可桂枝汤内
加附子服之。若小便数者，慎不可与桂枝附子汤，宜服芍药甘草汤。
若误行桂枝附子攻表，便咽干烦躁，厥逆呕吐，作甘草干姜汤与之，
以复其阳。若厥愈足温，更作芍药甘草汤与之，其脚即伸。

〔赵〕有发汗漏风小便难，与自汗小便数，二证相近似温，仲景
亦恐后人误认，故重出一章问答以明之。前一证云：太阳病，发汗，
遂漏不止，其人恶风，小便难，四肢微急，难以屈伸，桂枝附子汤
主之。盖是因邪发汗，遂漏不止，乃服汗药太过，非自汗也。恶风
者，余邪未尽也。小便难，四肢急，为亡津液，筋失所养也。乃汗
多亡阳，外虚经气，病带表邪，不在里也。故宜附子温经，桂枝解
表，芍药益血舒筋也。此又一证云：盖是脉浮为虚也。汗自出，微
恶寒者，阳虚无以卫外也。小便数，为下焦虚寒，不能制水也。心
烦，为阴虚血少也。脚挛急，乃血为汗夺，筋无以润养也。此初得
病，便自表里俱虚，外无阳证，病不在表，固不得与桂枝同法。设
若误用桂枝攻表，重发其汗，是虚虚也。固得之便厥，咽干，烦躁
吐逆。厥为亡阳，不能与阴相顺接，咽干为津液寡，烦躁吐逆为寒
格而上也。故宜干姜以温里复阳，甘草、芍药益其汗夺之血，然后
可以复阴阳不足之气。得脚伸后，或谵语者，由自汗小便数，胃中
先自津液干少，又服干姜性燥之药，以致阳明内结，谵语。虽然非
邪实大满，故但用调胃承气以调之，仍少与之也。原其芍药甘草汤，
乃是厥愈足温后，专治两胫挛急之药，非正治脉浮、自汗出、小便
数之药也。今《活人书》却云：芍药甘草汤主脉浮、自汗出、小便
数者，何也？又云：通治误服桂枝汤后，病证仍存者。愚不知病证
何似可用如上仲景药法，盖尝复玩味而细绎焉。自常人观之，岂不
曰自汗小便数证，又无自利，遽用干姜温之，因而以致结燥谵语，
后却用芒硝、大黄寒药以解其热，似若失次。病家遇此，必咎医者，

以为误用干姜热燥之失，后药解先之差矣。殊不知仲景之意，不患乎干姜之热燥，惟患乎正气之虚。正气之长，邪气之所由消也。且自汗、小便数等证，为表里俱虚，治法必先复其阴阳不足之正气，然非干姜、芍药、甘草不可。至于正气阴阳已复，而内有所主，则虽胃燥谵语，不过大便内结，大黄、芒硝润滑而去之，而正气内强，不至下脱结燥而正气安矣。以上用药次第，先热复寒，先补后泻，似逆而实顺，非仲景之妙，孰能至是哉！后之学者，可不以此推广而应变，又何暇辩病家之谬谤也耶！

若夏月中暑，自汗身热，恶寒，脉微弱，口渴足冷者，白虎加人参汤主之。治法详见杂病中暑门。

身热汗出不恶寒属里，为阳明本证

问曰：阳明外证云何？答曰：身热汗自出，不恶寒，反恶热也。大承气汤。问曰：病有得之一日，不发热而恶寒，何也？答曰：虽得之一日，恶寒将自罢，即自汗出而恶热也。问曰：恶寒何故自罢？答曰：阳明居中土也，万物所归，无所复传，始虽恶寒，二日自止，此为阳明病也。伤寒转属阳明者，其人濈然微汗出也。中风则有汗，伤寒无汗，惟阳明乃有汗。故经曰：阳明病，法多汗。

兼便硬谵语者下之

汗出身热，不恶寒，便硬，谵语者，宜承气汤。论见谵语。阳明病，发热汗多者，急下之，宜大承气汤。

〔许〕有人患伤寒，目痛鼻干，不得卧，大便不通，尺寸脉俱大，已数日。一夕汗出，予谓速以大柴胡汤下之。医骇曰：阳明自汗，津液已涸，法当用蜜煎，何须苦用下药！予谓曰：子虽知蜜煎为稳当，还用大柴胡汤，此仲景不传之妙，公安能知之。予力争，竟投大柴胡汤，二帖愈。仲景论阳明之病多汗者，急下之。人多谓已是自汗，若又下之，岂不表里俱虚？又如论少阴云：少阴病，一二日，口干燥者，急下之。人多谓病发于阴，得之日浅，但见干燥，若更下之，岂不阴气愈甚？举此二端，则其可疑者不可胜数。此仲景之书，世人罕能读也。予谓：仲景称急下之者，亦犹急当救表，急当救里之说，凡称急者有三处，谓才觉汗多，未至津液干燥，便速下之，则为精捷，免致用蜜煎也。若胸中识得了了，自无可疑。若未能了，误用之，反不若蜜煎之为稳也。

兼脉浮紧口苦者忌汗下针宜和解

阳明病，脉浮而紧，咽燥口苦，腹满而喘，发热汗出不恶寒，反恶热，身重。若发汗则心愦愦，反谵语。若加烧针，必怵惕烦躁不得眠。若下则胃中空虚，客气动膈，心中懊侬，舌上有苔者，栀子豉汤主之。若渴欲饮水，口干舌燥者，白虎加人参汤主之。若脉浮发热，渴欲饮水，小便不利者，猪苓汤主之。注云：脉浮发热，口苦者，邪在表。脉紧自汗，腹满不恶寒者，邪在里。此表里俱有邪，宜和解。

兼小便不利者分欲食不欲食

阳明欲食，小便反不利，大便自调，其人骨节疼，翕翕如有热状，奄然发狂，濈然汗出而解，此水不胜谷气，与汗共并，脉紧则愈桂枝汤、羌活汤之类。阳明病，若中寒，不能食，小便不利，手足濈然汗出，此欲作痼瘕，必大便初硬后溏，以胃中冷，水谷不别故也。厚朴生姜半夏甘草人参汤、吴茱萸汤、理中汤之类。

兼心下痞

汗出，心下痞满，有二证：其痞按之濡软不痛，而恶寒者，宜附子泻心汤。其痞按之硬，引胁痛，而身体不恶寒者，宜十枣汤。方论见痞门。

兼下利

汗出下利，热不去，厥逆恶寒者，四逆汤。下利清谷者，通脉四逆汤。汗出，下利，有微热者，其脉数，自愈，脉紧未愈。六七日后，发热而利，其人汗出不止者死。俱见下利。

兼吐利

脉紧，反汗出，而咽痛吐利者，少阴病亡阳。吐利汗出，手足厥冷，脉微欲绝者，四逆汤。吐利止，汗出而厥，脉微欲绝者，通脉四逆加猪胆汁汤。俱见吐利。

〔海〕太阳自汗，桂枝汤。阳明自汗，白虎汤。少阴自汗，四逆汤。阳明证，身热目痛，鼻干，不得卧，不恶寒而自汗，或恶热而尺寸俱浮者，白虎汤主之。伤寒，尺寸脉俱长，自汗大出，身表如冰石，脉传至于里，细而小，及疟疾但寒不热，其人动作如故，此阳明传入少阴，戊合癸，即夫传妇也，白虎加桂枝主之。然脉虽细小，当以迟疾别之，此证脉疾而非迟，故用此法。白虎加桂枝汤方见杂病疟门。如中暑自汗，微恶寒者，亦宜服之。

〔《活》〕伤寒应发汗，而动气在左，不可发汗。发汗则头眩汗出，筋惕肉瞤，此为逆，难治。先服防风白术牡蛎散，次服建中汤。

防风白术牡蛎散

治发汗多，头眩汗出，筋惕肉瞤。

防风　牡蛎炒成粉　白术各等分

上为细末。每服二钱，以酒调下，米饮亦得，日二三服。汗止后，服小建中汤。

〔《集》〕伤寒汗多不止：内庭泻　合谷泻　复溜泻

似阳明外证

太阳病，吐后，汗出不恶寒，发热，关上脉细数，曰小逆。吐后似阳明而关脉细。太阳病，发热汗出，不恶寒者，为柔痉。柔痉似阳明而身反张。发汗已，身灼热者，名风温。风温为病，脉浮，汗出，身重多眠。

汗吐下后自汗

二阳并病，太阳初得病时，发其汗，汗先出不彻，因转属阳明，续自微汗出，不恶寒。若太阳证不罢者，不可下，下之为逆，如此可小发汗。设面色缘缘正赤者，阳气怫郁在表，当解之、熏之；若发汗不彻，不足言，阳气怫郁不得越，当汗不汗，其人躁烦，不知痛处，乍在腹中，乍在四肢，按之不可得，其人短气但坐，以汗出不彻故也。更发汗则愈，何以知汗出不彻，以脉涩故知也。〔成〕太阳病未解，传并入阳明，而太阳证未罢者，名曰并病。续自微汗出，不恶寒者，为太阳证罢，阳明证具也，法当下之。若太阳证未罢者，为表未解，则不可下，当小发其汗，先解表也。阳明之脉循面，面色缘缘正赤者，阳气怫郁在表也。当解之、熏之，以取其汗。若发汗不彻者，不足言，阳气怫郁，止是当汗不汗，阳气不得越散，邪无从出，拥甚于经，故躁烦也。邪循经行，则痛无常处，或在腹中，或在四肢，按之不可得而短气，但责以汗出不彻，更发汗则愈。《内经》曰：诸过者切之，涩者，阳气有余，为身热无汗，是以脉涩知阳气壅郁而汗出不彻。凡经文言或、言若、言设、言假令者，皆更端之词，即成氏所谓或为之证也。不彻，不足言，正与可小字相反。因太阳故当汗，因并阳明，故当小发。先字最有次第，仲景之枢机也。下后不可更行桂枝汤，若汗出而喘，无大热者，与麻黄杏仁甘草石膏汤。发汗后，不可更行桂枝汤。汗出而喘，无大热者，麻黄杏仁甘草石膏汤。服桂枝大汗出，脉洪大者，仍与桂枝。若形如疟，日再发者，汗出必解，桂枝二麻黄一汤。太阳病，发汗后，大汗出，胃中干燥，不得眠，欲饮水者，少少与之，胃和则愈。若脉浮，小便不利，微热，消渴者，五苓散。伤寒五六日，呕而发热，柴胡证具，而以他药下之，柴胡证仍在者，复与柴胡汤。虽下之，不为逆，必蒸蒸而振，发热汗出而解。太阳病，桂枝证，医反下之，利遂不止，脉促者，表未解也，喘而汗出者，葛根黄连黄芩汤主之。〔成〕经言不宜下而便攻之，内虚热入，挟热遂利。桂枝证者，邪在表也，而反下之，虚其肠胃，为热所乘，遂利不止。邪在表则见阳脉，邪在里则见阴脉。下利，脉微迟，邪在里也。促为阳盛，虽下利而脉促者，知表未解也。病有汗出而喘者，为自汗而喘也，即邪气外甚所致。喘而汗出者，为因喘汗出也，即里热气逆所致，与葛根黄连黄芩汤，以散表邪，除里热。清肌脉促，有此证者，宜用此方。厥阴证脉促，手足厥，即以当归四逆汤加吴茱萸主之。脉浮数者，法当汗出而愈。若下之，身重心悸者，不可发汗，当自汗出乃解。所以然者，尺中脉微，此里虚，须表里实，津液自和，便自汗出愈。〔成〕经云：诸脉浮数，当发热而渐洒恶寒，言邪气在表也。是当汗出愈，若下之，身重心悸者，损其津液，虚其胃气。若身重心悸而尺脉实者，则下后里虚，邪气乘虚传里也。今尺脉微，身重心悸者，知下后里虚，津液不足，邪气不传里，但在表也。然以津液不足，则不可发汗，须里气实，津液足，便自汗出而愈。宜麻黄汤、桂枝加白术茯苓甘草汤。下后，桂枝加芍药汤。太阳病，当恶寒发热，今自汗出，不恶寒，发热，关上脉细数者，以医吐之过也。详发热。太阳病，寸缓关浮尺弱，其人发热，汗出恶寒不呕，但心下痞者，此以医下之也。如不因下，病人不恶寒而渴者，此转属阳明，渴欲饮水，少少与之，宜五苓散。伤寒大吐、大下之，极虚，复极汗出者，以其人外气怫郁，复与之水，以发其汗，因得哕。

所以然者，胃中寒冷故也。详哕。

亡阳

伤寒脉浮，医以火迫劫之，亡阳必惊狂，起卧不安者，桂枝去芍药加蜀漆牡蛎龙骨救逆汤主之。太阳病，发汗，遂漏不止，其人恶风，小便难，四肢微急，难以屈伸者，桂枝加附子汤主之。发汗多，若重发汗，亡其阳，谵语，脉短者死，脉自和者不死。亡阳胃燥，谵语者，脉短，津液已绝，不可复治。脉自和，为正气未衰，而犹可生也，宜小柴胡加桂。脉阳微而汗出少者，为自和也。汗出多者，为太过。阳脉实，因发其汗，出多者，亦为太过。太过为阳绝于里，亡津液，大便因硬也。少阴病，脉微，不可发汗，亡阳故也。阳已虚，尺脉弱涩者，复不可下之。脉微，为亡阳表虚，不可发汗；脉弱涩，为亡阴里虚，复不可下，宜桂枝芍药、炙甘草汤、四逆汤。病人脉阴阳俱紧，反汗出者，亡阳也。此属少阴，法当咽痛而复吐利。或用桂枝加干姜汤、四逆汤。

盗汗

盗汗者，谓睡而汗出也。方其睡熟，凑凑然出，觉则止而不复出矣。睡则胃气行里，表中阳气不致，故津液得泄，觉则气行于表而汗止矣。杂病盗汗，责其阴虚。伤寒盗汗，由邪气在半表半里使然也。若邪气在表，则仅谓之自汗矣。经曰：微盗汗出，反恶寒者，表未解也。又阳明当作里实而脉浮者，云必盗汗，是犹有表邪也。又三阳合病，目合则汗，是知盗汗邪在表里之间，而悉属和解明矣。非若自汗，有表里虚实之别也。太阳病，脉浮动数，头痛发热，微盗汗出，反恶寒者，表未解也。详见结胸。阳明病，脉浮而紧，必潮热发作有时。但浮者，必盗汗出。《活人》云：脉浮盗汗，黄芩汤或柴胡姜桂汤、桂枝茯苓白术汤。三阳合病，脉浮大，上关上，但欲眠睡，目合则汗。〔成〕关脉以候少阳之气。太阳之脉浮，阳明之脉大，脉浮上关上，知三阳合病。胆热则睡。少阴病但欲眠睡，目合则无汗，以阴不得有汗。但欲眠睡，目合则汗，知三阳合病，胆有热也，小柴胡汤、泻心汤。〔张〕或谓此证俱属少阳篇中，亦可用小柴胡否？答曰：可用。夫三阳合病，其邪发见于脉也。浮者，太阳也。大者，阳明也。上关上者，少阳也。但欲眠睡，目合则汗，此胆有热。脉证相符，故出于少阳篇下。盖浮脉无证不可汗，大脉无证不可下，浮大之脉俱上关，知三阳合病而热在胆也。然胆居在半表半里，用小柴胡亦当。

头汗

　　头乃诸阳之会，热蒸于阳，故但头汗出也。三阴无头汗，其经不上头故也。遍身有汗，谓之热越，但头汗出而身无汗者，热不得越而上达也。如瘀热在里，身必发黄，及热入血室，与其虚烦，或阳明被火，及水结胸数者，皆但头汗出，俱是热不得越。故或吐、或下，以除其热也。且邪但在表，则无头汗之证必也。寒湿相搏，与邪在半表半里，乃有头汗也。如伤寒五六日，已发汗而复下之，胸胁满，微结，小便不利，渴而不呕，但头汗出，往来寒热，心烦。及伤寒五六日，头汗，微恶寒，手足冷，心下满，口不欲食，大便硬，脉细者，此皆邪在表里两间，令头汗出也。湿家但头汗出，欲得被覆向火者，寒湿相搏，故头汗也。此皆不得谓之逆。然小便不利而成关格，若头汗者，阳脱也。经云：关格不通，不得尿，头无汗者生，有汗者死。又湿家下后，头额汗出而微喘者，亦阳脱也。经云：湿家下之，额上汗出，小便不利者死；下利不止者亦死。二者乃头汗之逆。太阳伤寒十余日，热结在里，复往来寒热，大柴胡汤。但结胸，无大热者，此水结胸，但头微汗者，大陷胸汤。伤寒五六日，已汗复下，胸胁满，微结，小便不利，渴而不呕，但头汗出，往来寒热，心烦者，此为未解也，柴胡桂枝干姜汤。太阳病，中风，以火劫发汗，邪风被火热，血气流溢，失其常度，两阳相熏灼，其身发黄，阳盛则欲衄，阴虚则小便难，阴阳俱虚竭，则身体枯燥，但头汗出，剂颈而还，腹满微喘，口干咽烂，或不大便，久则谵语，甚者至哕，手足躁扰，捻衣摸床。小便利者，其人可治。

〔成〕风为阳邪，因火热之气，则邪气愈甚，迫于血气，使血气流溢，失其常度。风与火气，谓之两阳，两阳相熏灼，热发于外，必发身黄。若热搏于经络，为阳盛外热，迫血上行，必衄。热搏于内者，为阴虚内热，必小便难。若热消血气，血气少，为阴阳俱虚，血气虚少，不能荣于身体，为之枯燥。三阳经络至颈，三阴经络至胸中而还，但头汗，剂颈而还者，热气炎上，搏阳而不搏于阴也。《内经》曰：诸腹胀大，皆属于热。腹满微喘者，热气内郁也。《内经》曰：火气内发，上为口干咽烂者，火热上熏也。热气上而不下者，则大便不硬，若热气下入胃，消耗津液，则大便硬。故云或不大便，久则胃中燥热，必发谵语。《内经》曰：病深者，其声哕。火气大甚，正气逆乱则哕。又曰：四肢者，诸阳之本也。阳盛则四肢实，火热太甚，故手足躁扰，捻衣摸床，扰乱也。小便利者，为火未剧，津液未竭，而犹可治也，宜黄芩栀子柏皮汤。衄，黄芩汤。小便难，五苓散。小便利，津液未竭。其不利者，上干下竭，故名不治。大柴胡汤、承气汤。**太阳病，脉浮动数，头痛发热，微盗汗出，而反恶寒者，表未解也。医反下之，动数变迟，阳气内陷，心中因硬，则为结胸。若不结胸，但头汗出，余处无汗，剂颈而还，小便不利，身必发黄。**〔赵〕头汗出有数种，如发黄头汗出者，热不得越而上泄也。背强恶寒，头汗出者，寒湿客搏经络也。下血谵语，头汗出者，热入血室。虚烦懊𢙀，头汗出者，邪客胸中，熏发于上也。水结胸，头汗出者，水气停蓄，不得外行也。阳微结，与往来寒热，头汗出者，邪在半表半里也。发黄鼻衄，小便难，头汗出者，邪风火热，熏灼上炎也。此数者，皆为邪风所干而然。今《活人书》却称病人表实里虚，玄府不开，五内干枯，胞中空虚，津液寡所致。于上数证，皆非也。外有二证，又为头汗出之逆。经云：关格不通，不得尿，头无汗者生，有汗者死。又湿家下之，额上汗出微喘，小便利者死，下利不止者亦死。以阳气上脱故也。《活人书》此问不言，何以为可治不可治之别。**阳明病，发热汗出，此为热越，不能发黄也。但头汗出，身无汗，剂颈而还，小便不利，渴引水浆，此为瘀热在里，身必发黄，茵陈汤主之。或用茵陈五苓散。三阳合病，腹满身重，难以转侧，口不仁而面垢，谵语遗尿，发汗则谵语，下之则额上生汗，手足逆冷。若自汗出者，白虎汤。阳明病，被火，额上微汗出，小便不利，必发黄。**〔成〕阳明病则为内热，被火则火热相合而甚，若遍身汗出而小便利者，热得泄越，不能发黄。今额上微汗出而小便不利，则热不得越，郁蒸于胃，必发黄也。茵陈五苓散、栀子柏皮汤。**阳明病，下之，其外有热，手足温者，不结胸，心中懊𢙀，饥不能食，但头汗出，栀子豉汤。阳明病，下血谵语者，此为热入血室，但头汗出者，刺期门，随其实而泻之，濈濈然汗出而愈。**〔成〕阳明病，热入血室，迫血下行，使下血谵语。阳明病，法多汗，以夺血者无汗。故但头汗出也。刺期门，以散血室之热，随其实而泻之，以除阳明之邪，热散邪除，则荣卫得通，津液得复，濈然汗出而解。**伤寒五六日，头汗出，微恶寒，手足冷，心下满，口不欲食，大便硬，脉细者，此为阳微结，必有表复有里也。脉沉，亦在里也。头汗出为阳微。假令纯阴结，不得复有外证，悉入在里。此为半在**

里半在外也。脉虽沉紧，不得为少阴病。所以然者，阴不得有汗。今头汗出，故知非少阴也。可与小柴胡汤。若不了了者，得屎而解。

〔成〕伤寒五六日，邪当传里之时，头汗出，微恶寒者，表仍未解也。手足冷，心下满，口不欲食，大便硬，脉细者，邪结于里也。大便硬为阳结，此邪热虽传于里，然以外带表邪，则热结犹浅，故曰阳微结。脉沉虽为在里，若纯阴结，则更无头汗、恶寒之表证。诸阴脉，皆至颈胸中而还，不上循头。今头汗出，知非少阴也。与小柴胡汤，以除半表半里之邪。服汤已，外证罢而不了了者，为里热未除，与汤取其微利则愈。故云得屎而解。

〔孙〕凡水结胸胁间，头必有汗，治以半夏茯苓汤。

〔《活》〕病人表实里虚，玄府不开，则阳气上出，汗见于头。凡头汗出者，五脏干枯，胞中空虚，津液少也，慎不可下，下之则重虚。

〔海〕头汗出，剂颈而还，血证也。额上偏多者，属心部，为血证也。独益中州脾土，以血药治之，其法无以加矣。

手足汗

胃主四肢，为津液之主，故病则手足汗出也。手足汗出，为热聚于胃，是津液之旁达也。经曰：手足濈然汗出，大便已硬。又曰：手足漐漐汗出，大便难而谵语。二者俱宜下之。又阳明中寒，不能食，小便不利，手足濈然汗出，此欲作痼瘕，不下为宜。二者俱手足汗出，一则大便初硬后溏，胃中冷，水谷不别，故不可下。一则大便难，谵语，为阳明证具，故宜下也。二阳并病，太阳证罢，但发潮热，手足漐漐汗出，大便难而谵语，下之则愈，大承气汤。阳明病，脉迟，虽汗出不恶寒，身重短气，腹满而喘，潮热者，此外欲解，可攻里也。手足濈然而汗出，此大便已硬也，大承气汤主之。详潮热。阳明病，若中寒不能食，小便不利，手足濈然汗出，此欲作痼瘕，必大便初硬后溏，以胃中冷，水谷不别故也。厚朴生姜半夏甘草人参汤、吴茱萸汤、理中汤。

无汗

有数种：寒邪在表而无汗者，邪气行于里而无汗者，水饮内蓄而无汗者，阳虚无汗者。经谓太阳病，无汗而喘；及脉浮紧，无汗发热；及不出汗而烦躁。阳明病，反无汗而小便利；二三日，呕而咳，手足厥，若头痛及鼻干不得汗；脉浮，无汗而喘；与其刚痓无汗。是数者，皆寒邪在表而无汗者也。经谓阳明病，无汗，小便不利，心中懊侬，身必发黄；及伤寒发热无汗，渴欲饮水，无表证者，白虎加人参汤；与夫三阴为病，不得有汗。惟少阴亡阳一证有得汗，是转属少阴者也。是数者，皆邪行于里而无汗者也。其水饮内蓄无汗者，经谓服桂枝汤，或下之，仍头痛项强，翕翕发热，无汗，心满微痛，小便不利，桂枝去桂加茯苓、白术是也。其阳虚无汗者，经谓脉浮而迟，迟为无阳，不能作汗，其身必痒是也。太阳发热恶寒，身疼无汗而喘，麻黄汤证。发热恶寒，身疼，不汗出而烦躁，大青龙汤证。服桂枝，或下之，仍头项强痛，发热无汗，心下微痛，小便不利，桂枝去桂加茯苓白术汤证。项背强几几，无汗恶风，葛根汤证。阳明脉浮，无汗而喘，麻黄汤证。以上俱前见。伤寒脉浮，发热无汗，其表不解，不可与白虎汤。渴欲饮水，无表证者，白虎加人参汤。阳明病，法多汗，反无汗，身如虫行皮中状者，久虚故也。胃为津液之主，病人久虚，津液竭，不能为汗。胃主肌肉，实则为痛，虚则为痒，宜用黄芪建中汤，得津液既和而阳明证仍在，以小柴胡汤徐解之。阳明病，反无汗而小便利，二三日，呕而咳，手足厥者，必苦头痛；若不咳不呕，手足不厥者头不痛。阳明病，无汗，小便不利，心中懊侬者，必发黄。〔成〕阳明病，无汗而小便不利，热蕴于内而不得越，心中懊侬者，热气郁蒸，欲发于外而为黄也，宜茵陈五苓散、桂枝柏皮汤。少阴病，但厥无汗，强发之，必动其血，或从口鼻，或从目出，名下厥上竭，为难治。〔成〕但厥无汗，热行于里也。而强发汗，虚其经络，热乘经虚，迫血妄行，从虚而出，或从口鼻，或从目出。诸厥者，皆属于下。但厥，为下厥。血亡于上，为上竭。伤气损血，邪甚正虚，故为难治也。

不得汗

太阳病，以火熏之，不得汗，其人必躁，到经不解，必清血，名为火邪。〔成〕此火邪迫血而血下行也。太阳病，用火熏之，不得汗则热无从出，阴虚被火，必发躁也。六日传经尽，至七日，再到太阳经，则热气当解。若不解，热气迫血下行，必清血。清，厕也。柏皮汤、犀角地黄汤。太阳病八九日，如疟状，发热恶寒，热多寒少，其人不呕，清便欲自可，一日二三度发，脉微缓者，为欲愈。脉微，恶寒者，此阴阳俱虚，不可更汗、吐、下也。面色反有热色者，以不得小汗出，身必痒，宜桂麻各半汤。太阳病，二日反躁，凡熨其背而大汗出，火热入胃，胃中水竭，躁烦必发谵语。十余日，振栗自下利者，为欲解。从腰以下不得汗，欲小便不得，反呕，欲失溲，足下恶风，大便硬，小便当数反不数，及不多。大便已，头卓然痛，足心必热，谷气下流故也。或云汗多先服桂枝汤，后用调胃承气汤，谷气下流，小和之，小承气汤。阳明中风，脉弦浮大而短气，腹满，胁下及心痛，久按之气不通，鼻干不得汗，嗜卧，一身面目悉黄，小便难，有潮热，时时哕者，柴胡汤。但脉浮，无余证者，麻黄汤。或当汗而汗之，服汤至三剂而不得汗者，死病也。或热病脉躁盛而不得汗者，黄帝谓阳脉之极也死。此二者为真病不治。然有当和解之证，汗之而不得汗者和解之，力到汗自出而解矣，慎莫错会作死证也。

◎ 潮热

潮热者，若潮汛之来，不失其时，一日一发，按时而发者，谓之潮热。若日三五发者，是即发热，非潮热也。潮热属阳明，阳明旺于未申，必于日晡时发，乃为潮热。

太阳 病，重发汗而复下之，不大便五六日，舌上燥而渴，日晡小有潮热，从心下至少腹硬满而痛不可近者，大陷胸汤主之。〔成〕重发汗而复下之，则内外重亡津液，而热内结，致不大便五六日，舌上燥而渴也。日晡潮热者属胃，此日晡小有潮热，非但在胃，从心下至少腹硬满而痛不可近者，是一腹之中，上下邪气俱甚者也，宜大陷胸汤以下其邪。〔丹〕谨按太阳病已重发汗，表则虚矣，而复下之，里又虚矣。不大便五六日，可见津液之耗矣。非若前章之未曾发汗而但下之伤于早尔。今虽有硬痛，而可以迅攻之乎？若日潮热于申酉，系阳明，属调胃承气证。既又曰：小有潮热，犹可疑待之间，将无他法以缓取之乎？潮热，本属阳明也。太阳潮热，惟此一证耳。杂病太阳潮热，则在巳午。更玩一小字，则知邪太阳为多，阳明为少。

阳明 病，潮热，大便微硬，可与大承气汤，不硬者不与之。若不大便六七日，恐有燥粪，欲知之，可少与小承气汤，入腹中转矢气者，此有燥粪，乃可攻之。若不转矢气者，此但初头硬，后必溏，不可攻之，攻之必胀满不能食也。欲饮水者，与之则哕。其后发热者，必大便复硬而少也，以小承气汤和之。不转矢气者，慎不可攻也。阳明病，脉迟，虽汗出，不恶寒者，其身必重，短气，腹满而喘，有潮热者，此外欲解，可攻里也。手足濈然汗出者，此大便已硬也，大承气汤主之。若汗多微发热，恶寒者，外未解也。其热不潮，未可与承气汤。若腹大满不通者，可与小承气汤微和胃气，勿令大泄下。阳明病，谵语有潮热，反不能食者，胃中必有燥屎五六枚也。若能食者，但硬尔，宜大承气汤下之。胃热当消谷引食，反不能食者，胃中有燥屎而实也。若能食者，胃中虚热，虽硬不得有燥屎，玩但字，则末句恐当在若能食者之上。燥屎在大肠而曰胃中者，伤寒传胃不传大肠，治病必求其本，故仲景从本言之，况承气能下燥，大肠同为燥金也。二阳并病，太阳证罢，但发潮热，手足漐漐汗出，大便难而谵语者，下之则愈，宜大承气汤。〔成〕本太阳病，并于阳明，名曰并病，太阳证罢，是无表证。但发潮热，是属阳明。一身汗出，为热越，今手足漐漐汗出，是热聚于胃也，必大便难而谵语。经曰：手足漐然而汗出者，必大便已硬也。与大承气汤以下胃中实热。阳明病，谵语发潮热，脉滑而疾者，小承气汤主之。与汤一升，腹中转矢气者，更服一升。不转矢气，勿更与之。明日不大便，脉反微涩者，里虚也，为难治，不可更与承气汤也。〔成〕阳明病，谵语发潮热，若脉沉实者，内实也，则可下。若脉滑疾，为里热未实，则未可下，先与小承气汤和之。汤入腹中，转矢气者，中有燥屎，可更与小承气汤一升以除之。若不转矢气者，是无燥屎，不可更与小承气汤。至明日，邪气传时，脉得沉实紧牢之类，是里实也。反得微涩者，里气大虚也。若大便利后，脉微涩者，止为里虚而犹可。此不曾大便，脉反微涩，是正气内衰，为邪胜也，故曰难治。

大承气汤方

海藏云：厚朴去痞，枳实泄满，芒硝软坚，大黄泄实，必痞满燥实四证全者，方可用之。

大黄四两，酒洗　厚朴炙，去粗皮，半斤　枳实五枚，炙　芒硝七钱半

上四味，以水一斗，先煮二物，取五升，去滓。纳大黄，煮取二升，去滓。纳芒硝，更上火微煎一二沸，分温再服。得下，余勿服。

〔成〕承，顺也。伤寒邪入胃者，谓之入腑。腑之为言聚也。胃

为水谷之海，荣卫之原，水谷会聚于胃，变化为荣卫。邪气入胃，胃气郁滞，糟粕秘结，壅而为实，是正气不得舒顺也。本草云：通可去滞，泄可去闭。塞而不利，闭而不通，以汤荡涤，使塞者利，而闭者通，正气得以舒顺，故曰承气也。王冰曰：宜下必以苦，宜补必以酸。溃坚破结，苦寒为主，是以枳实为君。《内经》曰：燥淫于内，治以苦温。泄满除燥，苦温为辅，是以厚朴为臣。《内经》曰：热淫于内，治以咸寒。人伤于寒，则为病热。热气聚于胃，则谓之实。咸寒之物，以消实热，故以芒硝咸寒为佐。《内经》曰：燥淫所胜，以苦下之。热气内胜，则津液消而肠胃燥，苦寒之物，以荡涤其燥热，故以大黄为使。是以大黄有将军之号也。承气汤，下药也，用之尤宜审，如大满大实有燥屎，乃可投也。如非大满，则生寒证，而结胸、痞气之属，由是而生矣。

小承气汤方

海藏云：大黄泄实，厚朴去痞，必痞实全者可用。

大黄四两　厚朴炙，去粗皮，二两　枳实三枚大者，炙

以上三味，以水四升，煮取一升二合，去滓，分温二服。初服汤，当更衣。不尔者，尽饮之。若更衣者，勿再服。

大热结实者，与大承气汤；小热微结者，与小承气汤。热不大甚，故大承气去芒硝；结不至坚，故不减朴、枳也。

〔吴〕或问承气汤，仲景有大、小、调胃之名，何也？然伤寒邪热传变入里，谓之入腑。腑者，聚也。盖邪热与糟粕蕴而为实也。实则潮热、谵语、手心濈濈汗出者，此燥屎所为也。如人壮大热大实者，宜大承气汤下之。小热小实者，与小承气汤下之。又热结不坚满者，故减去厚朴、枳实，加甘草而和缓之，故曰：调胃承气也。若病大而以小承气攻之，则邪气不伏。病小而以大承气攻之，则过伤正气。且不及，还可再攻，过则不能复救，可不谨哉。仲景曰：凡欲行大承气，先与小承气一盏，服之腹中转矢气，乃有燥屎也，可以大承气攻之。若不转矢气，慎不可攻。攻之则腹胀，不能食而难治。又曰：服承气汤得利，慎勿再服。此谆谆告诫也。凡用攻法，必须妙算，料量合宜，则应手而效。若不料量，孟浪攻之，必且杀人。

伤寒，若吐、若下后不解，不大便五六日，上至十余日，日晡所发潮热，不恶寒，独语如见鬼状，若剧者，发则不识人，循衣摸床，惕而不安，微喘直视，脉弦者生，涩者死。但发热谵语者，大承气汤主之。一服利，止后服。详循衣摸床。阳明病，发潮热，大便溏，小便自利，胸胁满不去者，小柴胡汤主之。阳明为病，胃实是也。今便溏而言阳明病者，谓阳明外证，身热汗出，不恶寒，反恶热之病也。阳明中风，脉弦浮大，短气，腹满，胁下及心痛，鼻干，不得汗，嗜卧，身黄，小便难，时时哕而潮热者，小柴胡加茯苓主之。伤寒十三日不解，胸胁满而呕，日晡所发潮热，已而微利。此本柴胡证，下之而不得利，今反利者，知医以丸药下之，非其治也。潮热者，实也。先宜小柴胡汤以解外，后以柴胡加芒硝汤主之。

柴胡加芒硝汤方

柴胡一两　黄芩　人参　甘草炙　生姜各五钱　半夏汤浸，三个　大枣三枚　芒硝一两

每服五钱，水一盏半，煎至八分，去滓。纳芒硝，更微沸，温服。

阳明病，脉浮而紧，必潮热，发作有时。但浮者，必盗汗出。〔成〕浮为在经，紧者里实。脉浮紧者，表热里实也，必发潮热，发作有时。若脉但浮而不紧者，止是表热也，必盗汗出。盗汗者，睡而汗出也。阳明病，里热者，自汗；表热者，盗汗。

《活人书》冬月阳明，潮热，脉浮而紧者，发作有时。但脉浮者，必盗汗，黄芩汤主之。方见下利。

◎ **谵语**

阳明为病，胃家实是也。胃实则谵语，故谵语宜入阳明门。

〔成〕谵者，谓呢喃而语也。又作谵，谓妄有所见而言也。斯皆胃中热盛，上乘于心，心为热冒，则神识昏乱而语言谬妄也。轻者睡中呢喃，重者寤亦谬语。经谓谵语、独语、狂语，及语言不休，与言乱者，由其热之有轻重也。谵语错妄，若与人言有次，与独语如见鬼者，热之轻也。狂言无所知识，甚则至于喊叫，与语言不休者，热之甚也。迨夫言乱，乃狂言骂詈，不避亲疏，此为神明已乱，难可复制其猖狂也。谵语之由，又自不

同：有火劫，有汗出，有下利，有下血，有燥屎在胃，有三阳合病，有过经，有亡阳等谵语者，俱已条具于后，兹不及赘。诸如此者，脉短则死，脉自和则愈。又身微热，脉浮大者生。逆冷，脉沉，不过一日死。或气上逆而喘满，或气下夺而自利，皆为逆也。

阳明胃实潮热宜下

阳明病，谵语，发潮热，脉滑而疾者，小承气汤主之。因与承气汤一盏，腹中转矢气者，更服一盏，若不转矢气，勿更与之。明日不大便，脉反微涩者，里虚也，为难治，不可更与承气汤。阳明病，谵语，有潮热，反不能食者，胃中必有燥屎五六枚。若能食者，但硬尔，宜大承气汤下之。二阳并病，太阳病罢，但发热，手足漐漐汗出，大便难而谵语者，下之则愈，宜大承气汤。阳明病，其人多汗，以津液外出，胃中燥，大便必硬，硬则谵语，小承气汤主之。若一服谵语止，勿更服。

胃实汗多宜下

汗出谵语者，必有燥粪在胃中，此为风也。须下之必过经乃可下。下之若早，语言必乱，以表虚里实故。下之则愈，宜大承气汤。夫实则谵语，虚则郑声。谵语者，谓乱言无次，数数更端也。郑声者，谓郑重频烦也，只将一句旧言，重叠频言之，终日殷勤，不换他声也。盖神有余，则能机变而乱语，数数更端。神不足，则无机变而只守一声也。伤寒四五日，脉沉而喘满，沉为在里，而反发其汗，津液越出，大便为难，表虚里实，久则谵语。〔成〕氏谓郑声为郑卫之声，非是。前已辩明。

火后

形作伤寒，其脉不弦紧而弱，弱者必渴，被火者必谵语，弱者发热脉浮，解之当汗出愈。太阳病，火劫汗后，身黄，小便难，身体枯燥，头汗，腹满微喘，或不大便，久则谵语。论见头汗。太阳病二日，反躁，乃熨其背而大汗出，火热入胃，胃中水竭，躁烦，必发谵语。十余日振栗自下利者，此为欲解。少阴病咳，咳而下利，谵语，小便难者，被火气劫汗故也。吐、下、汗、温针后，谵语，柴胡证罢者，此为坏病。知犯何逆，以法治之。详见坏证。

汗后

伤寒，脉浮，自汗，小便数，心烦，微恶寒，脚挛急，反与桂枝欲攻其表，此误也。若胃气不和，谵语者，少与调胃承气汤。方论见厥。三阳合病，腹满身重，难以转侧，口不仁而面垢，谵语遗尿。发汗则谵语，下之则额上生汗，手足逆冷。若自汗出者，白虎汤主之。论见身重。伤寒四五日，脉沉而喘满。沉为在里，而反发其汗，津液越出，大便为难，表虚里实，久则谵语，大承气汤。见不大便。伤寒，脉弦，头痛发热者，属少阳。少阳不可发汗，发汗则谵语，此属胃。胃和则愈，胃不和则烦而悸。见少阳病。发汗多，亡阳谵语者，不可下。与柴胡桂枝汤，和其荣卫，以通津液。后自愈。发汗多，又重发汗者，亡其阳，谵语脉短者死。脉自和者不死。诸逆发汗，病微者瘈，剧者言乱目眩者死。

下后

伤寒八九日，下之，胸满烦惊，小便不利，谵语，一身尽痛，不可转侧者，柴胡加龙骨牡蛎汤。方论见惊。

热入血室

阳明病，下血谵语者，此为热入血室，但头汗出者，刺期门，随其实泻之，濈然汗出则愈。腹满谵语，脉浮紧者，亦刺期门。太阳少阳并病，发汗则谵语，脉弦，五六日谵语不止者，宜刺期门。妇人中风，发热恶寒，经水适来，得之七八日，热除脉迟者身凉，胸满如结胸状，谵语者，刺期门。若昼则明了，暮则谵语者，无犯胃气及上二焦，必自愈。《活人》以小柴胡汤主之。论见妇人伤寒。

伤寒十三日不解，过经谵语者，以有热也，当以汤下之。若小便利者，大便当硬，而反下利，脉调和者，知医以丸药下之，非其治也。若自下利者，脉当微厥，今反和者，此为内实也，调胃承气汤主之。〔成〕伤寒十三日，再传经尽，谓之过经。谵语者，阳明胃热也，当以诸承气汤下之。若小便利者，津液偏渗，大便当硬，反下利者，知医以丸药下之也。下利脉微而厥者，虚寒也，今脉调和，则非虚寒，由肠虚胃热，协热而利也，与调胃承气汤以下胃热。经文内实之实，当作热注。偏渗，偏当作漏。此段有五反一对：热与厥反，汤与丸反，便硬与下利反，脉微与脉和反，药下与自利反，小便与大便硬为一对，读者宜细心详之。

上下利谵语，其曰：脉调和而手足和，小便利者，阳也，故用承气下之，其脉当微厥。及少阴但欲寐，被火气劫汗，谵语，小便难者，阴也，故当用补剂和之。但欲寐、下利、谵语俱见下利少阴条。

〔许〕有人病伤寒，下利身热，神昏多困，谵语，不得眠。或者见下利，便以谵语为阴虚证。予曰：此亦小承气证。众骇曰：下利而服小承气，仲景之法乎？予曰：此仲景之法也。仲景云：下利而谵语者，有燥粪也，属小承气汤而得解。予尝读《素问》云：微者逆之，甚者从之。逆者正治，从者反治。从多从少，视其事也。帝曰：何谓反治？岐伯曰：塞因塞用，通因通用。王冰注云：大热内结，注泻不止，热宜寒疗，结复须除，以寒下之，结散利止，则通因通用也。正合于此，又何疑焉？

《活》大便秘，小便赤，手足温，脉洪数者，必谵语也，调胃承气汤。谵语不恶寒，反恶热，白虎汤。已得汗，身和谵语者，柴胡桂枝汤。火迫而致谵语，亦白虎汤。

〔海〕治老幼及虚人伤寒五六日，昏冒言妄，小便或淋或涩，起卧无度，或烦而不得眠，并宜白虎汤加山栀一钱。

〔斗〕治热病及时疫，心躁狂乱奔走，状似癫痫，言语不定，久不得汗，及时疫不知人事者，以人中黄不拘多少，入罐内泥封固，武火煅半日，去火候冷，取出，于地上，以盆盖半日许，研如面，新汲水调下三钱。或未退，再服愈。人中黄，即屎也。

〔吴〕治伤寒热甚，心烦有痰，神昏谵语者，以竹沥一盏，生天花粉汁一盏服之，或加好金子三五钱，同煎妙。按此诸方，内热，不禁下者可用。

补虚

《素问》云：谵语者，气虚独言也。楼全善云：余用参、芪、归、术等剂治谵语，得愈者百十数。岂可不分虚实，一概用黄连解毒、大小承气等汤以治之乎？《难经》云：脱阳者见鬼。仲景谓亡阳谵语，亦此义。

〔海〕黄芪汤，治伤寒或时悲哭，或时嬉笑，或时太息，或语言错乱失次。世疑作谵语狂言者非也，神不守室耳。两手脉浮沉不一，举按全无力，浮之损小，沉之亦损小，皆阴脉也。甚者用调中丸，或理中丸。方见前补养条。

〔**丹**〕浦江郑兄，年二十岁，九月间，发热头痛，妄言见鬼，医与小柴胡汤数帖，热愈甚。予视之，形肥，面亦带白，却喜筋骨稍露，诊其脉弦大而数实。脉本不实，凉药所致。此因劳倦成病，与温补药自安。遂以参、术为君，苓、芍为臣，黄芪为佐，附子一片为使，与二帖而证不减。或曰：脉既数大，狂热而又大渴，用附子误矣。予曰：此虚证而误投寒凉之药，人肥而脉左大于右，事急矣，非加附子、参、术，焉能有急效？再与一帖，乃去附子，作大剂与服，至五十帖，得大汗而愈。自后，又补养两月，气体方始平复。一人，五月内患谵语，大发热，肢体不能举，喜冷饮，诊其脉洪大而数。用黄芪、茯苓浓煎如膏，却用凉水调与之。三四服后，病者昏睡如死状，但颜色不改，气息如常，至次早方醒，诸证悉退而安。卢兄汗后再发热，妄言，吕仲修汗后热不退，亦妄言，陶明节热退后不识人，言语谬妄，皆用参、芪、术、归等补剂而愈。信哉！谵语属虚者，十居八九。

阴证

手足冷，脉细微而谵语，用四逆汤。《活人》用白通汤，海藏用黄芪加干姜汤。

侯辅之脉极沉细，外热内寒，肩背胸胁斑出十数点，语言狂乱。或曰：发斑谵语，非热乎？予曰：非也。阳为阴逼，上入于肺，传之皮毛，故斑出。神不守舍，故错语如狂，非谵语也。肌表虽热，以手按之，须臾冷透如冰。与姜附等药，数日约二十余两，得大汗而愈。后因再发，脉又沉迟，三四日不大便，与理中丸，三日内约半斤，其病全愈。以此知侯公之狂，非阳狂之狂，乃失神之狂，即阴虚也。

〔**诊**〕直视、谵语、喘满者死，下利者亦死。谵语妄言，身微热，脉浮大，手足温者生；逆冷，脉沉细者，不过一日死矣。

郑声

郑，字书曰：郑重频烦也。又曰：殷勤也。郑声，谓只将一事，频烦殷勤言之。盖神气不足，不能更易，而但守一声，与谵语之错出不伦者异矣。此虚实之分也。成氏以为郑卫之声，迂而凿矣。治法于前补虚条求之。

〔吴〕大抵郑声乃因内虚，正气将脱而言，皆不足之貌。如手足并冷，脉息沉细，口鼻气息短少，所说言语轻微无力，气少难以应息者，皆元气将脱也。或吃逆不止，神昏，气促不知人事者死。如气息不促，手足颇温，其脉沉细而微者，急以附子汤倍人参主之。或以接气丹、黑锡丹兼进一二服，以助其真气也。或浓煎人参，徐徐与之。或未可用附子者，以三白汤倍人参主之。

〔戴〕谵语属阳，郑声属阴。经云：实则谵语，虚则郑声。谵语者，颠倒错乱，言出无伦，常对空独语，如见鬼状。郑声者，郑重频烦，语虽谬而谆谆不已，老年人遇事则诤语不休，以阳气虚故也。此谵语、郑声虚实之所以不同也。二者本不难辨，但阳盛里实，与阴盛隔阳，皆能错语，须以他证别之。大便秘，小便赤，身热烦渴而妄言者，乃里实之谵语也。小便如常，大便洞下，或发躁，或反发热而妄言者，乃阴盛格阳之谵语也。里实宜下，调胃承气汤。热躁甚而妄言不休，大渴喜饮，宜理中汤。阴隔阳，宜温胆汤、四逆汤、附子理中汤。又有不系正阳明，似困非困，间时有一二声谵语者，当随证施治。外有已得汗，身和而妄言者，此是汗出后津液不和，慎不可下，乃非阳非阴者，宜小柴胡汤和建中汤各半帖，和荣卫，通津液。若阳传入阴，自利，手足厥逆，语或错乱，此虽已自利，其中必有燥屎，犹当下之，阴中之阳，宜调胃承气汤。瘀血在里，大便黑，小便利，小腹痛，其人如狂，谵语者，桃核承气汤。妇人伤寒，发热，经水适断，此热入血室，其血必结，亦能谵语，宜小柴胡汤。病后血气未复，精神未全，多于梦寐中不觉失声如魇，此不系谵语、郑声，宜温胆汤去竹茹，入人参半钱，或用六君子汤。

◎ 狂乱

经曰：邪入于阳则狂。又曰：重阳则狂。诸经之狂，为阳盛也。伤寒热毒在胃，并于心，至于发狂，为邪热极矣。狂之发作，少卧不饥，妄语笑，妄起行，弃衣而走，登高而歌，甚则逾垣上屋，皆独阳亢极使之，非吐下不能已。亦有当汗不汗，瘀热在里，下焦蓄血而如狂者，小便必利，特如狂而未至于狂耳。其或熏熨迫汗，灼艾烧针，令人烦躁，卧起不安，则谓之火邪惊狂。凡是数者，各有条例。其或狂言，目反直视，为肾绝。汗出辄复热，狂言不能食，皆死证也。非药石所能及矣。

阳明病，欲食，小便反不利，大便自调，其人骨节疼，翕翕如有热状，奄然发狂，濈然汗出而解者，此水不胜谷气，与汗共并，脉紧则愈。〔成〕阳明病，客热初传于胃，胃热则消谷而欲食。阳明病，热为实者，则小便当数，大便当硬。今小便反不利，大便自调者，热气散漫，不为实也。欲食则胃中谷多。《内经》曰：食入于阴，长血气于阳。谷多则阳气胜，热消津液则水少。经曰：水入于经，其血乃成。水少则阴血弱。《金匮要略》曰：阴气不通则骨痛。其人骨节疼者，阴气不足也。热甚于表者，翕翕发热。热甚于里者，蒸蒸发热。此热气散漫，不专著于表里，故翕翕如有热状。奄，忽也。忽然发狂者，阴不胜阳也。《内经》曰：阴不胜其阳者，则脉流薄疾，并乃狂。阳明蕴热为实者，须下之愈。热气散漫，不为实者，必待汗出而愈。故云濈然汗出而解也。水谷之等者，阴阳气平也。水不胜谷气，是阴不胜阳也。汗出则阳气衰，脉紧则阴气生，阴阳气平，两无偏胜则愈。故云：与汗共并，脉紧则愈。入腑见表证，汗出解理顺，见汗脉紧，首尾如初尔，桂枝汤主之。此段发汗则愈。〔汪〕按：水阴气则谷阳气。伤寒以阳为主，水不胜谷，乃阴不胜阳，病渐向安，故阴气与汗共并而散，因见脉紧。紧者，阴寒脉也。此则变热入腑，何以脉紧？盖由阴气与汗共并然也。且紧亦与长类，长为阳明本脉。成氏所注，汗出阳衰，脉紧阴生，阳衰阴生，则阴阳不平矣。下文又云：阴阳气平，两无偏胜，不知何谓？太阳病，六七日，表证仍在，脉微而沉，反不结胸，其人发狂者，以热在下焦，少腹当硬满，小便自利，下血乃愈。所以然者，以太阳随经，瘀热在里故也，抵当汤主之。或云桃仁承气汤。太阳病不解，热结膀胱，其人如狂，血自下者愈。其外不解者，尚未可攻，当先解外。外解已，但少腹急结者，乃可攻之，宜桃仁承气汤。

〔张〕或云上二条证，俱系下焦蓄血，中间虽有轻重，未审缘何而致此也。此皆发汗未得其宜，或当汗不汗，或汗迟，或脉盛汗微，或覆盖不周而不汗，其太阳之邪，无从而出，故随经入腑，结于膀胱。今小腹硬满，若小便不利者，血不蓄，若小便利者，乃蓄血证也。血或不蓄，为热迫之，血则自下，血下则热随血出而愈。若蓄血而不下，其处不解者，尚未可攻，当先解外。外已解，但少腹急结者，乃用桃仁承气汤攻之。此如狂者之所处也。其发狂者则不然，表证虽在，脉已沉微，邪气传里，其可已乎？下之则愈，故以抵当汤主之。

太阳病，身黄，脉沉结，少腹硬，小便不利者，为无血也。小便自利，其人如狂者，血证谛也，抵当汤主之。

伤寒脉浮，以火迫劫之，亡阳，必惊狂，起卧不安者，桂枝汤去芍药加蜀漆龙骨牡蛎救逆汤。方论见惊。汗家重发汗，必恍惚心乱，小便已阴痛，与禹余粮丸。方见痓。

附

阳毒

《活人》云：凡病人烦躁狂走，妄言叫骂，面赤咽痛，鼻如烟煤，或身斑如锦，或下利赤黄，此阳毒也。表者，阳毒升麻汤、黑奴丸；里者，大黄散。杨仁斋用葶苈苦酒汤、栀子仁汤、三黄汤、大黄散、升麻葛根汤加大黄。狂走者，水调瓜蒂末吐痰。

〔《本》〕治伤寒发狂，弃衣奔走，逾墙上屋，**鹊石散**。

黄连　寒水石各等分

上为细末。每服二钱，浓煎甘草汤，候冷调下。

〔云〕伤寒心风狂妄者，宜**防风黄连汤**。

黄连　大黄　防风　远志　茯神各半两

上为细末。每服一两，水煎服。

〔海〕黄芪汤，治伤寒或歌，或笑，或悲哭，谵言妄语。方见发热。

陈志仁伤寒狂妄，每欲狂走，四五人扶捉不定，脉虚数，用柴胡汤反剧。以参、芪、归、术、甘草、陈皮煎汤，一服狂定，再服安睡。

脱阳者见鬼，脱阴者发狂，宜峻补其阴，天地煎之类是也。天门冬、地黄煎膏为之。

〔阴证〕乃是病发于少阴，不当正发汗。医见其恶寒，遂强发之，汗因漏不止，其人亡阳，故狂，大与阴极发躁同。当用阴燥之药，加以收汗之剂，玉屏风散入熟附子一钱，仍外以温粉敷之。或冷汗自出，手足逆冷，其人狂不止者，宜四逆汤冷进。

发狂而肌表虽或热，以手按之，则冷透手，或肩背胸膈有斑十数点，脉极沉细，用干姜附子汤，以人参冷进。

◎ 循衣摸床

循衣摸床，危恶之候也。有二证：其一，由太阳中风，以火劫汗，因成坏病，捻衣摸床，小便利者生，不利者死。其一，由阳明里热之极，循衣摸床，脉弦者生，涩者死。

太阳中风，以火发汗，邪风被火，两阳相熏，其身发黄，阳盛则欲衄，阴虚则小便难，但头汗出，口干咽烂，或不大便，久则谵语，甚者至哕，手足躁扰，捻衣摸床。小便利者，可治。详头汗。 伤寒，若吐、若下后不解，不大便五六日，上至十余日，日晡所发潮热，不恶寒，独语如见鬼状。若剧者发则不识人，循衣摸床，惕而不安，微喘直视。脉弦者生，涩者死。微者，但发热谵语者，大承气汤主之。若一服利，止后服。〔成〕若吐若下，皆伤胃气。不大便五六日，上至十余日者，亡津液，胃气虚，邪热内结也。阳明旺于申酉戌，日晡所，发潮热。热者，阳明热甚也。不恶寒者，表证罢也。独语如见鬼状者，阳明内实也。以为热气有余。若剧者，是热气大甚也。热大甚于内，昏冒正气，使不识人，至于循衣摸床，惕而不安，微喘直视。伤寒阳胜而阴绝者死，阴胜而阳绝者死。热剧者为阳胜，脉弦为阴有余，脉涩为阴不足，阳热虽剧，脉弦知阴未绝，而犹可生；脉涩则绝阴，故不可治。其邪热微而未至于剧者，但发热谵语，可与大承气汤，以下胃中热。经曰：凡服下药，中病即止，不必尽剂。此以热未剧，故云若一服利，则止后服。〔赵〕此段当分作三截看，自伤寒若吐、若下后不解，不大便五六日，上至十余日，日晡所发潮热，不恶寒，独语如见鬼状止，为上一截，是将潮热谵语，不恶寒，不大便对为现证。下文又分作一截，以辨剧者、微者之殊。微者，但发热谵语。但字为义，以发热谵语之外，别无他证。其用承气汤，日一服利，止后服，见其热轻，犹恐下之太过也。至于剧者，发则不识人，循衣摸床，惕而不安，微喘直视。如此热极证危，不可不决其死生以断之。以脉弦者生，涩者死。此阳热已极，若脉弦，为阴未绝，犹可下之，以复其阴。若脉涩，为阴绝，不可药而必死矣。今《活人书》但言剧者，而去其微者二字，混两证通作一证，总曰用承气汤。又将脉弦者生，涩者死，本剧者断语，移而继于微者服药之后，岂有但发热谵语，无别恶候，遽然脉涩而致于死耶？仲景论中虽别有潮热谵语，脉涩难治一证，乃是服承气汤后，未曾得大便，蕴毒不泄，脉反微涩，为正衰邪胜，故难治。此论中病微者，服汤得利后，则邪热因泄而解矣，尚何生死之议耶？又云：弦者，阳也；涩者，阴也。阳病见阴脉者生。在仲景法中，弦涩者属阴不属阳，得无疑乎？

〔许〕有人病伤寒，大便不利，日晡发潮热，手循衣缝，两手撮空，直视喘急。更数医矣，见之皆走。此诚恶候，得之者，十中九死。仲景虽有证而无法，但云：脉弦者生，涩者死。已经吐下，难以下药，谩且救之。若大便得通，而脉弦者，庶可治也。与小承气汤，一服而大便利，诸疾渐退，脉且微弦。半月愈。或问曰：下之而脉弦者生，此何意也？予曰：《金匮玉函》云：循衣妄撮，怵惕不安，微喘直视，脉弦者生，涩者死。微者，但发热谵语者，承气汤主之。予尝观钱仲阳《小儿直诀》云：手寻衣领及捻物者，肝热也。此证在《玉函》列于阳明部，盖阳明者，胃也。肝有热邪，淫于胃经，故以承气泻之。且得弦脉，则肝平而胃不受克，此所谓有生之理。读仲景论，不能博通诸医书，以发明其隐奥，吾未之见也。海藏云：许学士作循衣撮空是肝热风淫未疾，此论诚当。然莫若以为肺热之邪，其人必妄言乱语。《难经》云：肺邪入心为谵语。

附

〔楼〕尝治循衣摸床数人，皆用大补气虚之剂。唯一人兼眴振脉代，遂于补剂中略加桂二分，亦振止脉和而愈。

◎ 渴

经云：病人不恶寒而渴者，此转属阳明也。又曰：服柴胡汤已渴者，属阳明也。故以渴入阳明门。

〔成〕伤寒邪传里则渴，邪在表则不渴。夫三阳虽或有渴，不如三阴之甚也。故太阴腹满嗌干；少阴口燥舌干而渴，厥阴则消渴。消渴者，饮水多而小便少，谓其热能消水也。盖初传则热微而渴微，传深则热甚而渴甚也。凡渴，与水勿令极意。三阳微渴者，五苓散；

大渴者，白虎汤。三阴热甚而渴者，顺下之。其或渴微而强多饮之，则成悸动、支结、喘咳、饲哕、干呕、肿满、下利、小便不利，皆由此也。

太阳 病发汗后，大汗出，胃中干，烦躁不得眠，欲饮水者，少少与之，令胃气和则愈。若脉浮，小便不利，微热消渴者，五苓散。〔张〕烦渴用白虎汤宜也，其用五苓散渗津液，何哉？曰：白虎乃表证已解，邪传里而烦渴者用之。今脉尚浮，身有微热而渴，乃表邪未全解，故用桂枝之辛和肌表，白术、茯苓之甘淡以润虚燥也。按：此说亦未莹。太阳，经也。膀胱，腑也。膀胱者，溺之室也。五苓散者，利溺药也。膀胱者，津液之腑。故东垣以渴为膀胱经本病。然则治渴者，当泻膀胱之热。泻膀胱之热者，利小便而已矣。发汗已脉浮数烦渴者，五苓散。本以下之，故心下痞，与泻心汤。痞不解，其人渴而口燥烦，小便不利者，五苓散。中风发热，六七日不解而烦，有表里证，渴欲饮水，水入即吐，名曰水逆，五苓散。

五苓散方

猪苓去皮，十八铢　泽泻一两六铢半　茯苓十八铢　桂枝去粗皮，半两　白术十八铢

上五味为末，以白饮和服方寸匕，日三服。多饮暖水，汗出愈。

苓者，令也。通行津液，克伐肾邪，专为号令者，苓之功也。五苓之中，茯苓为主，故曰五苓散。《内经》曰：淡味渗泄为阳。水饮内蓄，须渗泄之，必以甘淡为主，故以茯苓甘平为君，猪苓甘平为臣。虽甘也，终归甘淡。脾恶湿，水饮内蓄，则脾气不治。益脾胜湿，必以甘温为助，故以白术甘温为佐。《内经》曰：咸味渗泄为阴，泄饮导溺，必以咸为助，故以泽泻为使。水蓄不行则肾气燥。《内经》曰：肾恶燥，急食辛以润之。散湿润燥，必以桂枝辛热为使。多饮暖水，令汗出而愈者，以辛散而水气外泄，故解。

服桂枝汤，大汗后，大烦渴不解，脉洪大者，白虎加人参汤。太阳病，发热而渴，不恶寒者，为温病。柴胡、白虎、桂枝去桂加人参。伤寒，无大热，口燥渴，心烦，背微恶寒，白虎加人参汤。伤寒脉浮，发热无汗，其表不解者，不可与白虎汤。渴欲饮水，无表证者，白虎加人参汤主之。渴欲饮水，无表证者，太阳证罢，转属阳明也。下条意亦同，皆太阳转属阳明，故渴也。伤寒病，若吐、若下后，七八日不解，热结在里，表里俱热，时时恶风，大渴，舌上干燥而烦，欲饮

水数升者，白虎加人参汤主之。王注云：若纯在表，则恶风无时，今表里无热，故时时恶风也。

白虎加人参汤

治渴而脉洪，小便利者。

石膏碎，四两　知母一两半　甘草一两　粳米一合　人参五钱

上㕮咀。每服一两，水煎温服。

〔许〕有人初病呕吐，俄为医者下之，已七八日而内外发热。予诊之曰：当用白虎加人参汤。或曰：既吐复下，且重虚矣，白虎可用乎？予曰：仲景云：若吐下后，七八日不解，热结在里，表里俱热者，白虎加人参汤，正相当也。盖始吐者，热在胃脘，而脉至今虚大，三投汤而愈。仲景既云：伤寒若吐、若下后，七八日不解，表里俱热者，白虎加人参汤主之。又云：伤寒脉浮，发热无汗，其表不解，不可与白虎。又云：脉浮滑，此以表有热，里有寒，白虎加人参汤主之。国朝林亿校正谓：张仲景于此表里自差矣。予谓不然。大抵白虎能除伤寒中渴，表里发热，故前后二证，或云表里俱热，或云表热里寒，皆可服之。一种脉浮无汗，其表不解，全是麻黄与葛根证，安可行白虎也。林亿见所称表里不同，便谓之差，是亦不思之过也。

〔张〕用药有迟速之弊，故设法以关防。法有关防不尽者，则著方以拯治也。假如上二条，前条乃仲景设法以关防也，后条及伤寒病若吐若下后，七八日不解，结热在里，表里俱热，时时恶风，大渴，口舌干燥而烦，欲水数升者，以白虎加人参汤主之。此二条则著方以拯治也。夫白虎汤专治大烦大渴，古人设法之意，惟恐表证未罢而辄用之，治有太速之弊。若背微恶寒，及时时恶风二证，其中烦渴已甚，非白虎不能遏也。必候表邪俱尽，未免有太迟之愆也。此乃法之关防不尽者，故著方以拯治也。苟不著方，必然违法，此方法之妙，所以不可偏废也。

〔吴〕或问：白虎汤，仲景以表不解者不可与，又时时恶风，背上恶寒者，此有表也，又以白虎主之何也？盖石膏辛寒，解足阳明经本热，蒸蒸发热、潮热、表里皆热、舌燥烦渴之圣药也。且时时者，时或恶风而不常也。背上恶者，但觉微恶而不甚也。所有盛热

燥渴而用则无疑矣。若夫表证恶寒，常在背上恶寒而不燥渴者，切不可用也。又太阳经发热而渴，无汗者，不可与之。但汗后，脉洪大而渴者，则可与也。如阴伤寒面赤、烦躁、身热，与其胃虚恶心，大便不实，脉弱食少，无大热者，切不可用也。如误用之，则倾危可立而待矣。

太阳病，重发汗而复下之，不大便五六日，舌上燥而渴，日晡小有潮热，从心下至少腹硬满而痛不可近者，大陷胸汤。伤寒发热恶寒，大渴欲饮水，其腹必满，自汗出，小便利，其病欲解，此肝乘肺也。名曰横，刺期门。

阳明　病汗出多而渴者，不可与猪苓汤，以汗多，胃中燥，复利其小便故也。白虎加人参汤，小柴胡汤去半夏加瓜蒌、竹叶。〔张〕其阳明汗多，此阳明病未解而渴，胃中津液干燥，若与猪苓汤，复利其小便，是为实实虚虚之弊也。阳明病，脉浮而紧，咽燥口苦，腹满而喘，发热汗出，不恶寒，反恶热，身重，若渴欲饮水，口干舌燥者，白虎加人参汤主之。若脉浮，发热，渴欲饮水，小便不利者，猪苓汤主之。

少阳　伤寒中风，往来寒热，胸胁满，默默不欲饮食，心烦喜呕，或渴，或咳者，小柴胡汤。若渴者，去半夏加人参、栝楼根。伤寒四五日，身热恶风，项强，胁下满，手足温而渴者，小柴胡汤。得病六七日，脉迟浮弱，恶风寒手足温，医二三下之，不能食，而胁下满痛，面目及身黄，颈项强，小便难者，与柴胡汤，后必下重。本渴而饮水呕者，柴胡不中与也。或云：下重，渴欲饮水呕者，五苓加茵陈蒿汤。

少阴　渴而下利，属少阴，其病但兼欲寐，小便白者，四逆汤。兼咳呕，不得眠，小便不白者，猪苓汤。兼自利纯青色水者，大承气汤。有热者，白头翁汤。方论见下利。

厥阴　消渴，气上冲心，心疼，饥不欲食，食则吐蛔。若下之则利不止；若欲饮水，少少与之愈。邪传厥阴，则热已深也。邪自太阳传至太阴，则腹满而咽干，未成渴也。邪至少阴者，口燥舌干而渴，未成消也。至厥阴而消渴者，热甚能消水故也。饮水多而小便少者，谓之消渴。木生于火，肝气通心。厥阴客热，气上撞心，心中疼热。伤寒六七日，厥阴受病之时，为传经尽，则当入腑，胃虚客热，饥不欲食，蛔在胃中，无食则动，闻食气而出，得食蛔出，此热在厥阴经也。设使下之，虚其胃气，厥阴木邪相乘，必吐下不止。按：成氏为表阳邪传里者，非也，消渴心中疼热也。

随病治例

渴而头汗，小便不利，兼胁满，往来寒热者，柴胡桂枝干姜汤，兼发黄者，茵陈蒿汤。论见头汗。

表不解，心下有水气，干呕，发热，咳嗽，或渴，或利，或噎，或小便不利，少腹满，或喘，小青龙汤。又心下有水气，咳而微喘，发热不渴。服汤已渴者，此寒去欲解也。小青龙汤。俱宜去半夏，加栝楼根。

夏月，汗出恶寒，身热足冷而渴者，为中暑，白虎加人参汤及酒黄连主之。方见中暑。恶寒身热者，证似表也。足冷者，不可表。

发热恶寒，腹满汗出，小便利而渴者，为肝乘脾，刺期门。论见腹满。表解不恶寒而渴者，宜白虎汤。

渴而胁满，及往来寒热，其证未经汗者，小柴胡去半夏加人参瓜蒌汤。若汗下后者，柴胡桂枝干姜汤。详见胁满痛，并往来寒热。

渴而心下硬痛，日晡潮热，不大便者，为结胸，宜大陷胸汤。若但硬不痛者，为痞，与泻心汤。不解，反渴而小便不利者，宜五苓散。详见结胸、痞气二门。

病在阳明，应汗之，反以冷水噀之、灌之，其热益烦，肉上粟起，意欲饮水，反不渴者服文蛤散。若不瘥，与五苓汤。论见结胸。

文蛤散方

文蛤一两，即海蛤粉也，河间、丹溪多用之，大能治痰。

上一味为散，沸汤调服方寸匕。

渴欲饮水而不能饮者，丹田有热，胸中有寒。论见湿痹。

中风发热，六七日不解而烦，有表里证，渴欲饮水，水入则吐者，名曰水逆，五苓散主之。

渴欲饮水，若太阳发汗后，大汗出，烦躁不得眠者，及厥阴病，气起冲心，心疼，吐蛔者，少少与之愈。论见前条及气上冲。

凡得时气病，至五六日，而渴欲饮水不能多，不当与之。何者？以腹中热尚少，不能消之，更与水作病也。至七八日，大渴欲饮水者，犹当依证与之，与之常令不足，勿极意也。言能饮一斗，与五升。若饮而腹满，小便不利，若喘若哕，不可与之。忽然大汗出，是为自愈也。《活人》云：凡病，非大渴不可饮水。若小渴咽干者，少少呷润之，令其胃中和乃佳。

　　凡得病，反能饮水，此欲愈也。但闻病饮水自愈，小渴者，亦强与之饮，因成其祸，不可复救。《活人》云：强饮水，致饮停心下，满结喘者，当以五苓散或陷胸汤主之。下利脉弱、脉数而渴者，自愈。论见下利。渴而发热，其脉不弦紧而浮弱者，汗出愈。论见谵语。

　　〔楼〕《活人》云：切戒太阳证无汗而渴者，不可与白虎汤。阳明证，汗多而渴者，不可与猪苓汤。然太阳渴，终不可与白虎耶？太阳证，得汗后，脉洪大而渴者，方可与之也。阳明渴，终不可与五苓散耶？阳明证，小便不利，汗少，脉浮而渴者，方可与之也。

　　〔赵〕《活人》切戒太阳证无汗而渴者，不可与白虎汤。阳明证汗多而渴者，不可与五苓散。愚详仲景论治渴药有不可与之戒有二，伤寒脉浮，发热无汗，渴欲饮水，无表证者，白虎加人参汤。表不解，不可与。《活人》不云表不解，但云无汗不可与，则误矣。经云：阳明汗多而渴，不可与猪苓汤。《活人》改作五苓散。盖猪苓专渗泄，五苓兼汗利，安得而改之？经既云：汗多而渴者，不可与猪苓汤，而太阳伤寒，汗出而渴，复用五苓散者，盖渴虽同，汗之多寡则异。太阳属表，未至汗多胃燥，故用五苓渗热和表，非若阳明属里，汗多而胃燥也。经又云：阳明发热汗多，急下之。均是阳明汗多，前证戒利小便，此证不戒利大便，何也？盖渴者邪气散漫在经，未收敛入胃作实。此证不渴，则内已作实，外又发热，恐热内竭津液，故急下之。且猪苓、五苓又有可疑者，太阳病脉浮，小便不利，微热消渴者，五苓散。阳明脉浮，发热，渴欲饮水，小便不利者，猪苓汤。脉证皆同，何故用药之不同耶？然太阳邪在表，发汗不解，故用五苓，和表行津液。阳明邪已入里，热客下焦，故用猪苓渗泻其热。噫！白虎、猪苓、五苓等药，若能证察于机微，治明于权变，则可与不可与，庶得仲景之妙。外有自利而渴，条下注云：伤寒热入于脏，流于少阴之经。少阴主肾，肾恶燥，故渴而引饮。注用猪苓汤、白头翁汤。又后下利问中，重出自利而渴，条下却云：肾虚，故引水自救，通用白通、四逆、猪苓等汤。一问以渴为热，一问以渴为虚，冰炭不侔，何凭分别？又且分隶两门，设使后人临病检阅，前后两不相闻，疑误岂小！今详定少阴病，咳而下利呕渴，心烦不得眠；及厥阴证，下利欲饮水，是皆传经之邪热，脉必沉细数，仲景故以滑石、黄连等清利之。其或少阴自利而渴，欲吐不吐，心烦，但欲寐，是直入本经之阴邪也，脉必沉微，仲景故以附子、干姜温之。本问何不如此明示脉证，合为一门而明辨之，庶一见而两得焉。清之、温之，随其攸利，又何疑误之有？

　　〔吴〕凡渴，当分六经而治，太阳经标热在表则不渴，若热传入膀胱之本，则烦渴，脉浮数，小便不利也，五苓散。切不可与白虎汤。凡阳明病，脉长，标热，无汗而渴者，葛根解肌汤，或六神通解散倍葛根以汗解之。若阳明热传于胃中本热，恶热，濈濈汗出而渴，脉浮洪数者，人参白虎汤，五苓不中与也。若阳明本热，或蒸蒸而热，潮热，烦渴，舌燥口干饮水，大便实者，大柴胡汤，或调胃承气汤下之。若内未实，尚未可下，宜小柴胡增损用之。少阳脉弦数，口苦咽干，发热而渴者，小柴胡去半夏加栝楼根。余见本条。太阴自利则不渴。惟少阴有口苦饮水，小便色白者，此下有寒也。脉沉者附子汤。若身寒厥逆，脉滑而口渴者，此里有热也，人参白虎汤。凡阴证烦躁口渴，不能用水，脉沉足冷者，宜四逆汤冷饮之。凡伤寒时气等证，欲饮水者，为欲愈。盖得水则能和其胃气，汗出而解。不与水则干燥无由而作汗，遂致闷乱而死也。凡与水，须察病人勇怯、邪热轻重多少与之。宁从不及，不可太过，恐水多不能渗化，停蓄为害多矣。其水须用新汲井中者为良，凡热病热甚，大便实者，以玄明粉一二钱，加入水中饮之最妙。凡中暑烦渴者，加辰砂天水散，调水中饮之尤良。如虚人烦渴不饮水，以灯心煎汤，浸水中与之。凡口渴，细茶汤、白梅汤、绿豆汤皆可饮。香水梨、雪梨、嫩藕、西瓜皆可食。凡用冰，须以凉水洗去盐味方可。

　　〔戴〕凡渴，问其所饮欲冷欲热，欲多欲少。若饮多而欲冷者，阳渴也。更须审其有何证在经也。其太阳证，小便不利而渴者，五苓散。其阳明证，大便不利而渴者，宜于前本经求之，已利犹渴，宜白虎汤。其少阳证，寒热往来而渴者，小柴胡汤去半夏加栝楼根。如其数阴亦有自利而渴，各已见本经。但阴有渴，古人多用冷剂，以其皆挟阳气耳，经虽阴而病则阳也。然亦有下清谷，不系热利，纯是阴证而反见渴者，此是阴在下，隔阳于上，兼因泄泻，津液既去，枯燥而渴。其人虽引饮，所饮自少，而常喜温，不可投冷剂，宜理中汤或四逆汤加人参一钱。渴甚连理汤。有阳证不渴，阴证反渴者，阳明不甚渴，太阴乃大渴，不可不知。治渴一也，有坚肾水而渴止者，有利小便而渴愈者。坚肾水，则用天花粉之属；利小便，则用茯苓、猪苓之类。盖太阴以利小便为先，阳明以利小便为戒。少阳以胆经半表半里，未可下之。其人或大渴不止，当以小柴胡汤加天花粉之属，坚其肾水，肾水既坚，自还渗入大肠，大便微通，热去而渴解。若病在太阳，太阳在膀胱、肾经，非利小便，则热无从去，渴何由愈？外有非太阳证，烦躁发渴，此乃阴盛隔阳，不当润其渴，惟当治其阴。

附

〔**罗**〕伤寒食少而渴者，当以和胃之药止之。不可用凉药止之也。恐复损胃气，愈不能食，白术、茯苓是也。

〔**海**〕秦二母病太阴病，三日不解，后呕逆恶心，而脉不浮，与之半硫丸二三服。不止，复与黄芪建中汤。脉中极紧，无表里病，胸中大热，发渴引饮。皆曰阳证，欲饮之水。予反与姜、附等药。紧脉反沉细，阳犹未生，以桂、附、姜、乌之类，酒丸与百丸接之，二日中十余服，病人身热烦躁不宁，欲作汗也。又以前丸接之，覆以厚衣，阳脉方出而作大汗。翌日，大小便始通，下瘀血一盆，如猪肝然，用胃风汤加桂、附，三服血止。其寒甚如此，亦世所未见也。

少阴证，口燥舌干而渴，尺寸脉俱沉。沉迟则四逆汤，沉疾则大承气汤。少阴口燥舌干而渴，身表凉，脉沉细而虚者，泻心汤主之。此有形无形药也。

人参汤

治伤寒七八日，汗后，心烦燥渴。

人参　黄芩　柴胡　葛根各一两　山栀　甘草炙。各半两上为粗末。每服五钱，姜枣煎，温服。

〔《活》〕阳毒倍常，燥盛大渴者，黑奴丸主之。方见阳毒。风温如渴甚者，宜瓜蒌汤。方见风温。中暑伏热，屡治不瘥，其人发渴不已，酒蒸黄连丸主之。方见中暑。

〔脉〕热病在肾，令人渴，口干，舌焦黄赤，昼夜欲饮水不止，腹大而胀，尚不厌饮，目无精光者，死不治。

◎ 呕

干呕欲吐

〔成〕呕者，声物兼出也。俗谓之哕，非也。夫哕与哕，盖字异而音义俱同。吐者，但吐出其物而无声。故有干呕而无干吐。呕有责为热者，责为寒者。至于吐家则悉言虚冷也。呕又有停饮者，有胃脘有脓者，皆当明辨之。呕而发热者，柴胡汤证具，与其呕不止，心下急，郁郁微烦，大柴胡汤主之者，是邪热为呕也。膈上有寒饮干呕者，不可吐也，当温之，与其干呕吐涎沫，头痛者，吴茱萸汤主之，是寒邪为呕也。先呕后渴者，此为欲解。先渴后呕者，为水停心下，此属饮家，是停饮呕者。呕家有痈脓，不须治，脓尽自愈，是胃脘有脓而呕也。诸如此者，虽有殊别，大抵伤寒表邪欲传里，里气上逆则为呕也。是以半表半里证多云呕也。伤寒三日，三阳为尽，三阴当受邪，其人反能食而不呕，此为三阴不受邪。是知邪气传里者，必致呕也。至于干姜附子汤证云：不呕不渴，为里无热。十枣汤证云：干呕短气，汗出不恶寒者，此表解里未和也。即此视之，其呕为里热明矣。呕家之为病，气逆者必散之，痰饮者必下之。《千金》曰：呕家多服生姜，此是呕家圣药，是要散其逆气也。《金匮要略》曰：呕家用半夏以去其水，水去呕则止，是要下其痰饮也。呕多虽有阳明证，不可攻也，谓其气逆而未收敛为实也。其呕而脉弱，小便复利，身有微热，见厥者，已为难治，盖谓其虚寒之甚也。医者必审其邪气之虚实，疾证之逆顺，为施药剂，治则当矣。

太阳　病或已发热，未发热，必恶寒体痛，呕逆，脉阴阳俱紧者，名曰伤寒，麻黄汤。太阳病，过经十余日，反二三下之，后四五日，柴胡证仍在者，先与小柴胡汤。呕不止，心下急，郁郁微烦者，为未解也，与大柴胡汤下之则愈。按仲景虽曰：呕家虽有阳明证，不可攻，攻之为逆。然阳明伏热，熏蒸清道而呕且烦者，非以苦寒直折之不可也。故用大柴胡下之。伤寒发热，汗出不解，心下痞硬，呕吐而下利者，大柴胡。太阳病，过经十余日，心下温温欲吐，而胸中痛，大便反溏，腹微满，郁郁微烦，先此时自极吐下者，与调胃承气汤。若不尔者，不可与。但欲呕，胸中痛，微溏者，此非柴胡证。以呕，故知极吐下也。〔成〕心下温温欲吐，郁郁微烦，胸中痛，当责邪热客于胸中。大便反溏，腹微满，则邪热已下于胃也。日数虽多，若不经吐下，只是传邪，亦未可下，当与柴胡汤以除上中二焦之邪。若曾吐下，伤损胃气，胃虚而邪乘虚入胃为实，非柴胡汤所能去，调胃承气汤下胃热，以呕知胃气先曾伤动也。按：经文温温当作嗢嗢，又以呕下当有阙文，盖呕家正为柴胡证也，岂逸微溏字耶？呕而发热者，小柴胡汤主之。伤寒六七日，发热微恶寒，支节烦疼，微呕，心下支结，外证未去者，柴胡加桂枝汤主之。太阳与阳明合病，不下利，但呕者，葛根加半夏汤主之。《活人》云：头疼身热痛，肌热目疼鼻干，脉浮而长是也。

葛根半夏汤方

葛根　半夏各二钱　麻黄　生姜各一钱半　甘草　芍药　桂枝各一钱　大枣十二枚，擘

上㕮咀，以水一斗，先煎麻黄、葛根，减二升，去白沫，内诸药，煎取三升，温服一升，覆取微汗。

阳明　伤寒，发热无汗，呕不能食，而反汗出濈濈然者，是转属阳明也。大柴胡汤。食谷欲呕者，属阳明也，吴茱萸汤主之。得汤反剧者，属上焦也。葛根半夏汤。伤寒呕多，虽有阳明证，不可攻之，黄芩生姜半夏汤、小柴胡汤。《活人》用桔梗汤。阳明病，胁下硬满，不大便而呕，舌上白苔者，可与小柴胡汤。阳明病，反无汗，而小便利，二三日，呕而咳，手足厥者，必苦头痛。或用真武汤去茯苓。

少阳　呕而往来寒热，胸胁苦满者，宜小柴胡。若兼下利者，乃太阳、少阳合病，宜黄芩加半夏生姜汤。论见往来寒热及下利。太阳阳明合病，自下利为在表，当与葛根汤发汗。阳明少阳合病，自下利者为在里，可与承气汤下之。此太阳少阳合病，自下利为在半表半里，非汗下所宜，故与黄芩汤以和解之。呕者，胃气逆也，故加半夏、生姜以散逆气。伤寒五六日，呕而发热者，柴胡汤证具，而以他药下之，柴胡证仍在者，复与柴胡汤。血弱气

尽，腠理开，邪气因入，与正气相搏，结于胁下，正邪分争，往来寒热，休作有时，默默不欲饮食，脏腑相连，其痛必下，邪高痛下，故使呕也，小柴胡汤主之。邪气外甚，阳不主里，里气不和，气下而不上者，但下利而不呕，里气上逆而不下者，但呕而不下利也。与小柴胡汤，以解半表半里之邪。渴而饮水，呕者，柴胡不中与也。《活人》云：宜治膈间水，赤茯苓汤主之。方见后。

太阴　太阴之为病，腹满而吐，食不下，自利益甚，时腹自痛。若下之，必胸下结硬。

少阴　病下利六七日，咳而呕渴，心烦，不得眠者，猪苓汤主之。少阴病，下利，脉微涩，呕而汗出，必数更衣，反少者，当温其上，灸之。少阴病，二三日不已，至四五日，腹痛，小便不利，四肢沉重疼痛，自下利者，此为有水气。其人或咳，或小便利，或下利，或呕者，真武汤去附子加生姜。

厥阴　伤寒，热少厥微，指头寒，默默不欲食，烦躁数日，小便利，色白者，此热除也。欲得食，其病为愈。若厥而呕，胸胁烦满者，其后必便血，黄芩芍药汤、抵当汤。呕而脉弱，小便复利，身有微热，见厥者难治，四逆汤。伤寒，本自寒下，医复吐下之，寒格更逆吐下。若食入口即吐，干姜黄连黄芩人参汤。伤寒邪自传表，为本自寒下，医反吐下，损伤正气，寒气内为格拒。经曰：格则吐逆，食入口即吐，谓之寒格。更复吐下，则重虚而死。是更逆吐下，与干姜黄连黄芩人参汤以通寒格。〔赵〕仲景之意，以本因寒下，医复吐下，因成寒格吐证。经云：格则吐逆，若更复吐下，治之为逆。故用干姜以温里，黄连、黄芩反佐以取之，人参补正气也。今《活人》却言关脉迟，故用此药，何耶？虽然脉迟为胃中虚冷而吐者固也，又有脉数为胃中虚冷而吐者，仲景尝言之矣。病人脉数，数为客热，当消谷引食而反吐者，此以发汗令阳气微，膈气虚，脉乃数也。数为客热，不能消谷，以胃中虚冷故吐也。今以其脉异证同，故引此以为诊视之别。蛔厥者，其人当吐蛔。今病者静而复时烦，此为脏寒，蛔上入膈，故烦，须臾复止，得食而呕。又烦者，蛔闻食臭出，其人当自吐蛔，乌梅丸。详吐蛔。

〔**渴**〕先渴却呕者，为水停心下，此属饮家。《活人》云：赤茯苓汤主之。先呕却渴者，此为欲解候也。《金匮》云：呕思水者，急与之。

〔**下利**〕呕而下利，有寒热者为阳，宜黄芩汤、大柴胡汤。无热者为阴，宜猪苓汤、真武汤。并见吐利门。

〔烦〕呕而心烦，若汗、吐、下后者，栀子生姜豉汤。若未曾吐、汗、下后，兼咳而渴者，宜猪苓汤。详见不得眠。

呕家有痈脓者，不必治，脓尽自愈。服桂枝呕者，酒客病。

〔戴〕阳明证具，虽显然有可下证者，兼之呕多，犹属上焦，未可遽下，宜小柴胡汤。若太阳不与少阳、阳明合病，而独见太阳证，或吐泻者，恐病人膈间素有痰饮、停饮、伤滞，且以二陈汤定之。候呕吐定，徐进解太阳经药。若先呕却渴者，宜猪苓汤。先渴却呕者，宜治膈间之水，小半夏茯苓汤。渴欲饮水，水入即吐，吐已复渴，名曰水逆，由心经受热，而小肠不利也，宜五苓散。若少阴不渴而吐，或干呕者，理中汤去白术加生姜。呕而吐涎沫者，吴茱萸汤。太阴、厥阴间有呕吐，太阴宜理中汤，厥阴宜四逆汤，并加生姜煎。以上阴证，乃阴中之阴，宜用热剂。阳入阴者，能为利而不为呕，呕属上而近于外也，阳之所入者深，故利也。又有阳证病新瘥后见呕，别无所因，此余热在胃脘也，宜竹叶石膏汤，或橘皮竹茹汤。大凡得之太阳而呕者，必是合病，呕乃病渐入内，非正太阳也。曾记有人初得病，太阳证，有呕吐不住，药投暖剂，莫能治之。知太阳已汗解，固当用冷剂。是太阳见呕，非合阳明，则合少阳，其呕为热，用暖剂非矣。又记有人初病，具太阳证而呕，一家少长，患状悉类，与养胃汤入服，无不立效。此时行之气，适然如此，是为伤寒杂病，又非可以正经伤寒律之也。

〔吴〕初得之呕逆，呕哕清水，呕吐饮食者，皆着寒伤胃也。如恶寒拘急，未发热而呕逆，或吐食者，宜加减藿香正气散，或人参养胃汤。若已发热者，十味芎苏散发散，或葛根汤加生姜、半夏。若自汗者，不可发汗，宜正气散去紫苏以和之。凡发热口苦，脉弦数而呕，心烦而呕，胸胁满而呕，往来寒热而呕，日晡发热而呕，皆属少阳，并小柴胡倍加半夏、生姜主之。热少减黄芩，口干加葛根、栝楼根，心烦加姜汁炒黄连，心下痞满加枳实。若潮热内实，不大便，呕不止，心下郁郁微烦者，大柴胡下。凡呕吐，胃家有热，脉弦数，口苦烦渴；胃有寒，脉弦迟，逆冷不食；有水气，先渴后呕，腹满怔忡；有脓血，喉中腥，气奔逆上冲，不烦治之，呕脓尽自愈。此四者不可不辨。凡太阴腹满，吐食不下，或腹痛呕吐，脉沉者，理中汤加半夏、陈皮、藿香、厚朴、生姜之类，寒甚加附子。凡少阴饮食入口即吐，心下温温欲吐，复不能吐，手足寒，脉沉细者，四逆汤加半夏、生姜、橘皮之类。凡厥阴呕吐涎沫，逆冷，脉沉微者，吴茱萸四逆汤加半夏、生姜、陈皮之类。

干呕欲吐

太阳中风，阳浮而阴弱，阳浮者热自发，阴弱者汗自出，啬啬恶寒，淅淅恶风，翕翕发热，鼻鸣干呕者，桂枝汤主之。伤寒表不解，心下有水气，干呕，发热而咳，或渴，或利，或噎，或小便不利，少腹满，或喘者，小青龙汤。

〔张〕或问小青龙与小柴胡证，皆呕而发热，表里之证，大概仿佛，何故二方用药之不同？曰：夫伤寒表不解，里热未甚，而渴欲饮水不能多，不当与之。以腹中热尚少而不能消，水饮停蓄，故作诸证。然水寒作病，非温热之剂不能解，故用小青龙汤发汗散水。原其理，初无里证，因水寒以致然也。夫小柴胡证，系伤寒发热，热邪传里，在于半表半里之间，热气内攻，故生诸证。缘二证虽曰表里俱病，其中寒热不同，故用药有姜、桂、柴、苓之异也。

伤寒中风，医反下之，其人下利，日十数行，谷不化，腹中雷鸣，心下痞硬而满，干呕，心烦不得安。医见心下痞，谓病不尽，复下之，其痞益甚。此非热结，但以胃中虚，客气上逆，故便硬也，甘草泻心汤主之。伤寒一日，太阳受之，脉若静者，为不传，颇欲吐，若躁烦，脉数急者，为传也，宜与麻黄汤。表罢，小柴胡、白虎汤。伤寒，胸中有热，胃中有邪气，腹中痛，欲呕吐者，黄连汤。太阳中风，下利呕逆，表解者，可攻之。其人漐漐汗出，发作有时，头痛，心下痞硬满，引胁下痛，干呕短气，汗出不恶寒者，此表解里未和也，十枣汤。太阳病不解，转入少阳者，胁下硬满，干呕不能食，往来寒热，尚未吐下，脉沉紧者，与小柴胡汤。〔张〕或云：干呕胁痛，小柴胡、十枣汤皆有之，一和解，一攻伐，何也？盖小柴胡，病在半表半里间，外有寒热往来，内有干呕诸病，所以不可攻下，宜和解以散表里之邪。夫十枣汤证，外无寒热，其人漐漐汗出，此表已解也。但头痛，心下痞硬满，引胁下痛，干呕短气者，邪热内蓄而有伏饮，是里未和也，与十枣汤以下热逐饮。以上上二证，宜从表证以决，有表证而干呕胁痛者，乃柴胡汤证也。无表证而干呕胁痛，即十枣汤证也。上文所言头痛者，而饮家有此证，不可以常法拘，仲景所以述此者，恐后学见其头痛，以为表不解而不敢用也。食谷欲吐者，属阳明也，吴茱萸汤。得汤反剧者，属上焦也，小柴胡汤、栀子豉汤、黄芩汤。食谷欲吐者，胃不受也，与吴茱萸汤以温胃。得汤反剧者，上焦不纳也。少阴病，饮食入口即吐，心中温温欲吐，不能吐，始得之手足寒，脉弦迟者，此胸中实，不可下，当吐之。若膈上有寒饮，干呕者，不可吐也。急温之，宜四逆汤。少阴病，下利不止，厥逆无脉，干呕烦者，白通加猪胆汁汤。少阴病，下利清谷，里寒外热，手足厥冷，脉微欲绝，身反不恶寒，其人面赤色，或腹痛，或干呕，或咽痛，或利止脉不出者，通脉四逆汤。少阴病，欲吐不吐，心烦，但欲寐，五六日，自利而渴者，属少阴也。少阴病，脉微细沉，但欲卧，汗出不烦，自欲吐，至五六日自利，复烦躁不得卧者死。病解后，虚羸少气，欲吐者，竹叶石膏汤。

附

赤茯苓汤

治伤寒呕哕，心下满，胸膈有停水，头眩心悸。

赤茯苓　人参各一两　半夏姜制　橘红　白术各半两

上㕮咀。每服四钱，姜五片，水煎服。

葛根汤

治伤寒干呕不止。

葛根　人参　麦门冬去心　炙甘草各一两　半夏姜制　黄芪各七钱半　白茯苓　白术各半两

上㕮咀。每服三钱，生姜三片，枣二枚，同煎服。

少阳病

口苦咽干　眩　往来寒热　胸胁痛　胸满　胸痛　耳聋

少阳经治法，虽悉属和解，然有误汗谵语属胃一证，宜调胃下之。少阳虽无汗解之法，然有小柴胡加姜、桂者，亦温解微汗之意。又此经本证胸胁痛，耳聋，寒热往来，干呕，或呕苦水，宜小柴胡汤和解之。倘不解者，却宜大柴胡汤下之。若胸胁多痰，瓜蒂散吐之。斯仲景之微旨也。

和解：小柴胡汤　小柴胡加桂汤

吐：瓜蒂散

下：调胃承气汤　大柴胡汤

少阳之为病，口苦、咽干、目眩也。足少阳者，胆经也。《内经》曰：有病口苦者，名曰胆瘅。《甲乙经》曰：胆者，中精之腑，五脏取决于胆，咽为之使。少阳之脉，起于目锐眦。少阳受邪，故口苦、咽干、目眩。《活人》云：宜小柴胡汤。尺寸俱弦者，少阳受病也。以其脉循胁，络于耳，故胸胁痛而耳聋。查少阳篇有胸胁满而无痛证。或云：少阳病，耳聋、目赤、胸满而烦，为中风；口苦、咽干、目眩，为伤寒。少阳中风，两耳无所闻，目赤，胸中满而烦者，不可吐下，吐下则悸而惊。误吐，气虚者悸；误下，血虚者惊。伤寒脉弦细，头痛发热者，属少阳。少阳不可发汗，发汗则谵语，此属胃。胃和则愈，胃不和则烦而悸。〔成〕经曰：三部俱弦者，少阳受病，脉细者，邪渐传里。虽头痛发热，为表未解，以脉弦细，知邪客少阳，为半在表半在里，则不可发汗。发汗亡津液，胃中干燥，少阳之邪，因传入胃，必发谵语，当与调胃承气汤下之，胃和则愈。不下则胃为少阳木邪干之，故烦而悸。凡头痛俱为在表，惟此头痛，为少阳者何？以脉弦细也。可汗不可汗，当以此为法。此少阳阳明，重则宜小承气，轻则宜大柴胡。盖少阳不可下，阳明不可不下，故以小承气汤少少与之，取微利也。成氏以调胃承气主之，误矣。调胃承气，太阳阳明药也，不可不审。伤寒三日，少阳脉小者，欲已也。〔成〕《内经》曰：大则邪至，小则平。伤寒三日，邪传少阳，脉当弦紧，今脉小者，邪气微而欲已也。少阳病，欲解时，从寅至辰上。《内经》曰：阳中之少阳，通于春气。寅、卯、辰，少阳木旺之时。

〔海〕辨表里中三说，假令少阳证头痛，往来寒热，脉浮，此三证但有其一，即为表也。口失滋味，腹中不和，大小便或闭而不通，或泄而不调，但有其一，即为里也。如无上下表里证，余皆虚热也，是病在其中矣。

〔张〕若谓少阳胆经，萦纡盘屈，皆多于各经。及观少阳篇中治证至简，又不闻何药为本经之正法，何也？夫经络所据，太阳在后以为表，阳明在前以为里，少阳在侧，夹于表里之间，故曰半表半里。治法在表者宜汗，在里者宜下，既居两间，非汗下所宜，故治疗无正法也。经曰：少阳中风，两耳无闻，目赤，胸中满而烦者，不可吐下。吐下则悸而惊。上条又云：不可发汗，似此其汗下吐三法，皆少阳所忌，其剂不过和解而已。所以仲景只以小柴胡汤而为用，至当也。然而，经络支别虽多，所行非由正道，故为病亦不能多矣。

◎ 口苦咽干

口干　舌干　咽不利　口烂

〔成〕咽干、口燥、舌涩，俱为热证，但有微甚耳。惟太阳中寒，桂枝附子汤证，由误汗咽干，作甘草干姜汤以复其阳者，随其逆，治坏病者也，非治其本寒也。然咽干之由，有由汗下后而得者，有不因汗下而得者，其间治法，或和解，或微汗，或急下，或微下，当考兼有之证，而施轻重之治，然其为热则一也。盖经谓咽喉干燥，亦不可汗，以其多有里证故也，实无寒病。善治者尤宜互考渴条，乃获全功。

太阳　咽喉干燥者，不可发汗。津液不足也。伤寒脉浮，自汗，小便数，心烦，微恶寒，脚挛急，本桂枝附子汤证，反与桂枝汤攻表，得之便厥，咽干烦躁，吐逆者，甘草干姜汤。伤寒吐下后，七八日不解，表里俱热，时时恶风，大渴，舌上干燥而烦者，白虎加人参汤。本下之，心下痞，与泻心汤。痞不解，其人渴而口燥烦，小便不利者，五苓散。太阳病，重发汗，复下之，不大便五六日，舌上燥渴，日晡小有潮热，从心下至小腹硬满而痛者，大陷胸汤。

阳明　病腹满，脉浮紧，口苦咽干而喘，若其人发热恶寒，误下之则腹满，小便难。若其人发热，不恶寒，反恶热，误下之，则胃空虚，为懊憹。误下之则谵语。误加烧针则不得眠。许学士云：宜小柴胡汤。阳明病，口燥漱水不欲咽者，必衄。或用黄芩芍药汤、犀角地黄汤。阳明病，汗若下后，渴欲饮水，口干舌燥者，白虎加人参汤。脉浮发热，口干鼻燥，能食者，必衄。或用黄芩汤。阳明中风，口苦咽干，腹满微喘，发热恶寒，脉浮而紧，或用麻黄小柴胡汤。

少阳　口苦、咽干、目眩，宜小柴胡汤。

少阴　病自利清水，色纯青，心下痛，口干燥者，急下之，宜大承气汤。少阴病，得之二三日，口燥咽干者，急下之，大承气汤。

〔成〕伤寒传经五六日，邪传少阴，则口燥舌干而渴，为邪渐深也。今少阴病，得之二三日，邪气未深入之时，便作口燥咽干者，是邪热已甚，肾水干也。急与大承气汤下之，以全肾也。正经自病，其深入，宜急下之。若躁则死，肾水干燥故也。

〔张〕或云：承气汤，阳明当下之证宜用，今少阴病亦用何也？盖胃为水谷之海，主养四旁，四旁有病，皆能传之入胃。其胃土燥则肾水干，以二三日则口燥咽干，是热之深、传之速也。故曰急下之，以全肾水。夫土实则水清，谓水谷不相混，故自利清水而口干燥，此胃土实热而致然也。下利色青，青，肝也。乃肝邪传肾。缘肾之经脉，从肺出络心。注胸中，由是而心下痛，故急下以去实热，逐肾邪。其六七日，腹胀不大便，以入腑之邪，壅甚胃土，胜则肾涸。故急下以逐胃热，滋肾水。盖阳明与少阴，皆有急下之条，然而证虽不同，其入腑之理则一，是以皆用大承气也。按：舌干轻，咽干重者，盖咽舌虽皆通于少阴之络，而舌又为心之苗也。伤寒喜阳而恶阴，故舌干为轻也。

厥阴　伤寒六七日，大下后，寸脉沉而迟，手足厥冷，下部脉不至，咽喉不利，唾脓血，泄利不止者难治，麻黄升麻汤。伤寒一二日至四五日而厥者，必发热，应下之，反发其汗，必口伤烂赤。

〔吴〕少阴脉疾可下。脉沉，附子汤加知母、黄柏、麦门冬、五味子、天花粉。若虚热，病后烦热不解者，以竹叶石膏汤，须去半夏，加天花粉润之。凡发汗、吐、下后，口燥咽干，此津液衰少，肾水不升，虚火上炎也，宜生津益气汤，或竹叶石膏汤。若脉沉微，足冷舌燥者，多难治。其少阴有急下以救肾水之例，若虚人水竭，火燥不可下者，以补中益气汤倍加人参、五味、麦门冬、天花粉、黄柏、知母以滋水也。

狐惑病，亦咽干默默不欲眠，目不能闭，声嘎咽干，为狐惑。但虫蚀下部者为狐，其咽干下唇有疮，黄连犀角汤。

〔赵〕《活人》谓脾脏有热则津液枯少，故令口燥而咽干，津液枯少固也。然非独脾脏有热，脾主太阴，太阴腹满而咽干，此可言脾热，特一证耳，余皆非也。如白虎加人参汤证，口舌干燥者，表里俱热也。口苦咽干者，少阳经热，或阳明中风也。口燥咽干，急下之。自利清水，色纯青，心下痛，口干燥者，少阴经热也。咽干烦躁，吐逆者，误汗津液少而欲作阳明内热者也。如上数证，岂亦脾脏有热哉？

◎ 眩

凡伤寒头眩者，莫不因汗、吐、下，虚其上焦元气之所致也。眩者，目无常主。头眩者，俗谓头旋眼花是也。眩冒者，昏冒是也。少阳口苦、咽干、目眩者，少阳居表里之间，以表邪渐入于里，表中阳虚，故目眩也。太阳、少阳并病，或眩者，责其虚也。伤寒有起则头眩与眩冒者，皆汗吐下后所致，是知其阳虚也。故《针经》曰：上虚则眩，下虚则厥。眩虽为虚，又阳明中风，但头眩不恶寒者，此又风主眩也。凡此皆非逆候。及其诸逆，发汗剧者，言乱目眩者死。噫！病势已成，可得半愈，及病已剧，神医莫为也。

太阳　伤寒若吐若下后，心下逆满，气上冲胸，起则头眩，脉沉紧，发汗则动经，身为振振摇者，茯苓桂枝白术甘草汤主之。吐下后，里虚气上逆，心下逆满，气上冲胸，表虚阳不足，起则头眩。脉浮紧，邪在表，当发汗。脉沉紧，邪在里，不可汗。汗则外动经络，损伤阳气，则不能主持诸脉，身为振振摇也。与此汤以和经益阳，真武汤主之。汗后补不止用以密腠理，术能止汗。伤寒吐下后，发汗虚烦，脉甚微，八九日，心下痞硬，胁下痛，气上冲咽喉，眩冒，经脉动惕者，久而成痿。伤寒吐下后，发汗则表里之气俱虚，虚烦，脉甚微，为正气内虚，邪气独在。至七八日，正气当复，邪气当罢，尚心下痞，胁下满，气上冲咽喉，眩冒者，是正气未复而邪留也。经脉动惕者，经络之气虚极，久则热气还经，必成痿弱，或用真武汤、桂枝茯苓白术甘草汤。

太阳少阳并病，心下硬，颈项强而眩者，当刺大椎、肺俞，慎勿下之。太阳少阳并病，头项强痛，眩冒，时如结胸，心下痞硬，刺大椎第一间、肺俞、肝俞，禁发汗。汗则谵语，脉弦，五六日，谵语不止，刺期门。

阳明　病脉迟，食难用饱，饱则微烦，头眩，必小便难，欲作谷疸，虽下之，腹满如故，所以然者，脉迟故也。见前阳明病。阳明病，但头眩，不恶寒，故能食而咳，其人必咽痛。若不咳者，咽不痛。阳明病，身不重，但头眩而不恶寒者，阳明中风而风内攻也。经曰：阳明病，若能食，名中风。风邪攻胃，胃气上逆则咳。咽门者，胃之系，咳甚则咽伤，故咽痛。若胃气不逆则不咳，其咽亦不痛也。四逆散加桔梗、小柴胡。乃本经中风，非伤寒小承气汤。

少阳　少阳之病，口苦、咽干、目眩也。小柴胡汤加天麻、川芎。

少阴　病，下利止而头眩，时时自冒者死。下利则水谷竭，眩冒则阳气脱，故死。

动气在左，误汗则头眩，汗不止，筋惕肉瞤。方论见动气。《活人》云：宜小建中汤。诸逆误汗，而言乱目眩者死。论见谵语。

〔**吴**〕太阳中风，头眩，头摇者，脉浮弦而急也，羌活神术汤加防风、天麻之类。若血虚头眩者，以四物汤加人参、天麻之类。若痰火上攻者，加酒芩、竹沥之类。若内伤劳役，阴虚头眩者，宜补中益气汤加川芎、天麻、防风、蔓荆子之类。若下焦元气虚脱者，宜人参养荣汤，或大建中汤加天麻。曾治一妇人，服藿香正气三剂，汗出过多，头眩、身摇、发热、脉虚数，遂用人参养荣汤倍加人参为主，加天麻，少佐酒炒黄柏，二服而愈。易老曰：头旋目黑，非天麻不能除，故加之。少加黄柏，以救肾水也。

◎ 往来寒热

〔**成**〕往来寒热者，寒已而热作，热已而寒起。盖寒为阴，热为阳，里为阴，表为阳。邪客于表，与阳争则发寒矣；邪入于里，与阴争则发热矣。表邪多则寒多而热少，里邪多则热多而寒少，邪在半表半里之间，外与阳争而为寒，内与阴争而为热，表里之不拘，内外之无定，由是寒热往来而无常也，故以小柴胡立诸加减法以和解之。又寒热如疟，与夫往来寒热，似是而非也。如疟者，止作有时，正气与邪争则作，分则止矣。往来寒热，则止作无时，或往或来，日有三五发，或者十数发，此其与疟异也。虽然，往来寒热属半表半里，当和解之。又有病至十余日，热结在里，复往来寒热，亦宜大柴胡下而愈。

〔**赵**〕《伤寒百问歌》第五十九问中，以阴阳相胜，阳不足则先寒后热，阴不足则先热后寒。此特论阴阳杂病二气自相乘胜然也，非可以语伤寒。

伤寒五六日，中风，往来寒热，胸胁苦满，默默不欲饮食，心烦喜呕，或胸中烦而不呕，或渴，或腹中痛，或胁下痞硬，或心下悸，小便不利，或不渴，身有微热，或咳者，与小柴胡汤主之。

〔成〕病有在表者，有在里者，有在表里之间者，此邪气在表里之间，谓之半表半里证。五六日，邪气自表传里之时，中风者或伤寒至五六日也。《玉函》曰：中风五六日伤寒，往来寒热。即是或中风，或伤寒，非是伤寒再中风，中风复伤寒也。经曰：伤寒、中风，有柴胡证，但见一证便是，不必悉具者，正是谓或中风，或伤寒也。邪在表则寒，邪在里则热。今邪在半表半里之间，未有定处，是以寒热往来也。邪在表则心腹不满，邪在里则心腹胀满，今止言胸膈苦满，知邪气在表里之间。少阳行身之侧，胸胁为少阳之部，故经曰：其脉循胁络于耳，故胸胁痛而耳聋。默默，静也。邪在表则呻吟不安，邪在里则心烦闷乱，《内经》曰：阳入之阴则静。默默者，邪方自表之里，在表里之间也。邪在表则能食，邪在里则不能食，不欲饮食者，邪在表里之间，未至于必不能饮食也。邪在表则不烦不呕，邪在里则烦满而呕，心烦喜呕者，邪在表，方传里也。邪初入里，未有定处，则所传不一，故有或为之证。有柴胡证，但见一证便是，即是此或为之证。**本太阳病不解，转入少阳者，胁下硬满，干呕不能食，往来寒热，尚未吐下，脉沉紧者，与小柴胡汤。**〔成〕太阳转入少阳，是表邪入于里，胁下硬满，不能食，往来寒热，邪在半表半里之间。若已经吐下，脉沉紧者，邪气入腑，为里实。尚未经吐下，脉沉紧，为传里，虽深未至入腑，外犹未解，与小柴胡汤以和解之。**若已吐、下、发汗、温针，谵语，柴胡汤证罢，此为坏病，知犯何逆，以法治之。**〔成〕少阳之邪，在表里之间，若妄吐、下、发汗、温针，损耗津液，胃中干燥，木邪干胃，必发谵语。若柴胡证不罢者，则不为逆，柴胡证罢者，坏病也，详其因何治之逆，以法救之。救坏病，助荣卫，生津液，桂枝汤求之。**伤寒五六日，已发汗而复下之，胸胁满，微结，小便不利，渴而不呕，但头汗出，往来寒热，心烦者，此为未解也。柴胡桂枝干姜汤主之。**《难知》曰：若用柴胡而移时于早晚，气移于血，血移于气，则邪无所容之地，故知其欲自解也。伤寒五六日，已经汗下之后，是邪当解。今胸胁满，微结，小便不利，渴而不呕，但头汗出，往来寒热，心烦者，则邪气犹在半表半里之间，为未解也。胸胁满，微结，寒热心烦者，邪在半表半里之间也。小便不利而渴者，汗下后，亡津液，内燥也。若热消津液，令小便不利而渴者，其人必呕。今渴不呕，知非里热也。伤寒汗出则和，今但头汗出，余处无汗者，津液不足而阳虚于上也。与柴胡桂枝干姜汤以解表里之邪，复津液以助阳也。**血弱气尽，腠理开，邪气因入，与正气相搏，结于胁下，正邪分争，往来寒热，休作有时，默默不欲饮食，脏腑相连，其痛必下，邪高痛下，故使呕也，小柴胡汤主之。**按：血弱气尽，至结于胁下，是释胸胁苦满句。正邪分争三句，是释往来寒热句，倒装法也。默默不欲饮食，兼上文满痛而言。脏腑相连四句，释心烦喜呕也。

小柴胡汤方

柴胡半斤　半夏汤洗，半升　人参　甘草　黄芩　生姜各三两　大枣十二枚，擘

上七味，以水一斗二升，煮取六升，去滓，再煎取三升。温服一升，日三服。

〔**成**〕《内经》曰：热淫于内，以苦发之。柴胡、黄芩之苦，以发传邪之热。里不足者，以甘缓之。人参、甘草之甘，以缓中和之气。邪半入里，则里气逆，辛以散之，半夏以除呕。邪在半表，则荣卫争之，辛甘解之，姜、枣以和荣卫。

加减法少阳邪在胸中，用此加减法。

若胸中烦而不呕，去半夏、人参，加栝楼实一枚。胸中烦而不呕，热聚而气不逆也。甘者令人中满，方热聚，无用人参之补。辛散逆气，既不呕，无用半夏之辛。温热宜寒，疗聚宜苦，瓜蒌苦寒，泄胸中蕴热。若渴者，去半夏，加人参，合前成四两半，栝楼根四两。半夏燥津液，非渴者所宜。人参甘而润，栝楼根苦而凉，彻热生津，二物为当。若腹中痛者，去黄芩，加芍药三两。去黄芩，恶寒。加芍药，以通壅。通壅功少，止痛功大。若胁下痞硬，去大枣，加牡蛎四两。甘令人中满，痞者，去大枣之甘。咸以软之，痞硬者，加牡蛎之咸。若心下悸，小便不利者，去黄芩，加茯苓四两。饮而水蓄不行，为悸，小便不利。《内经》曰：肾欲坚，急食苦以坚肾。得苦则水益坚，故去黄芩。淡味渗泄为阳，茯苓甘淡，以泄伏水。若不渴，外有微热者，去人参，加桂三两，温覆取微汗愈。不渴者，里和也，故去人参。外有微热，表未解也。加桂以发汗。若咳者，去人参、大枣、生姜，加五味子半升，干姜二两。咳者，气逆也。甘则壅气，故去人参、大枣。《内经》曰：肺欲收，急食酸以收之。五味子之酸以收逆气。肺寒则咳，散以辛热，故易生姜以干姜之热也。

伤寒邪气在表者，必渍形以为汗。邪气在里者，必荡涤以取利。其于不外不内，半表半里，是当和解则可也。小柴胡和解表里之剂。《内经》曰：热淫于内，以苦发之。邪在半表半里，则半成热矣。热气内传，变不可测，须迎而夺之，必先散热，是以苦寒为主，故以柴胡为君，黄芩为臣，以成彻热发表之剂。邪气传里，则里气不治，故用人参、甘草为主，以扶正气而复之也。邪初入里，气必逆

也，是以辛散之物为之助，故用半夏为佐，以顺逆气而散邪也。里气平正，则邪气不得深入，是以三味佐柴胡以和里。《内经》曰：辛甘发散为阳。表邪未已，迤逦内传，既未作实，宜当两解其在外者，必以辛甘发散，故用生姜、大枣为使，辅柴胡以和表也。七物相合，两解之剂当矣。邪气自表，未敛为实，乘虚而凑，则所传不一，故有增损以御之。胸中烦而不呕。烦者，热也。呕者，气逆也。烦而不呕，则热聚而气不逆，邪气欲渐成实也。人参甘补，去之使不助热也。半夏辛散，去之以无逆气也。除热必以寒，泄热必以苦，加瓜蒌实以通胸中之郁热。若渴者，津液不足，半夏味辛性燥，渗津液物也，去之则津液易生。人参味甘而润，栝楼根味苦而坚，坚润相合，津液生而渴自已。邪气入里，里气不足，则壅塞而腹中痛，黄芩苦寒而寒中，去之则气易和，芍药酸泄而利中，加之则里气得通而痛自已。《内经》曰：甘者令人中满。大枣甘温，去之则硬满散。咸以软坚，牡蛎味酸咸寒，加之则痞者消而硬者软。若心下悸，小便不利，水蓄而不行也。《内经》曰：肾欲坚，急食苦以坚之。坚肾则水益坚，黄芩苦寒，去之则蓄水浸行。《内经》曰：淡味渗泄为阳，茯苓甘淡，加之则津液通流。若不渴，外有微热。不渴则津液足，去人参，以人参为主内之物也。外有微热则表证多，加桂枝以取汗，发散表邪也。若咳者，肺气逆也。甘补中，则气愈逆，故去人参、大枣之甘。肺欲收，急食酸以收之。气逆不收，故加五味子之酸。盖咳本于寒，寒气内淫，则散以干姜之辛热。生姜、干姜，一物也，生者温，干者热，故以干易生也。

〔吴〕或问：小柴胡汤，近世治伤寒发热，不分阴阳而用之，何也？然柴胡之苦平，乃足少阳经伤寒发热之药。半表半里之热，除往来寒热，小有日晡潮热也。佐以黄芩之苦寒以退热，半夏、生姜之辛以退寒，人参、大枣之甘温以助正气，解渴生津液，则阴阳和而邪气解矣。但太阳经之表热，阳明经之标热，皆不能解也。如用之，岂曰无害？若夫令阳寒面赤发热，脉沉足冷者服之，立至危殆，可不慎哉！及内虚有寒，大便不实，脉息小弱，与妇人新产发热，皆不可用也。

凡柴胡汤病证而下之，若柴胡证不罢者，复与柴胡汤，必蒸蒸而振，却发热汗出而解。〔成〕邪在半表半里之间，为柴胡证，即未作里实，医便以药下之。若柴胡证仍在者，虽下之，不为逆，可复与柴胡汤以和解之。得汤邪气还表者，外作蒸蒸而热。先经下里虚，邪气欲出，内则振振然也。正气胜，阳气生，却复发热汗出而解也。伤寒中风，有柴胡证，但见一证便是，不必悉具。柴胡证，是邪气在表里之间也。或胸中烦而不呕，或渴，或腹中痛，或胁下痞硬，或心下悸，小便不利，或不渴，身有微热，或咳，但见一证，便宜与柴胡汤，随或为证以法治之，不必待其证候全具也。

伤寒十余日，热结在里，复往来寒热者，与大柴胡汤。但结胸，无大热者，此为水结在胸胁也。但头微汗出，大陷胸汤主之。详结胸。

大柴胡汤方

柴胡半斤　半夏半升，洗　黄芩　芍药各三两　生姜切，五两　大枣十二枚，擘　枳实炙，四枚

上七味，以水一斗二升，煮取六升，去滓，再煎，温服一升，日三服。一方有大黄二两。若不加大黄，恐不为大柴胡汤也。

〔成〕方有峻缓轻重，医当临时斟酌。如大满大实坚有燥屎者，非快剂则不能泄，是以有大、小承气汤之峻也。如不至大坚满，惟邪热甚而须攻下者，又非承气汤之可投。必也轻缓之剂，乃大柴胡汤，用以逐邪热也。经曰：伤寒发热七八日，虽脉浮数，可下之，宜大柴胡汤。又曰：太阳病，过经十余日，反二三下之，后四五日，柴胡证仍在者，先与小柴胡。呕不止，心下急，郁郁微烦者，为未解，可与大柴胡下之则愈。是知大柴胡为下剂之缓也。伤寒至于可下，则为热有余，应火而归心，苦先入心，折热必以苦为主，故以柴胡苦平微寒为君，黄芩苦寒为臣。《内经》曰：酸苦涌泄为阴。泄实折热，必以酸苦，故以芍药、枳实为佐。辛者，散也，散逆气者，必以辛。甘者，缓也，缓正气者，必以甘。故用半夏、生姜之辛温，大枣之甘温，为之使也。一方加大黄，以大黄有将军之号，而功专荡涤，必应以大黄为使。

〔许〕有人病伤寒，心烦喜呕，往来寒热，医以小柴胡与之，不除。予曰：脉洪大而实，热结在里，小柴胡安能去之？仲景云：伤寒十余日，热结在里，复往来寒热者，与大柴胡汤。三服而病除。盖大黄荡涤蕴热，伤寒中要药。王叔和云：若不用大黄，恐不名大

柴胡。须酒洗，生用有力。

〔张〕或问：大柴胡，若内烦里实者，固宜用也。其呕而下利者，亦用之何也？夫治病节目，虚实二者而已。里虚者，虽便难而勿攻，里实者，虽吐利而可下。经曰：汗多则便难，脉迟，尚未可攻。以迟为不足，即里气未实故也。此以大柴胡主之。凡吐利，心腹濡软为里虚，呕吐而下利，心下痞硬者，是里实也，下之当然。况太阳病过经十余日，反二三下之，后四五日，柴胡证仍在者，先以小柴胡汤。呕不止，心下急，郁郁微烦者，为未解也，与大柴胡汤下之则愈。然呕不止而微烦，里热已甚，结于胃中，故下之则愈。二节病证虽有参差，其里实同一机耳，皆与大柴胡者宜也。

伤寒，五六日，已发汗而复下之，胸胁满微结，小便不利，渴而不呕，但头汗出，往来寒热，心烦者，此为未解也，柴胡桂枝干姜汤主之。已发汗而复下之，虽不失先发后攻之序，及当汗而反下之宜。然既汗之，邪当自散，若不待其全解及内实而复下之，是犹伤于早也，乌得不结？然已发汗，则邪势已衰，虽或失之下早，故结亦当微也。成注欠明，故著之。

柴胡桂枝干姜汤方

柴胡半斤　栝楼根四两　桂枝去粗皮，三两　牡蛎煅　干姜　黄芩各二两　甘草炙，一两

上七味，以水一斗二升，煮取六升，去滓，再煎取三升，温服一升，日三服，初服微烦，再服汗出便愈。

〔成〕《内经》曰：热淫于内，以苦发之，柴胡、黄芩之苦，以解传里之邪。辛甘发散为阳，桂枝、甘草之辛甘，以散在表之邪。咸以软之，牡蛎之咸，以消胸胁之满。辛以润之，干姜之辛，以固阳虚之汗。津液不足而为渴，苦以坚之，瓜蒌之苦，以生津液。

病人脉微而涩者，此为医所病也。大发其汗，又数大下之，其人亡血，病当恶寒，后乃发热无休止。时夏月盛热，欲着复衣，冬月盛寒，欲裸其身。所以然者，阳微则恶寒，阴弱则发热，此医发其汗，令阳气微，又大下之，令阴气弱。五月之时，阳气在表，胃中虚冷，以阳气内微，不能胜冷，故欲着复衣。十一月之时，阳气在里，胃中烦热，以阴气内弱，不能胜热，故裸其身。又阴脉迟涩，故知血亡也。

上脉微，因大发汗所致，故病当恶寒之时，虽盛夏亦欲着复衣。脉涩，因大下所致，故病当恶寒后发热之时，虽盛冬亦欲裸其体。是皆亡血，阳微阴弱，不能胜冷胜热，非是盛夏牵延至盛冬也。

◎ 胁满痛

邪气传里，必先自胸而胁，以次经心腹而入胃也。是以胸满多带表证，胁满多带半表半里证。如下后，脉促胸满者，桂枝去芍药汤。又太阳与阳明合病，喘而胸满者，不可下，宜麻黄汤。二者属表，须汗之。盖胸中至表犹近也。及胁则更不言发汗，但和解而已。经曰：设胸满胁痛者，及胸胁满不去者，与夫本太阳病不解，传入少阳，胁下硬满，干呕，往来寒热，脉沉紧者，俱宜小柴胡和解之也。大抵邪初入里，尚未停留为实，但郁积生满者，和解斯可矣。若留于胸中，聚而为实者，又非吐下之不可已。如发汗，若下之，烦热，胸中窒者，栀子豉汤。若胸中痞硬，气上冲咽喉不得息者，此胸中有寒，瓜蒂散。二者均是吐剂，又当知栀子吐虚烦客热，瓜蒂吐痰实宿寒也。

太阳 病十日已去，脉浮细而嗜卧者，外已解也。若胸满胁痛者，与小柴胡汤；脉浮者，与麻黄汤。伤寒四五日，身热恶风，头项强，胁下满，手足温而渴者，小柴胡去半夏，加人参、栝楼根主之。伤寒五六日，中风，往来寒热，胸胁苦满，不欲饮食，心烦喜呕，或胸中烦而不呕，或渴，或腹中满，或胁下痞硬，或心中悸，小便不利，或不渴，身有微热，或咳，小柴胡汤主之。伤寒十三日不解，胸胁满而呕，日晡所发潮热，已而微利，此本柴胡证，下之而不得利。今反利者，知医以丸药下之，非其治也。潮热者，实也。先宜小柴胡汤以解外，后以柴胡加芒硝汤主之。得病六七日，脉迟浮弱，恶风寒，手足温，医数下之，不能食，胁满痛，面目及身黄，项强，小便难者，与柴胡汤，必下重。传经热邪，胁满干呕，大柴胡汤。太阳中风，下利呕逆，表解者，乃可攻之。其人漐漐汗出，发作有时，头痛心下痞硬满，引胁下痛，干呕短气，汗出不恶寒者，此表解里未和也，宜十枣汤。

十枣汤方

芫花炒黑　甘遂　大戟各等分

上为细末，和合之，再入臼中杵二三百下，先以水一升，煮肥枣十枚，取五六合，去渣，纳药末。强人一钱，虚人半钱，单饮枣汤送下，平旦服。若下少病不除者，明日更服，加五分。利后，米粥调养。若合下不下，令人胀满，遍身浮肿也。昔杜壬问孙兆曰：十枣汤毕竟治甚病？孙曰：治太阳中风，表解里未和。杜曰：何以知里未和？孙曰：头痛，心下痞满，胁下痛，干呕汗出，此知里未和也。杜曰：公但言病证，而所以里未和之故，要紧总未言也。孙曰：某尝于此未决，愿听开喻。杜曰：里未和者，盖痰与燥气壅于中焦，故头疼干呕，短气汗出，是痰膈也，非十枣不治。但此汤不宜轻用，恐损人于倏忽，用药者慎之。

阳明　病潮热，大便溏，小便自可，胸胁满不去者，小柴胡汤主之。阳明病，胁下硬满，不大便而呕，舌上白苔者，小柴胡汤。阳明中风，脉弦浮大，短气，腹都满，胁下及心痛，久按之，气不通，鼻干，不得汗，嗜卧，一身及目悉黄，小便难，有潮热，时时哕者，小柴胡汤。脉但浮，无余证者，麻黄汤。本渴而饮水，欲呕者，柴胡不可与也。食谷者，哕。不欲饮水而呕者，柴胡证也。若因水而呕者，水停心下也。

少阳　胁满，干呕，往来寒热者，属少阳。方论见往来寒热。

厥阴　伤寒，热少厥微，指头寒，默默不欲食，烦躁数日，小便利，色白者，热除也。欲得食，为病愈。若厥而呕，胸胁烦满者，必便血。黄芩芍药汤、小柴胡汤、抵当汤。

吴绶治胁下痛，加枳壳、青皮、桔梗、芍药。胁下硬，加牡蛎粉。若憎寒拘急，往来寒热，而胸胁满者，加桂枝、白芍药。俱小柴胡汤内加之。

妇人发热恶寒，经水适来，热除，脉迟，身凉，胁满如结胸状，谵语者，刺期门。论见谵语。

吐、下、汗后，脉微心下痞，胁痛，气上冲咽，眩冒，脉动惕者成痿。论见痿。下后脉弦者，必两胁拘急。胁下素有痞，连在脐旁，痛引少腹，入阴筋者，名脏结，死。左右者，阴阳之道路，胁之部也。宿痞在胁，则阴阳之道路不通，故邪不得传经而直入于脏，是以死也。

◎ 胸满

论见前胁满痛条，内兼胁病者已前见。

太阳　太阳与阳明合病，喘而胸满者，不可下，宜麻黄汤。阳受气于胸中，喘而胸满者，阳气不宣发，壅而逆也。心下满、腹满皆为实，当下之。此以为胸满，非里实，故不可下，虽有阳明，然与太阳合病，为属表，是与麻黄汤发汗。发汗若下之，而烦热，胸中窒者，栀子豉汤。阳受气于胸中，发汗若下，使阳气不足，邪热客于胸中，结而不散，故烦热而胸中窒塞，与栀子豉汤以吐胸中之邪。病如桂枝证，头不痛，项不强，寸脉微浮，胸中痞硬，气上冲咽喉不得息者，此为胸有寒也，当吐之，宜瓜蒂散。病如桂枝证，为发热、汗出、恶风，言邪在表也。头痛项强，为桂枝证具。若头项不痛强，则邪不在表而传里也。浮为在表，沉为在里，今寸脉微浮，则邪不在表，亦不在里，而在胸中。胸中与表相应，故知邪在胸中者，犹如桂枝证而寸脉微浮也。以胸中痞硬，上冲咽喉不得息，知寒邪客于胸中而不在表也。《千金》曰：气浮上部，填塞胸心，胸中满者，吐之则愈，与瓜蒂散以吐胸中之邪。若气不上冲，则不可用也。太阳病下之，脉促胸满者，桂枝去芍药汤。方论见恶寒。若脉促不结胸者，欲解也。下后，胸满，小便不利，若兼烦惊、谵语、身重不可转侧者，柴胡加龙骨牡蛎汤。方论见惊门。若兼哕而舌苔者，为湿痹。

阳明　潮热，大便溏，小便可，胸胁满，属阳明。见胁满痛。

少阳　中风，两耳无所闻，目赤，胸中满而烦者，若吐下之，则悸而惊，救逆小柴胡去黄芩加茯苓汤。少阳之脉，起于目眦，走于耳中，其支者下胸中，贯膈。风伤气，风则为热。少阳中风，气壅而热，故耳聋目赤，胸满而烦。邪在少阳，为半表半里。以吐除烦，吐则伤气，气虚者悸；以下除满，下则亡血，血虚者惊。

太阴　太阴之为病，腹满而吐，食不下，自利益甚，时腹自痛。若下之，必胸下结硬。太阴为病，阳邪传里也。太阴之脉，布胃中。邪气壅而为腹满。上不得降者，呕吐而食不下。下不得升者，自利益甚，时腹自痛。阴寒在内而为腹痛者，则为常痛，此阳邪干里，虽痛而亦不常痛，但时时腹自痛也。若下之，则阴邪留于胸下为结硬。经曰：病发于阴而反下之，因作痞，泻心汤、理中汤丸。不渴，四逆汤。〔赵〕《活人》第十八问中云：太阴者，脾之经，主胸膈膜胀。愚尝观成氏《明理论》云：胸中至表犹近。所以仲景云：喘而胸满者，麻黄汤，是属表而可汗者也。又云：胸胁满者，小柴胡汤，属半表半里而可和解者也。至于太阴，只云：腹满而吐，食不下，时腹自痛，或腹满而咽干。由此观之，可见太阴不主胸上者，明矣。

少阴　病下利，咽痛，胸满心烦者，猪肤汤。少阴之脉，从肾上贯肝膈，入肺中，则循喉咙；其支别者，从肺出络心，注胸中。邪自阳经传于少阴，阴虚客热，下利咽痛，胸满心烦也，与猪肤汤调阴散热。咽痛五方大能解。

厥阴　病人手足厥冷，脉乍紧者，邪结在胸中，心中满而烦，饥不能食者，病在胸中，当须吐之，宜瓜蒂散。手足厥冷者，邪气内陷也。脉紧牢者，为实。邪气入腑则脉沉，今脉乍紧，知邪结在胸中为实，故心下满而烦。胃中无邪，则喜饥，以病在胸中，虽饥而不能食，与瓜蒂散以吐胸中之邪。手足厥冷，非脉紧胸痛别之。热少厥微，胸胁烦满一证，已前见。

〔吴〕胸满多用吐法。实者宜瓜蒂散，虚者宜人参芦，或以香苏散饮下一瓯，以手探喉中吐之亦可。凡伤寒三四日，已传少阳经，脉弦，口苦，发热而胸满，宜小柴胡汤。若胸中满闷者，加枳壳、桔梗各二钱以利之。若胸胁满而烦者，加栝楼实三钱，黄连一钱半。《活人》治胸满气痞不宽，只用枳壳、桔梗各二钱，生姜五片，名曰枳壳汤。凡心之上，胸之分，宜枳壳；心之下，胃之分，宜枳实。盖枳壳能泄至高之气，枳实能泄至低之气。其瓜蒌仁能泻肺，洗涤胸中痰垢之要药也，故胸满而烦必加之。一法治气痞、胸满，用小麦麸一二升，以生枳壳切半，同炒令热，去枳壳，以帛包热麸熨胸中，顿易热之，则气易散而愈矣。

◎ 胸痛

胸胁痛，耳聋，尺寸脉俱弦者，少阳受病也。论见大法。《活人》云：柴胡汤主之。

病胸中诸实，胸中郁郁而痛，不能食，欲使人按之，而反有诞唾，下利十余行，其脉反迟，寸口脉微滑，此可吐之。利则止。

吐、下后，温温欲吐，胸中痛，大便溏，腹满而烦者，宜调胃承气汤。详呕。

◎ 耳聋

耳聋有二：一由重发汗，虚。一由少阳中风，胸胁痛，耳聋，尺寸脉俱弦者，少阳受病也。

未持脉时，病人叉手自冒心，试教令咳而不咳者，此必耳聋无闻也。所以然者，以重发汗，虚故如此。黄芪建中汤。少阳中风，两耳无闻，目赤，胸满而烦者，不可吐下，吐下则悸而惊。或用小柴胡汤。

少阳与厥阴俱病，耳聋囊缩而厥者，此两感证。厥阴荣卫不通，耳聋囊缩，不知人，危矣。湿温证治在太阴，不可汗。汗则不能言，耳聋不知病处，身青面色变，名曰重暍。白虎加苍术汤。

◎ 阳毒

阳毒之证，初受病时，所加邪毒深重，加以当汗失汗，当下失下，或吐下后邪热乘虚而入，误服热药，使毒热散漫，如抱薪救火，无不延燎。至于六脉沉实，舌卷焦黑，鼻中如烟煤，身面锦斑，狂言直走，逾垣上屋，登高而歌，弃衣而走，皆其证也。五日可治，六七日不可治。

升麻鳖甲汤

治阳毒为病，面赤斑斑如锦纹，咽喉痛，唾脓血。

升麻二两　当归　蜀椒炒去汗　甘草各一两　鳖甲手指大一片　雄黄研，半两

上六味，以水四升，煮取一升，顿服之，取汗愈。《肘后》、《千金方》：阳毒升麻汤，有桂，无鳖甲；阴毒甘草汤，无雄黄。

附

〔《活》〕阳毒升麻汤

治伤寒一二日，便成阳毒，或服药吐下之后，变成阳毒，腰背痛，烦闷不安，面赤，狂言奔走，或见鬼，或下利，脉浮大数，面赤斑斑如锦纹，咽喉痛，下脓血，五日可治，七日不可治。

升麻　犀角镑　射干　黄芩　人参　甘草各等分

上咬咀，水煎服。食顷，再服，温覆，手足出汗解。不解，重作。

阳毒栀子汤

治阳毒伤寒，发热，百节疼痛。

升麻　黄芩　杏仁　石膏各二钱　栀子　赤芍药　知母　大青各一钱　甘草五分　柴胡一钱半

上咬咀。每服半两，姜五片，豉百粒，同煎。

大黄散

治阳毒伤寒未解，热在内，恍惚如狂。

大黄一两半　桂心七钱半　甘草炙　芒硝　大腹皮　木通各一两　桃仁二十一枚

上咬咀，水煎服，以利为度。

〔海〕葛根散

治阳毒身热如火，头痛躁渴，咽喉干痛。

葛根七钱半　黄芩　大黄醋炒　甘草　栀子　朴硝各半两

上咬咀，水煎服。

〔《活》〕黑奴丸

治时行病六七日，未得汗，脉洪大，或数，面赤目痛，身体大热，烦躁，狂言欲走，大渴甚。又五六日以上不解，热在胸中，口噤不能言，为坏伤寒。医所不治，或人精魄已竭，心下尚暖，拨开其口，灌药下咽即活。兼治阳毒及发斑。

麻黄去节，泡，三两　大黄二两　釜底煤研　黄芩　芒硝　灶突墨研　梁上尘　小麦奴各一两

上为末，炼蜜丸，如弹子大，新汲水研下一丸。渴者与冷水尽饮之。须臾当寒，寒竟汗出便瘥。若无汗，再服一丸，须微利效。小麦奴，即小麦未熟时，丛中不成麦，捻之成黑勃是也。此药须是病人大渴倍常躁盛者，乃可与之。若不渴者，服之反为祸耳。

脉洪大，内外结热，舌卷焦黑，鼻中如烟煤，以水渍布薄之，叠布数重，新水渍之，稍挼去水，搭于胸上。须臾蒸热，又渍冷如前薄之，仍换新水数十易。热甚者，置病人于水中，势才退则已，亦一良法也。

丹砂丸

治伤寒阴阳二毒，危恶形证。

舶上硫黄　水银　太阴玄精石　太阳石各一两　硝石半两

上为末，用无油铫子以文武火炒上项药，令匀如灰色，研极细。生姜自然汁浸炊饼丸，如绿豆大。每服五丸，龙脑、生姜、蜜水下，压其躁也。若阳毒，枣汤下，阴毒，白汤下。不许于屋底炒。

白虎加人参，名化斑汤。斑盛者，青黛一物汤。咽痛，玄参升麻汤。

青黛一物汤

青黛如枣大，一块用新汲水研服。

玄参升麻汤

升麻　玄参　甘草各半两

水三盏，煎一盏半，去滓服。

〔陶〕阳毒伤寒，服药不效，斑烂，皮肤手足皮俱脱，身如涂朱，眼珠如火，躁渴欲死，脉洪大而有力，昏不知人，宜三黄石膏汤主之，或升麻栀子汤吐之。若热甚，时狂时昏，口噤咬牙，药不可下者，用水渍法。候牙宽，狂乱稍定，投药亦良。如黑奴丸不可轻用。

〔《活》〕阳气独胜，阴气暴绝，必发躁，狂走妄言，面赤咽痛，发斑，或下利赤黄，脉洪实，或滑促，宜酸苦之药救阴。阳毒轻者，桔梗大黄汤、阳毒升麻汤、栀子仁汤，又龙胆草一物汤。

〔赵〕阳根于阴，阴根于阳，无阳则阴无以化，无阴则阳无以生，可见两者不能相无也。又仲景云：阳气先绝，阴气后绝，此人死身色必青。阴气前绝，阳气后竭，此人死身色必赤。则知阴阳二气，在人身中不可偏绝，绝则无复生之理。今《活人书》论阴毒而曰阳气绝，论阳毒而曰气绝，既绝矣，是为不治之症，又何药焉？盖阴阳二证之深重也，又挟毒气，是为阴毒、阳毒。故其药皆用升麻、犀角、雄黄、大青辈以解其毒，然后阳毒泄而阴气复，阴毒泄而阳气复，大汗出而解矣。《活人书》何不曰阳气极盛，阴气极微，为阳毒；阴气极盛，阳气极微，为阴毒。庶不为极绝之证。

帙之四

三阴总论

〔黄〕三阴有传经之邪，有内感之邪。传经者，自太阳传入者是也。内感者，直中三阴，非自阳经次第流传而来，由形寒饮冷而得，损动胃气之所致也。其脉证略与伤寒外感之证相似，细辨之特异耳。然只系杂病，非伤寒热病受寒之证也。夫邪之生也，或生于阴，或生于阳。其生于阳者，得之风雨寒暑；其生于阴者，得之饮食居处，阴阳喜怒。仲景云：发热而恶寒者，发于阳也；无热而恶寒者，发于阴也。此三阴内感之证，首尾无热，纵有热者，亦仲景所谓反发热也。反当考始得之三字则见矣。内感之证，始终只在一经，不复传变。不传者何？阳动而阴静，故阳传而阴不传也。若以伤寒之三阴三阳言之，则所传者，表里经络而已。况风寒六气之邪中人，或中于阳经，或入于阴络，孰为之先，孰为之后，乌可专以太阳为受邪之始？故各经皆能受邪。然邪自太阳始者，比各经居多，盖始虽自三阴，中热者，亦传归阳明而后已也。三阴经自中寒，决无复传变，三阴无合并病者以此。

〔王〕尝读张仲景《伤寒论》，于太阴有曰：自利不渴者，属太阴，以其脏有寒故也，当温之，宜服四逆辈。于少阴有曰：少阴病，得之一二日，口中和，其背恶寒者，当灸之，附子汤主之。少阴病，身体痛，手足寒，骨节痛，脉沉者，附子汤主之。少阴病，下利，白通汤主之。少阴病，下利，脉微者，与白通汤。利不止，厥逆无脉，干呕烦者，白通加猪胆汁汤主之。少阴下利清谷，里寒外热，手足厥逆，脉微欲绝，身反不恶寒，其人面赤色，或腹痛，或干呕，或咽痛，或利止脉不出者，通脉四逆汤主之。少阴病，脉沉者，急温之，宜四逆汤。于厥阴有曰：手足厥寒，脉细欲绝者，当归四逆汤主之。大汗，若大下利而厥冷者，四逆汤主之。观仲景此论，则伤寒三阴，必有寒证，而宜用温热之剂也。及读刘守真之书，有曰：伤寒邪热在表，腑病为阳，邪热在里，脏病为阴。俗妄谓有寒热阴阳异证，误人久矣。寒病有矣，非汗病之谓也。寒病只为杂病，终莫能为汗病。且造化汗液之气者，乃阳热之气，非阴寒之所能也。虽仲景有四逆汤证，是治表热里和，误以寒药下之太早，表热入里，下利不止；及或表热里寒自利，急以四逆温里，利止里和，急解其表也。故仲景四逆汤证，复有承气汤下之者。由是伤寒汗病，经直言热病而不言寒也。经言三阴证者，邪热在脏在里，以脏与里为阴，当下热者也。《素问》论伤寒热病有二，篇名曰热，竟无寒理。兼《素问》并《灵枢》诸篇，运气造化之理推之，则为热病，诚非寒也。观守真此论，则伤寒无问在表在里，与夫三阳三阴，皆一于为热，而决无或寒者矣。两说不同，其是非之判，必有一居此者。由是彼此反复究诘其义，而久不能得，虽至神疲气耗，不舍置者，自谓此是伤寒大纲领，此义不明，则千言万语，皆未足以为后学式。况戕贼民生，何有穷极也哉！意谓成无己之注，必有所发明者，遂因而求之，然亦只是随文而略释之，竟不明言何由为热，何由为寒之故。此非其不欲言也，盖只知伤寒皆是传经，故疑于六经所传，俱为热证，而热无变寒之理，遂不敢别白耳。以寒为本脏之寒欤？安得当热邪传里入深之时，反独见寒而不见热者。且所用温热药，能不助传经之热邪乎？以寒为外邪之寒欤？则在三阳已成热矣，岂有传至三阴而反为寒哉？成氏能潜心乎此，则必悟其所以然矣。自仲景作《伤寒论》以来，靡或遗之而弗宗，至于异同之论兴，而渔者走渊，木者走山矣。宜乎后人不能决于似是而非之际。故或谓今世并无真伤寒病，又或以为今人所得之病，俱是内伤。又昧者，至谓《伤寒论》中诸温药，悉为传经热邪而用者，以三阴经属阴故也。又其太谬者，则曰：凡论中有寒字，皆当作热字看。呜呼！末流之弊，一至此乎。于是澄心静虑以涵泳之，一旦划然，若有所悟者，然亦未敢必其当否也。姑陈之以从有道之正。夫三阳之病，其寒邪之在太阳也，寒郁其阳，阳不畅而成热。阳虽人身之正气，既郁则为邪矣。用麻黄发表，以逐其寒，则腠理通而郁热泄，故汗而愈。苟或不汗不解，其热不得外泄，则必里入，故传阳明，传少阳，而或入腑也。若夫三阴之病，则或寒或热者，何哉？盖寒邪之伤人也，或有在太阳经郁热，然后以次而传至阴经者；或有太阳不传阳明、少阳，而便传三阴经者；或有寒邪不从阳经而始，直伤阴经者；或有虽从太阳而始，不及郁热，即入少阴，而独见少阴证者；或有始自太阳，即入少阴，而太阳不能以无伤者；或有直伤即入而寒便变热，及始寒而终热者。其郁热传阴，与变便变热则为热证。其直伤阴经，及从太阳即入少阴，则为寒证。其太阳不能无伤，则少阴脉证而兼见太阳标病。其始为寒，而终变热，则先见寒证，而后见热证。此三阴之病，所以或寒或热也。苟即三阴经篇诸条，展转玩绎以求之，理斯出矣。夫其或传经，或直伤，或即入，或先寒后热者，何也？邪气暴卒，本无定情而传变不常故耳。故经曰：邪之中人也无有常，或中于阳，或中于阴。夫守真者，绝类离伦之士也，岂好为异说以骇人哉？盖由其以温暑为伤寒，而仲景之方，每不与温暑对，故略乎温热之剂，而例用寒凉。由其以伤寒一断为热而无寒，故谓仲景四逆汤为寒药误下表热里和之证，及为表热里寒自利之证而立，又谓温里止利，急解其表。又谓寒病只为杂病。嗟乎！仲景《伤寒论》专为中而即病之伤寒作，不兼为不即病之温暑作，故每有三阴之寒证，而温热之剂之所以用也。以病则寒，以时则寒，其用之也固宜。后人不知此意，是以愈求愈远，愈说愈凿。若知此意，则犹庖丁解牛，动中肯綮矣。且如寒药误下而成里寒者，固不为不无矣。不因寒药误下而自为里寒者，其可谓之必无乎？殊不知阴经之每见寒证者，本因寒邪不由阳经，直伤于此，与夫虽由太阳而始，不及郁热，即入于此而致也。虽或有因寒药误下而致者，盖亦甚少。仲景所用诸温热之剂，何尝每为寒药误下而立。况表热里寒之证，亦何尝每有急解其表之文乎？夫里寒外热之证，乃是寒邪入客于内，迫阳于外，或是虚阳之气，自作外热之状耳，非真热邪所为也。观仲景于里寒外热之证，但以温药治里寒而不治外热，则知其所以为治之意矣。若果当急解其表，岂不于里和之后明言之乎？且三阴寒病，既是杂病，何故亦载于《伤寒论》以惑后人乎？其厥阴病篇，诸条之上，又何故每以伤寒二字冠之乎？夫《内经》所叙三阴病，一于为热者，言其常也，仲景所叙三阴病兼乎寒热者，言其变也，并行而不相悖耳。后人谓伤寒本无寒证，得非知常而不知变欤！然世之恪守《局方》，好用温热剂者，乃反能每全于寒证。无他，其守彼虽偏，治此则是。学者能知三阴固有寒邪所为之证，则仲景创法之本意，可以了然于心目之间，而不为他说所夺矣。或曰：伤寒之病，必从阳经郁热而传三阴，今子谓直伤阴经，即入阴经而为寒证，其何据乎？予曰：据夫仲景耳。仲景曰：病发热恶寒者，发于阳也；无热恶寒者，发于阴也。发于阳者，七日愈；发于阴者，六日愈。夫谓之无热恶寒，则知其非阳经之郁热矣。谓之发于阴，则知其不从阳经传至此矣。谓之六日愈，则知其不始太阳，而只自阴经发病之日为始数之矣。仲景又曰：伤寒一二日至四五日而厥者，必发热。伤寒病厥五日，热亦五日，设六日当复厥，不厥者，自愈。伤寒厥四日，热反三日，复厥五日，其病为进。夫得伤寒，未为热即为厥者，岂亦由传经入深之热邪而致此乎？今世人多有始得病时，便见诸寒证，而并无或热者，此则直伤阴经，即入阴经者也。苟不能究夫仲景之心，但执凡伤于寒，则为病热之语以为治，其不夭人天年者，几希矣！

太阴病

腹满　腹痛　黄　吐与利下三门，并附入少阴病。盖此三门之病，本属太阴病，因在少阴者反多，故从其多者附也。

〔黄〕太阴之为病，腹满而吐，食不下，自利益甚，时腹自痛者，宜理中也。阴经少有用桂枝汤者，如此证若脉浮，即用桂枝汤微汗之。若恶寒甚不已者，非理中、四逆不可也。三阴俱有恶寒，但喜厚衣，即恶寒也。前证若下之，必胸下结硬，又宜泻心汤也。虽然用泻心者，由误下而致，非传经热邪也。三阴虽皆有传经热邪，故自有热证，与此阴证不同，大宜详究。

太阴经治法，有汗、下、温、和解。

汗：桂枝汤　桂枝加芍药汤

下：桂枝加大黄汤

温：四逆汤　理中汤

和解：栀子柏皮汤　茵陈五苓散

经云：尺寸俱沉细者，太阴受病也。以其脉布胃中，络于嗌，故腹满而嗌干。今查太阴篇阙嗌干证。太阴之为病，腹满而吐，食不下，自利益甚，时腹自痛。若下之，必胸下结硬。〔成〕太阴为病，阳邪传里也。太阴之脉布胃中，邪气塞而为腹满。上不得降者，呕吐而食不下。下不得升者，自利益甚。时腹自痛，阴寒在内而为腹痛者，则为常痛，此阳邪干里，虽痛而亦不常，但或时腹自痛也。若下之，则阴邪留于胸下，为结硬。经曰：病发于阴，而反下之，因作痞。自利不渴者，属太阴。脉浮而缓，手足自温者，系在太阴。下后，腹满时痛者，属太阴。太阴病，脉浮者，可发汗，宜桂枝汤。在太阳，则脉浮无汗，宜麻黄汤。此脉浮，当亦无汗，而不言者，谓阴不得有汗，不必言也。不用麻黄而用桂枝者，以阴病不当更发其阳也。须识无汗亦有用桂枝证。本太阳病，医反下之，因而腹满时痛者，属太阴也，桂枝加芍药汤主之。大实痛者，桂枝加大黄汤主之。邪气入里，则为腹痛，盖气传里而痛者，其痛不常，当以辛温之剂和之。阴寒在内而痛者，则痛无休止时，欲作利也，当以热剂温之。有燥屎宿食为痛者，则不大便，腹满而痛也，则须下之。经曰：诸痛为实，痛随利减。此皆为里证，而治各不同。

桂枝加芍药汤方

桂枝　生姜各三两半　甘草二两，炙　芍药六两　大枣十二枚，擘

上五味，以水七升，煮取三升，去滓，分温三服。

桂枝加大黄汤方

桂枝一两　芍药一两半　甘草炙，半两　大黄半两，大便实痛者加一两，虚者照本方

上㕮咀，大枣三枚，生姜四片，水煎温服。

〔张〕或谓太阴病用四逆辈，固当。然复用桂枝大黄，夫大黄至寒，何为用之于阴经？又兼桂枝、大黄，寒热相杂而用，何也？曰：夫自利而渴者，属少阴，为寒在下焦。自利不渴者，属太阴，为寒在中焦，以四逆等汤温其脏，此本经当用之药也。其太阳病反下之，表邪未解，乘虚传于太阴，因而腹满时痛，用桂枝芍药汤。若大实痛者，桂枝加大黄，以除表里之邪。已上二节，虽下后而利已，此兼有满痛形证，故用芍药、大黄为宜。若脉浮弱，其人续自便利，设当行大黄、芍药者，宜减之。以其人胃气弱，故易动也。

〔赵〕《活人书》第四问太阴经病证中云：腹满时痛，属太阴也。又云：腹痛，桂枝加芍药汤；痛甚，桂枝加大黄汤。愚详太阴病腹

满证有三：有次第传经之邪，有直入本经之邪，有下后内陷之邪，不可不辨也。如腹满咽干者，此非传经之阳邪者乎？法当下之。腹满而吐，食不下，自利益甚，时腹自痛，若下之，必胸下结硬，此非直入本经之阴邪者乎？法当温之。如太阳病，医反下之，因尔腹满时痛，此误下内陷之邪也，法当用桂枝加芍药汤；大实痛者，桂枝加大黄汤。今此问中，不言桂枝加芍药，加大黄二汤，为治误下后之剂。又不曰大实痛，但曰痛甚。设遇本经直入阴邪，腹满时痛，而脉沉细者，依此用桂枝加芍药、大黄辈下之，岂不贻胸下结硬之悔。又所谓大实痛者，乃胃中邪实结燥而痛，则痛甚与大实证全别。以是知本经阴邪腹满者，宜理中加青皮、陈皮。传经之邪，腹满咽干者，属大柴胡。误下后，腹满痛，方见上。

太阴病，脉弱，其人续自便利，设当行大黄、芍药者，宜减之。以其人胃气弱，易动故也。太阴中风，四肢烦疼，脉阳微阴涩而长者，为欲愈。《内经》曰：四肢皆禀气于胃，而不得至经，必因于脾。脾病不能为胃行其津液，四肢不禀水谷气，日以就衰，脉道不利，筋脉血肉皆无气以生，故不用。脾在时则寄王于四季，在人则应于手足，故太阴病则四肢应之。太阴病欲解时，从亥至丑上。脾为阴土，王于亥、子、丑，向阳，故云解时。

〔活〕古人以四日太阴证，病在胸膈，可吐而愈，何也？答曰：不然。有太阴证，脉大，胸满多痰者，可吐之。脉大而无吐证者，可汗而已。大抵在表者汗之，在里者下之，在上者涌之，在下者泄之。瓜蒌、栀、豉，随证施用，不可拘以日数也。

〔赵〕《活人》五十六问云：阴证有发热者乎？太阴、厥阴皆不发热，只少阴有发热证。愚详仲景论中，三阴皆有发热。如少阴二证外，又有吐利，手足不逆冷，反发热者，不死。少阴病，一身手足尽热，以热在膀胱，必便血。少阴病，四逆散中用柴胡，亦有发热。又厥阴病，先既后发热而利者，必自止。下利，脉数，有微热汗出，今欲愈。面赤身微热，为郁冒。呕而发热，小柴胡。与夫太阴病中风，四肢烦疼。是三阴皆有发热，何其言之拘耶？又云：太阴篇无吐法，如虚烦、膈实等证，可吐者，皆属他经。独华佗云：四日在胸，可吐之。亦不曰太阴。今《活人》伤寒问中云：太阴病在胸膈，可吐。何耶？况胸中本非太阴经部分，仲景虽有下之则胸结硬，是误下后坏病也。而胸下乃近心腹处，亦非吐药可治也。至于论脉，仲景但云：太阴尺寸皆沉细，亦未尝言脉大。

◎ 腹满

腹满，俗云肚胀，有属热者，有属寒者。阳热则腹满咽干，或大小便秘涩，或潮热谵语等证。阴则腹满吐，食不下，自利益甚，时腹自痛。虽然腹满为里证，又有浅深之别。经曰：表已解，内不消，非大满，犹生寒热，则病不除，是未全入腑，邪犹浅也。若大满大实坚，有燥屎，可除下之，虽四五日不能为祸。是已入腑，邪已深也。腹满固多可下，又有虚实之殊。经曰：腹满不减为实，可下去之。若腹满时减为虚，则不可下。又曰：腹满不减，减不足言，当下之。《要略》曰：腹满时减复如故，此虚寒从下上也，当以温药和之。盖虚气留滞，亦为之胀，但比实者，不至坚痛尔。诸经皆有腹满，但太阴属脾，土位中央，又专主腹满之候。腹满之证，二十余条，治法有汗、吐、下、温、刺之异，又有汗吐下后，成腹胀者，治法亦各不同。盖胃为津液之主，发汗亡阳，则胃气虚而不能敷布，诸气壅滞而为胀满，是当温散，厚朴生姜甘草半夏人参汤可也。吐后邪气不去，加之腹胀满者，胸中之邪，下传入胃，壅而为实，故生胀满，当须下之，调胃承气汤可也。邪未入腑而妄下之，表邪乘虚，入郁胸中，有虚烦，气上下不得通利，腹为之满，故当吐之，栀子厚朴汤可也。医者能审邪气所起之由来，真知邪气所在之虚实，发汗吐下之不差，温补针艾之适当，则十全之功可得也。又结胸，从心下起至少腹，硬满而痛，与腹满类也。然结胸按之则痛，手不可近；腹痛举按常痛，手近不甚也。又痞，亦从心下起至少腹，亦与满类也。然痞或止留心下，腹满但在腹之中也。有此为异，临证宜审。

太阳　发汗后，腹胀满者，厚朴生姜甘草半夏人参汤。〔成〕吐后腹胀与下后腹满皆为实，言邪气乘虚入里为实。发汗后，外已解也。腹胀满，知非里实，由脾胃津液不足，气涩不通，壅而为满，与此汤和脾胃而降气。〔张〕或问：太阳篇中，发汗后诸证，不言太阳病，固所当然，亦合列于伤寒之右，何故止言发汗后，腹胀者，厚朴半夏生姜人参汤主之？予曰：凡言发汗后者，以外无表证，里无别术，止有腹胀一事而已，除此之外，即获全安。夫伤寒二字，岂可易言哉。其传变吉凶，犹反掌耳，可与所余一证而并例哉。其诸汗后条目，不殊此意。

厚朴生姜人参甘草半夏汤方

厚朴炙，去皮　生姜各半斤　人参一两　半夏半升，洗　甘草二两

上五味，以水一斗，煮取三升，去滓，温服一升，日三服。

伤寒下后，心烦腹满，卧起不安，栀子厚朴汤主之。〔成〕下后但腹满而不心烦，则邪气入里，为里实。但心烦而不腹满，则邪气在胸中，为虚烦。既烦且满，则邪气壅于胸腹间也，满者不能坐，烦者不能卧，故令卧起不安。与栀子厚朴汤吐烦泄满。太阳病，过经十余日，心下温温欲吐而胸痛，大便反溏，腹微满，郁郁微烦，先时自极吐下者，调胃承气汤。若不愈，不可与。但欲呕，胸中痛，微溏者，此非柴胡证。以呕，知极吐下也。吴茱萸汤、半夏泻心汤。详呕吐。太阳病，中风，以火劫发汗，邪风被火热、血气流溢，失其常度，两阳相熏灼，其身发黄，阳盛则欲衄，阴虚则小便难，阴阳俱虚竭，身体则枯燥，但头汗出，剂颈而还，腹满微喘，口干咽烂，或不大便，久则谵语，甚者至哕，手足躁扰，捻衣摸床。小便利者可治。伤寒，腹满谵语，寸口脉浮而紧，此肝乘脾，名曰纵，刺期门。腹满谵语者，脾胃疾也。浮紧者，肝脉也。脾病见肝脉，木行乘土也。经曰：水行乘火，木行乘土，名曰纵。此其类矣。期门者，肝之募，刺之以泻肝经盛气。伤寒，发热，啬啬恶寒，大渴引饮，腹满自汗，小便利，病欲愈，此肝乘肺也，名曰横，刺期门。按：伤寒发热恶寒，表病也。至于自汗出，则表已解矣。大渴腹满，里病也。至于小便利，则里自和矣。故曰：其病欲解。欲解，则当俟其自愈矣。刺期门三字疑衍。

阳明　中风，口苦咽干，腹满微喘，发热恶寒，脉浮而紧。若下之，则腹满小便难也。麻黄汤。三阳合病，腹满身重，难以转侧，口不仁，面垢，谵语遗尿。发汗则谵语；下之则额上生汗，手足逆冷。若自汗者，白虎汤。阳明病，脉迟，食难用饱，饱则微烦，头眩，必小便难，此欲作谷疸。虽下之腹满如故，所以然者，以脉迟故地。栀柏汤。伤寒吐后，腹胀满者，与调胃承气汤。〔成〕《内经》云：诸腹胀大，属于热。热在上焦则吐，吐后不解，复腹胀满者，邪热入胃也。与调胃承气汤下其胃热。发汗不解，腹满痛者，急下之，宜大承气汤。腹满时减，减不足言，当下之，宜大承气汤。满痛即是实，若时减者非实也。

下条是发明上文之义，且言若但满而不痛，虽未可以为实，若满而不减者，亦可下也。〔张〕或谓减不足言，复曰当下之，何也？此古之文法如是也。言腹满不减，当下之，宜大承气汤，此满而不减之谓也。若时满时减者，不可以当下而论。是减不足言也。然承气汤当续于腹满不减处，非可续于减不足言之下也。假如太阳篇中云：伤寒不便六七日，头痛有热者，与承气汤。其小便清者，知不在里，仍在表也，当须发汗。若头痛者必衄，宜桂枝汤。缘桂枝当发汗而设，非为治衄而用也。以其文法所拘，致令后世治衄，有麻黄桂枝之误。其减不足言之说，亦不外乎是理。**阳明病，下之，心中懊憹而烦，胃中有燥屎者，大承气汤。腹微满，必初硬后溏，不可攻。**下后心中懊憹而烦者，虚烦也，当与栀子豉汤。若胃中有燥屎者，非虚烦也，可与大承气汤下之。其腹微满，初硬后溏，是无燥屎，此热不在胃而在上也，故不可攻。**伤寒七八日，身黄如橘子色，小便不利，腹微满者，茵陈蒿汤。阳明病，脉迟，虽汗出不恶寒者，其身必重，短气腹满而喘，有潮热者，此外欲解，可攻里也。手足濈然汗出者，此大便已硬也，大承气汤。若汗多，微发热恶寒者，表未解也。其热不潮，未可与承气。若腹大满不通者，可与小承气汤，微和胃气，勿令大泄下。阳明病，脉浮而紧，口苦咽干，腹满而喘，发热汗出，不恶寒，反恶热，身重，五苓散、白虎汤。阳明病，潮热，大便微硬者，大承气汤。若不大便六七日，恐有燥屎，少与小承气汤，汤入腹中，不转矢气者，此但初硬后溏，不可攻。攻之必胀满不能食。欲饮水者，饮水则哕，后发热者，必大便复硬，宜小承气汤。阳明中风，脉弦浮大，短气，腹都满，胁下及心痛，久按之气不通，鼻干，不得汗，嗜卧，身及面目悉黄，小便难，潮热，时哕者，与小柴胡汤。脉但浮，无余证者，麻黄汤。**

太阴 为病，腹满而吐，食不下，自利益甚，时腹自痛，若下之，必胸下结硬。理中汤丸。不渴，四逆汤。〔张〕或谓凡伤寒初受者皆在太阳，然后传于阳明、少阳也。病有自阴经而入者，未审何经先受也。夫太阳先受也。病自阳经发者，为外感风寒，邪从表入，故太阳先受之也。病自阴经起者，为内伤生冷，饮食过多，故从太阴入也。夫太阴者，脾也。以饮食生冷则伤脾，故腹满而吐，食不下，自利不渴，手足自温等证也。桂枝加芍药、桂枝加大黄二证。已见前条。

少阴 病六七日，腹胀不大便者，急下之，宜大承气汤。〔成〕此少阴入腑也。六七日，少阴之邪入腑之时，阳明内热壅甚，腹满不大便也。

阳明病土胜肾水则干，急与大承气汤，以救肾水。

厥阴　下利清谷，不可汗，汗出必腹满。**四逆汤**。下利，腹胀满，身体疼痛者，先温其里，四逆汤。乃攻其表，桂枝汤。下利腹满者，里有虚寒，先与四逆汤温里。身疼痛为表未解，利止里和，与桂枝汤攻表。伤寒哕而腹满，视其前后，何部不利，利之则愈。〔成〕哕而腹满，气上而不下也。视其前后部，有不利者，则利之，以降其气。前部，小便也。后部，大便也。或用五苓散、小承气汤。

〔禁忌〕不大便六七日，少与小承气汤，不转矢气者，不可攻。攻之则腹满不能食。论见不大便。腹满吐利者，忌下。论见太阴。腹满，脉浮紧，口苦咽干者，忌汗、下、针。论见自汗。腹满脉迟者，忌下。论见前脉迟条。腹满，脉弱自利，设用大黄芍药，宜减之。论见太阴病条。

附

〔《活》〕若饮食不节，寒中阴经，胸膈不快，腹满闭塞，唇青手足冷，脉沉细，少情绪，或腹痛，急作理中汤加青皮。每服一二剂，胸即快矣。枳实理中丸、五积散尤妙。腹胀满者，宜桔梗半夏汤。

桔梗半夏汤

治伤寒心腹痞满，时发疼痛。

桔梗微炒　半夏姜制　橘红各一两

上㕮咀。每服四钱，生姜三片，水煎服。

〔海〕少阴证，小便遗沥，大便遗矢，其人病六七日，静重如山，目不视，体如冰，腹胀满，与物则咽，不与则不求，其脉沉细而微疾，按之有力，宜急下之，与大承气汤。

◎ 腹痛

邪气入里，与正气搏，则为腹痛。所以痛者，有异焉。腹痛属里。正太阳经，腹不痛。少阳有胸胁痛，而无腹痛。若有阳明腹满急而痛，此为里实，宜下之。大柴胡汤、小承气汤。三阴下利清谷，而又腹痛者，里寒故也。此总论太阳经阳中之阴，四逆汤、附子理中汤。阳气传太阴经，腹满而痛，其证有二：有实痛，有虚痛。肠鸣泄利而痛者，虚痛也。此独论太阴经阴中之阳，小建中汤即桂枝加芍药汤，但桂有厚薄尔。不瘥，则小柴胡汤去芩加芍药如数。腹满，大便秘，按之痛者，实痛也。桂枝加大黄一钱。此之虚痛实痛，乃是以阳邪渐消为虚，阳气正大为实。

太阳　伤寒，阳脉涩，阴脉弦，法当腹中急痛，先与小建中汤。不瘥，与小柴胡汤。〔成〕脉阳涩阴弦，而腹中急痛者，当作里有虚寒治之，与小建中汤温中散寒。若不瘥者，非里寒也，必由邪气自表之里，里气不利所致，与小柴胡汤去黄芩加芍药，以除传里之邪。

小建中汤方

桂枝去粗皮　生姜切。各三两　芍药六两　甘草炙，二两　大枣十二枚，擘　胶饴一升

上六味，以水七升，煮取三升，去滓，内胶饴，更上微火消解，温服一升，日三。呕家不可用建中汤，以甜故也。

《内经》曰：肝生于左，肺藏于右，心位在上，肾处在下，脾者土也，应中央，居四脏之中，为中州，生育荣卫，通行津液。一有不调，则荣卫失所育，津液失所行，必此汤健中脏，是以建中名焉。脾欲缓，急食甘以缓之。健脾者，必以甘为主，故以胶饴甘温为君，甘草甘平为臣。桂辛热，辛散也，润也，荣卫不足，润而散之。芍药味微寒，酸，收也，泄也，津液不逮，收而行之。是以芍药、桂为佐。生姜味辛温，大枣味甘温。胃者卫之源，脾者荣之本。《针经》曰：荣出中焦，卫出上焦是矣。卫为阳，不足者益之必以辛。荣为阴，不足补之必以甘。辛甘相合，脾胃使而荣卫通，是以姜、枣为使。或谓桂枝汤解表，而芍药数少；建中汤温里，而芍药数多，何也？皮肤为近，则制小其服，心腹为远，则制大其服，此所以为不同也。

伤寒，胸中有热，胃中有邪气，腹中痛，欲呕吐者，黄连汤主之。〔成〕湿家下后，舌上如苔者，以丹田有热，胸上有寒，是邪气入里，而为下热上寒也。此伤寒邪气传里，而为下寒上热也。胃中有邪气，使阴阳不交，阴不得升，而独治于下，为下寒，腹中痛。阳不得降，而独治于上，为胸中热，欲呕吐。与黄连汤，升降阴阳之气。

黄连汤方

黄连　甘草炙　干姜炮　桂枝去粗皮。各三两　人参二两　半夏半升，洗　大枣十二枚，擘

上七味，以水一斗，煮取六升，去滓，温服一升，日三服，夜二服。

上热者，泄之以苦，黄连之苦以降阳。下寒者，散之以辛，桂、姜、半夏之辛以升阴。脾欲缓，急食甘以缓之，人参、甘草、大枣之甘以益胃。

伤寒五六日，中风，往来寒热，胸胁苦满，默默不欲饮食，心烦喜呕，或胸中烦而不呕，或渴，或腹中痛，或胁下痞硬，或心下悸，小便不利，或不渴，身有微热，或咳者，与小柴胡汤。二阳并病，太阳初得病时，发汗不彻，因转属阳明。续自微汗，不恶寒。若太阳证不罢者，不可下，可小发汗。设面色缘缘正赤者，阳气怫郁在表，当解之熏之。若发汗不彻，其人躁烦，不知痛处，乍在腹中，乍在四肢，按之不可得，其人短气但坐。以汗出不彻，更发汗则愈。以脉涩知之。桂枝。不恶寒，大柴胡汤。小汗宜葛根汤、各半汤、麻黄加桂枝汤。

阳明　病人不大便五六日，绕脐痛，烦躁，发作有时，此有燥屎，故使不大便也。〔成〕不大便五六日者，则大便必结为燥屎也。胃中燥实，气不得下通，故绕脐痛，烦躁发作有时也。大下后，六七日不大便，烦不解，腹满痛者，此有燥屎也。所以然者，本有宿食故也。大承气汤主之。大下之后，则胃弱不能消谷，至六七日不大便，则宿食已结不消，故使烦热不解而腹满痛，是知有燥屎也。与大承气汤，以下除之。发汗不解，腹满痛者，急下之。

少阴　病二三日不已，至四五日，腹痛，小便不利，四肢沉重疼痛，自下利者，此为有水气。其人或咳，或呕，或下利，或小便利，真武汤。〔成〕少阴病二三日，则邪气犹浅。至四五日，邪气已深。肾主水，肾病不能制水，水饮停为水气。腹痛者，寒湿内甚也。四肢沉重疼痛，寒湿外甚也。小便不利，自下利者，湿胜而水谷不别也。《内经》曰：湿胜则濡泄。与真武汤益阳散寒湿。少阴病，下利清谷，里寒外热，手足厥逆，脉微欲绝，反不恶寒，面赤色，或腹痛，或干呕，或咽痛，或利止脉不出者，通脉四逆汤主之。下利清谷，手足厥冷，脉微欲绝，为里寒。身热不恶寒，面赤色，为外热。此阴甚于内，格阳于外，不相通也。与通脉四逆汤散阴通阳。少阴病，四逆，其人或咳，或悸，或小便不利，或腹中痛，或泄利下重者，四逆散主之。四逆者，四肢不温也。伤寒邪在三阳，则手足必热。传到太阴，手足自温。至少阴则热邪渐深，故四肢逆而不温也。及至厥阴，则手足厥冷，是又甚于逆。与四逆散以散传经之热也。少阴病，二三日至四五日，腹痛，小便不利，下利不止，便脓血者，桃花汤。二三日至四五日，寒邪入里深也。腹痛者，里寒也。小便不利者，水谷不别也。下利不止，便脓血者，肠胃虚弱，下焦不固也。与桃花汤固肠止利也。

太阴　为病，腹满，吐食不下，自利益甚，时腹自痛。若下之必胸下结硬。或用理中汤、丸，不渴，四逆汤。本太阳病，医反下之，因尔腹满时痛，属太阴也，桂枝加芍药汤。大实痛者，桂枝加大黄汤。详见前。

厥阴　伤寒四五日，腹中痛，若转气，下趣少腹者，此欲下利也。伤寒四五日，邪气传里之时，腹中痛，转气下趣少腹者，里虚遇寒，寒气下行，欲作自利也。或用附子干姜汤，四逆汤。

〔云〕伤寒邪在三阴，内不得交通，故为腹痛。手足之经，皆会于腹。如脉弦而腹痛，过在足厥阴肝、手太阴肺，刺太冲、太渊、太陵。如脉沉而腹痛，过在足太阴脾、少阴肾、手厥阴心包，刺太溪、太陵。如脉沉细而痛，过在足太阴脾、手少阴心，刺太白、神门、三阴交。此刺腹痛之法也。

〔吴〕凡腹中痛，可按可揉者，内虚也。不可按不可揉者，内实也。王海藏言，中脘痛者属脾土。脉沉迟，内寒者，理中汤，或用附子理中丸主之。若阳脉涩，阴脉弦，小建中汤主之。若小腹痛，属厥阴经分，宜当归四逆汤加吴茱萸主之。厥逆者，四逆汤加吴茱萸主之。若大实腹满而痛，或绕脐刺痛，不大便脉实者，以大承气汤下之。凡潮热，不大便，从心下至少腹硬满而痛，手不可近者，大陷胸汤下之。若脉弦腹痛，无热无寒者，芍药甘草汤主之。凡脉弦，口苦发热，腹中痛者，小柴胡去人参加炒白芍汤主之。若寒热交作，腹中痛者，加肉桂、芍药主之。若寒多而痛者，去黄芩倍肉桂、芍药也。凡少阴发热，手足冷，腹中痛者，四逆散加附子汤，肉桂、炒芍药、吴茱萸主之也。凡发热，脉洪弦而腹痛者，芍药黄芩汤主之。大抵腹痛，有虚有实，有冷有热，要在脉证辨而用之。凡蓄血，亦令人腹痛，手不可近，自有本条。若自利腹痛，小便清白，便当温也，理中、四逆，看微甚用。轻者五积散，重者四逆汤，无脉者通脉四逆汤，使阴退而阳复也。腹痛，欲吐利而烦躁者，多有痧毒，世俗括刺委中穴。凡脉微弦，少腹痛，厥阴也，宜刺太冲、太渊、大陵，灸归来、关元。脉沉脐腹痛，少阴也，宜刺太白、神门、三阴交，灸中脘。

〔陶〕伤寒腹中痛，用凉水饮之，其痛稍可者，属热，当用凉药。不已，而或绕脐硬痛，大便结实，烦渴，属燥屎痛，急用寒药下之。或食积痛，治亦如之。若小腹硬痛，小便自利，大便黑，身目黄者，属蓄血痛，治亦如之，加行血药，下尽黑物，自愈。此三者痛随利减之法也。若饮水愈痛，属寒，当用温药。不已，而或四肢厥冷，腹痛，呕吐泄利，急用热药，须详脉来有力无力方可。刘氏用灰包熨腹痛。

〔庞〕合灸不灸，久则冷结，气上冲心而死。

〔《活》〕身无大热，烦渴，大便实，或腹痛满，及生赤瘾疹者，调胃承气汤、黄连橘皮汤。

腹痛，兼头痛发热，身痛吐利，为霍乱。欲吐不吐，欲泻不泻，为干霍乱。治法详杂病霍乱门。

◎ 黄

王叔和入阳明篇。海藏云：色如烟熏黄，乃湿病也，一身尽痛。色如橘黄，乃黄病也，一身不痛。

〔成〕湿热俱甚，则发身黄。伤寒至于发黄，为病亦已甚矣。邪风被火，两阳相熏，其身必黄。阳明病被火，额上汗出，小便不利，必发身黄。此皆由内有热，而被火攻发黄者也。阳明病无汗，小便不利，心中懊侬，必发黄者，由阳明热盛而发黄也。伤寒汗已，身目为黄，以寒湿在里不解故也。此不可下，宜于寒湿中求之。是知非特湿热发黄，而寒湿亦发黄也。但寒湿之黄，身如熏黄，色暗而不明也。热盛之黄，黄如橘色，出染着衣，正黄如檗也。大抵黄家属太阴，太阴为湿热蒸之而致。经曰：太阴当发身黄是也。一或脉沉结，少腹硬，小便自利，其人如狂者，又为蓄血在下焦使之黄也。发黄非止寸口近掌无脉，鼻气出冷，为不治之症。又若形体如烟熏，直视摇头为心绝，环口黧黑，柔汗发黄为脾绝，是皆不治之症也。

太阳　病身黄，脉沉结，少腹硬，小便自利，其人如狂者，血也，抵当汤。详蓄血。得病六七日，脉迟浮弱，恶风寒，手足温，医数下之，不能食，胁下满痛，项强，小便难，面目及身黄。茵陈五苓散，详胁痛。太阳病，脉浮动数、头痛发热，微盗汗出，反恶寒，表未解也。医反下之，客气动膈，若不结胸，但头汗出，小便不利，身必发黄。栀子柏皮汤，详头汗。太阳中风，以火劫汗，两阳相熏，其身发黄，阳盛欲衄，阴虚小便难，阴阳俱虚，身体枯燥。防己黄芪汤、栀子柏皮汤，详头汗。

栀子柏皮汤方

栀子十五个，擘　甘草一两，炙　黄柏二两

上三味，以水四升，煮取一升半，去滓，分温再服。

若发汗已，身灼热者，名曰风温。脉阴阳俱浮，自汗身重，多眠睡，鼻息必鼾，语言难出。若被火者，微发黄色。太阳病，已汗，遂发热恶寒，复下之，表里俱虚，复加烧针，因胸烦、面青、肤𥆧者，难治。色微黄，手足温者，易愈。色微黄，非病也。所以验其病之易愈也。

阳明　伤寒，瘀热在里，身必发黄，麻黄连轺赤小豆汤。

麻黄连轺赤小豆汤方

麻黄去节　生姜切　连轺连翘根也　甘草炙。四味各二两　杏仁四十粒，泡，去皮尖　大枣十二枚，擘　生梓白皮一升，切　赤小豆一升

上八味，以潦水一斗，先煮麻黄再沸，去上沫。内诸药，煮取三升，去滓分温三服，半日服尽。

《内经》曰：湿上甚而热，治以苦温，佐以甘辛，以汗为故而止，此之谓也。又，煎用潦水者，亦取其水味薄，则不助湿气。

阳明病，发热，但头汗出，小便不利，渴饮水浆，此瘀热在里，身必发黄，茵陈蒿汤。伤寒七八日，身黄如橘子色，小便不利，腹微满者，茵陈蒿汤。〔成〕当热甚之时，身黄如橘子色，是热毒发泄于外。《内经》曰：膀胱者，州都之官，津液藏焉，气化则能出矣。小便不利，小腹满者，热气甚于外，而津液不得下行也。与茵陈蒿汤，利小便退黄逐热。

茵陈蒿汤方

茵陈六两　大黄二两，去皮　肥栀子十四枚，擘

上三味，以水一斗，先煮茵陈，减六升。内二味，煮取三升，去滓，分温三服。小便当利，尿如皂角汁状，色正赤，一宿腹减，

黄从小便去也。

〔成〕小热之气，凉以和之。大热之气，寒以取之。发黄者，热之极也，非大寒之剂，则不能彻其热。酸苦涌泄为阴，酸以涌之，苦以泄之，故以茵陈蒿酸苦为君。心法南方火而主热。大热之气，必以苦寒胜之，故以栀子为臣。宜补必以酸，宜下必以苦，荡涤邪热，必假将军攻之，故以大黄为佐。虽甚热大毒必祛除，分泄前后，腹得利而解矣。

阳明病，无汗，小便不利，心中懊侬，身必发黄。阳明中风，脉弦浮大，而短气腹满，胁下及心痛，鼻干，不得汗，嗜卧，一身及面目悉黄，小便难，有潮热，时哕，耳前后肿。病过十日，脉续浮者，与小柴胡汤。脉但浮，无余证者，与麻黄汤。若不尿，腹满加哕者，不治。阳明病，面合赤色，不可攻。必发热，色黄者，小便不利也。栀子柏皮汤。阳明病，被火，额上微汗，小便不利者，必发黄。五苓散、栀子柏皮汤。伤寒，发汗已，身目为黄，所以然者，以寒湿在里，不解故也。不可下，于寒湿中求之。〔成〕《金匮要略》谓黄家所起，从湿得之。汗出热去，则不能发黄。发汗已，身目为黄者，风气去，湿气在也。脾恶湿，湿气内着，脾色外夺者，身目为黄。若瘀血在里发黄者，则可下。此以寒湿在里，故不可下，当从寒湿法治之。

太阴　伤寒脉浮而缓，手足自温，系在太阴。太阴当发身黄。若小便自利者，不能发黄。以脾家实，腐秽当去故也。浮缓，亦大之类。小便不利者，五苓散加茵陈主之。小便自利者，橘皮汤主之。

〔楼〕上身黄，小便自利，小腹硬而狂，大便黑者，为蓄血，则宜抵当汤下之。若小腹不硬，其人不狂，大便不黑者，虽小便利，非蓄血也。其为证有三：一者栀子柏皮汤，二者麻黄连翘赤小豆汤，皆治身黄，小便利而身不疼者，海藏所谓干黄是也。三者桂枝附子汤、去桂加白术汤，皆治身黄，小便利而一身尽痛者，《活人》所谓中湿是也。

〔张〕或谓伤寒发黄，惟阳明与太阴两经有之，俱言小便利者不能发黄，何也？盖黄者，土之正色。以太阴与阳明，俱属土，故发黄也。其黄之理，外不能汗，里不得小便，脾胃之土，为热所蒸，故色见于外为黄也。若小便利者，热不内蓄，故不能变黄也。其有别经发黄者，亦由脾胃之土受邪故也。

〔赵〕明瘀热发黄与瘀血发黄，外证及脉，未尝相似。且如头汗出，剂颈而还，腹微满，小便不利，渴饮水浆，为瘀热证。小腹急结，其人如狂，小腹硬满，小便自利，大便黑，为瘀血证，此外证之不似也。瘀血脉微而沉，或沉结；瘀热脉则浮滑紧数，此脉状之又不相似也。然则相似者，但色黄耳。若论黄色之相似，非特瘀热与瘀血，又如风温被火，微发黄色；太阳火劫发汗，两阳相熏灼，其身发黄。阳明被火，额上微汗，必发黄者，是又挟火邪所致者。外此，亦有黄色之不相似者乎？曰：湿家之熏黄则异矣。可不各以其似不似而明辨欤？

附

五苓茵陈散方

以茵陈浓煎，汤调五苓散二钱服之，日三四。黄从小便下，以小便清为度。

橘皮汤方

橘皮一两　生姜二两

细锉，水一升半，煎七合，去滓，分二服，稍热呷之。未瘥再作服。

茵陈蒿大黄汤

治伤寒发黄，面目悉黄，小便赤，宜服。

茵陈蒿　山栀仁　柴胡　黄柏蜜涂，炙　龙胆草各半两　黄芩去黑心　升麻　大黄炒。各一两

上㕮咀。每服五钱，水一盏半，煎至一盏，去滓，早晚食后温服。

茅根汤

治伤寒发黄，遍身如金色者。

茅根洗净，锉　山栀仁　茵陈蒿　地骨皮　甘草炙。各半两

上㕮咀。每服五钱，用水一盏半，生姜三片，豆豉六七粒，同煎至一盏，去滓，早晚食远温服。

附

阴黄　身冷汗出，脉沉而黄，为阴黄，乃太阴经中湿。亦有体痛发热者，身如熏黄，终不如阳黄之明如橘子色也。当叩其小便之利与不利。小便自利，术附汤；小便不利大便反快者，五苓散。

〔海〕伤寒病，遇太阳太阴司天，若下之太过，往往变成阴黄。一则寒水太过，水来犯土；一则土气不及，水来侵之，多变此疾。一则茵陈茯苓汤加当归、桂枝；二则茵陈橘皮汤加姜术半夏；三则茵陈附子汤；四则茵陈四逆汤；五则茵陈姜附汤；六则茵陈吴茱萸汤。方见如下。发黄小便不利，烦躁而渴，茵陈汤加茯苓、猪苓、滑石、当归、官桂主之。韩氏名茵陈茯苓汤。发黄烦躁，喘呕不渴、茵陈汤加陈皮、白术、生姜、半夏、茯苓主之。韩氏名茵陈陈皮汤。发黄，四肢遍身冷者，茵陈汤加附子、甘草主之。韩氏名茵陈附子汤。发黄，肢体逆冷，腰上自汗，茵陈汤加附子、干姜、甘草主之。韩氏名茵陈姜附汤。发黄，冷汗不止者，茵陈汤加附子、干姜主之。韩氏名茵陈附子汤。发黄，前服姜、附诸药未已，脉尚迟者，茵陈加吴茱萸、附子、干姜、木通、当归主之。韩氏名茵陈茱萸汤。赵宗颜因下之太过，生黄，脉沉细迟无力，次第用药，至茵陈附子汤大效。

按：海藏次第用药者，谓先投韩氏茵陈茯苓汤，次投茵陈陈皮汤，又次投茵陈附子汤。后赵秀才次第仿此。

赵秀才因下之早，黄病，脉寸微尺弱，身冷。次第用药，至茵陈四逆汤大效。伤冷中寒，脉弱气虚，变为阴黄，仲景理中汤加茵陈服之。

〔海〕往来寒热，一身尽黄者，小柴胡加栀子汤主之。

〔《衍》〕一僧、伤寒发汗不彻，有留热，身面皆黄，多热，期年不愈。医作食黄治之，治不对，病不去。问之食不减，寻与此药，服五日，病减三分之一，十日减三分之二，二十日病悉去。方用茵陈、栀子各三分，秦艽、升麻各四钱，末之，每用三钱，水四合，煎及二合，去渣。食后温服，以知为度。

〔《活》〕**五苓加茵陈蒿汤**　治发黄而渴，小便不利。

茵陈蒿汤十分　五苓汤五分

上二剂，拌匀。每服三钱，日三服，水调下。

又方，伤寒欲发黄者，急用瓜蒂末，口含水，搐一字许入鼻中，出黄水，甚验。即用茵陈汤调五苓散服之，甚效。

〔《本》〕治头中湿热，发黄疸，**瓜蒂散**。

瓜蒂二十枚　赤小豆　黍米各十四粒

上为细末，如大豆许一粒，纳鼻中，缩入，当出黄水。慎不可吹入。

〔云〕结胸发黄，太阳附本也。以结胸法治之。痞气发黄，太阴附本也。以痞法治之。

〔《活》〕问：白虎证亦有身热，烦渴引饮，小便不利，何以不发黄？答曰：白虎与发黄证相近，遍身汗出，此为热越，白虎证也。头面汗出，颈已下无汗，发黄证也。

少阴病

但欲寐嗜卧　口燥咽干　咽痛　吐　吐利　下利

少阴之为病，但欲寐也。又欲吐不吐，心烦，但欲寐，五六日，自利而渴者，理中、四逆辈。阴证虽云不用麻黄，如少阴病，始得之，反发热，脉沉者，麻黄细辛附子汤。于六经中，但少阴证难辨。本经但云：脉沉细，欲寐，小便数而白，背恶寒，四肢厥者，可不审而知之。或虽有恶寒甚者不觉寒，或但喜厚衣近火，善瞑睡，问之则不言怕寒。殊不知厚衣即恶寒也。善瞑睡即但欲寐也。其脉微细，或沉涩，虽有阴阳俱紧者，盖其人素有热，为表寒外袭，故如此。但当察其外证为主，必以温药逐之。其阳邪传入，及夫少阴自受热证，宜下，宜吐，宜和解者多矣。仲景虽不言脉滑实沉数诸可下之脉，然于证则可知矣。脉必相符，虽或有反沉微细迟，脉不应证者，为不可下，亦宜凉剂，滋阴退阳而愈者。其不愈者，必待脉有力而后下之可也。其有证恶寒急下之者，倘反有脉不应病，亦宜微下之。虽不敢大下，亦不可缓也。临病应变之术，妙自神会，非俗工之所知，良医之所自得。六经同法，惟少阴传变，与太阳相同，如通脉四逆汤、四逆散、真武汤证，俱有如减法，谓有或为之证，亦犹太阳小青龙、小柴胡之类是也，少人知斯妙也。

少阴经治法，有汗、下、吐、温、和解、灸刺

汗：麻黄附子细辛汤　麻黄附子甘草汤

下：大承气汤　抵当汤

吐：瓜蒂散

温：四逆汤　桂枝芍药汤　附子汤　桃花汤　吴茱萸汤　白通汤　白通加猪胆汁汤　真武汤　通脉四逆汤

和解：桂枝甘草龙骨牡蛎汤　黄连阿胶汤　猪肤汤　甘草汤　桔梗汤　苦酒汤　半夏散　猪苓汤　四逆散

灸：灸少阴

经云：尺寸俱沉者，少阴受病也。以其脉贯肾，络于肺，系舌本，故口燥舌干而渴。少阴之为病，脉微细，但欲寐也。少阴病，欲吐不吐，心烦，但欲寐，五六日自利而渴者，属少阴也。虚故引水自救。若小便色白者，少阴病形悉具。小便白者，以下焦虚有寒，不能制水，故令色白也。病人脉阴阳俱紧，反汗出者，亡阳也。此属少阴，法当咽痛而复吐利。少阴病，始得之，反发热，脉沉者，麻黄附子细辛汤主之。〔张〕或云：论传经之邪，自三阳而传至太阴，太阴则传少阴。此不言传经，而言始得之，何也？夫传经者，古人明理立法之意如此，安可执一而论哉。夫三阳伤寒，多自太阳入，次第而传至厥阴者，固有也。其三阴伤寒，亦有自利不渴，始自太阴而入者。今少阴病，始得之，反发热，此自少阴而入者，故云始得之。缘少阴无身热，而今有热，故言反发热，以不当发热而热也。为初病邪浅，故与麻黄附子细辛汤以发散之。少阴病，脉细沉数，病为在里，不可发汗。〔成〕少阴病，始得之，反发热，脉沉者，为邪在经，可与发汗。若脉细沉数，为病在里，不可发汗。按：阴脉沉细，今带数，恐人以为热，故举以告人。盖此数，乃沉细之数。如经曰：数为虚者是也，非热则烦数之数也。成注欠发明。少阴病，脉微，不可发汗，亡阳故也。阳已虚，尺脉弱涩者，复不可下之。脉微为亡阳表虚，不可发汗。脉弱涩为亡阴里虚，复不可下。少阴病，得之二三日，麻黄附子甘草汤微发汗。以二三日无里证，故微发汗也。谓初得病二三日，常见少阴证，以邪未深，故须汗。以无阳证，故微发之而已。

麻黄附子甘草汤方

麻黄去节　甘草炙。各二两　附子一枚，炮、去皮，破八片

上三味，以水七升，先煮麻黄一两沸，去上沫，内诸药，煮取

三升，去滓，温服一升，日三服。

麻黄、甘草之甘，以散表寒。附子之辛，以温寒气。

〔庞〕少阴病脉沉，不知何沉也。且沉紧发汗则动经。细沉数，为病在里，不可发汗。详此脉或沉而濡，或沉而微，不甚小，是表中寒而里不消，脉应里而发热在表，故以小辛之药，温散而微微取汗也。

少阴病，得之一二日，口中和，其背恶寒者，当灸之，附子汤主之。背者胸中之府，诸阳受气于胸中，而转行于背。《内经》曰：人身之阴阳者，背为阳，腹为阴。阳气不足，阴寒气盛，则背为之恶寒。若风寒在表而恶寒者，则一身尽寒矣。但背恶寒者，阴寒气盛可知，如此条是也。又或乘阴气不足，阳气内陷入阴中，表阳新虚，有背微恶寒者。经所谓伤寒无大热，口燥渴，心烦背微恶寒，白虎加人参汤主之是也。一为阴寒气盛，一为阳气内陷。何以明之。盖阴寒为病，则不能消耗津液，故于少阴病则曰口中和。及阳气内陷，则热烁津液为干，故于太阳病则口燥舌干而渴也。要辨阴阳寒热不同者，当于口中润燥详之。

附子汤方

附子二枚，炮，去皮，破八片　白术四两　茯苓　芍药各三两　人参二两

上五味，以水八升，煮取三升，去滓，温服一升，日三服。

辛以散之，附子之辛以散寒。甘以缓之，茯苓、人参、白术之甘以补阳。酸以收之，芍药之酸以扶阴。所以然者，偏阴偏阳则为病，火欲实，水当平之，不欲偏胜也。

少阴病，得之二三日以上，心中烦，不得卧，黄连阿胶汤主之。方见不得卧。少阴病，六七日，腹胀不大便者，急下之，大承气汤。

少阴病，四逆，其人或咳，或悸，或小便不利，或腹中痛，或泄利下重者，四逆散主之。

四逆散方

甘草炙　枳实破，水浸，炙干　柴胡　芍药各等分

上四味，各十分，捣筛，白饮和服方寸匕，日三服。咳者，加五味子、干姜各五分，并主下利。悸者，加桂枝五分。小便不利者，加茯苓五分。腹中痛者，加附子一枚，炮令坼。泄利下重者，先以水五升，煮薤白三升，煮取三升，去滓，以散三方寸七，纳汤中，煮取一升半，分温再服。

少阴病，手足逆冷，其人若下利后重者，此条四逆散加薤白汤。若下利脉绝，及无脉者，通脉四逆汤、白通加猪胆汁汤。方论见下利。若身体骨节痛，脉沉者，宜附子汤。少阴病，脉沉者，急温之，宜四逆汤。方见下利。少阴病，身体痛，手足寒，骨节痛，脉沉者，附子汤主之。少阴病，脉沉发热者，宜麻黄附子细辛汤。少阴病，欲解时，从子至寅上。少阴病，恶寒而蜷，时自烦，欲去衣被者，可治。少阴病，下利止而头眩，时时自冒者，死。少阴中风，脉阳微阴浮者，为欲愈。少阴病，脉微细沉，但欲卧，汗出不烦，自欲吐，至五六日，自利，复烦躁不得寐者，死。少阴病，六七日，息高者，死。少阴病，脉紧，至七八日，自利，脉紧变暴微，厥手足反温者，欲解也。论见下利。少阴病，八九日，一身手足尽热者，以热在膀胱，必便血也。少阴病，但厥无汗，而强发之，必动其血，未知从何道出，或从口鼻，或从目出，是名下厥上竭，为难治。少阴病，四逆，恶寒而身蜷，脉不至，不烦而躁者，死。少阴病，恶寒身蜷而利，手足逆冷者，不可治。

〔戴〕若兀兀欲吐，心烦喜寐，或自利，口燥而渴，或口中和，而背恶寒，此属少阴经。但少阴用药，有阴阳之分。自利而渴者，宜猪苓汤。盖阳热传入肾，少阴经肾系舌本，故自利口燥而渴，以猪苓汤利肾中之热。不愈则当自大便去之，古法合用大承气汤。若难用大承气汤，则用小承气汤，或且进白头翁汤。上项诸药，为阴中涵阳者也。泄利下重，其人四逆，先以水盏半，葱白二根，煎一盏，去葱，煎四逆散至七分，咳加北五味子、干姜各半钱，悸加桂枝一钱，小便不利加茯苓一钱，腹痛加熟附半钱。若审是下利清谷，手足四逆，其人面戴赤，或腹痛，或干呕，或咽痛，四逆汤倍干姜。面赤者加葱一根，腹痛加芍药一钱半，呕加生姜，咽痛加桔梗一钱。若口中和而背恶寒，宜正方四逆汤，不必加减。四逆散、四逆汤，俱治少阴下利，四肢逆冷。泄利下重者，与下利清谷者，一凉一温，又自有阴有阳之别。若初得病，便见少阴证，其人发热恶寒，身疼，头不痛者，宜麻黄细辛附子汤微汗之，或五积散加熟附半钱，或五积散加以顺元散。

◎ 但欲寐嗜卧

卫气寤则行阳，寐则行阴。而寐也，必从足少阴始，故少阴之为病，脉微细，但欲寐。太阳病，十日已去，脉浮细，嗜卧者，外已解也。胸满胁痛者，小柴胡汤，脉但浮者，与麻黄汤。此条当是太阳少阳二经合病，胸满虽与前同，而脉浮细，嗜卧，则为表邪已解，胁痛为少阳有邪，故与柴胡。若脉但浮者，又当先治太阳也。此是设为变通之言，非谓服柴胡而脉浮也。成注不足遵。口燥咽干，但欲寐。详口苦。欲吐不吐，但欲寐。详吐。吐利，但欲寐。详吐利。下利，但欲寐。详下利。脉浮汗出，多眠，若身重息鼾者，风温。详风温。若合目则盗汗出，此三阳合病。详盗汗。

狐惑病，默默欲眠，目不得闭，不欲饮食，恶闻食臭，其面目乍赤、乍黑、乍白，其声嘎者，甘草泻心汤；咽干者，苦参汤。其肛虫蚀，雄黄熏之。其脉数无热，目赤眦黑者，当归赤小豆散。详狐惑。

◎ 口燥咽干

已附见口苦咽干条内。

◎ 咽痛

太阳、阳明咽痛各证，悉属热也。

太阳治以半夏散，阳明治以四逆散加桔梗。少阴咽痛有六证，热证者四，寒证者二。热者，治以猪肤汤、甘草汤、桔梗汤、苦酒汤、半夏散。寒者，治以桂枝干姜汤、真武汤、四逆汤。厥阴咽痛一法，亦热也，治以桔梗汤。咽痛皆热证，何独少阴二证寒耶？其一以汗多亡阳，故用干姜、附子以复阳温经也。其一以阴盛格阳，故用通脉四逆以散阴通阳也。

太阳　病下之，脉紧者，必咽喉痛，半夏汤。

半夏散及汤方

半夏制　桂枝　甘草炙。各等分

上㕮咀，水煎服，少少咽之。为散，白汤调服方寸匕，亦效，日三服。仲景法为散调服，不㕮咀。

〔成〕甘草汤，主少阴客热咽痛。桔梗汤，主少阴寒热相搏咽痛，半夏散及汤主少阴客寒咽痛。

阳明　病，但头眩，不恶寒，故能食而咳，其人必咽痛。若不咳者，咽不痛。详眩。

少阴厥阴　少阴病，二三日，咽痛者，可与甘草汤。不瘥者，与桔梗汤。阳邪传于少阴，为咽痛，服甘草汤则瘥。若寒热相搏为咽痛者，服甘草汤不瘥，与桔梗汤，以和少阴之气。

甘草汤方

甘草二两

上一味，以水三升，煮取一升半，去滓，温服七合，日二服。

桔梗汤方

桔梗一两　甘草二两

上二味，以水三升，煮取一升、去滓，分温再服。

桔梗，味辛温以散寒。甘草，味甘平以除热。甘梗相合，以调寒热。

少阴病，咽中痛，半夏散及汤主之。少阴病，咽中伤生疮，不能语言，声不出者，苦酒汤主之。

苦酒汤方

半夏十四枚，洗，破，枣核大　鸡子一枚去黄，内上苦酒，着鸡子壳中。

上二味，内半夏，着苦酒中，以鸡子壳置刀环中，安火上，令三沸，去滓，少少含咽之。不差，更作三剂。

按：苦酒，本草注曰：醯也。而成氏复云：苦酒之酸。予则以为名义俱乖。安知酒之味苦者，不可以已咽疮耶？若嫌酒之性热，则下半夏汤更辛。况此味苦哉。下文发字与敛字，自相反。

脉阴阳俱紧，反汗出者，亡阳也。此属少阴，法当咽痛而复吐利。伤寒，先厥后热者，下利必自止。止而反汗出者，其喉为痹。厥而利，发热则利必止，反汗出者，亡阳也。咽中痛，热上冲也。亡阳则阴独，复会干热，则阴阳结而为喉痹也。《内经》曰：一阴一阳结，为喉痹。详下利。咽痛下利，兼胸痛者，猪肤汤；手足厥冷，脉微欲绝，不恶寒，面赤者，通脉四逆汤；下后，复厥逆，下部脉不至者，麻黄升麻汤。并见下利。

阳毒咽痛，面赤斑斑如锦纹，唾脓血，五日可治，七日不可治，宜升麻鳖甲汤。《活人》云：阳毒升麻汤主之。论见阳毒条。

阴毒咽痛，面目青，身痛如被杖，五日可治，七日不可治，升麻鳖甲去雄黄蜀椒汤。《活人》云：阴毒甘草汤主之。论见阴毒条。

〔**禁忌**〕咽中闭塞，不可发汗。发汗则吐血，气欲绝，手足厥冷，欲得蜷卧，不能自温。咽中闭塞，不可下。下之则上轻下重，水浆不下，卧则欲蜷，身急头眩，下利日数十行。

〔**张**〕或云：六经伤寒皆不言咽痛，惟少阴篇中有咽痛、咽伤之证。何也？夫少阴咽痛，乃经络所系，盖少阴之脉，上贯肝膈，入肺，循喉咙，系舌本，故有咽伤痛之患。《内经》曰：所生病者，咽肿上气，嗌干及痛，此经脉所系，邪气循行而致然也。

附

〔**《活》**〕半夏桂枝甘草汤治伏气之病，谓非时有暴寒中人。伏气于少阴经，始不觉病，旬月乃发，脉更微弱，先发咽捕，似伤寒，非喉痹之病，必下利。始用半夏桂枝甘草汤主之。此病只二日便瘥，古方谓之肾伤寒也。次用四逆主之。

半夏桂枝甘草汤

半夏汤洗　甘草炙　桂心各等分

上㕮咀。每服四钱，水煎，候冷，少少细呷之。

〔**赵**〕《活人书》近来见四样印本，皆是四逆散。然四逆散不主咽痛，恐刊者之误，不能无疑。仲景论云：四逆散治少阴病，传邪作热，四肢逆而不温者。今此证，盖是伏寒于少阴经而脉微弱，法当温散。既先用半夏桂甘汤温剂，何复用柴胡寒剂继之？此必是四逆汤也。何况通脉四逆汤方后，有咽痛加桔梗之例，用此又何疑焉。

〔**吴**〕凡咽痛，有阴阳二毒。凡阳毒咽喉肿痛，乃热极也。阴毒咽喉不利，乃冷极也。阳毒脉浮数而大，咽痛，吐脓血，《千金》《外台》用乌扇膏治之，《活人》用黑奴丸。又阳气独胜，狂躁，咽痛，脉洪实滑促，《活人》用葶苈苦酒汤。治伤寒咽痛，用生甘草浓煎汤与之。水浸山豆根苦水含之。或用鹤虱草捣汁，入米醋，漱喉中亦妙。

〔**刘**〕咽痛有疮，黄柏、细辛末吹之。凡伤寒腮颊红肿，并咽喉肿痛者，刺少商、委中出血。少商穴，在手大指端内侧，去爪甲角如韭叶，以三棱针刺血出愈。

〔戴〕亦有初得病头痛发热，无阳毒少阴诸证，而咽喉自痛者。此因感冒后，顿用厚衣被堆壅，或用蛮法，服生姜热酒，即卧，遂成上壅；或先有壅热，欲取凉快，致为外邪所袭，既有风寒，又有热壅，宜参苏饮倍桔梗，加木香半钱，或消风百解散，或败毒散，或五积散、败毒散各半帖，名交加散。

◎ 吐

吐与呕之别，已见呕门。欲吐，亦附干呕条内，宜参考。

腹满时痛而吐者，太阴病。论见腹满。《活人》云：理中汤主之。

少阴病，饮食入口则吐，心中温温欲吐，复不能吐。始得之，手足寒，脉弦迟者，此胸中实，不可下也，当吐之。若膈上有寒饮，干呕者，不可吐也。急温之，宜四逆汤。〔成〕伤寒表邪传里，至于少阴。少阴之脉，从肺出络心，注胸中。邪既留于胸中而不散者，饮食入口则吐，心中温温欲吐。阳受气于胸中，邪既留于胸中，则阳气不得宣发于外，是以始得之，手足寒，脉弦迟。此是胸中实，不可下而当吐。其膈上有寒饮，亦使人心中温温而手足寒。吐则物出，呕则物不出，吐与呕别焉。胸中实，则吐而物出。若膈上有寒饮，则但干呕而不吐也。此不可吐，可与四逆汤以温其膈。少阴病，但欲卧，不烦而吐，五日，变自利，烦躁不得寐者，死。详但欲寐。

干呕吐涎沫，头痛者，宜**吴茱萸汤**。

治吐利，手足厥冷，烦躁欲死，呕而胸满。

吴茱萸汤泡，洗　生姜各一两半　人参七钱半　大枣三枚

上㕮咀，水煎，去滓，分二服。

《内经》曰：寒淫于内，治以甘热，佐以苦辛。吴茱萸、生姜之辛以温胃，人参、大枣之甘以缓脾。

发热，渴欲饮水，水入则吐者，宜五苓散。

伤寒，本自寒下，医复吐下之，寒格更逆吐下。《脉经》作更逆吐食入即出。若食入口即吐，干姜黄芩黄连人参汤主之。按：本自寒下，恐是本自吐下，玩复字可见。盖胃寒则吐，下寒则利。胃寒者不宜吐，医反吐之，则伤胃气，遂成寒格。下文文气不贯，当有阙文。

干姜黄连黄芩人参汤方

干姜　黄连　黄芩　人参各三两

上四味，以水六升，煮取二升，去滓，分温再服。

辛以散之，甘以缓之，干姜、人参之甘辛，以补正气。苦以泄之，黄连、黄芩之苦，以通寒格。

太阳病，吐后，汗出不恶寒，发热，关脉细数，欲食冷食，朝食暮吐，此为小逆。

病人脉数，为热，当消谷引食，而反吐者，此因发汗，令阳气微，膈气虚，脉乃数也。数而客热者，不能消谷，以胃中虚冷故也。凡服桂枝汤而吐者，必吐脓血也。注云：内热者，服桂枝汤则吐，如酒客之类是也。吐，厥逆者，甘草干姜汤。

附

〔《活》〕吐有冷热二证。寸口脉数，手心热，烦渴而吐，以有热在胃脘，五苓散主之。寒多，不饮水而吐者，理中汤去术加生姜主之。

阴证，喘促及吐逆者，返阴丹入口便住。

大橘皮汤

治动气在下，不可发汗。发又无汗，心烦，骨节疼痛，目晕恶寒，食则反吐，谷不得入，先服大橘皮汤。吐止后，宜服建中汤。

橘皮一两半　生姜一两　枣子八枚　甘草炙，半两　人参一钱　竹茹半升

上水三大盏，煮取一盏，分二服。

病人直患呕吐，而脚弱或疼，乃是脚气，当作脚气治之。治见杂病脚气门。

◎ 吐利

腹满时痛，吐利不渴者，太阴病。论见腹满。《活人》云：理中汤主之。病人脉阴阳俱紧，反汗出者，亡阳也。此属少阴，法当咽痛而复吐利。桂枝干姜汤。少阴病，吐利，手足厥冷，烦躁欲死者，吴茱萸汤主之。少阴病，吐利，手足不逆冷，反发热者，不死。脉不至者，灸少阴七壮。庞云：在内踝后跟骨上动脉陷中。发热，谓其身发热也。余按：少

阴之络，非持一穴。今日少阴，而不指某穴者，针法当随四时、随运气，以取井荣俞经合，不可执泥也。庞氏定以为太溪，恐非仲景本旨。少阴病，吐利烦躁，四逆者，死。少阴病，下利，咳而呕渴，心烦不得眠者，猪苓汤主之。论见下利。少阴病，腹痛，小便不利，四肢重痛，自下利，或呕者，真武去附子加生姜汤。论见下利。少阴病，下利，脉微涩，呕而汗出者，当温其上，灸之。论见欲寐。温其上，谓下有寒气，当温其上，以助阳气也。既吐且利，小便复利，而大汗出，下利清谷，内寒外热，脉微欲绝者，四逆汤主之。王叔和入霍乱篇。

太阳与少阳合病，头痛胁痛，往来寒热，自利而呕者，黄芩加半夏生姜汤。论见合病。发热汗出不解，心中痞硬，呕时下利者，宜大柴胡汤。论见痞。发汗后，水浆不得入口者，为逆。若更发汗，必吐下不止，呕吐而利者，名曰霍乱。病发热，头痛身疼，恶寒吐利者，此名霍乱。自吐下，又利止，复更发热也。霍乱，头疼发热，身疼痛，热多饮水者，五苓散主之。寒多不饮水者，宜理中汤。

理中汤方

人参　干姜炮　甘草炙。各一两　白术二两

上锉，每服四钱，水煎，去滓，温服。如寒甚者，加干姜一两半。渴欲得水者，加白术一两半。脐上筑者，肾气动也，去白术加桂枝二两。吐多者，去白术加生姜四两。下利多者，倍用白术。悸者，加茯苓二两。腹满者，去白术加附子一枚。服汤后，如食顷，饮热粥一升许，自温，勿发揭衣被。《活人》云：或四肢拘急，或转筋者，亦去术加附子。

吐利汗出，发热恶寒，四肢拘急，手足厥冷者，四逆汤主之。

吐利止，而身痛不休者，当消息和解其外，宜桂枝汤。恶寒，脉微，利止者，四逆加人参汤。方论见恶寒。

吐已下断，汗出而厥，四肢拘急不解，脉微欲绝者，**通脉四逆加猪胆汁汤**主之。

甘草炙，二两　干姜三两　附子大者一枚，去皮、破八片　猪胆汁半合

上三味，咬咀，水三盏，煎至二盏、去滓，纳猪胆汁，分作二次温服，其脉即来。吐利发汗，脉平不烦者，以新虚不胜谷气故也。干呕而利，兼胁痛而表解者，宜十枣汤。心下痞硬而烦者，宜甘草泻

心汤。兼厥逆，脉微者，通脉四逆汤、白通加猪胆汁汤。详见前干呕门。

〔诊〕脉阴阳俱紧，至于吐利，其脉独不解。紧去人安，为欲解。若脉迟至六七日，不欲食，此为晚发，水停故也，为未解。食自可者，为欲解。

霍乱证治，已详杂病，兹不赘。

◎ 下利

〔成〕自利者，不因攻下而自泄泻也。有表邪传里，里虚协热而利者；有不应攻下而下之遂利者，是皆协热也。又三阳合病，皆作自利，有发表、攻里、和解之不同。太阳阳明合病，为在表，故与葛根汤以汗之。太阳少阳合病，为在半表半里，故与黄芩汤以和解之。阳明少阳合病，为少阳邪气入里，故与承气汤下之。且自利不渴者，属太阴脏寒故也。下利欲饮水者，有热故也。故大便溏，小便自可，与夫发热后重，泄色黄赤者，皆为热也。自利小便色白，少阴病形悉具，与夫恶寒脉微，自利清谷者，皆有寒也。夫自利固多可温，然肠胃有积结，与下焦客邪，又非温剂所能止必也。或分利之，或攻泄之乃可也。经曰：理中者，理中焦。此利在下焦，宜赤石脂禹余粮汤。不差，当利其小便是也。少阴病，自利清水，色纯青，心下必痛，口干燥，与夫下利三部皆平，按之心下硬，或脉沉而滑，或不欲食而谵语，或差后至年月复发，此数者皆肠胃有积结而须攻泄者也。此则谓之通因通用。又下利虽有表证，不可发汗。以下利为邪气内攻，走津液而胃虚也。经曰：下利不可攻表，汗出必胀满是也。盖三阴自利居多。然自利家身凉脉静为顺，身热脉大为逆。大抵下利脱气，又为难治。盖邪盛正虚，邪壅正气下脱，多下利而死。经曰：少阴病，自利，复烦躁不得卧寐者，死。直视谵语，下利者，死。下利日十余行，脉反实者，死。下利，手中厥冷无脉，灸之不温，脉不还者，死。发热，下利至甚，厥不止者，死。此数者，皆邪气壅，正气下脱，故死。《要略》曰：六腑气绝于外，手足寒；五脏气绝于内，利下不禁。噫！疾成而后药，虽神医莫能为。气已脱矣，孰能为之。六经俱有下利之病，表里寒热，治各不同，学者宜审。

太阳　伤寒表不解，心下有水气，干呕发热而咳，或渴，或利，或噎，或小便不利，少腹满，或喘者，小青龙汤。太阳与阳明合病，必自下利，葛根汤。〔**成**〕伤寒有合病，有并病。太阳病不解，并于阳明者，谓之并病。三经俱受邪，相合病者，谓之合病。合病者，邪气甚也。太阳阳明合病者，与太阳少阳合病，阳明少阳合病，皆言必自下利者，以邪气并于阴，则阴实而阳虚；邪气并于阳，则阳实而阴虚。寒邪气甚，客于二阳，二阳方外实，而不主里，则里气虚，故必下利，与葛根汤，以散经中甚邪。其脉必浮而长也。**太阳病，外证未除，而数下之，遂挟热而利，利不止，心下痞硬，表里不解者，桂枝人参汤。**〔**张**〕或云：仲景论中，太阳病，桂枝证，医反下之，利遂不止，与葛根黄连黄芩汤，上条又与桂枝人参汤，且二证俱系表不解而下之成利者，何故用药有温凉之异？夫二证俱系内虚热入，协热遂利，但脉证不同，故用药有殊耳。经言：脉促者，表未解也。喘而汗出者，葛根黄连黄芩汤主之。夫脉促为阳盛，喘而汗出为里热。其阳盛里热，与葛根黄连黄芩者，理所宜也。**太阳与少阳合病，自下利者，与黄芩汤；若呕者，黄芩加半夏生姜汤。**下利而头疼胸满，或口苦咽干，或往来寒热，其脉或大而弦是也。

黄芩汤方

黄芩三两　芍药　甘草各二两　大枣十二枚，擘

上四味，以水一斗，煮取三升，去滓，温服一升，日再，夜一服。

虚而不实者，苦以坚之，酸以收之，黄芩、芍药之苦酸，以坚敛肠胃之气弱而不足者。甘以补之，甘草、大枣之甘，以补固肠胃之弱。

黄芩加半夏生姜汤

黄芩汤内加半夏半升，洗。生姜三两，切。

太阳少阳并病而反下之，成结胸，心下硬，下利不止，水浆不下，其人心烦。生姜泻心汤、大黄黄连泻心汤、小陷胸汤。〔**张**〕凡合病，皆下利，各从外证以别焉。夫太阳病，头项痛，腰脊强；阳明病，目疼，鼻干，不得卧；少阳病，胸胁痛，耳聋。凡遇两经病证齐见而下利者，曰合病也。虽然但见一证便是，不必悉具。然仲景不言脉证，止言太阳与阳明合病者，以前章所论，包含以上之证，即此理也。况各经之证，所见不一，难为定论。**太阳病，桂枝证，反下之，利遂不止，脉促者，表未解也。喘而汗出者，葛根黄芩黄连汤。**

葛根黄芩黄连汤方

葛根半斤　甘草炙　黄芩各二两　黄连三两

上四味，以水八升，先煮葛根，减二升，内诸药，煮取二升，

去滓，分温再服。

《内经》曰：辛甘发散为阳。表未解者，散以葛根、甘草之甘。苦以坚，里气弱者，坚以黄芩、黄连之苦。

太阳病，下之，脉促，不结胸者，为欲解。脉沉滑者，协热利。脉浮滑者，必下血。黄芩汤。太阳病，二三日，不能卧，但欲起，心下必结，脉微弱者，此本有寒分也。反下之。若利止，必作结胸；未止者，四日复下之，此作协热利也。黄芩汤。伤寒，中风，反下之，利遂不止，谷不化，腹中雷鸣，心下硬满，干呕，心烦不安。医见其痞，复下之，痞益甚。此非结热，以胃中空虚，客气上逆，故使硬也，甘草泻心汤。伤寒，汗解后，胃中不和，心下痞硬，干噫食臭，胁下有水气，腹中雷鸣，下利者，生姜泻心汤。太阳中风，下利呕逆，表解者，乃可攻之。其人漐漐汗出，发作有时，头痛，心下硬，引胁下痛，干呕短气，汗出不恶寒者，此表解里未和也，十枣汤。伤寒，发热，汗出不解，心下痞硬，呕吐而下利者，大柴胡汤。伤寒十三日不解，过经，谵语者，以有热也，当以汤下之。若小便利者，大便当硬，而反下利，脉调和者，知医以丸药下之，非其治也。若自下利者，脉当微厥。今反和者，此为内实也，调胃承气汤。太阳病二日，反躁，反熨其背而大汗出，大热入胃，水竭，躁烦，必发谵语。十余日，振栗自下利者，为欲解也。伤寒医下之，续得下利清谷不止，身痛者，急当救里，四逆汤；身痛，清便自调者，急当救表，桂枝汤。〔成〕伤寒下之，续得下利，清谷不止，身痛，急当救里。以里气不足，必先救之，急与四逆汤。得清便自调，知里气已和，然后急与桂枝汤以救表。身疼者，表邪也。《内经》曰：病发而不足，标而本之。先治其标，后治其本。此以寒为本也。

四逆汤方

甘草炙，二两　干姜一两半　附子一枚，去皮，破八片

一用附子，去皮、脐，先将盐水、姜汁各半盏，用砂罐煮七沸，后入甘草、黄连各半两，再加童便半盏，再煮七沸，住火。良久捞起，入磁器盛贮，受地气一昼夜，取出晒干，以备后用，庶无毒害。顶圆修正一两一枚者佳。

上三味，㕮咀，以水三升，煮取一升二合，去滓，分温再服。强人可大附子一枚，干姜三两。

〔**成**〕四肢者，诸阳之本。阳气不足，阴寒加之，阳气不相顺接，是致手足不温而成四逆。此汤申发阳气，走散阴寒，温经暖肌，故以四逆名也。《内经》曰：寒淫于内，治以甘热。却阴扶阳，必以甘为主，是以甘草为君。《内经》曰：寒淫所胜，平以辛热。逐寒正气，必先辛热，是以干姜为臣。《内经》曰：辛以润之，开发腠理，致津液通气也，煖肌温经，必凭大热，是以附子为使。此奇制之大剂也。四逆，属少阴。少阴者，肾也。肾肝位远，非大剂不能达。《内经》曰：远而奇偶，制大其服，此之谓也。

伤寒，服汤药，下利不止，心下痞硬。服泻心已，复以他药下之，利不止。治以理中，利益甚。理中者，理中焦，此利在下焦，赤石脂禹余粮汤。复利不止，当利小便。或用猪苓汤。

赤石脂禹余粮汤方

赤石脂一斤，碎　禹余粮一斤，碎

已上二味，以水六升，煮取二升，去滓，分三服。

伤寒十三日不解，胸胁满而呕，日晡潮热，已而微利。此本柴胡证，下之不利。今反利者，误以丸药下之也。潮热者，实也。先宜柴胡以解外，后以柴胡加芒硝。太阳病，过经十余日，心下温温欲吐，胸中痛，大便反溏，腹微满，郁郁微烦，先时自极吐下者，调胃承气汤。

阳明　病潮热，大便溏，小便自可，胸胁满者，小柴胡汤。病人无表里证，发热七八日，虽脉浮数者，可下。下之，脉数不解，而下利不止，必便脓血也。黄芩汤、柏皮汤。阳明少阳合病，必下利。其脉不负者，顺也；负者，失也。互相克贼，名为负也。脉滑而数者，有宿食也，当下之，宜大承气汤。〔**成**〕阳明土，少阳木，二经合病，气不相和，则必下利。少阳脉不胜，阳明不负，是不相克，为顺也。若少阳脉胜，阳明脉负者，是鬼贼相克，为正气失也。《脉经》曰：脉滑者，为病食也。又曰：滑数则胃气实。下利者脉当微厥。今脉滑数，知胃有宿食，与大承气汤以下除之。脏结，如结胸状，饮食如故，时时下利，寸脉浮，关脉小细沉紧、舌上白苔滑者，难治。

太阴　太阴为病，腹满而吐，食不下，自利益甚，时腹自痛。若下之，必胸下结硬。自利不渴者，属太阴，以其脏有寒故也。当温之，宜服四逆辈。〔张〕经言辈字者，谓药性同类，惟轻重优劣不同耳。凡太阴自利不渴，师言有用理中而愈者，甚则理中加附子而获安者。凡言辈者，盖如此。夫四逆汤甘辛相合，乃大热之剂，苟轻用之，恐有过度之失，所以仲景不为定拟也。莫若以理中循循而用之，至为平稳。如不得已者，四逆方可为用也。太阴为病，脉弱，其人续自便利，设当行芍药、大黄者，宜减之。以其人胃气弱，易动故也。〔成〕腹满痛者，太阴病也。脉弱，其人续自便利，则邪虽在里，未成大实，欲用大黄、芍药攻除满痛者，宜少与之。以胃气尚弱，易为动利也。伤寒，脉浮而缓，手足自温者，系在太阴，当发身黄。若小便自利者，不发黄。至七八日，虽暴烦下利，日十余行，必自止。以脾家实，腐秽当去故也。平胃散加穿山甲。

少阴　病，欲吐不吐，但欲寐。五六日，自利而渴者，属少阴也。虚故引水自救。若小便色白者，少阴病形悉具。小便白者，以下焦虚，有寒，不能制水，故令色白也。欲吐不吐，心烦者，表邪传里也。若腹满痛，则属太阴。此但欲寐，则知属少阴。五六日，邪传少阴之时也。自利不渴者，寒在中焦，属太阴。此自利而渴，寒在下焦，属少阴。按：寒在下之说不通。未闻寒在下焦而渴者。小便色白，下焦虚寒可知。惟其虚，故藉外水以自救，非热而作渴也。故《活人》云：四逆汤主之。若小便不白而黄赤，则不在此例。故厥阴篇又曰：下利欲饮水者，以有热故也。白头翁汤主之。少阴病，下利咽痛，胸满心烦者，猪肤汤。

猪肤汤方

猪肤一斤

上一味，以水一斗，煮取五升，去滓，加白蜜一升，白粉五合，熬香，和相得，温分六服。

猪，水畜也。其气先入肾。少阴客热，是以猪肤解之。加白蜜以润燥除烦；白粉以益气断利。

少阴病，四逆，或泄利下重者，四逆散。方见前条。少阴病，下利六七日，咳而呕渴，心烦，不得眠者，猪苓汤。方见渴。少阴病，自利清水，色纯青，心下必痛，口干燥者，急下之，宜大承气汤。

〔孙〕窦大郎患伤寒，经十余日，口燥舌干而渴，心中疼，自利清水。众医皆相守，但调理耳，汗下皆不敢。窦氏亲故相谓曰：伤寒邪气，害人性命甚速，安可以不决之疾，投不明之医乎？召孙至，曰：即日不可下，明日正当下。投小承气汤，遂大便通，得睡。明日平复。众皆曰：此证缘何下之而愈？孙曰：不深于书，徒知有书耳，不知书之奥也。口燥舌干而渴，岂非少阴证乎。少阴证固不可下，岂不知少阴一证，自利清水，心下痛者，下之而愈。仲景之书，明有是说也。众皆钦服。

少阴病，下利恶寒而蜷，手足温者可治，四逆汤。少阴二三日至四五日，腹痛，小便不利，下利不止，便脓血者，桃花汤主之。详腹痛。

桃花汤方

赤石脂一斤、一半全用，一半筛末　干姜一两　粳米一升

上三味，以水七升，煮米令熟，去滓。温服七合，内赤石脂末方寸匕，日三服。若一服愈，余勿服。

涩可去脱，赤石脂之涩，以固肠胃。辛以散之，干姜之辛，以散里寒。粳米之甘，以补正气。

少阴病二三日至四五日，腹痛小便不利，四肢沉重疼痛，自下利者，此为有水气。其人或咳，或小便利，或下利，或呕者，真武汤主之。详腹痛。

真武汤方

茯苓三两　生姜切　芍药各三两　白术二两　附子一枚，炮，去皮，破八片

上五味，以水八升，煮取三升，去滓。温服七合，日三服。

脾恶湿，甘先入脾，茯苓、白术之甘，以益脾逐水。寒淫所胜，平以辛热，湿淫所胜，佐以酸辛，附子、芍药、生姜之酸辛，以温经散湿。

加减法：若咳者，加五味子半升，细辛、干姜各一两。气逆咳者，五味子之酸，以收逆气。水寒相搏则咳，细辛、干姜之辛，以散水寒。若小便利者，去茯苓。小便利，无伏水，故去茯苓。若下利，去芍药，加干姜二两。芍药之酸泄气，干姜之辛散寒。若呕者，去附子，加生姜，足前成半斤。气逆则呕，附子补气，生姜散气。《千金》曰：呕家多服生姜，此为呕家圣药。

〔成〕真武，北方水神也。水气在心下，外带表而属阳，必应发散，故治以真武汤。青龙汤主太阳病，真武汤主少阴病。少阴肾水也，此汤可以和之。脾恶湿，腹有水气，则脾不治。脾欲缓，急食

甘以缓之。渗水缓脾，以甘为主，故以茯苓甘平为君，白术甘温为臣。《内经》曰：湿淫所胜，佐以酸辛，除湿正气，是用芍药酸寒，生姜辛温为佐也。《内经》曰：寒淫所胜，平以辛热，温经散湿。是以附子辛热为使也。水气内渍，散行不一，故有加减之方焉。咳者，水寒射肺也。肺气逆者，以酸收之，五味子酸而收也。肺恶寒，以辛润之，细辛、干姜辛而润也。若小便利者，去茯苓，茯苓专渗泄也。小便不利者，去芍药，以酸涩也。加干姜以散寒也。气上逆则呕，附子补气，故去之。生姜散气，故加之，则气顺呕止矣。

少阴病，下利清谷，里寒外热，手足厥逆，脉微欲绝，身反不恶寒，其人面赤色，或腹痛，或干呕，或咽痛，或利止脉不出者，通脉四逆汤主之。

通脉四逆汤方

此方与四逆汤同，但此倍干姜耳。

甘草二两，炙　附子大者一枚，生用，去皮，破八片　干姜三两，强人可四两

上三味，以水三升，煮取一升二合，去滓。分温再服。其脉即出者愈。

面色赤者，加葱九茎。葱味辛，以通阳气。腹中痛者，去葱，加芍药二两。芍药之酸，通寒利，腹中痛，为气不通也。呕者，加生姜二两。辛以散之，呕为气不散也。咽痛者，去芍药，加桔梗一两。咽中如结，加桔梗则能散之。利止脉不出者，去桔梗，加人参二两。利止脉不出者，亡血也，加人参以补之。经曰：脉微而利，亡血也，四逆加人参主之。脉病皆与方相应者，乃可服之。

少阴病，下利，白通汤主之。少阴主水，少阴客寒不能制水，故自利也。白通汤温里散寒。少阴病，下利，脉微者，与白通汤。利不止，厥逆无脉，干呕烦者，白通加猪胆汁汤主之。服汤后，脉暴出者死；微续者生。少阴病，下利脉微，为寒极阴胜，与白通汤复阳散寒。服汤，利不止，厥逆无脉，干呕烦者，寒气太甚，内为格拒，阳气逆乱也。与白通汤加猪胆汁汤以和之。《内经》曰：逆而从之，从而逆之。又曰：逆者正治，从者反治，此之谓也。服汤，脉暴出者，正气因发泄而脱也，故死。脉微续者，阳气渐复也，故生。

白通汤方

葱白四茎　干姜一两　附子一枚，生用，去皮，破八片

上三味，以水三升，煮取一升，去滓，分温再服。

《内经》曰：肾苦燥，急食辛以润之。葱白之辛，以通阳气；姜、附之辛，以散阴寒。

白通加猪胆汁汤方

葱白四茎　干姜一两　附子一枚，生，去皮，破八片　人尿五合　猪胆汁一合

上三味，以水三升，煮取一升，去滓，内胆汁、人尿、和令相得，分温再服。如无猪胆，亦可用。

《内经》曰：若调寒热之逆，冷热必行，则热物冷服，下嗌之后，冷体既消，热性便发，由是病气随愈，呕哕皆除，情且不违，而致大益。此和人尿、猪胆汁，咸苦寒物于白通汤热剂中，要其气相从，则可以去格拒之寒也。

〔张〕或谓白通汤及白通加猪胆汤，真武汤与通脉四逆汤，皆为少阴下利而设，除用姜、附相同，其余之药俱各殊异，何也？盖病殊则药异。夫少阴下利，寒气已甚，非姜、附则不能治，然下利之理无殊，而兼有之证不一，用药故不同耳，亦各从其宜也。如白通汤用姜、附以散寒止利，加葱白以通调阳气。若利而干呕烦者，寒气太甚，内为格拒，姜、附非烦者之所宜，姜、附必呕而不纳，加人尿、猪胆汁于白通汤中，候温冷而服之。人尿、猪胆汁皆咸苦性寒之物，是以纳而不阻，至其所，则冷体既消，热性便发。真武汤，治少阴病，二三日不已，至四五日，腹满，小便不利，四肢沉重疼痛，自下利者。为有水气，故多或为之证。夫水气者，则寒湿也，肾主之。肾病不能制水，水饮停蓄为水气。腹痛，寒湿内甚也。四肢沉重疼痛，寒湿外甚也。小便不利，自下利者，湿甚而水谷不能别也。经曰：脾恶湿，甘先入脾。茯苓、白术之甘，以益脾逐水。寒湿所胜，平以辛热；湿淫所胜，佐以酸辛。附子、芍药、生姜之酸辛，以温经散湿。太阳篇中小青龙汤证，亦为有水气，故多或为之证如真武汤者，不殊此理也。通脉四逆，治少阴下利清谷，里寒外热。手足厥逆，脉微欲绝者，为里寒；身热恶寒，而面色赤，为外热。此阴甚于内，格阳于外，不相通，与通脉四逆汤，以散阴通

阳。其或为之证，依法加减而治之。已上四证，俱云下利，而兼有或为之证不一，是以用药大同而小异也。又曰：或云白通汤用附子凡四证，惟真武汤一证熟用，余皆生用，何也？凡附子，生用则温经散寒，非干姜佐之则不可。炮熟则益阳除湿，用生姜相辅以为宜矣。干姜辛热，故佐生附为用；生姜辛温，少资熟附之功。原佐使之玄，无出此理。然白通等汤以下利为重，其真武汤证以寒湿为先，故用药有轻重之殊耳。盖寒湿风湿，大体颇同。如太阳下篇桂枝附子汤治寒湿相搏，附子亦用炮熟，仍用生姜以佐之。其生熟之用，轻重之分，无过此理也。

少阴病，咳而下利，谵语者，被火气劫故也。小便必难，以强责少阴汗也。〔成〕咳而下利者，里寒而亡津液也。反以火劫，强责少阴汗者，津液内竭，加火气烦之，故谵语、小便难也。少阴病，下利便脓血者，可刺。少阴病，下利脉微涩，呕而汗出，必数更衣，反少者，当其上灸之。少阴病，脉紧。至七八日，自下利，脉暴微，手足反温，脉紧反去者，为欲解也。虽烦，下利必自愈。少阴病，脉微沉细，欲卧，汗出而烦，欲吐，自下利，复烦躁，不得寐者，死。少阴病，下利止而头眩，时时自冒者，死。〔庞〕此合是少阳冒昧，汗漐然出，脉匀小浮者生。少阴无眩冒之证。少阴病，恶寒，身蜷而利，手足逆冷者，不治。

厥阴　伤寒，始发热六日，厥反九日而利，凡厥利者，当不能食。今反能食者，恐为除中。食以索饼，不发热者，知胃气尚在，必愈。恐暴热来出而复去也。后三日脉之，其热续在者，期之旦日夜半愈。所以然者，本发热六日，厥反九日，复发热三日，并前六日，亦为九日，与厥相应，故期之旦日夜半愈。后三日脉之，而脉数，其热不罢者，此为热气有余，必发痈脓也。详厥。伤寒，先厥后发热，下利必自止。而反汗出，咽中痛者，其喉为痹。发热无汗，而利必自止。若不止，必便脓血。便脓血者，其喉不痹。下利，寸脉反浮数，尺中自涩者，必清脓血。黄连阿胶汤、黄芩汤。〔成〕下利者，脉当沉而迟，反浮数者，里有热也。涩为无血，尺中涩者，肠胃血散也。热随利下，必便脓血。清与圊通。《脉经》曰：清者，厕也。热利下重者，白头翁汤主之。利则津液少，热则伤气，气虚下利，致后重也。与白头翁汤，散热厚肠。下利欲饮水者，以有热故也，白头翁汤主之。自利不渴为脏寒，与四逆以温脏。下利饮水为有热，与白头翁汤以凉中。按：少阴自利而渴，乃下焦虚寒，而用四逆者，恐不可以渴不渴分热寒也，正当以小便黄白别之耳。

白头翁汤方

白头翁二两　黄柏　秦皮　黄连各三两

上四味，以水七升，煮取二升，去滓。温服一升，不愈更服一升。

《内经》曰：肾欲坚，急食苦以坚之。利则下焦虚，是以纯苦之剂坚之。

下利脉数，有微热，汗出，今自愈。设复紧，为未解。干姜黄连人参汤。下利脉数而渴者，今自愈、设不差，必清脓血，以有热故也。黄连汤。下利，脉沉弦者，下重也。脉大者，为未止。脉微弱数者，为欲自止，虽发热不死。〔成〕沉为在里，弦为拘急，里气不足，是主下重。大则病进，为利未止，脉微数弱者，邪气微而阳气复，为欲自止。虽发热，止由阳胜，非大逆也。脉沉弦，四逆之类。脉大，葛根黄芩黄连汤。伤寒六七日，大下后，寸脉沉而迟，手足厥逆，下部脉不至，咽喉不利，唾脓血，泄利不止者，为难治，麻黄升麻汤主之。〔成〕伤寒六七日，邪传厥阴之时，大下之后，下焦气虚，阳气内陷。寸脉迟而手足厥逆，下部脉不至，厥阴之脉，贯膈上注肺，循喉咙。在厥阴随经射肺，因亡津液，遂成肺痿，咽喉不利而唾脓血也。《金匮要略》曰：肺痿之病，从何得之？被快药下利，重亡津液，故得之。若泄利不止者，为里气太虚，故云难治。与麻黄升麻汤以调肝肺之气。

麻黄升麻汤方

麻黄去节、二两半　升麻　当归各一两二钱半　知母　黄芩　葳蕤各十八铢　石膏碎，绵裹　白术　干姜　芍药　天门冬去心　桂枝　茯苓　甘草炙。各六铢

上十四味，以水一斗，先煮麻黄一两沸，去上沫。内诸药，煮取三升，去滓。分温三服，相去如炊三斗米顷，令尽。汗出愈。

〔成〕《玉函》曰：大热之气，寒以取之，甚热之气，以汗发之。麻黄、升麻之甘以发浮热。正气虚者，以辛润之，当归、桂、姜之辛以散寒。上热者以苦泄之，知母、黄芩之苦，凉心去热。津液少者，以甘润之，茯苓、白术之甘，缓脾生津。肺燥气热，以酸收之，以甘缓之，芍药之酸，以敛逆气。葳蕤、门冬、石膏、甘草之甘，润肺除热。

厥阴病，消渴，气上撞心，心中疼热，饥而不欲食，食则吐蛔，

下之利不止。详厥阴病。伤寒四五日，腹中痛，若转气下趣少腹者，此欲自利也。详腹痛。脉浮而迟，表热里寒，下利清谷，四逆汤。大汗出，热不去，内拘急，四肢疼，又下利厥逆而恶寒者，四逆汤。大汗，若大下，利而厥冷者，四逆汤。下利清谷，不可攻表，汗出必胀满，四逆汤。下利清谷，里寒外热，汗出而厥者，通脉四逆汤。伤寒，先厥后发热而利者，必自止。见厥复利，四逆汤。下利脉沉而迟，其人面少赤，身有微热、下利清谷者，必郁冒汗出而解。病人必微厥，下虚故也，四逆汤。下利后，脉绝，手足厥冷。晬时周时也。脉还，手足温者生；脉不还者死。或用白通汤、通脉四逆汤。下利后，更烦，按之心下濡者，虚烦也，栀子豉汤。下利谵语，有燥屎也，宜小承气汤。下利，手足厥冷，无脉者，灸之不温。若脉不还，反微喘者，死。少阴负趺阳者，为顺也。少阴肾水，趺阳脾土，下利为肾邪干脾，水不胜土，则为微邪，故为顺也。下利，有微热而渴，脉弱者，今自愈。伤寒发热下利，厥逆，躁不得卧者，死。伤寒发热，下利至甚，厥不止者，死。《金匮要略》曰：六腑气绝于外者，手足寒。五脏气绝于内者，利下不禁。伤寒六七日不利，便发热而利，其人汗出不止者，死，有阴无阳故也。伤寒至七日，为邪正相争之时，正胜则生，邪胜则死，始不下利，而暴忽发热下利，汗出不止者，邪气胜正，阳气脱也，故死。伤寒下利，日十余行，脉反实者，死。下利者，里虚也，脉当微弱，反实者，邪气胜也，故死。《难经》曰：脉不应病，病不应脉，是为死病。发热而厥，七日下利者，为难治。发热而厥，邪传里也。至七日传经尽，则正气胜邪，当汗出而解。反下利，则邪气胜，里气虚，为难治。

〔戴〕自利须辨阴阳。三阳自利，各已本经见之。太阳与阳明合病，下利，头痛腰疼，肌热，目疼鼻干，宜葛根汤。太阳与少阳合病，下利身热，胸胁痞满而呕，或往来寒热，目疼鼻干，宜大柴胡汤。大抵阳热之利与阴寒之利自不同。阳利粪色必焦黄，热臭，出作声，脐下必热，得凉药则止，得热药愈增。阴利必洞下清谷，粪色或白或淡黄，脐下多寒，宜温中止泻之剂。此阴利阳利，指阴阳二气而言，非曰阴阳二经也。缘阴中亦自有阳利，不可因下利便以为阴也。又有内不大满，犹生寒热，未可下而便下之，内虚热入，挟热自利，脐下必热，大便赤黄色，及下肠间津汁垢腻，名曰利肠，宜白头翁汤、黄芩汤。要知均为自利，身不热，手足自温者，太阴。身体四逆者，少阴、厥阴。其余身热下利，皆属阳经。然阴利有反发热，或初病无热，利后却热，或初得病即身热，继而自利，此阴利，非阳传阴经之利。详见前段发热证。又有大便秘五六日，以药利之，利遂不止，用极热剂方瘥。阳有利，阳有秘，当更以他证别之。外热内烦，下利上渴，或痞，或痛，或呕，常法多用黄芩汤，半夏泻心汤亦可，不若生姜泻心汤之当，或温胆汤加入黄连，其中枳壳，去取在人。

〔吴〕凡自利者，不因攻下而自泻利，俗言漏底伤寒是也。有协热，有协寒，俱宜详辨。《原病式》曰：泻白为寒，青黄红黑皆为热也。大抵泻利完谷不化，色不变，有如鹜溏，或吐利腥臭，小便澄澈清冷，口无燥渴，其脉或沉细，或迟微无力，或身虽热，手足逆冷，恶寒蜷卧，此皆为寒也。凡热证则口中燥渴，小便或黄赤，或涩而不利，或所下如垢腻之状，其脉多数，或浮，或滑，或弦，或大，或洪。或有邪热不杀谷，其物不消化者，当以脉证别之。凡胃虚内热，烦渴泻利，脉弱者，七味人参白术散。若发热者，参胡三白汤去黄芩加炒黄连。若腹满，小便不利者，五苓散合理中汤。若呕者加藿香、半夏、生姜、陈皮，如湿多而泻不止者加苍术、白术，如腹胀者加厚朴，腹疼不止加炒白芍、肉桂、木香温之。凡伤寒作利，脉浮表未解者，仲景以小青龙汤去麻黄加荛花二钱，炒令赤色，盖散表邪兼治水也。若小便不利，大便水泻不止者、宜五苓散。水甚不解，亦加荛花一钱以行水，水行利自止也。凡下利，不可发汗，当先治利，止内实，正气得复，邪气得解，则汗出而愈也。盖利下由内虚，若加发汗则内外皆虚，变证为难治也。

附

〔《活》〕寒毒入胃者，脐下必寒，腹胀满，大便黄白，或青黑、或下利清谷，宜四逆汤、理中汤、白通加附子汤、四逆加薤白散。挟热利者，脐下必热，大便赤黄色，及肠间津液垢腻，宜黄芩汤、白头翁汤、三黄熟艾汤、薤白汤、赤石脂丸。

三黄熟艾汤

治伤寒四日而大下，热利时作，白通汤诸药多不得止，宜服此汤，除热止利。

黄芩　黄连　黄柏　熟艾半鸡子大

上㕮咀，水煎，温服。

薤白汤

治伤寒下利如烂肉汁赤，带下，伏气腹痛，诸热，悉皆主之。

豆豉半合，绵裹　薤白一握　山栀七枚

上㕮咀，用水二升半，先煮栀子十沸，下薤白，煎至二升，下豉，煎取一升二合，温服。

赤石脂丸

治伤寒热利。

赤石脂　干姜炮。各一两　黄连　当归各二两

为末，炼蜜丸如桐子大。每服三十丸，米饮下，日三服。

湿毒气盛者，下利腹痛，大便如脓血，或如烂肉汁。宜桃花汤、地榆散、黄连阿胶汤。

地榆散

治伤寒热毒不解，日晚即壮热，腹痛便利脓血。

地榆　犀角屑　黄连炒　葛根各一两　栀子半两　黄芩一两

上㕮咀。每服五钱，水一盏，入薤白五寸，同煎，温服。

〔海〕黄连阿胶汤

治伤寒热毒入胃，下利脓血。

黄连炒，二两　山栀半两　阿胶炒　黄柏各一两

上㕮咀。每服四钱，水煎服。

〔云〕伤寒汗下后，大小便利者，腹中痛者，宜燥肠丸。

附子炮，一枚　龙骨半两　干姜一两　吴茱萸　粟壳　诃黎勒皮各半两

为细末，酒糊丸，桐子大。每服三十丸，温水下。利止勿服。

伤寒汗下后，里急后重，下利者，宜七宣丸。

大黄一两　木香　槟榔　柴胡　诃子皮　甘草各半两　桃仁三十枚，去皮尖

上为细末，炼蜜丸，如桐子大。每服五十丸，温水下。

伤寒汗下后，气逆利不止者，寒也，**宜枳实芍药甘草汤**。

芍药　甘草　枳实炒　干姜炮。各半两

上咬咀。每服五钱，水煎服。

厥阴病

气上冲心　饥不欲食　吐蛔虫　厥　少腹满　囊缩

厥阴之为病，烦满囊缩，其脉尺寸俱微缓。若微浮为欲解，不浮为未愈，宜小建中汤。脉浮缓者，必囊不缩，外证必发热恶寒似疟，为欲愈，宜桂枝麻黄各半汤。若尺寸脉俱沉短者，必是囊缩，毒气入脏，宜承气汤下之。大抵伤寒病脏腑传变，阳经先受病，故次第传入阴经。以阳主生，故太阳水传足阳明土，土传足少阳木，为微邪也。阴主杀，故木传足太阴土，土传足少阴水，水传足厥阴木。至六七日当传厥阴肝木，必移气克于脾土，脾再受贼邪，则五脏六腑皆困而危殆，荣卫不通，耳聋囊缩，不知人而死矣。速用承气汤下之，可保五死一生。古人云：脾热病则五脏危。又云：土败木贼则死。若第六七日传厥阴，脉得微缓、微浮，为脾胃脉也，故知脾气全，不再受克，邪无所容，否极泰来，荣卫将复，水升火降，则寒热作而大汗解矣。

厥阴经治法，有汗、下、吐、温、和解、灸

汗：麻黄升麻汤　桂枝汤　桂枝茯苓白术汤

下：小承气汤　三黄泻心汤

吐：瓜蒂散　栀子豉汤

温：乌梅丸　真武汤　当归四逆汤　当归四逆加吴茱萸生姜汤　吴茱萸汤　附子干姜汤　理中汤　通脉四逆汤

和解：甘桔汤　白虎汤　干姜黄连黄芩人参汤　白头翁汤　小柴胡汤

灸：厥阴　脉促灸　下利厥灸

《内经》曰：尺寸俱微缓者，厥阴受病也。其脉循阴器，络于肝，故烦满而囊缩。查厥阴篇阙囊缩证。杨仁斋曰：妇人则乳缩。庞氏曰：微缓者，囊必不缩。若外证发热恶寒似疟，为欲愈候，宜桂枝麻黄各半汤也。若尺寸俱沉短者，囊必缩，宜承气汤下之。厥阴之为病，消渴，气上撞心，心中疼热，饥而不欲食，食即吐蛔，下之利不止。〔成〕邪传厥阴，则热已深也。邪自太阳，传至太阴，则腹满而嗌干，未成渴也。邪至少阴者，口燥舌干而渴，未成消也。至厥阴成消渴者，热甚能消水故也。饮水多而小便少者，谓之消渴。木能生火，火生于木，肝气通心，厥阴客热，气上冲心，心中疼热。伤寒六七日，厥阴受病之时，为传经尽，则当入腑，胃虚客热，饥不欲食。蛔在胃中，无食则动，闻食臭而出，得食吐蛔，此热在厥阴经也。若便下之，虚其胃气，厥阴木邪相乘，必下利不止。乌梅丸、桂枝白术茯苓汤。

桂枝去桂加茯苓白术汤方

芍药　茯苓　白术各二钱　甘草一钱

水一盏半，生姜三片，枣二枚，煎至八分，去滓服。

厥阴病，渴欲饮水者，少少与之愈。厥阴中风，脉微浮为欲愈，不浮为未愈。厥阴病，欲解时，从丑至卯上。厥阴木也，王于丑、寅、卯，向王为解时。

〔戴〕下利清谷者，阴中之阴，宜进通脉四逆汤，或当归四逆汤加生姜、茱萸。舌卷囊缩，不特阴中之阴有之，阳明之热陷入厥阴亦有之。盖阳明主宗筋，宗筋为热毒风所攻，故弗荣而急引舌与睾丸，故舌卷囊缩。当泻阳以救阴，宜大承气汤。阳传太阴而利，故用小建中汤及小柴胡汤去黄芩加芍药。此一药治太阴泄利，肠鸣而痛，已利而痛为虚，虚则肠鸣。盖为传阴之阳气渐微，不敢过用冷剂，但以芍药通壅尔。

◎ 气上冲心

〔成〕气上冲者，腹里气时时上冲也。此汗、吐、下后之疾，虽经下之，邪犹在表故也。痞病气上冲咽喉，亦由误汗吐下而生。又有病如桂枝证，胸中痞，气上冲咽喉不得息，瓜蒂散。盖未经汗、吐、下，作膈实，故宜吐也。厥阴气上撞心，易病气上冲，尤宜消息，按条而施治焉。

气撞心疼、吐蛔者，厥阴本病也。如气上冲，不吐蛔者为阳证。若冲咽不得息者，瓜蒂散吐之。往来寒热者，奔豚。阴拘挛者，阴阳易。卒口噤者，刚痉。与汗吐下之后，各有证治方法，学者详之。厥阴本病方论，已见前条。

　　病如桂枝证，头不痛，项不强，寸脉微浮，胸中痞硬，气上冲咽喉不得息者，此为胸有寒也，当吐之，宜

瓜蒂散

瓜蒂炒黄　赤小豆各一分

　　上研为细末，取一钱，用豉一合，汤七合，先渍之须臾，煎成稀糜，去渣，取汁相和，温顿服。不吐，少少加，得快吐乃止。诸亡血虚家不可与服。

　　〔《活》〕瓜蒂散每服一钱匕，药下便卧，欲吐且忍之，良久不吐，取三钱匕，汤二合和服，以手指探之便吐。不吐，复稍增之，以吐为度。若吐少病不除，明日如前法再吐之，不可令人虚也。如药力过时不吐，饮热汤一升，以助药力。吐讫，便可食，无更服。若服药过多者，饮水解之。

　　奔豚，气上冲，胸腹痛，往来寒热，奔豚汤主之。方论见杂病积聚门。

　　阴阳易，少腹里急，引阴中拘挛，热上冲胸，头重不欲举，眼中生花者，宜烧裈散。论见阴阳易。

　　气上冲胸，口噤不得语，欲作刚痓者，宜葛根汤。论见杂病痓门。

　　烧针令其汗，针处被寒，核起而赤者，必发奔豚，气从少腹上冲心者，灸其核各一壮。与**桂枝加桂汤**。

桂枝二两半　芍药　生姜各一两半　甘草一两　大枣六枚

　　上咬咀。每服五钱，水煎温服。桂枝加桂以能泄奔豚气也。

　　动气发汗，则气上冲，正在心端。论见动气。太阳下后，其气上冲者，可与桂枝汤，方用前法。若不上冲者，不可与之。伤寒吐下后，心下逆满，气上冲胸，头眩，脉沉紧，若发汗则动经，身为振摇者，茯苓白术甘草汤。方见振摇。伤寒吐下后，发汗虚烦，脉甚微。八九日，心下痞硬，胁下痛，气上冲咽喉，眩冒，经脉动惕者，久而成痿。

附

〔《活》〕李根汤

治气上冲，正在心端。

半夏　当归　芍药　生姜　茯苓　桂枝　黄芩　甘草　甘李根白皮各等分

上㕮咀。每服五钱，水煎温服。

◎ 饥不欲食

饥不欲食，食则吐蛔者，厥阴病。论见气上冲心。手足厥冷，脉乍紧，心烦，饥不能食者，邪在胸中，宜瓜蒂散吐之。详厥。

太阳病，吐发汗出，发热不恶寒，关脉细数，腹中饥，口不能食，朝食暮吐者，此为小逆。论见发热。阳明病，下后，心中懊恼，饥不欲食，但头汗出者，宜栀子豉汤。论见烦。

◎ 吐蛔虫

气上冲，心疼，饥不欲食，吐蛔者，厥阴病。桂枝白术茯苓汤、理中安蛔散。蛔厥者，其人当吐蛔，今病者静而复时烦，此为脏寒。蛔上入膈，故烦。须臾复止，得食而呕，又烦者，蛔闻食臭出，其人当自吐蛔。蛔厥者，乌梅圆主之。蛔厥者，其人手足冷而吐蛔也。脏厥者死，阳气绝也。蛔厥虽厥而烦，吐蛔已则静，不若脏厥之躁无暂安时也。病人脏寒，胃虚蛔动上膈，闻食臭出，因而吐蛔。舌燥口干，常欲冷饮，浸口不欲咽，蛔上烦躁、昏乱欲死，两手脉沉迟，足冷至膝，甚者连蛔并屎俱出，大便秘而不行。此证虽出，多可救治也。宜加味理中安蛔散、乌梅圆治之。病人有寒，复发汗，胃中冷，必吐蛔。《活人》云：先服理中丸，次服乌梅圆。

乌梅圆方

乌梅三百个　细辛　附子炮　桂枝去粗皮　人参　黄柏各六两　当归　蜀椒去汗。各四两　干姜十两　黄连一斤

上十味，异捣筛，合治之。以苦酒渍乌梅一宿，去核，蒸之五升米下，饭熟捣成泥，和药令相得。内臼中，与蜜杵二千下，圆如梧桐子大。先食饮服十圆，日三服，稍加至二十圆。禁生冷、滑物、臭食等。

肺主气，肺欲收，急食酸以收之。乌梅之酸，以收肺气。脾欲缓，急食甘缓之，人参之甘，以缓脾气。寒淫于内，以辛润之，以苦坚之，当归、桂、椒、细辛之辛，以润内寒。寒淫所胜，平以辛热。姜、附子辛热以胜寒。蛔得甘则动，得苦则安，黄

连、黄柏之苦以安蛔。

理中安蛔散

陶尚文秘方，累用之效。

人参三钱　白术　白茯苓　干姜各一钱半　川椒十四粒　乌梅三枚

上作一服，水二盅，煎七分服。凡治蛔不可用甘草并甜物，盖蛔虫得甘则动于上，得苦则安，得酸则止，得川椒之辛则头伏于下也。

凡吐蛔未止，加黄连、黄柏各五分，川椒十四粒。若足冷甚者，必加附子半钱或三钱，量病轻重斟酌之。

〔戴〕胃中冷必吐蛔。吐蛔，人皆知为阴也，然亦有阳证吐蛔者。盖胃中空虚，既无谷气，故蛔上而求食，至咽而吐。又看别证如何，不可专以胃冷为说。曾记一人阳黄吐蛔。又大发斑阳毒证，口疮咽痛，吐蛔，皆以冷剂取效，是亦有阳证矣。

◎ 厥四逆

尸厥附

四逆者，四肢不温。厥者，手足冷。夫邪在三阳则手足热，传到太阴则手足温，至少阴则逆而不温，至厥阴则为之厥，甚于逆也。盖自热至温，而四逆至厥者，传经之邪也，四逆散主之。始得之便厥，是阴经受邪，阳气不足，四逆汤主之。

〔王〕仲景言四逆与厥者非一，或曰四逆，或曰厥逆、厥冷、厥寒，或曰手足逆冷、手足厥逆、手足厥冷、手足厥逆冷，俱是言寒冷耳。故厥逆二字，每每互言，未尝分逆为不温，厥为冷也。既不曰温，则为冷矣，尚何异乎。然四肢与手足却有所分。以四字加逆字之上者，是通指手足臂胫以上言也。以手足字加厥逆、厥冷等上，及无手足字者，是独指手足言也。虽然厥逆俱为寒冷，却有阴阳之殊。热极而成厥逆者，阳极似阴也，仲景以四逆散寒药治之是也。寒极而成厥逆者，独阴无阳也。仲景虽无四逆汤热药治四逆之条，但四逆汤之名，由四肢之冷而立，今以四逆汤治手足厥冷，岂非逆厥之不异乎。成氏既谓四逆为热邪，至少阴病死证二条下，又谓四逆为寒甚，不自悖其说乎。是知四逆亦犹厥之有寒有热。但四肢通冷，比之手足独冷，则有间耳。故仲景曰：少阴病，吐利烦躁四逆者，死。又曰：少阴病，四逆，恶寒而蜷，脉不至，不烦而躁者，死。又曰：少阴病吐利，手足厥冷，烦躁欲死者，吴茱萸汤。此三条，二为死，一为可治，虽通由诸证兼见而然，然死者以四逆言，可治者以厥冷言，可见四逆重于厥冷矣。成氏谓厥甚于逆，岂不谬耶。

按：凡言四逆，或言厥言逆者，皆为重证。若举四肢而言耳。言指头寒，言手足厥与逆与冷者，皆为厥微。盖手之上为腕，腕上为臂，足之上为踝，踝之上为胫也。其病之轻重浅深，皆寓于书法之中，不可不审。自热至温，自温至厥，乃传经之邪，四逆散主之。厥逆大便秘，小便赤，或大便黑，脉沉而滑，此为阳证似阴，白虎汤，甚者大承气汤，不可误也。

太阳　伤寒，脉浮，自汗出，小便数，心烦，微恶寒，脚挛急，反与桂枝汤欲攻其表，此误也。得之便厥，咽中干，烦躁吐逆者，作甘草干姜汤与之。太阳中风，脉浮紧，发热恶寒，身疼痛，不汗出而烦躁者，大青龙汤主之。若脉微弱，汗出恶风者，不可服。服之则厥逆，筋惕肉瞤，此为逆也。真武汤。方见下利。太阳止有二证皆误发表所致汗多亡阳，故温之。

甘草干姜汤方

甘草炙，四两　干姜二两，炮

上㕮咀，以水三升，煮取一升五合，去滓，分温再服。

《内经》曰：辛甘发散为阳，甘草、干姜相合，以复阳气。

阳明　病，反无汗而小便利，二三日，呕而咳，手足厥者，必苦头痛。若不咳不呕，手足不厥者，头不痛。伤寒，脉滑而厥者，里有热也，白虎汤主之。三阳合病，腹满身重，难以转侧，口不仁而面垢，谵语遗尿，发汗则谵语，下之则额上生汗，手足逆冷。若自汗出者，白虎汤主之。

少阴　病，吐利，手足厥冷，烦躁欲死者，吴茱萸汤。方见吐。少阴病，下利脉微者，与白通汤。利不止，厥逆无脉，干呕烦者，白通加猪胆汁汤。脉暴出者死，微续者生。少阴病，下利清谷，里寒外热，手足厥逆，脉微欲绝，身反不恶寒，其人面色赤，或腹痛，或干呕，或咽痛，或利止脉不出者，通脉四逆汤。俱见下利。少阴病，四逆，其人或咳，或悸，或小便不利，或腹中痛，或泄利下重者，四逆散。方见少阴病。按：言四者，四肢之省文也。四肢者，自指至肘，足至膝是也，其邪为深。凡言手足者，自指至腕，足至踝而已，其邪为浅。仲景下字不苟，得之则轻重浅深，一览了然矣。〔赵〕仲景上文但云：少阴病，四逆。《活人》第八十问中改作四肢厥逆。设遇寒厥下利，腹痛而咳者，依其言而用四逆散之凉剂可乎？夫邪自阳经入里而厥者，是热极而厥也，是或可用。若直入阴经之寒邪而欲厥者，是为以水济水，尤当戒之。学者宜详究焉。

少阴病，恶寒身蜷而利，手足逆冷者，不治。少阴病，吐利烦躁，四逆者，死。少阴病，四逆，恶寒而身蜷，脉不至，不烦而躁者，死。少阴病，但厥，无汗而强发之，必动其血，未知从何道出，或从口鼻，或从目出，是名下厥上竭，为难治。但厥无汗，热入里而外寒甚也，当温之。而强发其汗，则卫寒甚而汗不能出，必内伤其荣血而妄行也。诸厥者皆属下，但厥为下厥，血亡于上为上竭。

厥阴　伤寒先厥后发热而利者，必自止。见厥复利。四逆散。
〔张〕或云：三阴经伤寒，太阴为始则手足温，少阴则手足清，厥阴则手足厥逆。然病至厥阴，乃阴之极也，则故反有发热之理。盖阳极则阴生，阴极则阳生，此阴阳推荡，必然之理也。《易》云：穷则变。穷者至极之谓也。阳至极而生阴，故阳病有厥冷之证；阴至极而生阳，则厥逆者有发热之条。凡言厥深热亦深者，乃事之极而变之常。经曰：亢则害，承乃制是也。伤寒，厥而心下悸者，宜先治水，当服茯苓甘草汤，却治其厥。不尔，水渍入胃，必作利也。〔成〕《金匮要略》曰：水停心下，甚者则悸。厥虽寒胜，然以心下悸为水饮内甚，先与茯苓甘草汤治其水，而后治其厥。若先治厥，则水饮浸渍入胃，必作下利。

茯苓甘草汤方
茯苓　桂枝去粗皮。各二两　生姜三两，切　甘草炙，一两
上四味，以水四升，煮取二升，去滓，分温三服。
茯苓、甘草之甘，益津而和卫。桂枝、生姜之辛，助阳气而解表。

伤寒，六七日，大下后，寸脉沉而迟，手足厥逆，下部脉不至，咽喉不利，吐脓血，泄利不止者，为难治，麻黄升麻汤主之。方见下利。手足厥寒，脉细欲绝者，当归四逆汤主之。

〔成〕手足厥寒者，阳气外虚，不温四末。脉细欲绝者，阴血内弱，脉行不利，

与当归四逆汤，助阳生阴也。

当归四逆汤方

当归　桂枝去粗皮　芍药　细辛各三两　甘草炙　通草各二两　大枣
二十五枚，擘

上七味，以水八升，煮取三升，去滓。温服一升，日三服。

《内经》曰：脉者血之府也。诸血者，皆属心。通脉者，必先补心益血。苦先
入心，当归之苦，以助心血，心苦缓，急食酸以收之，芍药之酸，以收心气。肝苦
急，急食甘以缓之，大枣、甘草、通草之甘，以缓阴血。

下利，脉沉而迟，其人面少赤，身有微热，下利清谷者，必郁
冒汗出而解。病人必微厥，所以然者，其面戴阳，下虚故也。下利
后，脉绝，手足厥冷。晬时脉还，手足温者生，脉不还者死。下利
清谷，里寒外热，汗出而厥者，通脉四逆汤。大汗出，热不去，内
拘急，四肢疼，又下利厥逆而恶寒者，四逆汤。病人手足厥冷，脉
乍紧者，邪结在胸中，心中满而烦，饥不能食者，病在胸中，当须
吐之，宜瓜蒂散。方见气上冲心。伤寒，一二日至四五日而厥者，必发
热，前热者后必厥，厥深者热亦深，厥微者热亦微。厥应下之，而
反发汗者，必口伤烂赤。伤寒一二日至四五日而厥者，必发热，是传经之邪，
前热后厥者，亦传经之邪。当以厥之微甚，辨热之深浅。若厥热入腑而实者，须下去
之。若反发汗，则胃中津液愈燥竭而热，故必口伤烂赤。然经云：诸四逆者，不可
下之。至此又云应下，最宜详审。先贤谓：热厥手足虽厥冷，而或有温时；手足虽
逆冷，而手足掌心必暖。戴院使又以指甲之暖冷别热寒二厥。临病之工慎之。诸四
逆厥者，不可下。虚家亦然。伤寒五六日，不结胸，腹濡脉虚，复
厥者，不可下。此为亡血，下之死。伤寒，脉促，手足厥逆者，可
灸之。

〔诊〕凡厥者，阴阳气不相顺接便为厥。厥者，手足逆冷是也。
〔成〕手之三阴三阳，相接于手十指；足之三阴三阳，相接于足十指。阳气内陷，
阳不与阴相顺接，故手足为之厥冷也。伤寒发热四日，厥反三日，复热四
日，厥少热多，其病当愈。四日至七日，热不除者，其后必便脓血。
〔成〕先热后厥者，阳邪传里也，发热为邪气在表，至四日后厥者，传之阴也。后三
日复传阳经，则复热。厥少则邪微，热多为阳胜，其病为愈。至七日传经尽，热除则
愈；热不除者，为热气有余，内搏厥阴之血，其后必大便脓血。伤寒厥四日，热

反三日，复厥五日，其病为进。寒多热少，阳气退，故为进也。伤寒始发热六日，厥反九日而利。凡厥利者，当不能食。今反能食者，恐为除中。食以索饼，不发热者，知胃气尚在，必愈。恐暴热来出而复去也，后三日脉之，其热续在者，期之旦日夜半愈。所以然者，本发热六日，厥反九日，复发热三日，并前六日，亦为九日，与厥相应，故期之旦日夜半愈。后三日脉之而脉数，其热不罢者，此为热气有余，必发痈脓也。〔成〕始发热，邪在表也。至六日邪传厥阴，阴气胜者，作厥而利，厥反九日，阴寒气多，当不能食，而反能食者，恐为除中。除，去也。中，胃气也。言邪气大甚，除去胃气，胃欲引食自救，故暴能食，此邪胜也。食以索饼试之，若胃气绝，得面则必发热；若不发热者，胃气尚在也。恐是寒极变热，因暴热来而复去，使之能食，非除中也。《金匮要略》曰：病人素不能食而反暴思之，必发热，后三日脉之，其热续在者，阳气胜也，期之旦日夜半愈。若旦日不愈，后三日脉数而热不罢，为热气有余，必发痈脓。经曰：数脉不时，则生恶疮。伤寒病厥五日，热亦五日，设六日当复厥，不厥者，自愈。厥终不过五日，以热五日，故知自愈。〔成〕阴胜则厥，阳胜则热。先厥五日为阴胜，至六日阳复胜，热亦五日。后复厥者，阴复胜，若不厥为阳全胜，故自愈。经曰：发热四日，厥反三日，复热四日，厥少热多，其病为愈。伤寒热少厥微，指头寒，默默不欲食，烦躁，数日小便利，色白者，此热除也。欲得食，其病为愈。若厥而呕，胸胁烦满者，其后必便血。指头寒者，是厥微热少也。默默不欲食，烦躁者，邪热初传里也。数日之后，小便色白，里热去，欲得食，为胃气已和，其病为愈。设未欲食，宜干姜甘草汤，呕而胸胁烦满者，少阳证也。少阳与厥阴为表里，邪干其腑，故呕而胸胁烦满也。肝主血，故后必便血。少腹满痛而厥，为冷结关元。详少腹满痛。发热而厥七日，下利者，为难治。伤寒六七日，脉微，手足厥冷，烦躁，灸厥阴。厥不还者，死。厥阴六穴，岂按四时灸井荥俞经合耶。伤寒发热，下利厥逆，躁不得卧者，死。伤寒发热，下利至甚，厥不止者，死。下利，手足厥冷，无脉者，灸之不温，若脉不还，反微喘者，死。

附

《活》冷厥者，初得病日便四肢逆冷，脉沉微而不数，足多挛卧，时恶寒，或自引衣盖覆，不饮水，或下利清谷，或清便自调，或小便数，外证多惺惺而静，脉虽沉实，按之迟而弱者，知其为冷厥也。四逆汤、理中汤、通脉四逆汤、当归四逆汤、当归四逆加吴茱萸生姜汤、白通加猪胆汁汤随证用之。

热厥者，初中病，必身热头痛外，别有阳证。二三日至四五日，方发厥。兼热厥者，厥至半日却身热，盖热气深，方能发厥，须在二三日后也。若微厥却发热者，热微故也。其脉虽伏，按之而滑者，为里热。其人或畏热，或饮水，或扬手掷足，烦躁不得眠，大便秘，小便赤，外证多昏愦者，知其热厥也。白虎、承气汤随证用之。

又有下证悉具而见四逆者，是失下后血气不通，四肢便厥。医人不识，却疑阴厥，复进热药，祸如反掌。大抵热厥须脉沉伏而滑，头上有汗，其手虽冷，时复指爪温，须用承气汤下之，不可拘忌也。

诸手足逆冷，皆属厥阴，不可汗下。然有须汗、须下者，正谓手足虽逆冷，时有温时，手足掌心必暖，非正厥逆也，当消息之。

〔**海**〕厥阴证，四肢厥冷，爪甲青，脉沉疾，按之有力者，为阳则当下，宜大承气汤。如脉沉迟，按之无力者，为阴则当温，宜四逆汤，更须速灸之。

〔**罗**〕省掾曹德裕男妇，二月初病伤寒，八九日，请予治之。脉得沉细而微，四肢逆冷，自利腹痛，目不欲开，两手常抱腋下，昏昏嗜卧，口舌干燥。乃曰：前医者留白虎加人参汤，可服否？予曰：白虎虽云治口燥舌干，若只此一句，亦未然。今此证不可服白虎者有三。伤寒证云，立夏以前，立秋以下，不可妄用一也。太阳证，无汗而渴者，不可用二也。况病人阴证悉具，其时春气尚寒三也。仲景云：下利清谷，急当救里，宜四逆汤。遂以四逆汤五两，人参一两，生姜十余片，连须葱白九茎，水五大盏，同煎至三盏，去滓。分三服，一日服之，至夜则止。手足温，翌日大汗而解。继之以理中汤，数服而愈。孙真人《习业论》云：凡欲为太医，必须精读《甲乙》《素问》《黄帝针经》《明堂》《流注》，十二经络、三候九部、本草药性、仲景、叔和，并须精熟，如此方为太医。不则犹无目夜游，动致颠陨。执此用药者，再思可矣。

〔**阳证治验**〕

真定府赵吉夫，年三十三，至元五月间，因劳役饮食失节，伤损脾胃，时发烦躁而渴，又食冷物过度，遂病身体困倦，头痛四肢逆冷，呕吐而心下痞。医人不察，见其四肢逆冷，呕吐而心下痞，乃用桂枝末三钱匕，热酒调下，仍以绵衣覆之，作阴毒伤寒施治。须臾汗大出，汗后即加口干舌涩，眼白时红，项强硬，肢体不柔和，小便淋赤，大便秘涩，循衣摸床，如发狂状。问之则言语错乱，视其舌则赤而欲裂，朝轻暮剧，凡七八日。家人辈悉谓危殆，不望生全。邻人吉仲完举予治之。诊其脉，七八至，知其热证明矣。遂用大承气汤，苦辛大寒之剂一两，作一服服之，利下三行，折其胜势。翌日以黄连解毒汤，大苦寒之剂二两，徐徐服之，以去其热。三日后，病十分中减五六，更与白虎加人参汤约半斤服之，泻热补气，前证皆退。戒以慎起居，节饮食，月余渐得平复。《内经》曰：凡用药者，无失天时，无逆气宜，无翼其胜，无赞其复，是谓至治。又云：必先岁气，无伐天和。当暑气方盛之时，圣人以寒凉急救肾水之原，补肺金之不足，虽有客寒伤人，仲景云：用麻黄汤内加黄芩、知母、石膏之类。恐发黄发斑，又有桂枝汤之戒。况医以桂末热酒调服，所调差之毫厘，谬以千里，逆仲景之治法。经云：不伐天和，不赞其复，不翼其胜，不矢气宜。不然，故疾未已，新病起矣。

〔**用热远热从乎中治**〕

友人刘巨源，年六十五岁，至正夏月，因劳役饮食失节，又伤冷饮得疾。医者往往以为四时证，治之不愈。逮十日，请予治。诊之，右手三部脉沉细而微，太阴证也。左手三部脉微浮而弦，虚阳在表也。大抵阴多而阳少，今所苦身体沉重，四肢逆冷，自利清谷，引衣自覆，气难布息，懒言语，此脾受寒湿，中气不足故也。仲景言：下利清谷，急当救里，宜四逆汤温之。《内经》有用热远热之戒。口干但漱水不咽，早晨身凉而肌生粟，午后烦躁，不欲去衣，昏昏睡而面赤，隐隐红斑见于皮肤，此表实里虚故也，内虚则外证随时而变。详内外之证，乃饮食劳倦，寒伤于脾胃，非四时之证明矣。治病必察其下，今适当大暑之时，而得内寒之病，以标本论之，时为标也，病为本也。用寒药则顺时而违本，用热药则从本而逆时，此乃寒热俱伤，必当从乎中治。中治者，温之是也。遂以钱氏白术散加升麻，就本方加葛根、甘草以解其斑，少加白术、茯苓以除湿而利小便，人参、藿香、木香和脾胃，进饮食。㕮咀一两，煎服。再服斑退而利止，身温而神出，次服异功散、治中汤辛温之剂一二服，五日得平，止药。或曰：病虽稍愈，勿药可乎？予曰：药，攻邪也。《内经》曰：治病以平为期。邪气既去，强之以药，变证随起，不若以饮食调养，待其真气来复，此不药而药，不治而治之理。旬日良愈。必察其下者，谦甫谓时下之宜也。

〔《活》〕若病人寒热而厥，面色不泽，冒昧而两手忽无脉，或一手无脉者，必是有正汗也。多用绵衣裹手足，令温暖，急服五味子汤，或兼与麻黄细辛甘草汤之类服之，晬时必有大汗而解矣。

五味子汤

治伤寒喘促，脉伏而厥。

人参　麦门冬去心　杏仁去皮尖　生姜　陈皮各二钱半　大枣二枚　五味子半两

上㕮咀，水煎服。

〔戴〕阴阳之病，皆能发厥，故有阳厥，有阴厥，皆病之深也。二厥惟阳厥易误，当问其初得病如何。若初得病头不痛，四肢逆冷，足多挛卧而恶寒，或汗，自引衣盖覆，或不渴，或利清谷，或小便自调，人多惺惺而静，此寒厥也。是为阴中之阴，宜四逆汤、附子理中汤。若初得病头痛身热外，别有阳证，至五六日方发厥，其人虽厥，或畏热，或饮水，或扬手掷足，烦躁不得眠，大便秘，小便赤，多昏愦者，此热厥也，是为阴中之阳，宜白虎汤，或大承气汤。热厥虽手足冷，而指甲却暖，不若寒厥并指甲俱冷，此辨阴阳要法也。近有阳病，自腰以上极热，两脚常冷，盖三阴脉上不至头，故头不疼，三阳脉下不至足，故足冷也。南阳谓伤寒手足必微冷，若手足自温者，系太阴也。说欠分晓。若阳明手足安得微冷；少阴厥阴而大冷，安得言微冷。但当言三阴经，少阴、厥阴手足厥冷，惟有太阴手足自温耳。

〔陶〕阴阳二厥，治之一差，死生立判。阳厥者先自三阳气分，因感寒邪，起于头痛发热恶寒，以后传进三阴血分，变出四肢厥逆，乍温，大便燥实，谵语发渴，扬手掷足，不恶寒，反怕热，或腹痛后重，泄利稠黏，小便赤涩，脉沉有力，此见传经热证，谓之阳厥。阳极发厥者，即阳证似阴，外虽有厥冷，内有热邪耳。盖因大便失下，使血气不通，故手足乍冷乍温也。如火炼金，热极金反化水，寒极水反成冰而能载物。厥微热亦微，四逆散。厥深热亦深，大承气。若不明此，复投热药，如抱薪救火。夫阴厥者，乃三阴血分自受寒邪，初病无身热头痛，就便恶寒，四肢厥冷，直至臂颈已上，过乎肘膝不温，引衣蜷卧，不渴，兼或腹痛吐泻，小便清白，或战栗面如刀刮，口吐涎沫，脉沉迟无力，此为阴经直中真寒证，不从阳经传入，谓之阴厥也。轻则理中，重则四逆。又有病自阳经传入，目下系阴证而厥者，亦阴厥也。且夫人之手足，乃胃土之末，凡脾胃有热，手足必热，脾胃有寒，手足必寒，此理之常也。至于亢极反成兼化，此又事之变也。学者于此，宜致力焉。

〔吴〕大抵伤寒发厥，正气已极，宜速加治。夫阳厥者，必先因热甚不解而致，刘河间谓肢体厥冷，惟心胸有热，大便秘者，以凉膈散养阴退阳，不宜速下。若大便不秘者，以黄连解毒汤主之。凡厥证可下者，内有燥屎也。以手摩病人脐腹，或硬满，或痛者是也。若腹中转矢气，气出极臭者，或绕脐刺痛者，以有燥屎也。轻则调胃承气，重则大承气，或用凉水调下玄明粉一二钱亦佳，或用鸡清入蜜水，和一瓯，调入好芒硝末二三钱最效。大抵阳厥以脉滑别之则无差也。凡阴厥者，必先因肾气虚寒，或复着外寒，或误服寒凉之药，或误下之，则积阴盛于下，微阳衰于上，遂发厥逆。其脉沉细而微，按之全无者是也。宜四逆汤急温之。冷甚者，治例与阴毒同也。凡尸厥者，经言少阴脉不至，肾气微，奔气促迫，宗气反聚，血结心下，阳气退下，热归阴股，而为尸厥也。急宜刺期门、巨阙。昔扁鹊治虢太子病尸厥，针三阳五会穴而愈。盖以阳脉下坠，阴脉上争，宗气聚而不通，上有绝阳之络，下有破阴之纽，破阴绝阳之色，以发脉乱，故形静厥冷，昏沉如死人之状，名曰尸厥。宜阴毒例中求之。凡伤寒寒热而厥，面色不泽，冒昧，两手无脉，或一手无脉，此将有好汗出，如亢阳欲雨之状，多用绵衣包暖手足，急用五味子汤，或兼与桂枝麻黄各半汤汗之而愈。若脉不至，汗不出者，死。

〔针灸〕

治伤寒手足逆冷：大都一分

伤寒六脉俱无：复溜补，大回六脉　合谷　中极　支沟一寸半，此穴和脉绝穴　复溜顺骨而下　巨阙三寸三分　气冲灸七壮

〔尸厥〕少阴脉不至，肾气微，少精血，奔气促迫，上入胸膈，荣气反聚，血结心下，阳气退下，热归阴股，与阴相动，令身不仁，此为尸厥，当刺期门。

◎ 少腹满

少腹急

脐下为少腹。夫胸中满、心下满，皆气也。腹满者，多有燥屎也。少腹满者，有物聚也。盖身半已上，同天之阳，身半已下，同地之阴。清阳出上窍，浊阴出下窍。故在上满者气也，在下满者物也。物者，溺与血尔。邪结下焦，则津液不通，血气不行，或溺或血，流滞而胀满也。若小便利者，蓄血之证。小便不利，溺涩证也，俱是热病。惟冷结膀胱少腹满一证为寒病，有手足厥冷，为可辨。

太阳　伤寒表不解，干呕，发热而咳，或小便不利，少腹满者，小青龙去麻黄加茯苓汤主之。详咳。太阳病，六七日，表证仍在，脉微而沉，反不结胸，其人发狂者，以热在下焦，少腹当硬满，小便自利者，下血乃愈。所以然者，以太阳随经，瘀热在里故也，抵当汤主之。〔成〕太阳经也。膀胱腑也。此太阳瘀热，随经入腑者也。六七日者，邪气传里之时也。脉微而沉，邪气在里之脉也。表证仍在者，则邪气犹浅，当结于胸中。若不结于胸中，其人发狂者，热结在膀胱也。经曰：热结膀胱，其人如狂。此发狂则热又深也。少腹硬满，小便不利者，为无血也。小便自利者，血证谛也，与抵当汤。以下蓄血。伤寒有热，少腹满，应小便不利，今反利者，为有血也，当下之，不可余药，宜抵当丸。〔成〕伤寒有热，少腹满，是蓄血于下焦，若热蓄津液不通，则小便不利。其热不蓄津液，而蓄血不行，小便自利者，乃为蓄血。当与桃仁承气汤、抵当汤下之。然此无身黄、屎黑，又无喜忘发狂，是未至于甚，故不可与其余驶峻之药也。可与抵当丸小可下之也。太阳病，身黄，脉沉结，少腹硬，小便不利者，为无血也。小便自利，其人如狂者，血

证谛也，抵当汤主之。身黄脉沉结，少腹硬，小便不利者，胃热发黄也，可与茵陈汤。身黄脉沉结，少腹硬，小便自利，其人如狂者，非胃中瘀热，为热结下焦而为蓄血也，与抵当汤以下蓄血。太阳病，重发汗而复下之，不大便五六日，舌上燥而渴，日晡所小有潮热，从心下至少腹，硬满而痛不可近者，大陷胸汤主之。《活人》曰：昼夜谵语喜忘，少腹满，小便利，男子为瘀血，妇人为热入血室，抵当汤。

厥阴　尺寸脉微缓者，厥阴受病也。当六七日发，其证少腹烦满而囊缩。病者手足厥冷，言我不结胸，小腹满，按之痛者，此冷结在膀胱关元也。小腹，下焦所治，当膀胱上口，主分别清浊。或用真武汤。胁下素有痞，连在脐傍，痛引少腹，入阴筋者，名脏结，死。或云：此有动气，犯汗吐下者，死。

〔**少腹急**〕太阳病不解，热结膀胱，其人发狂，血自下，下者愈。其外不解者，尚未可攻，当先解外。外解已，但少腹急结者，乃可攻之，宜桃核承气汤。下血抵当汤，解表桂枝汤。太阳膀胱经也。太阳经邪热不解，随经入腑，为热结膀胱。其人如狂者，为未至于狂，但不宁尔。经曰：其人如狂者，以热在下焦。太阳多热，热在膀胱，必与血相搏，若血不为蓄，为热迫之，则血自下。血下则热随血出而愈。若血不下者，则血为热搏，蓄积于下，而少腹急结，乃可攻之，与桃核承气汤下热散血。《内经》曰：从外之内而盛于内者，先治其外，后调其内。此之谓也。身重少气，少腹里急，或引阴中拘挛，热上冲胸，为阴阳易病。治见本门。

◎ 囊缩

仲景无治法，今采南阳、海藏治法补之。

扁鹊曰：舌卷囊缩者死。孙真人曰：阴阳易病，卵缩则舌吐出死。凡囊缩有热极而缩者，有冷极而缩者。凡热极者，有可下。冷极者，宜急温之。下之宜大承气汤。温之宜附子四逆加茱萸汤，并艾灸关元、气海，葱熨等法治之。

〔《**活**》〕伤寒六七日，烦满囊缩，其脉尺寸俱微缓者，足厥阴肝经受病也。厥阴病，其脉微浮为欲愈，不浮为未愈，宜小建中汤。脉浮缓者，必囊不缩，外证必发热恶寒似疟，为欲愈，宜桂枝麻黄各半汤。若尺寸俱沉短者，必是囊缩，毒气入腹，宜承气汤下之。

大抵伤寒病脏腑传变，阳经先受病，故次第传入阴经。以阳主生，故太阳水传足阳明土，土传足少阳木，为微邪也。阴主杀，故木传足太阴土，土传足少阴水，水传足厥阴木。至六七日当传厥阴肝木，必移气克于脾土，脾再受邪，则五脏六腑皆困而危殆，荣卫不通，耳聋囊缩，不知人而死矣。速用承气汤下之，可保五死一生。古人云：脾热病则五脏危。又土为木贼则死。若第六七日传厥阴，脉得微缓、微浮，为脾胃脉也，故知脾气全，不受克，邪无所容，否极泰来，荣卫将复，水升火降，则寒热作而大汗解矣。

〔海〕厥阴证者，烦满囊缩，大小便不通，发热引饮，腹满，尺寸脉微缓。烦者火也，满者木也，虽不吐蛔，囊缩，但急者亦木也。火与木相合，四肢厥逆而爪甲青，大小便不通，地道塞也。发热引饮，邪气在里，宜温之下之。

以上诸证，大小便俱通，地道不塞，不发渴，不引饮，邪不在里，则宜温之灸之，则里外相接，以复阳气，宜服正阳散。

正阳散方

麝香一钱，细研。性辛温，治腹急满瘕、风毒　干姜炮　甘草炙。各二钱半　附子一两，炮，去皮脐。味辛咸温，治风，利窍，疗腹满囊缩　皂荚二两、酥炙，去皮弦。味咸温

上为细末。每服二钱，白汤调，温服。

回阳丹

硫黄半两。味酸温，大热，治心腹肿聚，邪气冷癖在胁，咳逆上气，脚冷无力　附子炮，半两　木香半两。味辛温，疗肌中偏寒，主气不足，乏精　全蝎半两。味甘辛，治一切风　荜澄茄半两。味辛温，治皮风，心腹气胀　吴茱萸洗炒，半两。味辛温、大热、治中风、逐邪，诸食不消，气逆，利五脏，顺气　干姜炮，二钱半

上为末，酒糊为丸，如梧桐子大。生姜汤下三五十丸，并二三服。并热投之，衣被取汗。

◎ 阴毒

〔仲景但名阴毒主发表〕

阴毒之为病，面青，身痛如被杖，咽喉痛，五日可治，七日不

可治，升麻鳖甲汤去雄黄、蜀椒主之。方见阴毒。

〔王〕考之仲景书，虽有阴毒之名，然其所叙之证，不过面自青，身痛如被杖，咽喉痛而已，并不言阴寒极甚之证，况其所治之方，亦不过升麻、甘草、当归、鳖甲而已，并不用大温大热之药，是知仲景所谓阴毒者，非阴寒之病，乃是感天地恶毒异气，入于阴经，故曰阴毒耳。后之论者，遂以为阴寒极甚之证，称为阴毒。乃引仲景所叙面目青，身痛如被杖，咽喉痛数语，并而言之，却用附子散、正阳散等药以治。窃谓阴寒极甚之证，固亦可名为阴毒，然终非仲景所以立名之本意。观后人所叙阴毒，与仲景所叙阴毒，自是两般，岂可混论。后人所叙阴毒，亦只是内伤冷物，或不正暴寒所中，或过服寒凉药所变，或内外俱伤于寒而成耳，非天地恶毒异气所中者也。

〔**活人更名阴毒伤寒主退阴**〕

阴毒甘草汤

治伤寒时气初得病一二日，便结成阴毒，或服药后六七日已上至十日，变成阴毒、身重背强，腹中绞痛，咽喉不利，毒气攻心，心下坚强，短气不得息，呕逆，唇青面黑，四肢厥冷，其脉沉细而疾，身如被杖，咽喉痛。五六日可治，七日不可治。

甘草炙　桂枝去粗皮　升麻　当归各五钱　雄黄二钱半　蜀椒去闭口者，炒，去汗及子，五钱　鳖甲酥炙，一两半

上㕮咀，水煎服。如人行五里许，更进一服。覆取汗，毒从汗出即愈，若未汗再服。

〔**始得阴毒脉沉细疾**〕

〔许〕阴毒本因肾气虚冷，因欲事或食冷物后伤风，内既伏阴，外又感寒，或先感外寒而后伏阴，内外皆阴，则阳气不守，遂发头痛腰重，腹痛，眼睛疼，身体倦怠而不甚热，四肢逆冷，额上及手背冷汗不止，或多烦渴，精神恍惚，如有所失，或可起行不甚觉重，诊之则六脉俱沉细而疾，尺部短小，寸口或无，六脉俱浮大，或沉取之大而不甚疾者，非阴证也。若服凉药过多，则渴转甚，躁转急，有此证者，急服还阳退阴之药即安。惟补虚和气而已，宜服正元散、退阴散、五胜散。阴证不宜发汗，如气正脉大，身热未瘥，用药发

汗无妨。

正元散

治伤寒如觉风寒吹着，四肢头目骨节疼痛，急服此药。如人行五里许再服，连进三服，出汗立瘥。若患阴毒伤寒，入退阴散五分，同煎。或伤冷伤食，头昏气满及心腹诸疾，服之无有不效。

麻黄去节　陈皮　大黄生　甘草　干姜　肉桂　芍药　附子　吴茱萸　半夏制。各等分

上咬咀，麻黄加一半，茱萸减一半，同为末。每服一钱，水一盏，姜三片，枣一枚，煎七分。热服，以衣被盖覆取汗，切须候汗干去之。如阴毒，不可用麻黄，免更出汗。

退阴散

治阴毒伤寒手足逆冷，脉沉细，头痛腰重，连服三次。小小伤冷，每服一字，入正元散同煎，入盐一捻。阴毒伤寒咳逆，煎一服，细细热呷病止。

川乌　干姜各等分

上为粗末，炒令转色，放冷，再捣为细末。每服一钱，水一盏，盐一捻，煎至半盏，去滓温服。

五胜散

治伤寒头痛壮热，骨节疼痛，昏沉困倦，咳嗽鼻塞，不思饮食。兼治伤寒夹冷气，并慢阴毒神效。

白术一两半　甘草　五味子　石膏各一两　干姜三两半

上咬咀。每服五钱，水一盏，入盐少许，同煎服。如冷气相夹，入姜、枣煎。或治阴毒病，入艾叶少许，煎服。

〔海〕白术散

治阴毒伤寒，心闷烦躁，四肢厥冷。

川乌炮，去皮脐　桔梗　附子炮　白术　细辛各一两　干姜炮，半两

上咬咀，或末之，白汤调下一钱匕。

〔罗〕正阳丹

治阴毒伤寒，手足厥冷，指甲青色，体冷，脉沉细而微，神效。

　　上用憨葱[①]四五枝，陈蜂房四五个，烧存性，为细末。用憨葱捣和丸，如弹子大。手心内握定，用手帕紧扎。须臾汗出，以绵被覆盖。如手心热甚，休教解开。如服药，先服升麻汤五钱，连须葱三枝，生姜五片。水二大盏，煎至一盏，去滓温服，被覆取汗则愈。

〔阴毒渐深爪青面黑脉七至沉细〕

　　积阴感于下，则微阳消于上，故其候四肢沉重逆冷，腹痛转甚，或咽喉不利，或心下胀满结硬，躁渴，虚汗不止，或时狂言，爪甲面色青黑，六脉沉细，而一息七至以来。有此证者，速宜于气海、关元二穴，灸二三百壮，以手足温暖为效。仍服金液丹、来苏丹、五胜散[②]、还阳散、退阴散。

玉女散

　　川乌去皮脐、冷水浸七日，薄切，晒干，纸藏盛之。有患者，取研末一大钱，入盐一小钱，水一盏，煎至七分服。压下阴毒，所注如猪血相似，未已，再进一服效。

还阳散

　　治阴毒面青，四肢逆冷，心躁腹痛。

　　用硫黄末，新汲水调下二钱。良久，或寒一起，或热一起，更看紧慢再服，汗出瘥。

附子回阳散《良方》

　　治阴毒伤寒，面青四逆，及脐腹疠痛，身体如冰，并一切卒暴冷气。

　　上用附子二枚，炮裂，去皮脐，捣为细末。每服三钱匕，取生姜自然汁半盏，冷酒搅匀，共一盏调服，更以冷清酒一盏送下，相次更进一服。良久，脐下如火，遍身和暖为度。

〔《活》〕返阴丹

　　治阴毒伤寒，心神烦躁，头疼，四肢逆冷。

　　硫黄五两，另研　硝石另研　太阴玄精石另研。各二两　附子炮，去皮脐　干姜炮　桂心各半两

---

① 憨葱：中药藜芦的别名。
② 五胜散：根据《普济本事方》，五胜散应为玉女散。

上用生铁铫先铺玄精末一半，次铺硝石末一半，中间下硫黄末，又着硝石一半盖硫黄，却以玄精石末盖上，用小盏合着，用三斤炭火，烧令得所，勿令烟出，细研似面。后三味捣罗为末，与前药同研令匀，软饭和丸，如桐子大。每服十五丸至二十丸，煎艾汤下，频服，汗出为度。病重则三十丸。此方甚验。喘促与吐逆者，入口便住。又服此药三五服不退者，更于脐下一寸灸之。须是昼夜大段不住手灸，不限多少壮数。灸之，艾炷勿令小，小则不得力。若其人手足冷，少腹硬，即于脐下两边各开一寸，各安一道三处，齐下火灸之。仍与当归四逆汤并返阴丹，亦须频服，内外通透方得解，若迟误即死矣。又若阴证，加以小便不通，及阴囊缩入，少腹绞痛欲死者，更于脐下二寸石门穴急灸之，仍须与返阴丹，当归四逆汤加吴茱萸、生姜，慎勿与寻常利小便冷滑药。

火焰散

治伤寒恶候。

舶上硫黄　黑附子去皮，生用　新腊茶[①]各一两

上为细末，先用好酒一升调药，摊入新碗中，于火上荡干，合在瓦上，每一碗下烧熟艾一拳大，以瓦支起，无令着火，直至烟尽，候冷即刮取，研，入磁盒内盛。每服二钱，酒一盏，共煎七分，有火焰起勿讶。伤寒阴毒者，四肢冷，脉沉细，或吐泻，五心烦躁，胸中结硬，或转早伏阴在内，汤水不得下，或无脉。先吃一服，如吐却，更进一服。服后心中热，其病已瘥。下至脏腑中表未解者，浑身壮热，脉气洪大，便宜用发表药。或表解者，更不发热，便得眠睡，浑身有汗。若少有痞结，脉实，方可用下膈行脏腑药。渐用调和元气，补治脾胃汤散。服此药三服不应者，不可治也。

〔阴毒沉困脉八至附骨方有〕

阴毒沉困之候，与前后渐染之候皆同，而更加沉重，六脉附骨，取之方有，按之即无，一息八至已上，或不可数，至此则药饵难为功矣。但于脐下灼火艾如枣大，三百壮以来，手足不和暖者，不可

---

① 腊茶：即团茶、饼茶。腊，取早春之义。以其汁泛乳色，与溶蜡相似，故也称蜡茶。

治也。倘复和缓，以前硫黄及热药助之。若阴气散，阳气来，则渐减热药而和治之，以取瘥也。

〔《**活**》〕治阴虚阳脱，体冷无脉，气息欲绝，不省人事，及伤寒阴厥，百方不效者，用葱以索缠如臂大，切去根及叶，惟存白，长二寸许，如大饼样，先以火熁一面，令通热，勿令着火，乃以热面熨病人脐上连脐下，又以熨斗满贮火熨之，令葱饼中热气郁入肌肉内。须臾，作三四饼，一饼坏不可熨，又易一饼。良久病人当苏，手足温，有汗即瘥。更服四逆汤以温其内。

〔**海**〕治阴证诸药不效，并汤水不下，身冷脉绝，气息短，不知人，用葱白熨法。又不若用酽醋，拌麸皮炒热，注布袋中，脐下蒸熨之，比上法尤速。

代灸涂脐膏

附子　马蔺子　蛇床子　吴茱萸　肉桂各等分

上为细末，可用白面一匙，药末一匙，生姜自然汁煨成膏，摊纸上，圆三寸许，贴脐下关元、气海，自晚至晓。其火力可代灸百壮。腰痛亦可贴之。一法用丁香、荜拨、干姜、牡蛎烧灰，放手心中，以唾津调如泥，以手掩其阴，至暖，汗出为度。

阴毒伤寒，四肢逆冷者，用吴茱萸，不拘多少，为细末，温酒和匀，生绢袋盛之，热熨脚心，令通畅愈。若以汤煎温药渫洗，以接四肢亦可。

回生神膏《良方》

治男女阴毒伤寒外接法。

牡蛎煅粉　干姜炮。各一钱

上为细末，男病用女唾调手内，擦热，紧掩二卵上，得汗出愈。女病用男唾调手内，擦热，紧掩二乳上，得汗出愈。卵与乳，男女之根蒂，坎离之分也。阴证大小便不通，及诸杂证阴证大小便不通者，并宜此外治法。数日不通为急，非急者勿用。

〔**阴中伏阳**〕

破阴丹

硫黄　水银各一两　陈皮　青皮各半两

上将硫黄先入铫子内溶开，次下水银，用铁杖子打匀，令无星，倾人黑茶盏细研，入二味，面糊丸，如桐子大。每服三十丸。如烦躁冷盐汤下，阴证艾汤下，良效。

有人初得病四肢逆冷，脐下筑痛，身疼如被杖，盖阴证也。急服金液、破阴、来复等丹，其脉遂沉而滑。沉者阴也，滑者阳也，病虽阴证，而见阳脉，有可生之理。仲景所谓阴病见阳脉者生。仍灸气海、丹田百壮，手足温温，阳回得汗而解。或问滑沉之状，如何便有生理？予曰：仲景云：翕奄沉，名曰滑，何谓也？沉为纯阴，翕为正阳，阴阳和合，故名曰滑。古人论脉滑，虽曰往来前却，流利旋转，替替然与数相似。仲景三语而足也。此三字极难晓，翕合也，言张而复合也，故曰翕为正阳。沉言忽降而下也，故曰沉为正阴。方翕而合，俄降而沉。奄为忽忽间。仲景论滑脉可为谛当矣。其言皆有法，故读者难晓，宜细思之。

霹雳散

治伤寒阴胜隔阳，其人必躁热而不欲饮水是也。

上用附子一枚，烧灰存性，为末，作一服，蜜水调下而愈。此逼散寒气，然后热气上行而汗出乃愈。

〔陶〕阴毒病，手足指甲皆青，脉沉细而急者，四逆汤。无脉者，通脉四逆汤、阴毒甘草汤、真武汤、厚朴丸、白术汤、肉桂散皆可选用。

〔**正阳回阴**〕霹雳散、正元散、天雄散、附子散。

〔**劫**〕金液丹。

〔**熏**〕逆冷囊缩者，以炒豆投热醋中，如法熏之。

〔**熨法灸法**〕

一伤寒直中阴经真寒证，或阴毒证，身如被杖，腹中绞痛，呕逆沉重，不知人事，四体坚冷如石，手指甲唇青，药不入口，六脉沉细，或无脉欲绝者，将葱一握，切去根叶，取白三寸许，捣如饼，先用麝香半分，填脐中，后放葱饼脐上，以火熨之，连换三四饼。稍醒，灌入生姜汁，服回阳救急汤。如不醒，再灸气海、关元二三十壮，使热气通于内，逼邪外出，以复阳气。如用此法，手足温和，汗出即醒者，有生意也。手足不温，汗不出，不醒人事者，不能起矣。

〔吴〕或问阴毒伤寒,用附子汤冷服,何也?此盖阴极于下,阳浮于上之治法也。予曾治一人,伤寒十余日,脉沉细,手温而足冷,大便不通,面赤,呕,烦渴,药不能下,惟喜凉水一二口,或西瓜一二块,食下良久而复吐出。此阴寒于内,逼其浮阳。失守之火,聚于胸中,上冲咽嗌,故为面赤呕烦也。遂用附子大者一枚,以生姜自然汁和白面包里,煨熟去面,取附子去皮、尖,切作八片。又以人参三钱,干姜炮三钱,水二盏,煎取一盏,浸于冷水中,待药冷,与之即愈。按《内经》曰:若调寒热之逆,冷热必行。则热药冷服,下嗌之后,冷体既消,热性即发,由是病气随愈,呕烦皆除。情且不违,而致大益,此之谓也。盖近世患阴证伤寒,往往疑似参差,初便不敢用附子,直待阴极阳竭而用之,则为迟矣。大抵治法,有是病,投是药,岂可狐疑而误治哉。且夹阴伤寒,先因欲事,伏阴于内,却又着寒,内外皆阴,阴气独盛,则阳气以衰,故脉沉而足冷也。必须急用人参健脉以益元气为主,佐以附子温肾经,散寒邪,以退阴而回阳也。若舍此二味不用,将何以救之哉。古之谚曰:伤寒偏死下虚人,诚哉斯语!许学士论必以真气为主,盖真气乃人命之根蒂也。若不察真气之虚实,而欲急攻其热,或施汗下,或多用寒凉之药,攻热未愈,阴寒复生,病至危殆,良可悲夫。

又方　用雄鸡血,滴入无灰热酒内饮之,以衣被温覆取汗。

帙之五

合病并病汗下吐后等病

〔**表里合病必下利**〕

太阳与阳明合病，必自下利，葛根汤主之。不下利，但呕者，葛根加半夏汤主之。太阳与少阳合病，自下利者，与黄芩汤；若呕者，黄芩加半夏生姜汤主之。阳明与少阳合病，必下利，脉滑而数者，有宿食也，当下之，宜大承气汤。俱详下利。

〔**并病**〕二阳并病，太阳出汗不彻，因转属阳明，自汗不恶寒。太阳证不罢，面赤，躁烦短气者，更发汗则愈。二阳并病，太阳证罢，潮热谵语者，下之则愈。论见谵语。太阳与少阳并病，项强眩冒，心下硬，如结胸者，刺肺俞、肝俞。论见项强。

◎ 合并病

合病，两经俱病。并则一经证罢，而并归于一经也。太阳与阳明合病有三证，其邪凑有浅深之殊，故用药有汗、下、和解之异，治见各条。三阳合病有二证，其一证用白虎汤，其一证无治法，后人用小柴胡、白虎之类。盖此二证具有三阳之候，故不可汗下。二阳并病有二证，表未解者汗之，表已解有里证者下之。太阳与少阳并病有三证，其一由误下以致心下硬，成结胸；其一项强如柔痉状，心下硬如结胸，刺肺俞、肝俞，慎勿发汗，汗则谵语不止，宜刺期门；其一心下硬，项强而眩者，刺大椎、肺俞，不宜下也。

〔**合病**〕

太阳与阳明合病，胸满而喘者，不可下，麻黄汤。太阳与阳明合病，自下利，葛根汤；不下利，但呕者，葛根加半夏。或曰：由太阳表未罢而阳明里又至，两阳合病，热甚于表，乘虚渐攻于里，故下也。其不下利而呕者，邪气虽攻里，未入于胃，但气逆而呕，故加半夏以止呕逆。庞氏曰：外证必头痛腰疼，肌热目疼鼻干也。脉浮大，太阳受病也。长者，阳明也。头腰，太阳也。肌目鼻，阳明也。

太阳与少阳合病，自下利者，与黄芩汤；若呕者，黄芩加半夏汤。或曰：此表实里虚，热入攻里，故自下利。若兼痰饮则呕也。

阳明少阳合病，必下利，脉长者为顺，脉弦者为负。负者克贼也。脉滑而数者，有宿食，大承气汤。或曰：阳明土，少阳木，其脉弦者，木乘土也。不弦者，不负也，负者必死。若滑而数者，有宿食，非负也，故宜下。

三阳合病，腹满，身重难以转侧，口不仁，面垢谵语，遗尿，不可汗下。若自汗者，白虎汤。三阳合病，脉浮大，上关上，但欲眠，目合则汗，小柴胡白虎汤。或曰：此二证俱有三阳之证，此不可汗下。

〔并病〕

二阳并病，太阳初得时，汗之不彻，转属阳明，续自微汗，不恶寒，大柴胡汤。若太阳证不罢，不可下，可小发汗。设面色缘缘正赤，阳气怫郁在表，汗之不彻，其人烦躁短气，不知痛处，宜更发汗则愈，葛根汤。二阳并病，太阳证罢，潮热，手足汗，大便难，谵语者，大承气汤。太阳少阳并病，反下之，成结胸，心下硬，下利不止，水浆不下，心烦，生姜泻心汤、小陷胸汤。太阳与少阳并病，头项强痛或眩冒，时如结胸，心下痞硬，刺大椎第一间、肺俞、肝俞，不可汗。汗则谵语不止，刺期门。太阳少阳并病，心下硬，项强而眩者，刺大椎、肺俞，慎勿下。

〔赵〕愚尝疑合病并病之难明也久矣，姑释之。盖合病者，二阳经或三经同受病，病之不传者也。并病者，一阳经先受病，又过一经，病之传者也。且如太阳阳明并病一证，若并而未尽，是传未过，尚有表证，仲景所谓太阳证不罢，面色赤，阳气怫郁在表不得越，烦躁气短是也，犹当汗之，以各半汤。若并之已尽，是谓传过。仲景所谓太阳证罢，潮热，手足汗出，大便硬而谵语者是也，法当下之，以承气汤。是知传则入腑，不传则不入腑，所以仲景论太阳阳明合病止出三证，如前太阳阳明并病，则言其有传变如此也。又如阳经互相合病，皆自下利。仲景于太阳阳明合病，则主以葛根汤。太阳少阳合病主以黄芩汤。少阳阳明合病主以承气汤。至于太阳少阳并病，其证头项强痛，眩冒如结胸，心下痞硬，当刺大椎、肺俞、肝俞，不可汗下。太阳阳明并病，已见上论。但三阳合病，仲景无背恶寒语句，虽别有口燥渴，心烦，背微恶寒者，乃属太阳证，而非三阳合病也。《活人》言三阳合病，背恶寒者，非也。三阳若与三阴合病，即是两感，所以三阴无合病例也。

〔张〕夫并者，乃催并、督并之义，非吞并就之理。然催并系去声，吞并之并乃上声。《史记》曰：始皇初并天下，即此理也。夫并之理，乃前病未解，后病已至，有逼相并之义，故曰并病也。经曰：太阳与少阳并病，头项强痛，或眩冒云云。如果并作一家，则仲景不具两经之证而言也，其非并字明矣。又曰：或云：三阳合病，有太阳阳明，有正阳阳明，有少阳阳明，似乎重出。予曰：各有所指，不过表里之分耳。夫三阳合病在表，三阳阳明病在里，事在两途，即非重出。在表者宜解散以痊安，在里者非攻下则不可。然表里证治，迥各不同，惟编目有似乎重出。

◎ 发汗后不解

伤寒初感，始以太阳，故以发汗为首。汗行如雨散云收，其病乃愈。倘汗行不解者，或表邪未尽，或热邪传里，或邪气乘虚内客，故有汗后而不解者。

发汗病不解，反恶寒，虚也，芍药甘草附子汤。太阳病，发热汗不解，仍发热，心下悸，振振欲擗地，真武汤。发汗后，身疼痛，脉沉者，桂枝加芍药人参新加汤。太阳发汗，遂漏不止，其人恶风，小便难，四肢拘急，难以屈伸，桂枝加附子汤。大汗出，热不去，内拘急，四肢疼，下利恶寒，四逆汤。发汗过多，冒心，心下悸，欲得按，桂枝甘草汤。汗后，腹胀满，厚朴生姜人参汤。太阳病，发汗后，大汗出，胃中干燥，不得眠，欲饮水者，少少与之则愈。若脉浮，小便不利，微热消渴者，五苓散。发汗已，脉浮数，烦渴，五苓散。服桂枝汤，脉洪大，与桂枝汤如前法。若形如疟，日再发，汗出必解，麻黄汤。发热，汗出不解、心中痞硬，呕吐不和，大柴胡汤。服桂枝汤，大汗出，大烦渴不解，脉洪大，白虎加人参汤。发汗后，脐下悸，欲作奔豚，茯苓桂枝甘草大枣汤。发汗后，不恶寒，但恶热，蒸蒸发热者，实也，调胃承气汤。发汗后，不可更行桂枝。汗出而喘，无大热者，麻黄杏仁甘草石膏汤。

◎ 下后不解

去伤寒之邪、不过汗、吐、下之三法也。三法得当，病势易衰则愈矣。三法失宜，病势危恶，传变不已，诚可虑也。况发汗吐下后，邪气乘虚而未散，或壅窒而未尽，则当量其虚实以治之。先贤谓知邪气之虚实，发汗吐下之不差，温补针艾之适当，则万全之功可得矣。若过经者，以六日传六经，七日为一候。若不愈，十三日乃再传经尽，所以谓之过经也。

伤寒五六日，大下后，身热不去，心中结痛，未欲解也，栀子豉汤。下后，心烦腹满，卧起不安，栀子厚朴汤。阳明病，下之，心中懊侬而烦，栀子豉汤。若有燥屎者，大承气汤。太阳病，下后，脉促胸满，桂枝去芍药汤。微恶寒者，去芍药方中加附子。医以丸药下之，身热不去，微烦，栀子干姜汤。太阳病桂枝证，医反下之，利遂不止，脉促者，表未解；喘而汗出者，葛根黄连黄芩汤。服桂枝汤，或下之，仍头痛项强，无汗，翕翕发热，心下满微痛，小便不利，桂枝去桂加茯苓白术汤。太阳病，过经十余日，二三下之，呕不止，心中微烦，大柴胡汤下之。六七日大下后，寸脉沉而迟，手足厥逆，下利脉不至、咽喉不利，吐脓血，泻利不止，为难治，麻黄升麻汤。

◎ 汗吐下后不解

五六日，已发汗复下，胸胁满，微结，小便不利，渴而不呕，但头汗出，往来寒热，心烦，为未解，柴胡桂姜汤。太阳汗吐下解后，心下痞硬，噫气不除者，旋覆代赭石汤。太阳先发汗不解，而复下之，脉浮者，则知病在外，当须解外，桂枝汤。发汗若下之，病仍不解，烦躁不得眠，茯苓四逆汤。大汗，若大利而厥者，四逆汤。下后复发汗，昼日烦躁不得眠，夜而安静，不呕不渴，无表证，脉沉微，身无大热，干姜附子汤。下后复发汗，必振寒，脉微细，此内外俱虚也。伤寒，本寒，后复吐下之，食入口即吐，干姜黄连黄芩人参汤。发汗吐下后，虚烦不得眠，剧者反复颠倒，心中懊侬，栀子豉汤。发汗若下之，烦热胸中窒，栀子豉汤。吐下后，不大便，五六日至十余日，日晡发潮热，不恶寒，独语如见鬼状，循衣摸床，脉弦者生，涩者死。但发热谵语者，大承气汤。吐下后，腹胀满，邪热入胃也，调胃承气汤。太阳吐下后，微烦，小便数，大便硬，小承气汤。吐下后，七八日不解，结热在里，表里俱热，时时恶风，大渴，舌上干燥烦，欲饮水，白虎加人参汤。吐下后，心下逆满，气上冲胸，头眩，脉沉紧，发汗则动经，身为振摇，茯苓桂枝白术甘草汤。

◎ 喘

〔成〕肺主气，形寒饮冷则伤肺，故其气逆而上行，冲冲而气急，喝喝而息数，张口抬肩，摇身滚肚，是为喘也。有邪在表，致气不利而喘者，麻黄汤、桂枝加厚朴杏子汤。有水射肺而喘者，小青龙汤。发汗后，饮水多必喘，以水灌之亦喘，及伤寒心下有水气，干呕发热而咳，或喘者，小青龙去麻黄加杏仁，是欲发散水寒也。经曰：喘而汗出者，与葛根黄芩黄连汤以利之。此邪气内攻，气逆不利，因喘而汗出，见其邪气在里也。虽表未解未可和之。汗出而喘者，与麻黄杏仁甘草石膏汤以发之。此外邪蕴盛，使气不刻，汗出而喘不已，见其邪气在表也，虽经汗下，亦可发之。若伤寒止于邪气在表而喘者，心腹必濡而不坚。设或腹满而喘，则又为可下之证。经曰：短气腹满而喘，有潮热者，此外欲解，可攻里也。又汗出发润，喘不休者，为肺绝。身汗如油，喘而不休，为命绝。直视谵语，喘满者死。是皆不治之喘也。

太阳 病，头痛发热，身痛腰痛，骨节痛，恶风无汗而喘，麻黄汤。太阳与阳明合病，喘而胸满者，不可下，麻黄汤。

〔许〕有人病伤寒，脉浮而长，喘而胸满，身热头痛，腰脊强，鼻干不得卧。子曰：太阳阳明合病，仲景云中有三证，下利，葛根汤；不下利，呕逆者，加半夏；喘而胸满者，麻黄汤也。治以麻黄汤得解。

伤寒表不解，心下有水气，干呕发热而咳，或喘者，小青龙汤。方见太阳病。发汗后，饮水多必喘，以水灌之亦喘。喘，肺疾。饮水多而喘者，饮冷伤肺也。以冷水灌洗而喘者，形寒伤肺也。或用小青龙加杏仁、猪苓汤。伤寒，心下有水气，咳而微喘，发热不渴，服汤已渴者，此寒去欲解也，小青龙汤。喘家有汗，桂枝汤加厚朴杏仁佳。太阳病，为诸阳主气，风甚气壅则生喘也。与桂枝汤以散风、加厚朴、杏仁以降气。太阳病，下之微喘者，表未解故也。桂枝加厚朴杏仁汤主之。下后大喘，则为里气太虚，邪气传里，正气将脱也。下后微喘，则为里气上逆，邪不能传里，犹在表也。与桂枝汤以解外，加厚朴、杏仁以下逆气。

桂枝加厚朴杏仁汤方

桂枝去皮　芍药　生姜切。各三两　厚朴炙，去皮　甘草炙。各二两　杏仁去皮尖，五十枚　大枣十二枚，擘

上七味、以水七升，煮取三升，去滓，温服一升。

发汗后，不可更行桂枝汤。汗出而喘，无大热者，可与麻黄杏仁甘草石膏汤主之。〔成〕发汗后喘，当作桂枝加厚朴杏仁汤，汗出则喘愈。今汗出而喘，为邪气壅甚，桂枝汤不能发散，故不可更行桂枝汤。汗出而喘，有大热者，内热气甚也。无大热者，表邪必甚也，与麻黄杏子甘草石膏汤，以散其邪。〔张〕予观仲景常言发汗后，乃表邪悉解，止余一证而已。故言不可更行桂枝汤。今汗出而喘，无大热，乃上焦余邪未解，当用麻黄杏仁甘草石膏汤以散之。夫桂枝加厚朴杏仁汤，乃桂枝证悉具而加喘者用之。注言汗出而喘，以为邪气壅甚，非桂枝所能发散，此误也。况身无大热，更无证，何故复言表邪必甚。其后章，下后不可更行桂枝汤条下，注曰：汗下虽殊，既不当损正气则一。其言有至理存焉。可见汗后所注之误矣。原其理。当时因事发机，前后失于照应，故有此等之弊也。下后，不可更行桂枝汤。若汗出而喘，无大热者，可与麻黄杏仁甘草石膏汤。〔成〕上条云：发汗后，不可更行桂枝汤，汗出而喘，无大热者，为与此证法同。汗下虽殊，既不当损正气则一。邪气所传既同，遂用一法治之。经所谓若发汗若下若吐后是矣。

麻黄杏仁甘草石膏汤方

麻黄四两。去节　杏仁五十枚，去皮尖　甘草炙，二两　石膏半斤，碎，绵裹

上四味，以水七升，先煮麻黄，减二升，去上沫，内诸药，煮取二升，去滓，温服一升。

肝苦急，急食甘以缓之。风气通于肺，风邪外甚，故以甘剂发之。

太阳病，桂枝证，医反下之，利遂不止，脉促者，表未解也。喘而汗出者，葛根黄芩黄连汤。方见下利。

阳明　中风，口苦咽干，腹满微喘，发热恶寒，脉浮而紧，若下之，则腹满小便难，麻黄汤。阳明脉浮，无汗而喘者，发汗则愈，宜麻黄汤。阳明病，脉浮而紧，咽燥口苦，腹满而喘，发热汗出，不恶寒，反恶热，身重，白虎汤、五苓散。伤寒四五日，脉沉而喘满，沉为在里，而反发其汗，津液越出，大便为难，表虚里实，久则谵语。邪气入内之时，得脉沉而喘满，里证具也，则当下之。反发其汗，令津液越出，胃中干燥，大便必难，久则屎燥，必发谵语也。大承气汤。

阳明病，脉迟，虽汗出不恶寒者，其身必重，短气腹满而喘，有潮热者，此外欲解，可攻里也。手足濈然而汗出者，此大便已硬也，大承气汤主之。病人小便不利，大便乍难乍易，时有微热，喘冒不能卧者，有燥屎也，宜大承气汤。

〔**诊**〕伤寒吐下后，不大便，潮热，若剧则不识人，循衣摸床，微喘直视，脉弦者生，涩者死。详循衣摸床。湿家下后，额汗微喘，大小便利者，死。论见体痛。少阴病，息高者，死。详见厥利，论见欲寐。厥冷无脉，灸之不还，反微喘者，死。详见厥利。直视谵语，喘满者，死。论见谵语。脉浮洪，汗出如油，发润，喘不休，为命绝。

附

〔**《活》**〕阴证喘促者，返阴丹主之。四肢逆冷，喘促，入口便佳。方见阴毒。

病人小渴，与水剧饮之，致停饮心下满结者，喘死甚众。当以五苓散，或陷胸丸主之。方见渴及结胸。

〔**戴**〕喘嗽有阴阳，太阳经喘嗽，略于前本经言之，详见嗽门。少阳有嗽无喘，有喘非少阳也。其见少阳证而嗽者，宜小柴胡汤加北五味子六分、干姜四分。阳明有喘无嗽，有嗽非正阳明也。其阳明证喘有潮热者，宜大承气汤。阴证喘，惟少阴有之。若四肢沉重疼痛，小便如常，大便自利而嗽者，真武汤去芍药，加北五味、干姜各半钱，细辛三钱，此阴中之阴。若四肢厥逆，腹中痛，泄利下重而咳，四逆汤加北五味、干姜各半钱。下利呕渴，身烦不得眠而咳嗽者，猪苓汤，此阴中之阳。诸阴喘促，最为危证，返阴丹。

〔**吴**〕凡表有寒发喘者，脉浮紧，恶寒身疼，无汗也，宜麻黄汤汗之。若表有风，发喘者，脉浮缓，恶风自汗也，宜桂枝汤加厚朴杏仁主之。凡阳明内实，不大便，腹满短气，发潮热而喘者，大柴胡加厚朴杏仁汤，或小承气汤。凡阴证厥逆，脉沉细而微，气促而喘，无汗者，宜四逆汤加五味、杏仁。凡虚人脉伏，若手足逆冷而喘者，五味子汤。凡暴冒风寒，脉浮无汗而喘，苏沈九宝汤。凡热盛有痰，脉弦数而喘，不可汗，不可下，以小柴胡汤加知母、贝母、瓜蒌仁。胸满者加枳壳、桔梗，心下满者加枳实、黄连，舌燥饮水而喘者加知母、石膏主之。古人云：诸喘为恶，故非轻也。华佗曰：盛则为喘，盖非肺气盛也，乃肺中之邪火盛也。所以泻白者，泻肺中之火也，非泻肺也。又为泻心汤，乃泻心下之痞满者也。《卫生宝鉴》曰：凡看文字有余，当认作不足者，盖受病为不足，病气为有余也。

五味子汤方见厥门。

苏沈九宝汤

桑白皮上　甘草下　大腹皮下　官桂下　麻黄中　薄荷下　陈皮上　紫苏中　杏仁去皮尖，炒，中　生姜三片　乌梅半个

上用水二盅，煎至八分，去滓，通口服。

加减泻白散

治烦热胸膈不利，上气喘促，口干或咳者。

桑白皮二钱　知母　橘红　瓜蒌仁去壳　细黄芩　贝母　桔梗　甘草各一钱五分　地骨皮一钱

上煎服法同前。

◎ 短气

〔成〕短气者，气急而短促，似喘而非喘，喘则张口抬肩，短气只是气促，不能相续，似喘而不抬肩，似呻吟而无痛也。有责为实者，经曰：短气腹满而喘，有潮热，此外欲解，可攻里，此短气之实者也。有责为虚者，经曰：趺阳脉微而紧，紧则为寒，微则为虚，微虚相搏，则为短气，此短气之虚也。有在表者，经曰：短气但坐，以汗出不彻故也，更发汗则愈。与其风湿相搏，汗出短气，小便不利，恶风者，甘草附子汤，此邪在表而短气也。有在里者，经曰：干呕短气，汗出不恶寒，此表解里未和，十枣汤。与太阳病，医反下之，

短气烦躁懊憹，心中硬，成结胸，大陷胸汤，此邪在里而短气也。治各有异。大抵短气为实，《要略》曰：短气不足以息者，实也。又水停心下，亦令短气。《要略》曰：食少饮多，水停心下，微者短气。学者察诸。

〔**表证**〕短气，骨节痛，不得屈伸，汗出小便不利，恶风，身肿者，为风湿，宜甘草附子汤。方论见体痛。短气，腹满胁痛，其人若脉弦浮大，外不解，无汗嗜卧，身黄小便难，有潮热者，小柴胡汤也。论见胃实，方见往来寒热。

〔**里证**〕若表未解，手足濈然汗出，或有潮热者，宜大承气汤。方论见潮热。若表解心下痞硬，干呕短气者，宜十枣汤。方论见胁满痛。

〔**汗不彻**〕短气烦躁，若发汗不彻，续微汗出，不恶寒，表证不罢，面赤者，为并病。更发汗则愈。论见面赤。

〔**下后**〕若下后，心中懊憹，心下硬痛者，用大陷胸汤。论见结胸。

〔**诊**〕趺阳脉微而紧，紧则为寒，微则为虚，微紧相搏，则为短气。坐而伏者，短气也。

附

〔**陶**〕伤寒失于汗下，或因汗下后虚，令人气逆不相接续者，名短气，分虚实治之。此与喘证不相类。

〔**吴**〕因汗吐下后，元气虚弱，脉来微虚，气不能相接而短少者，以人参益气汤。凡阴证脉弱沉细而迟，手足逆冷，面上恶寒如刀刮，口鼻之气，难以布息而短者，宜四逆汤加人参主之。又食少饮多，水停心下，令人短气烦闷，茯苓甘草汤。

◎ 身重

〔**成**〕身重之由，有风湿，有风寒，有风湿俱见，有火逆，有易病，有三阳合病。虽所得不一，然悉属三阳，非若身疼兼有三阴里寒也。坏病有矣，寒则无之，识者鉴焉。

太阳　伤寒脉浮缓，身不疼但重，乍有轻时，无少阴证者，大青龙汤发之。详太阳病。发汗已，身犹灼热，名曰风温。脉浮，汗出身重，多眠，鼻息鼾。详风温，宜《活人》葳蕤汤。　风湿脉浮，身重，

汗出恶风者，宜

防己黄芪汤

防己一两　甘草半两　白术七钱半　黄芪去芦，一两一钱

上㕮咀。每服五钱，生姜四片，大枣一枚，水一盏半，煎至八分。温服，良久再服。服后当如虫行皮中，从腰下如冰，后坐被上，又以一被绕腰已下，温令微汗瘥。喘者加麻黄半两，胃中不和者加芍药三分，气上冲者加桂三分，下有沉寒者加细辛三分。

脉浮，宜以汗解，用火灸之，邪无从出，因火而盛，病从腰以下必重而痹，名火逆也。脉浮数者，法当汗出而愈。若下之，身重心悸者，不可发汗，当自汗出乃解。所以然者，尺中脉微，此里虚。须表里实，津液自和，便自汗出愈。伤寒八九日，下之，胸满烦惊，小便不利，谵语，一身尽重，不可转侧者，柴胡加龙骨牡蛎汤主之。方见惊。〔张〕病有身重不能转侧，下后血虚，津液不荣于外也。身疼不能转侧者，风湿相搏于经而里无邪也。经曰：伤寒八九日，风湿相搏，身疼体烦，不能自转侧，不呕不渴，脉浮虚而涩者，以桂枝附子汤主之。此以柴胡加龙骨牡蛎汤主之。以上二证，言不能转侧颇相似，论疼与重不相伴，各从本法为宜也。

阳明　病，脉迟，汗出不恶寒，身重短气，腹满而喘，或潮热，或不潮热，承气汤证。详腹满。阳明病，脉浮紧，口苦咽燥，腹满而喘，发热，汗出不恶寒，身重，忌汗，忌烧针，忌下。详自汗。注云：此证宜和解之。

〔**三阳合病**〕腹满，身重难以转侧，口不仁而面垢，谵语遗尿，发汗则谵语，下之则额上生汗，手足逆冷，若自汗出者，白虎汤主之。〔成〕腹满，身重难以转侧，口不仁，谵语者，阳明也。《针经》曰：少阳病，甚则面微尘。此面垢者，少阳也。遗尿者，太阳也。三者以阳明证多，故出阳明篇中。三阳合病，为表里有邪，若发汗攻表，则燥热益甚，必愈谵语。若下之攻里，表热乘虚内陷，必额上汗出，手足逆冷。其自汗出者，三阳经热甚也。《内经》曰：热则腠理开，荣卫通，汗大泄。与白虎汤以解内外之热。

少阴　病，腹痛，小便不利，四肢沉重疼痛，下利者，真武汤。

〔**中暍**〕发热恶寒，身重而痛，手足逆冷，小有劳，身即热，小便已，洒洒然毛耸，其脉弦细芤迟，口开前板齿燥，此为太阳中暍。忌汗、下、温针。宜白虎加人参汤，详暑病。

〔**阴阳易**〕身重少气，少腹里急，或阴中，热上冲胸，眼花者，此为阴阳易，宜烧裈汤。方论见阴阳易。

◎ 难转侧

三阳合病，腹满，身重难转侧，汗出者，白虎汤。论见身重。下后，胸满烦惊，小便不利，谵语，身重不可转侧者，柴胡牡蛎汤。论见惊。风湿相搏，身体烦疼，不能自转侧，不呕不渴，脉浮虚而涩者，桂枝附子汤。论详身体痛。

◎ 面赤

面垢　目赤　面青

太阳病，面反有热色。二阳并病，面色缘缘正赤。阳明面合赤色，是皆表邪，必发散解肌而愈。少阳目赤，和解而安。少阴面赤色，厥阴面少赤，戴阳，二日必四逆而后可也。面赤虽由阳热而生，然各经俱无可下之证。在少阴厥阴者，正证有下利厥逆，脉微，实为阴寒之病，纵面赤似阳，只是兼化而已。

太阳病　如疟状，若脉微，恶寒，面反有热色而身痒者，桂枝麻黄各半汤小汗之。方论见发热。脉浮而迟，面热赤而战惕者，六七日当汗出而解。反发热者，瘥。迟为无阳，不能作汗，其身必痒也。

〔**二阳并病**〕太阳初得病时，发其汗，汗先出不彻，因转属阳明，续自微汗出，不恶寒。若太阳证不罢者，不可下之，下之为逆，如此可小发汗。设面色缘缘正赤者，阳气怫郁在表，当解之，熏之。若发汗不出，出不足言，阳气怫郁不得越，当汗不汗，其人躁烦，不知痛处，乍在腹中，乍在四肢，按之不可得，其人短气但坐，以汗出不彻故也，更发汗则愈。何以知汗出不彻？以脉涩故知也。因发不透彻，而面赤躁烦，短气者，不足言阳气怫郁，止是当汗不汗也，故更发汗则愈。

阳明　病，面合赤色，不可攻。葛根汤。

少阴　病下利清谷，手足厥逆，脉微欲绝，身反不恶寒者，其人面赤色，或腹痛，或干呕，或咽痛，或利止而脉不出者，通脉四逆汤加葱白。详下利。

厥阴　下利清谷，脉沉迟，面少赤，身有微热者，必郁冒汗出而解，病人必微厥，所以然者，其面戴阳，下虚故也。详下利。

面赤而身热足寒，卒口噤，背反张者，痉病也。详杂病痉门。

面赤而斑斑如锦纹，咽喉痛，唾脓血者，阳毒也。详阳毒。

〔**面垢**〕三阳合病，腹满，身重难转侧，口不仁，谵语面垢，遗尿，不可汗下。

〔**面青**〕太阳病，汗后，遂发热恶寒。复加烧针，因胸痞，面青肤𥆧者，难治。色微黄，手足温者易愈。

〔**目赤**〕少阳中风，两耳无闻，目赤胸满而烦者，不可吐下。小柴胡汤。

附

〔**面黄**〕孙兆口诀云：工部郎中郑忠厚患伤寒，胸腹满，面黄如金色。请翰林医官商议略不定，推让曰：胸满可下，恐脉浮虚。召孙至，曰：诸公虽疑不用下药，郑之福也，下之必死。某有一二服药，服之必瘥。遂下小陷胸汤。寻利，其病遂良愈。明日面色改白，京师人称服。

◎ 坏病

〔**仲**〕太阳病三日，已发汗，若吐、若下、若温针，仍不解者，此为坏病，桂枝不中与也。观其脉证，知犯何逆，随证治之。

按：逆者，谓不当汗而汗，不当下而下，或汗下过甚，皆不顺于理，故云逆也。随证治之者，如后云：汗后病不解，及发汗若下之，病仍不解，某汤主之类是也。随证治之一句，语活而义广。王韩诸家以坏病另作一证，而以羊肉汤主之。误矣。

本太阳病不解，转入少阳者，胁下硬满，干呕不能食，往来寒热。尚未吐下，脉沉紧者，与小柴胡汤。若已吐下、发汗、温针，谵语，柴胡证罢，此为坏病，知犯何逆，以法治之。

〔**赵**〕仲景论中所谓坏病者，以太阳病误汗吐下后，虚烦、结胸、痞气，吐后内烦、腹胀满等证是也。此正谓桂枝不中与，小柴胡汤证罢者，曷尝指异气之病，如《活人》所谓异气为坏病之说。仲景又云：更感异气，变为他病者，即索矩所谓二气、三气杂合为病是也。以其未可定名，而非有名四种温病之比，故以变病名之。且四经温病，仲景以为冬伤于寒，至春发为温病，温病未已，重遇于邪，变为温疟、风温、温毒、温疫，病未尝坏，故以变证名之。一曰坏病，一曰变证，名目自是不同，可见异气不为坏病也审矣。假如温疟果为坏病，则仲景不言小柴胡汤证罢也，请三思焉。

〔《是斋方》〕伤寒阴阳二证不明，或投药错误，致患人困重垂死，七日以后皆可服。传者云千不失一。用好人参一两，去芦，薄切，水一大升，于银石器内煎至一盏。以新水沉之，取冷，一服而尽。汗不自他出，只在鼻梁尖上，涓涓如水，是其应也，妙甚。苏韬光云：侍郎方丈尝以救数十人。王使君宰清流日，倅申屠行辅之子妇，产后病时疫，一十余日，已成坏病。偶见问，因劝其只服人参一味，遂安。是时未知有此方，偶然暗合耳。

〔海〕阳证大汗大下后，亡阳于外，亡血于内，上而津脱，下而液脱，津液两亡，宜以羊肉汤补之。矧阴证者，岂可不温补哉。此与伤寒太阳证振摇与真武汤一例，外之阳病，至此尚温，况内之阴候，岂得不补耶。

〔韩〕产脱血虚者，宜用羊肉汤。伤寒汗下太过，亡阳失血，若只用救逆，效必迟矣，与羊肉汤，为效神速。病人面色虽见阳是客热上焦，中下二焦阴气已盛，若调得下焦有阳，则上焦阳气下降丹田，知所归宿矣。夫气有高下，病有远近，证有中外，治有轻重，各适其至所为。故病八九日汗下太过，二脉沉细无力，多蜷足卧，恶听人声，皮有粟，时战如疟，宜羊肉汤主之。

羊肉汤方

当归　白芍药　牡蛎煅赤。各一两　生姜二两　桂枝七钱半　龙骨煅通赤，半两　黑附子炮，去皮脐，四钱

上为粗末。每服一两，羊肉四两，葱白五寸，去黄心，同锉烂，以水五升，熬减一半以来，滤绞去滓。分三服服之。

按：此方阴证宜之。

鳖甲散

治伤寒八九日不瘥，诸药不效，名坏伤寒。

鳖甲醋炙，为末　升麻　前胡　乌梅肉　枳实　犀角镑　黄芩各半两

甘草二钱半　生地黄一两

　　每服五钱，水一盏半，煎至八分，去滓服。

　　按：此方阳证宜之。

◎ 振战栗

　　〔成〕振者，耸动也。战者，战摇也。栗者，心战也。振轻而战重也，战外而栗内也。振者责其虚寒，虚则不至于争，故止于振耸耳。战者为正与邪争，争则股栗而战矣。战虽重于振，而栗重于战也。战者正气胜，栗者邪气胜也，皆邪正之相争也。

　　太阳　伤寒若吐、若下后，心下逆满，气上冲胸，起则头眩，脉沉紧。发汗则动经，身为振振摇者，茯苓桂枝白术甘草汤主之。〔成〕吐下后，里虚气上逆者，心下逆满，气上冲胸，表虚阳不足，起则头眩。脉浮紧为邪在表，当发汗；脉沉紧为邪在里，则不可发汗，发汗则外动经络，损伤阳气。阳气外虚，则不能主持诸脉，身为振振摇也。与此汤以和经益阳。

茯苓桂枝白术甘草汤方

桂枝去皮，三两　茯苓四两　白术　甘草各二两，炙

　　上四味，以水六升、煮取三升，去滓。分温三服。

阳不足者，补之以甘，茯苓、白术生津液而益阳也。里气逆者，散之以辛，桂枝、甘草行阳散气。

　　太阳病，发汗，汗出不解，其人仍发热，心下悸，头眩，身𣊸动，振振欲擗地，真武汤主之。方见下利。

　　〔孙〕太乙宫道士周德真患伤寒，发汗出多，惊悸目眩，身战掉，欲倒地，众医有欲发汗者，有作风治者，有用冷药解者，病皆不除。召孙至，曰：太阳经病得汗，早欲解，不解者，因太阳经欲解，复作汗，肾气不足，汗不来，所以心悸、目眩、身转。遂作真武汤服之。三服，微汗自出，遂解。盖真武汤，附子、白术和其肾气，肾气得行，故汗得来也。若但责太阳者，惟能干涸血液尔。仲景云：尺脉不足，荣气不足，不可以汗。以此知肾气怯则难得汗也明矣。许学士云：乡里有一姓高者，子年三十，初得病，身微汗，脉弱，恶风。医以麻黄药与之，汗遂不止，发热，心多惊悸，夜不得眠，谵语不识人，筋惕肉𣊸，振振动摇。医又进镇心药，予曰：强

汗之过也，仲景曰：脉微汗出恶风，不可服青龙汤，服之则筋惕肉瞤，此为逆也。惟真武汤可救。进此三服，佐以清心竹叶汤，数日遂愈。清心竹叶汤方未考。

　　下后复发汗，必振寒，脉微细。所以然者，以内外俱虚故也。亡血家不可发汗，发汗则寒栗而振。太阳病，火熨其背，大汗出，火热入胃，发谵语，十余日，振栗自下利者，此为解也。详谵语。

　　脉沉紧，按之芤，当战而汗出解。脉芤为虚，是以发战，脉浮为在表，故当汗出解也。论见首卷。太阳病，脉阴阳俱停等，必战栗汗出而解。论见发热。凡柴胡证下之，若柴胡证不罢者，复与柴胡汤，必蒸蒸而振，发热汗出而解。论见往来寒热。脉浮而迟，面热赤而战惕者，当汗出解也。反发热者，脉迟，不能作汗，其身必痒也。论见面赤。

　　诸乘寒者则为厥，郁冒不仁，口急不能言，战而栗。阴中于邪，必内栗也。表气微虚，里气不守，故邪中于阴也。

　　〔韩〕汗下后战者，与救逆汤。微减，与羊肉汤，再投而战解。若阴气内盛，正气大虚，心栗鼓颔，身不战者，遂成寒逆，宜灸之，或用大建中汤。仲景治尸厥，战而栗者，刺期门、巨阙。

　　〔吴〕凡振者，大抵气血俱虚，不能荣养筋骨，故为之振摇而不能主持也，须大补气血则可。予曾用人参养荣汤得效。又一人身摇不得眠者，以十味温胆汤倍加人参，遂愈。《内经》曰：寒之伤人，使人毫毛毕直，鼓颔战栗而无汗。按：此表寒而战栗也。经言：病有战而汗出因得解，其脉浮而紧，按之反芤，此为本虚，故当战而汗出也。又曰：脉阴阳俱停，以三部浮沉迟数脉同等，必先振栗汗出而解。若脉浮数，按之不芤，其人本不虚者，则汗出而解，不发战也。若不发战而心栗者，此阴中于邪，必内栗也。凡正气怯弱，寒邪在内，必为栗也。学者宜详究焉。

加味人参养荣汤

　　治发汗过多，气血俱虚，而筋惕肉瞤，或身振摇者。

　　人参二钱半　茯苓　甘草炙　川芎各一钱　白术　麦门冬去心　当归身各一钱半　五味子十五粒　肉桂一钱，有热者减半　生地黄一钱半，有热者用此，无汗用熟地黄　黄芪二钱半，有自汗者用二钱　生姜三片　枣子二枚，擘

　　水二盅，煎至一盅，去滓温服。如阴虚相火动者，加知母、黄

柏各一钱，酒炒用。若阳虚下寒，脉微者，加熟附子一钱，肉桂倍之。不得眠，加远志、酸枣仁各一钱。

加味温胆汤

治虚烦，身振，不得眠。

人参二钱半　橘红　茯苓　黄连酒炒　软苗柴胡　当归身　川芎　白芍药　生地黄　酸枣仁以上各一钱　半夏七分　甘草五分　竹茹一团　生姜三片

上煎服法同前。

◎ 筋惕肉瞤

〔成〕经云：阳气者，精则养神，柔则养筋。发汗津液枯少，阳气大虚，筋肉失养，故惕惕而跳，瞤瞤然而动也。直宜温经益阳，真武之类是矣。又伤寒吐下后，复发汗，筋脉动惕者，久而成痿。及太阳病，发汗复下之，表里俱虚，复加烧针，因肤瞤者，难治。二者，逆之甚也，又非若但发汗后可比。发汗吐下，庸可忽诸。

太阳　病，脉微弱，汗出恶风者，不可服大青龙汤。服之则厥逆，筋惕肉瞤，宜真武汤。太阳病，已汗不解，仍发热，头眩身瞤，振振欲擗地者，真武汤。或以人参养荣汤倍人参、当归。伤寒吐下后，复发汗，虚烦，脉甚微，八九日心下痞，胁下痛，气上冲咽喉，眩冒，经脉动惕者，久而成痿。真武汤、桂枝苓术甘草汤。

阳明　伤寒吐下后，不解，不大便，五六日至十余日，日晡所发潮热，不恶寒，独语如见鬼状，循衣摸床，惕而不安，微喘直视，脉弦者生，涩者死。但发热谵语者，大承气汤。阳明，脉浮而紧，咽燥口苦，腹满而喘，发热汗出，不恶寒，反恶热，身重。若加烧针，必怵惕躁烦不得眠。若动气在左，头汗不止者，《活人》用防风、白术、牡蛎，次服建中汤。

〔诊〕汗、下、吐、温针后，若肤瞤动，胸烦，面色青黄者，难治。论见痞。

〔《活》〕伤寒吐下后，发汗，脉微，心下痞。胁痛气上冲，筋脉动惕，此为逆甚。

〔吴〕夫此证皆因发汗攻表太过，邪热未解，血气虚夺，筋肉失养所致。或不因此，由素禀血少，邪热搏于血脉之中，火性动惕故也。曾治一人伤寒，不经发汗，七八日，筋脉动惕，潮热来尤甚，其肉不眴，大便秘结不行，小便赤涩，以手按脐旁硬痛，此有燥屎也。以加味大柴胡汤下之而愈。又一人伤寒十余日，曾三四次发汗过多，遂变肉眴，身振摇，筋脉动惕，此汗多气血俱虚故也。以加味人参养荣汤二剂而愈。又一人汗后，虚烦不得眠，筋惕肉眴，内有热，以加味温胆汤治之而愈。凡治此证，要察虚实也。

◎ 叉手冒心

发汗过多，叉手自冒心，心下悸，欲得按者，桂枝甘草汤。见悸。

◎ 惊悸

惊悸之别，杂病中辨之甚明。伤寒中有单言惊者，有单言悸者，理不得淆，故两分之。其兼言惊悸者，则少阳耳聋目赤，胸满而烦者，不可吐下，吐下则悸而惊一条而已。

〔海〕茯苓丸

治伤寒后，或用心劳倦，四肢羸弱，心忪惊悸，吸吸短气。

茯神　麦门冬去心　熟地各一两　牡丹皮　人参　黄芪各七钱　桂枝　甘草炙　牛膝　泽泻各半两

上为细末，炼蜜和，捣三五百杵，丸如梧桐子大。每服二十丸，食前温酒下。

犀角汤

治伤寒后伏热在心，怔忡惊悸，不得眠睡。

犀角屑半两，镑　茵陈蒿七钱半　茯苓二两　芍药二两　生地黄焙，二两　麦门冬去心，一两半　山栀半两

上㕮咀。每服五钱，水一盏半，姜二片，竹叶三七片，同煎至七分，食后服。

麦门冬茯苓饮子

治伤寒后，心神恍惚，不得卧。

麦门冬去心　赤茯苓去皮　知母焙　芎䓖　炙甘草　酸枣仁微炒　陈

皮去白，炒　槟榔各一两

上咬咀。每服五钱，水一盏半，生姜五片煎。温服，日三。

◎ 惊

夫惊，坏病也。由误下、火逆、温针所致，仲景之法，不过随其逆而调之。

伤寒八九日，下之，胸满烦惊，小便不利，谵语。一身尽重，不可转侧者，柴胡加龙骨牡蛎汤主之。〔成〕伤寒八九日，邪气已成热而复传阳经之时，下之虚其里，而热不除，胸满而烦者，阳热客于胸中也。惊有，心恶热而神不守也。小便不利者，里虚津液不行也。谵语者，胃热也。一身尽重，不可转侧者，阳气内行于里，不荣于表也。与柴胡汤以除胸满而烦，加龙骨、牡蛎、铅丹收敛神气而镇惊。加茯苓以行津液，利小便。加大黄以逐胃热，止谵语。加桂枝以行阳气而解身重。杂错之邪，斯悉愈矣。

柴胡加龙骨牡蛎汤方

半夏汤洗，二合　柴胡四两　大黄二两　人参　桂枝去粗皮　茯苓
龙骨　铅丹　牡蛎熬　生姜各一两半　大枣六枚

上十一味，以水八升，煮取四升，内大黄，切如棋子，更煮一二沸，去滓，温服一升。

伤寒脉浮，医以火迫劫之，亡阳必惊狂，起卧不安者，桂枝去芍药加蜀漆牡蛎龙骨救逆汤主之。〔成〕伤寒脉浮，责邪在表。医以火劫发汗，汗大出者，亡其阳。汗者心之液，亡阳则心气虚。心恶热，火邪内迫，则心神浮越，故惊狂起卧不安。与桂枝汤解未尽表邪。去芍药，以芍药益阴，非亡阳所宜也。火邪错逆，加蜀漆之辛以散之。阳气亡脱，加龙骨、牡蛎之涩以固之。本草云：涩可去脱，龙骨、牡蛎之属是也。

桂枝去芍药加蜀漆龙骨牡蛎救逆汤方

桂枝去粗皮　生姜切　蜀漆洗去腥。各三两　牡蛎熬，五两　龙骨四两
甘草炙，二两　大枣十二枚，擘

上为末，以水一斗二升，先煮蜀漆，减二升，内诸药，煮取三升，去滓。温服一升。

太阳伤寒者，加温针必惊也。心属火，火先入心。心主血而藏神，血如水也，神如鱼也。两阳相熏灼，水热汤沸，则鱼惊跃不能安矣。风温，脉浮自

汗，身重多眠，若被火者，微则发黄，剧则如惊痫，时瘈疭。论见风温。

〔吴〕大抵伤寒汗、吐、下之后，虚极之人，或因事未决，遂生惊悸者，宜养血安神镇心之剂，或朱砂安神丸之类。

◎ 悸

〔成〕悸，心忪也。筑筑惕惕然动，怔怔忪忪，不能自安也。有气虚而悸，有停饮而悸，有汗下后而悸者。汗为心液，汗去心虚，如鱼无水，故悸。伤寒二三日，心悸而烦者，小建中汤。少阴病，四逆或悸者，四逆散加桂，是气虚而悸也。阳气内弱，心下空虚，故悸。饮水多，心下悸，是停饮而悸也。心为火而恶水，水既内停，心不自安，则为悸也。太阳病，发汗过多，又手自冒心，心下悸者。太阳病，若下之，身重心下悸者，不可发汗。少阳病，不可发汗。汗则谵语，此属胃。胃和则愈。胃不和则烦而悸。少阳病，不可吐下，吐下则悸而惊。是数者，皆汗下后挟邪而悸者也。其治或镇固之，或化散之。惟饮之为悸，甚于他邪。虽有余邪，必先治悸，何者？以水停心下，无所不入，侵于肺为喘嗽，传于胃为哕噫，溢于皮肤为肿，渍于肠间为利，治不可缓也。故经曰：厥而心下悸，宜先治水，与茯苓甘草汤。后治其厥。厥病甚重，犹先治水，况病之浅者乎。

太阳　伤寒二三日，心中悸而烦者，小建中汤。方见腹痛。伤寒，脉结代，心动悸，炙甘草汤主之。〔成〕结代之脉。动而中止，能自还者，名曰结。不能自还者，名曰代。由血气虚衰，不能相续也。心中悸动，知真气内虚也，与炙甘草汤益虚补血气而复脉。

炙甘草汤方又名复脉汤

甘草炙，四两　生姜切　桂枝去粗皮。各三两　人参　阿胶各二两　生地黄一斤　麦门冬去心　麻子仁各半升　大枣十二枚，擘

上九味，以清酒七升，水八升，先煮八味，取三升，去滓，内胶烊消尽。温服一升，日三服。

补可以去弱，人参、甘草、大枣之甘，以补不足之气。桂枝、生姜之辛，以益正气。《圣济经》曰：津耗散为枯，五脏痿弱，荣卫涸流。湿剂所以润之，麻仁、阿胶、麦门冬、地黄之甘，润经益血。复脉通心也。

太阳病，小便利者，以饮水多，必心下悸；小便少者，必苦里急也。〔成〕饮水多而小便利者，则水不内蓄，但胸中水多，令心下悸。《金匮要略》曰：食少饮多，水停心下，甚者则悸。饮水多而小便不利则水蓄于内而不行，必苦里急也。小便不利，茯苓甘草汤。里急，十枣汤。脉浮数者，法当汗出而愈。若下之，身重心悸者，不可发汗，当自汗出乃解。所以然者，尺中脉微，此里虚。须表里实，津液自和，便自汗出愈。详自汗。发汗过多，其人叉手自冒心，心下悸，欲得按者，桂枝甘草汤主之。〔成〕发汗过多，亡阳也。阳受气于胸中，胸中阳气不足，故病叉手自冒心，心下悸，欲得按者，与桂枝甘草汤以调不足之气。

桂枝甘草汤方

桂枝之辛，走肺而益气，甘草之甘，入脾而缓中。

桂枝去粗皮，四两　甘草炙，二两

上二味，以水三升，煮取一升，去滓，顿服。

发汗后，其人脐下悸者，欲作奔豚，茯苓桂枝甘草大枣汤主之。汗者心之液。发汗后，脐下悸者，心气虚而肾气发动也。肾之积名曰奔豚，发则从少腹上至心下，为肾气逆，欲上凌心。今脐下悸，为肾气发动，故云：欲作奔豚。与茯苓桂枝甘草大枣汤以降其肾气。

茯苓桂枝甘草大枣汤方

茯苓半斤　桂枝去粗皮，四两　甘草二两，炙　大枣十五枚，擘

上四味，以甘澜水一斗，先煮茯苓，减二升，内诸药，煮取三升，去滓。温服一升，日三服。作甘澜水法，取水二斗，置大盆内，以杓扬之，水上有珠子五六千颗相逐，取用之。

茯苓以伐肾邪，桂枝能泄奔豚，甘草、大枣之甘，滋助脾土，以平肾气。煎用甘澜水者，扬之无力，取不助肾气也。

太阳病，汗出不解，其人仍发热，心下悸，头眩，身𥆦动，振振欲擗地，真武汤。

少阳　中风，两耳无所闻，目赤，胸中满而烦者，不可吐下。吐下则悸而惊。救逆，小柴胡去黄芩，加茯苓。〔赵〕少阳经病证为不可吐下，吐下则悸而惊。又云：尚未吐下，脉沉紧者，小柴胡汤。又云：已吐下、发汗、温针后，谵语，为坏病。盖不可吐下者，禁止之辞也。未吐下者，未经误治，但可和解而已。已吐下者，失于误治，成坏病也。《活人》于少阳经病证中云：尚未可吐下。今

添一可字，恐未稳。伤寒五六日，中风，往来寒热，胸胁满，默默不欲饮食，心烦喜呕，或心下悸，或不渴，身有微热，或咳者，小柴胡汤。伤寒，脉弦细，头痛发热者，属少阳，不可汗。汗则谵语，此属胃。胃和则愈，胃不和则烦而悸。调胃承气汤。

少阴　病，四逆，其人或咳，或悸，或小便不利，或腹中痛，或泄利下重者，四逆散主之。悸者加桂五分。

厥阴　伤寒，厥而心下悸者，宜先治水，当服茯苓甘草汤，却治其厥。不尔，水渍入胃，必作利也。

手足厥冷而悸者，茯苓甘草汤。手足逆而不温者，四逆散加桂枝。

霍乱，吐利心悸者，理中丸加茯苓。

◎ 脏结与结胸痞气大同小异

问曰：病有结胸，有脏结，其状何如？答曰：按之痛，寸脉浮，关脉沉，名曰结胸也。何谓脏结？答曰：如结胸状，饮食如故，时时下利，寸脉浮，关脉细小沉紧，名曰脏结。舌上白苔滑者，难治。〔成〕结胸者邪结在胸，脏结者邪结在脏，二者皆下后邪气乘虚入里所致。下后邪气入里，与阳相结者为结胸，以阳受气于胸中故尔。与阴相结者为脏结，以阴受之则入五脏故尔。气宜通而塞，故痛。邪结阳分，则阴气不得上通，邪结阴分，则阳气不得下通，是二者皆心下硬满，寸脉浮，关脉沉，知邪结在阳也。寸脉浮，关脉小细沉紧，知邪结在阴也。阴结而阳不结，虽心下结痛，饮食亦自如故。阴气乘肠虚而下，故时时自下利。阴得阳则解，脏结得热证多则易治。舌上白苔滑者，邪气结胸中亦寒，故云难治。按本文曰：如结胸状，则与结胸当有分别矣。注曰：是二者皆心下硬痛，欠稳当。如结胸状，饮食如故，只是按之不痛耳。既结于脏，而舌白苔，又为胸寒外证，上下俱病，故难治也。王朝辛云：可刺关元穴。脏结无阳证，不往来寒热，其人反静，舌上苔滑者，不可攻也。〔成〕脏结于法当下，无阳证为表无热，不往来寒热，为半表半里无热，其人反静，为里无热。经云：舌上如苔者，以丹田有热，胸中有寒。以表里皆寒，故不可攻。王朝奉云：可刺关元穴，服小柴胡汤。病胸中素有痞，连在脐旁，引入少腹，入阴筋者，此名脏结，死。

病发于阳而反下之，热入因作结胸。病发于阴而反下之，因作痞。所以成结胸者，以下之太早故也。〔张〕或谓成无己，注云：无热而恶寒者，发于阴也。既无热而恶寒为阴证，安可有下之理，又岂止作痞而已哉。夫仲景所谓阴阳者，指表里而言也，非此之谓也。病在表，则当汗而反下之，因作结胸。病虽在里，尚未入腑，而辄下之，因作痞。所以成结胸者，下之太早故也。痞者，下之太早故也。经曰：脉浮而紧，浮则为风，紧则为寒，风则伤卫，寒则伤荣。又曰：脉浮而紧，复下之，紧反入里则作痞。由此推之，风邪入里则结胸，寒邪入里则为痞，然此亦皆太阳病之所致，非阴证之所为也。又云：病在阳，应以汗解，阳指表证而言也明矣。况痞证诸条，未有因无热而恶寒，下之而成者，此成先生之误也。伤寒五六日，呕而发热，柴胡证具，而以他药下之，柴胡证仍在者，复与柴胡汤。此虽已下之，不为逆，必蒸蒸而振，却发热汗出而解。若心下满而硬痛者，此为结胸也。大陷胸汤主之。若满而不痛者，此为痞，柴胡不中与也，宜半夏泻心汤。《活人》云：知是痞，先用桔梗汤尤妙。此方行气下膈，用无不效。正气未衰，里不受邪，故蒸蒸而振，发热汗出，然后则愈。若下后邪传里甚，心下痞而硬痛者，为结胸，宜大陷胸汤以下里邪。痞微但满而不痛，此为柴胡不可用，半夏泻心汤。无己云：下后阳邪传里者，则结于胸中，以胸中为阳受邪，与陷胸汤。仲景于心下满而硬痛者，与结胸在心之下乎。无己巧言曲喻，以阳受气于胸中，阳邪传里，则结于胸为结胸者，误也。

◎ 结胸

心下痞结，按之硬满而痛者，结胸也；按之硬满不痛者，痞气也。经曰：病发于阳，发热而恶寒者。反下之，热入因作结胸。病发于阴，无热而恶寒者。反下之，因作痞。所以成结胸者，下之太早也。盖表当汗反下之，里之正气为下所损，则表之全热，乘虚入里，结于心下，为结胸也。里之阴分已受邪热为病，是谓发于阴也。或热微下证未全，不任转泻而反下之，则里之微热虽除，而表之热邪又至，虽不结胸，亦成痞也。小结胸，轻于大结胸而重于痞也。由误之大小，非以痞为寒也。经谓但结胸，无大发热证，为寒实结胸，诚非寒也，但热微甚尔。及夫脏结者，经谓热结于脏，则为病深，故云难治。若用凉剂而亦有生。又阳结者，热结于腑，则微而浅也。又留饮不散而成头汗，脉沉潜及附骨者，积饮成水结胸也。又有不因误下而成结胸与痞者，此又失下及夫反汗而成者也。经谓热已入里。

久不攻之，亦至结实，名曰三死一生，是失下也。汗后热气传入心下而痞者，是失汗也。结胸固知当下，或脉浮大者，又不可下，下之则死，是犹带表邪未全结实故也。又结胸证悉具，加之烦躁者，亦不治也。夫药所以能逐邪者，必待胃气施布药力，始能温汗吐下以逐其邪。邪气胜，胃气绝者，安可为之？

太阳病，脉浮而动数，浮则为风，数则为热，动则为痛，数则为虚。头痛发热，微盗汗出，而反恶寒者，表未解也。医反下之，动数变迟，膈内拒痛，胃中空虚，客气动膈，短气躁烦，心中懊憹，阳气内陷，心下因硬，则为结胸，大陷胸汤主之。〔成〕动数，皆阳脉也，当责邪在表。睡而汗出者，谓之盗汗。为邪气在半表半里则不恶寒。此头痛发热，微盗汗出，反恶寒者，表未解也，当发其汗。医反下之，虚其胃气，表邪乘虚则陷。邪在表，则见阳脉；邪在里，则见阴脉。邪气内陷，动数之脉，所以变迟，而浮脉独不变者，以邪结胸中，上焦阳结，脉不得而沉也。客气者，外邪乘胃中空虚，入里结于胸膈，膈中拒痛者，客气动膈也。《金匮要略》曰：短气不足以息者，实也。短气躁烦，心中懊憹，皆邪热为实，阳气内陷，气不得通于膈，壅于心下，为硬满而痛，成结胸也。与大陷胸汤，以下结热。〔丹〕谨按：太阳病在表未曾解，在表而攻里，可谓虚矣。而况所得之脉，皆浮而动数乎！今得误下，动数变迟矣。而又曰：胃中空虚。又曰：短气躁烦，虚之甚矣。借曰：阳气内陷，心下因硬，而可迅攻之乎！岂大陷胸之力缓于承气，况已下者，不可再下，宁不畏其虚乎？上文曰：结胸脉浮大者，不可下，下者死。又曰：结胸证悉具，烦躁者死。今曰：脉浮。又曰：烦躁。大陷胸果可用乎？彼阳病实下后，若胃中空虚，客气动膈，心中懊憹者，以栀子豉汤吐胸中之邪。况太阳失下后，明有虚证乎！**伤寒六七日，结胸热实，脉沉而紧，心下痛，按之石硬者，大陷胸汤主之。**上文既言病发于阳，而反下之，热入因作结胸，则下文不必赘矣。上文但言所致结胸之由，至此则又发明结胸之脉与证也。成注谓此不云下后，而云伤寒六七日，则是传里之实热，误矣。〔张〕经言所以成结胸者，以下之太早故也。此不云下后，则云伤寒六七日，结胸热实，此亦不因下早而结胸者，何也？夫下早结胸，事之常，热实结胸，事之变。其热实传里为结胸，乃法之关防不尽者，故仲景述其证以注方于其下也。于此可见，古人用心，曲尽其妙。且如下章以水结胸胁，但头汗出者，以大陷胸汤主之。亦在常法之外，故条列其证，以彰其理也。亦或其人本虚，或曾吐下而里气弱，外邪因入，故自为结胸者也。然所入之因不同，其证治则一理而已。**伤寒十余日，热结在里，复往来**

寒热者，与大柴胡汤，但结胸，无大热者，此为水结在胸胁也，但头微汗出者，大陷胸汤主之。〔成〕伤寒十余日，热结在里，是可下之证、复往来寒热，为正邪分争，未全敛结，与大柴胡汤下之。但结胸，无大热者，非热结也，是水饮结于胸胁，谓之水结胸。周身汗出者，是水饮外散则愈。若但头微汗出，余处无汗，是水饮不得外泄，停蓄而不行也，与大陷胸汤以逐其水。《活人》云：水结胸，小半夏加茯苓汤。小柴胡去牡蛎汤亦主之。太阳病，重发汗而复下之，不大便五六日，舌上燥而渴，日晡所小有潮热，从心下至少腹硬满而痛不可近者，大陷胸汤主之。详潮热。

大陷胸汤方

大黄六两，去皮　芒硝一升　甘遂一钱，为末

上三味，以水六升，先煮大黄，取二升，去滓，内芒硝，煮一两沸，内甘遂末。温服一升，得快利，止后服。

结胸由邪在胸中，处身之高分，宜若可吐，然所谓结者，诸阳受气于胸中，邪气与阳气相结，不能分解，气不通，壅于心下，为硬为痛，是邪正固结于胸中，非虚烦膈实之所同，是须攻下可也。低者举之，高者陷之，以平为正。结胸为高邪，陷下以平之，故曰陷胸汤也。陷胸破结，非苦寒直达者不能，是以甘遂为君。《内经》曰：咸味涌泄为阴。又曰；咸以软之。气坚者以咸软，热胜者以寒消，是以芒硝咸寒为臣、荡涤邪寇，除去不平，将军之功也。陷胸涤热，是以大黄苦寒为使，利药之中，此驶剂也。伤寒错恶，结胸为甚，非此不能通利，剂大而数少，须其迅速分解邪结也。

〔丹〕此证，经曰：胃中空虚。曰：短气躁烦。曰：脉浮。此汤不可轻用。小结胸病，正在心下，按之则痛，脉浮滑者，小陷胸汤主之。上文云：硬满而痛不可近者，是不待按而亦痛也。此云：按之则痛，是手按之，然后作痛尔。上文云：至少腹，是通一腹而言之。此云：正在心下，则少腹不硬痛可知矣。热微于前，故云小结胸也。

小陷胸汤方

半夏汤洗，半升　黄连一两　栝楼实大者一枚

上三味，以水六升，先煮瓜蒌，取三升，去滓，内诸药，煮取二升，去滓。分温三服。一服未和，再服。微解，下黄涎便安也。

苦以泄之，辛以散之，黄连、栝楼实之苦寒以泄热，半夏之辛以散结。

病在阳，应以汗解之，反以冷水噀之，若灌之，其热被却不得去，弥更益烦，肉上粟起，意欲饮水，反不渴者，服文蛤散。若不瘥者，与五苓散。寒实结胸，无热证者，与三物小陷胸汤，白散亦可服。

白散方

桔梗　贝母各三分　巴豆一分，去皮心，熬黑，研如脂

上三味为末，纳巴豆，更于臼中杵之，以白饮和服。强人半钱，羸者减之，病在膈上必吐，在膈下必利，不利进热粥一杯，利过不止，进冷粥一杯。假令汗出已，腹中痛，与芍药一两如上法。

上热实结胸及寒实结胸。《活人》不拘寒热。但用陷胸汤。不瘥者，用枳实理中丸，应手而愈。

结胸，项亦强如柔痉状，下之则和。宜大陷胸丸。

大陷胸丸方

大黄半斤　葶苈熬　芒硝　杏仁去皮尖，熬黑。各半升

上四味，捣筛二味，纳杏仁、芒硝，合研如脂，和散。取如弹丸一枚，别捣甘遂末一钱匕，白蜜二合，水二升，煮取一升，温顿服之，一宿乃下。如不下，更服，取下为效。禁如药法。海藏云：大陷胸汤，太阳入本药也。大陷胸丸，阳明药也。小陷胸汤，少阳药也。大陷胸治热实，大陷胸丸兼喘，小陷胸治痞。

大黄、芒硝之苦咸，所以下热。葶苈、杏仁之苦甘，所以泄满。甘遂取其直达。白蜜取其润利。皆以下泄满实物也。

心下满痛，如结胸状，若头下强痛，眩冒者，刺大椎、肝俞。若汗下后，头项强痛，发热，小便不利者，桂枝去桂加茯苓白术汤。方论并见项强。

太阳病二三日，不能卧，但欲起，心下必结，脉微弱者，此本有寒也。反下之，若利止必作结胸；未止者，四日复下之，此作协热利也。太阳病下之，脉浮者，必结胸也。太阳少阳并病而反下之，成结胸、心下硬，下利不止，水浆不下，其人心烦。结胸证悉具，烦躁者，亦死。结胸，脉浮大，不可下，下之则死。〔张〕用药如用兵，知可而进，知难而退，此理势之必然也。夫寸浮关沉，乃结胸可下之脉，今脉浮大，心下虽结，其表邪尚多，未全结也。若辄下之，重虚其里，外邪复聚而必死矣。仲景

所以言此为箴戒，使无蹈其弊也。其脉既不可攻，当以候其变而待其实。假如小结胸证，其脉浮滑，按之则痛，故知邪非深结，亦不敢下无过，解除心下之热耳，小陷胸汤主之。或又曰：结胸倘有外证，大陷胸还可用否？予曰：结胸无外证，或有微热，或有小潮热，仲景已明言之，其余别无表证。若有外证，其邪亦未结实，不可以结胸论也。经曰：伤寒六七日，发热恶寒，支节烦疼，微呕心下支结，外证未去者，柴胡加桂枝汤主之。又伤寒六七日，已发汗而复下，胸胁微结，小便不利，渴而不呕，但头汗出，往来寒热，心烦者，此为未解也，柴胡桂枝干姜汤主之。以上之证，虽云心下支结，及言胸胁满微结二条，俱有外证，所以柴胡加桂及加桂姜以和解之。如无外证，止有胸腹结实而痛者，方为结胸病也。

附

〔《活》〕若误下了，初未成结胸者，急频与理中汤，自然解了，更不作结胸，盖理中汤治中焦故也。此古人亦说不到，后人因消息得之。若大段转损，有厥证者，兼与四逆汤便安。胃中虽和，伤寒未退者，宜候日数足可下，却以承气再下之。盖前来下之未是故也。

西晋崔行功云：伤寒结胸欲绝，心膈高起，手不得近，用大陷胸汤，皆不瘥者。此是下后虚，逆气已不理而毒复上攻，气毒相搏，结于胸者，当用枳实理中丸。先理其气，次疗诸疾，古今用之如神。

枳实理中丸方

枳实十六片，麸炒　茯苓　人参　白术　干姜炮　甘草炙。以上各二两

上为末，炼蜜丸，如鸡子黄大。每服一丸。热汤化下，连进二三服。胸中豁然渴者，加栝楼根一两。自汗者加牡蛎二两，煅过，下利亦加。

〔海〕增损理中丸

王朝奉云：大小陷胸汤丸不愈者，宜与之。

人参　白术　瓜蒌　牡蛎煅　甘草炙。各二两　干姜炒白，半两　枳实麸炒，二十四枚　黄芩去枯，一两

上为末，炼蜜为丸，如弹子大。汤一盏，煎服一丸，不解复与之。不过五六丸，胸中豁然矣。药之神速，未尝见也。渴者加栝楼根，有汗加牡蛎。

〔《活》〕水结在胸胁间，亦名结胸。其证头微汗出，但结胸，无热者，小半夏加茯苓汤、小柴胡去枣加牡蛎主之。

〔孙〕俞伯道忽患微热，心下满，头有汗，不能解。众医以为温病，用表药，有谓食在膈者，治之皆不愈。召孙至，乃用半夏茯苓汤遂瘥。众问其故。曰：头有汗，心下满，非湿证，乃水结胸胁也。水既去，其病乃愈。且如湿气心下满，自当遍身汗。若有食心满，头岂得汗。若言是表，身又不疼不恶寒，表证何在。故凡水结胸胁，头必有汗耳。

小半夏加茯苓汤方见呕门。

穿结散

大实大满，心胸高起，气塞不通者，为结也。

蟾酥　麝香　轻粉　巴豆另研，少许

上再研过至细，以乳汁为丸，如黍米大。每服二丸，用姜汤下，不时服。

〔《本》〕妇人伤寒，血结胸膈，揉而痛不可抚近，宜

海蛤散

海蛤　滑石　甘草炙。各一两　芒硝半两

上末。每服二钱，鸡子清调下。

小肠通利，则胸膈血散。膻中血聚，则小肠壅，小肠壅，膻中血不流行，宜此方。若小便血散数行，更宜桂枝红花汤，发其汗则愈。《活人书》云：此方疑非仲景，然其言有理，姑存之。

〔戴〕热实结胸，如仲景法治之。又有寒实结胸，虽痛而无烦躁等证，此因下后虚逆，寒气独结，宜理中汤加枳实半钱、茯苓一钱，或枳实理中汤。又有水结胸，无大热证，头微汗出，宜小半夏茯苓汤。又有血结胸，手不可近，其人嗽水不欲咽，喜忘如狂，大便黑色，小便自利，宜犀角地黄汤。

〔陶〕结胸之证，尝见俗医不问曾下与未下，但见心胸满闷，便与桔梗汤，便呼为结胸。盖本朱奉议之说也。有频频与之，反成真结胸者。殊不知结胸乃下早而成，未经下者，非结胸也，乃表邪传至胸中，未入于腑。证虽满闷，尚为在表，正属少阳部分，为半表半里之间，宜用小柴胡汤加枳壳。如未效，则以本方对小陷胸汤，

一服豁然，其妙如神。若因下早而成者，方用陷胸汤丸，分浅深从缓而治之，不宜太峻。上焦乃清道至高之分，若过下则伤元气也。故陷胸汤丸，宜从缓治之。尝读仲景《伤寒论》结胸条云：病发于阳，而反下之，热入因作结胸。病发于阴，而反下之，因作痞满。所以成结胸者，以下太早故也。及成氏注释曰：发热恶寒者，发于阳也。无热恶寒，发于阴也。再三熟玩，不能不致疑于其间。盖无热恶寒者，寒邪直中阴经之真寒证也，非阳经传至阴经之病也。若误下之，不死则危矣，岂可以泻心汤寒热相参之药治之而愈乎。岂反轻如结胸者乎。详此恐言荣卫阴阳也。风属阳，阳邪伤卫，头痛发热，微汗出，反恶寒者，当服桂枝汤止汗散邪。医者不达而下之，胃气重伤，胸中结硬。经又云：结胸证，脉浮大者，不可下，下之则死。结胸证悉具而烦躁者，亦死。盖卫出上焦清道，所伤不为不重也。故用陷胸汤峻利之药以下之。寒为阴，阴邪伤荣，当服麻黄发表。误下之而成痞满，宜泻心汤以理痞。盖荣出中焦，黄连能泻心下痞，邪下于膈，不犯清道，则元不伤，故轻于结胸耳。若阴经自中之寒，以泄心汤理之而愈者，未之有也。又云：脉来沉实有力，方为结胸，急用大陷胸汤加枳桔下之。

治结胸灸法

巴豆十四个　黄连七寸，去皮

上捣细，津唾和成膏，填入脐中，以艾灸其上。腹中有声，其病去矣。不拘壮数，病去为度。才灸了，便以温汤浸手帕拭之，恐生疮也。

〔《摘》〕伤寒结胸、先使人心蔽骨下正痛处左畔揉之，以毫针刺左畔支沟穴，正坐侧臂取之，二分　次刺左间使，名曰双关，次刺左行间。卧取之，针入六分。此支沟、行间穴下针至分数，内捻针，令病人五吸。次外捻针三呼，又次内捻针五吸讫。长呼一口气，出针，即左畔一壁结胸立效，右畔依上刺之。慢慢呼吸，停针，用针获时而愈。

〔云〕伤寒结胸痞气

胸中结痞　涌泉　太溪　中冲　大陵
心中结痞　隐白　太白　少冲　神门
胃中结痞　少商　太渊　大敦　太冲　并上、下、中脘泻之。

〔《通玄》〕结胸身黄　涌泉

〔《摘》〕血结胸，面赤大燥，口干消渴，胸中疼痛，不可忍。
期门　太陵　关元妊娠不得刺关元，胎死不出，子母俱亡，慎之。

〔《集》〕伤寒胸膈痛　期门　大陵

〔《活》〕近世治结胸，多用金针，并用硫磺、阳起石者。若寒实
结胸，或有瘥者；若热实结胸，必死也。

◎ 痞

心下满硬而痛者为实，为结胸。硬满不痛者为虚，为痞。气不
满不硬，但烦闷者，为支结。《保命集》云：脾不能行气于四脏，结
而不散则为痞。大抵诸痞皆热也，故攻痞之药皆寒剂。其有一加附
子者，是以辛热佐其寒凉，欲令开发痞之怫郁结滞，非攻寒也。先
发汗，或下后，阳气虚，故恶寒汗出。太阳证云：发汗后恶寒者，
虚也。此加附子，恐大黄、黄连损其阳也，非补虚也。

〔痞硬〕

伤寒呕而发热者，柴胡证具，而以他药下之，若心满而不痛者，
此为痞。宜半夏泻心汤。论见结胸、痞同异。

半夏泻心汤方

此方药味，盖本理中人参黄芩汤方也。

半夏半升，洗　黄芩　干姜　人参　甘草炙。以上各三两　黄连一
两　大枣十二枚，擘

上七味，以水一斗，煮取六升，去滓。再煮，取三升。温服一
升，日三服。若加甘草，即甘草泻心汤，治痞硬吐利。若加生姜，即生姜泻心汤，
治痞硬噫气。

辛入肺而散气，半夏之辛，以散结气。苦入心而泄热，黄芩、黄连之苦，以泻
痞热。脾欲缓，急食甘以缓之，人参、甘草、大枣之甘以缓脾。

〔痞硬下利〕

伤寒，汗出解之后，胃中不和，心下痞硬，干噫食臭，胁下有
水气，腹中雷鸣下利者，生姜泻心汤主之。〔成〕胃为津液之主，阳气之
根。大汗出后，外亡津液，胃中空虚，客气上逆，心下痞硬。《金匮要略》曰：中焦
气未和，不能消谷，故令噫。干噫食臭者，胃虚而不杀谷也。胁下有水气，腹中雷

鸣，土弱不能胜水也。与泻心汤以攻痞，加生姜以益胃。

生姜泻心汤方

生姜四两，切　半夏半升，洗　甘草炙　人参　黄芩各三两　黄连二两　干姜一两　大枣十二枚，擘

上八味，以水一斗，煮取六升，去滓。再煎，取三升。温服一升，日三服。

伤寒中风，医反下之，其人下利，日数十行，谷不化，腹中雷鸣，心下痞硬而满，干呕，心烦不得安。医见心下痞，谓病不尽，复下之，其痞益甚。此非结热，但以胃中虚，客气上逆，故使硬也。甘草泻心汤主之。〔成〕伤寒中风，是伤寒或中风也。邪气在表，医反下之，虚其肠胃而气内陷也。下利日数十行，谷不化，腹中雷鸣者，下后里虚胃弱也。心下痞硬，干呕，心烦不得安者，胃中空虚，客气上逆也。与泻心汤以攻痞，加甘草以补虚。前以汗后胃虚，是外伤阳气，故加生姜。此以下后胃虚，是内损阴气，故加甘草。

甘草泻心汤方

甘草四两　黄芩　干姜各三两　半夏汤洗，半升　黄连一两　大枣十二枚，擘

上六味，以水一斗，煮取六升，去滓。再煎，取三升。温服一升，日三服。

〔成〕气结而不散，壅而不通为结胸，陷胸汤为直达之剂。塞而不通，否而不泰为痞，泻心汤为分解之剂。泻心者，谓泻心下之邪也。痞与结胸，有高下焉，邪结在胸中，故曰陷胸汤。痞者，留邪在心下，故曰泻心汤。《内经》曰：苦先入心，以苦泻之。泻心者，必以苦为主，是以黄连为君，黄芩为臣，以降阳而升阴也。《内经》曰：辛走气，辛以散之，散痞者必以辛为君，故以半夏、干姜为佐，以分阴而行阳也。阴阳不交曰痞，上下不通曰满，欲通上下，交阴阳，必和其中。所谓中者，脾胃也。脾不足者，以甘补之，故用人参、甘草、大枣为使，以补脾而和中，中气得和，上下得通，阴阳得分，水升火降，则痞消热已，而大汗解矣。

〔痞濡〕

脉浮而紧，而复下之，紧反入里，则作痞。按之自濡，但气痞耳。濡与硬反，作痞恐当作结胸。心下痞，按之濡，其脉关上浮者，大黄黄连泻心汤主之。结言胸，痞言心下。结言按之石硬，痞言按之濡。结言寸脉浮、关脉沉，痞不言寸，而但曰关上浮。可以知二病之分矣。《活人》云：结胸与痞，关脉须皆沉，若关脉浮而结者，三黄以泻肝。

大黄黄连泻心汤方

大黄二两　黄连一两

上二味，以麻沸汤二升渍之，须臾，绞去滓，分温再服。

《内经》曰：火热受邪，心病生焉。苦入心，寒除热，大黄、黄连之苦寒，以导泻心下之虚热。但以麻沸汤渍服者，取其气薄而泻虚热。

心下痞，而复恶寒汗出者，附子泻心汤主之。因恶寒汗出，故加附子以温经固阳。

附子泻心汤方

大黄　黄连　黄芩各一两　附子一枚，炮，去皮脐，破，别煮取汁。

上咬咀，以麻沸汤二升，热渍之一时久，绞去滓，内附子汁，分温再服。

伤寒大下后，复发汗，心下痞，恶寒者，表未解也，不可攻痞，当先解表，表解乃可攻痞。解表宜桂枝汤，攻病宜大黄黄连泻心汤。《活人》云：大抵结胸与痞皆应下，然表未解者，不可攻也。表证未解，心下妨闷者，非痞也，谓之支结。柴胡桂枝汤主之。胸胁满，微结，小柴胡加干姜牡蛎汤主之。本以下之，故心下痞。与泻心汤，痞不解，其人渴而口燥烦，小便不利者，五苓汤主之。〔成〕本因下后成痞，当与泻心汤除之。若服之痞不解，其人渴而口燥烦，小便不利者，为水饮内蓄，津液不行，非热痞也。与五苓散发汗散水则愈。一方，忽之一日乃愈者，不饮水者，外水不入，所停之水得行而痞亦愈也。

〔痞硬吐利〕

伤寒发热，汗出不解，心中痞硬，呕吐而下利者，大柴胡汤主之。心下痞硬，呕逆下利，若表解身凉，胁痛，十枣汤主之。方论并见胁痛。

《活人》云：十枣汤、大柴胡汤皆治心下痞。十枣尤难用，须是表证罢，不恶寒，身凉，其人漐漐汗出，发作有时，头疼，心下痞硬满，引胁下疼，干呕短气者，乃可用十枣汤。表未解者，慎不可用也。

〔**下利表里未解**〕

太阳病，外证未除而数下之，遂挟热而利，利下不止，心下痞硬，表里不解者，桂枝人参汤主之。〔**成**〕外证未除而数下之，为重虚其里，邪热乘虚而入，里虚挟热，遂利不止而心下痞。若表解而下利，心下痞硬者，可与泻心汤。若不下利，表不解而心下痞者，可先解表，而后攻痞。以表里不解，故与桂枝人参汤和里解表。

桂枝人参汤方

桂枝去粗皮　甘草炙。各四两　白术　人参　干姜各三两

上五味，以水九升，先煮四味，取五升，内桂，更煮取三升。温服一升，日再夜一服。

表未解者，辛以散之。里不足者，甘以缓之。此内里气大虚，表里不解，故桂枝甘草于理中汤也。

〔**张**〕或问大柴胡汤泻也，桂枝人参汤补也，何为皆治下利，心下痞硬？予曰：此非里实，乃下之早，因作痞，里虚协热而利也。不观成氏注云：若表解而下利，心下痞者，是里实也，可与泻心汤。若不下利，表不解而心下痞者，可先解表，而后攻痞。此以表里不解，故与桂枝人参和里解表。夫伤寒发热，汗出不解，心下痞硬，呕吐而下利者，表和而里病也。以心中痞硬，故为实，当以大柴胡汤下之。二者心下痞硬虽同，而虚实之证有别，故用药有攻补之异也。

〔**痞硬噫气**〕

伤寒发汗，若吐，若下解后，心下痞硬，噫气不除者，旋覆代赭石汤主之。噫气，即俗所谓嗳气也。《活人》云：有旋覆代赭石证，其人或咳逆气虚者，先服四逆汤；胃寒者，先服理中丸，次服旋覆代赭汤为良。

旋覆代赭石汤方

旋覆花　甘草各三两。炙　人参二两　代赭石一两　生姜切，五两　半夏汤洗，半升　大枣十二枚，擘

上七味，以水一斗，煮取六升，去滓，再煎，取三升。温服一升，日三服。

硬则气坚，成味可以软之，旋覆花之咸，以软痞硬。虚则气浮，重剂可以镇之，代赭石之重，以镇虚逆。辛者散也，生姜、半夏之辛，以散虚痞。甘者缓也，人参、甘草、大枣之甘，以补胃弱。

病解后，心下痞硬，噫气，若不下利者，此条旋覆代赭石汤也。若下利者，前条生姜泻心汤也。

〔痞硬气上冲〕

胸中痞硬，气上冲咽不得息者，瓜蒂散。若心下痞硬，胁痛，气上冲咽，眩冒者，成痿。方论并见气上冲心。

《活人》云：下利而心下痞，服生姜泻心汤、甘草泻心汤。利不止者，当治其下焦，赤石脂禹余粮汤主之。盖生姜泻心、甘草泻心皆治中焦，此利在下焦，若只治中焦，则利益甚尔。服赤石脂禹余粮，利复不止，当利其小便，五苓散主之。又云：凡痞服泻心汤不愈，然后可用陷胸丸下之。不可用陷胸汤，盖大猛，只用陷胸丸。发热恶寒，身痛，表证未解，若心下支结妨闷者，柴胡桂枝汤也。方见太阳病，若心下痞而腹满者，即前条先以桂枝汤，解后，用大黄黄连泻心也。

心下满似痞，而手足厥冷，若脉乍结乍紧，心烦，饥不欲食者，瓜蒂散。若脉沉细，头汗恶寒，大便硬者，小柴胡汤。论见厥。

太阳病，医发汗，遂发热恶寒。因复下之，心下痞。表里俱虚，阴阳并竭，无阳则阴独。复加烧针，因胸烦，面色青黄、肤𣎴者，难治。今色微黄，手足温，易愈。

脉浮而大，心下反硬，有热。属脏者攻之，不令发汗；属腑者不令溲数。溲数则大便硬，汗多则热愈甚，汗少则便难。若脉迟，尚未可攻。阳明痞，胃实，心下硬满者，不可攻之。论见胃实。

附

桔梗枳壳汤

治伤寒痞气，胸满欲绝。

枳壳麸炒，去瓤　桔梗各二两

上㕮咀，以水二盏，煎至一盏，去滓。分二服。

〔《活》〕伤寒本无痞，应发汗医反下之，遂成痞，枳实理中丸最良。审知是痞，先用桔梗枳壳汤尤妙。缘桔梗、枳壳行气下膈，先用之，无不验也。

〔赵〕《活人书》第七十六问中云：凡痞服泻心汤不愈，然后可用陷胸汤下之。愚详仲景论陷胸汤，无治痞之例，恐太猛难用。又况胸与心下，处所不同，痛与不痛，阴阳邪亦异。除结胸外，今将痞证以传经之邪与内陷之邪分为二种而下治焉。一者病发于阴，身无热而反下之，紧反入里，则作痞。其脉关上沉，为阴邪内陷也。先宜桔梗枳壳汤，次半夏泻心诸汤，随证用之。服泻心汤后，渴而口燥烦，小便不利者，五苓散。二者身有热，不因下后而传邪入里，亦作痞，其脉关上浮，为阳邪随经入里，须先解表。而不恶寒者，宜三黄泻心。又有心下痞而汗出恶寒者，以阳邪与表之正气入里，故表虚汗出而恶寒，因加附子以固表也。既结胸证有寒实热实之殊，则痞证亦有阴阳邪，不为异也。外有痞而硬者，或桂枝人参汤温之，或大柴胡汤十枣汤下之，亦自早一律也。《活人书》又云；关浮则结热，三黄以泻肝，盖热结则成结胸，非痞也。况心下正属中焦，关脉亦主中部，故汤名泻心。岂可援杂病脉例，以左关为肝部，因谓之泻肝乎。

〔张〕或谓痞证多有杂以别证而心下痞硬者，必非半夏泻心之所宜也。予曰：证候不同，宜从治疗，以上诸痞，皆杂别证，非特下早而成也。仲景所以各从其宜用药以治之。若下早而作痞者，但满而不痛，别无外证，与半夏泻心汤以攻痞宜也。

〔吴〕夫痞者，气郁不通泰也。若不因下早而为痞者，或痰，或食，或气为之结也。《保命集》曰：治痞用泻心主之，各有冷热之不同，要在辨而治之。如热实而为痞者，大黄黄连泻心汤之类也。或寒多而热少，半夏泻心等汤之类也。要之泻心非泻心火之热，乃泻心下之痞满也。

◎ 心下满

有不因汗下而心下满者，经曰：邪结在胸，心满而烦，饥不欲食，当吐之。又曰：脉浮而大，心下反硬，有热。属脏者攻之。吴氏曰：按此言属脏者，宿屎在脏也，不令发汗。二者一吐一下，因其邪之高下也。又有不可下者，如阳明病，若心下硬满，不可攻。

攻之利不止者，死；利止者愈。是邪在表里之间，留于心下，未全入腑，故戒之不可下也。有因汗下后，心下满而微痛者，及吐下后，心下逆满，宜桂枝白术茯苓汤者。又有下后心下硬满，成结胸与痞者，皆宜详审而互考之。

太阳　服桂枝或下之，仍头项强痛，翕翕发热，无汗，心下满微痛，小便不利者，桂枝去桂加茯苓白术汤。伤寒吐下后，心下逆满，气上冲胸，起则头眩，脉沉紧，发汗则动经，身为振振摇者，茯苓桂枝白术甘草汤。伤寒六七日，发热微恶寒，支节烦疼，微呕，心下支结，外证未去者，柴胡加桂枝汤主之。《活人》云：不满不硬，心下烦闷，谓之支结。又谓饮水过多，成水结者，小半夏茯苓汤。伤寒五六日，大便后，身热不去，心中结痛者，栀子豉汤。伤寒发热，汗出不解，心下痞硬，呕吐而下利者，大柴胡汤。太阳少阳并病，心下硬，项强而眩者，当刺大椎、肺俞，慎勿下。

〔**熨法**〕若心胸胁下有邪气结实，满闷硬痛。用生姜一斤，捣烂，绞去汁，以渣炒微燥带润，绢包之。于患处款款熨之。稍可，又将渣用前汁和匀，炒干再熨。许久豁然宽快，此为良法。

伤寒五六日，头汗出，微恶寒，手足冷，心下满，不欲食，大便硬，脉细者，此为阳微结，有表复有里也。脉沉亦在里，假令纯阴结，不得复有外证。脉虽沉紧，不得为少阴病，以头汗出，故知非少阴也。宜小柴胡汤。设不了了者，得屎而解。

阳明　病，心下硬满者，不可攻之，攻之利遂不止者，死。利止者，愈。或用泻心汤。阳明病，腹满者，为邪气入腑，可下之。心下硬满则邪气尚浅，未全入腑，不可便下之。得利止者，为邪气去，正气安则愈。若因下利不止者，为正气脱而死。得病二三日，脉弱，无太阳柴胡证，烦躁，心下硬至四五日，虽能食，以小承气汤少少与微和之。详胃实。

厥阴　病，人手足厥冷，脉乍紧者，邪结在胸中，心中满而烦，饥不欲食，病在胸中，须吐之，瓜蒂散。

〔**吴**〕凡心下满者，正在心之下，胃之上也。此自满而非下之所致，若下早，心下满者，此为痞气，另有条也。凡心下满者，以手按之揉之则散而软者，此虚气也。不发热者，以木香和中汤。若发热者，以小柴胡加枳实一钱，去黄芩加姜炒黄连一钱，减人参一半。

若按之汩汩有声者，此有停水也。若按之硬痛者，有宿食也。若不按而痛，其人喜忘者，蓄血也。各有本条，宜详审而治之。凡少阳脉弦，口苦发热，心下满者，以小柴胡加枳实、黄连各一钱。

◎ 心痛心下痛

伤寒五六日，大下之后，身热不去，心中结痛者，未欲解也，栀子豉汤主之。〔成〕伤寒五六日，邪气在里之时。若大下后，身热去，心胸空者，为欲解。若大下后，身热去而心结痛者，结胸也。身热不去，心中结痛者，虚烦也。结胸为热结胸中为实，是热气已收敛于内，则外身热去。虚烦为热客胸中，未结为实，散漫为烦，是以身热不去。六七日为欲解之时，以热为虚烦，故云未欲解也。与栀子豉汤以吐除之。身热不去四字要玩，结胸而身不热，知热不在表，故可用大小陷胸汤丸以逐下之。今热仍在表，故宜越之也。成注未透。

阳明中风，脉弦浮大，短气腹满，胁下及心痛，鼻干无汗，嗜卧身黄，小便难，有潮热，时时哕者，小柴胡汤。详胃实。

少阴病，自利清水，色纯青，心下必痛，口干燥者，急下之，宜大承气汤。〔成〕少阴，肾水也。青，肝色也。自利色青为肝邪乘肾。《难经》曰：从前来者为实邪，以肾蕴实邪，必心下痛，口干燥也。与大承气汤以下实邪。

厥阴为病，消渴，气上冲心，心中疼热，饥不欲食，食则吐蛔。下之利不止。桂枝茯苓白术汤。

附

〔灸〕伤寒饮水过多，腹胀气喘，心下痛，不可忍，宜灸中脘、气海二穴。如小腹有气上冲者，宜灸天枢、气冲、三里、三阴交。如无此证，只用前穴。

◎ 烦

旧以烦疼亦类入之，今详。烦疼者，谓身体四肢疼痛烦冤，与心烦不同，不宜滥入，故去之。

烦者热也，谓烦扰也，与发热若同而异也。烦热为热所烦，无时而歇，非若发热而时发时止也。经有烦，有微烦，有烦热、复烦、反烦、烦满、烦痛、烦渴、胸中烦、心中烦、内烦、虚烦、大烦欲解，皆以烦为热也。然阴寒而烦者，亦不少也。盖在表而烦者，则有脉浮、恶风寒、体强痛之证。在里而烦者，则有潮热、谵语、不大便、腹满、小便赤涩之证。在半表半里而烦者，则有往来寒热、胸胁疼痛之证。其邪在胸膈已上而烦者，则有胸满、懊恼，可吐之证。其阴寒而烦者，则有恶寒而蜷，及下利厥逆，脉微，与夫吐蛔之证。大烦欲解者，其脉必和，但脉不应者，为难治。若是足冷，脉沉细而微者，此阴证之烦也。急用人参、附子热剂温之。若内伤劳役，阴虚火动而烦者，其人身倦无力，自汗，尺脉浮虚也，宜补中益气汤加炒黄连、生地黄、麦门冬、黄柏、知母之类也。若不得睡而心烦者，兼服朱砂安神丸，纳其浮溜之火而安神明也。此特其大概耳，善治病者，当以诸证互考之可也。

虚烦、胸中烦、心中烦三者，不因汗、吐、下而烦，则是传经之邪，不作膈实，但多和解而已，经用小柴胡汤、黄连阿胶汤、猪肤汤是也。若经汗、吐、下而烦，则是邪热内陷，以为虚烦，心中温温然欲吐，愦愦然无奈者，是也。但多涌吐而已，经用栀子汤、栀子干姜汤、栀子厚朴汤是也。盖有不因汗吐下，邪结胸中则为膈实，与瓜蒂散，及阳明心烦，与调胃承气汤，此又烦之实者也。伤寒二三日，悸而烦者，虚也，建中汤。少阳之邪入腑，烦而悸者，热也。大抵先烦而后悸是热，先悸而后烦是虚，治病必求其本者此也。

太阳　伤寒，发汗，解半日许，复烦，脉浮数者，可更发汗，宜桂枝汤。发汗身凉为已解，至半日许身复热者，邪不尽也，故当再汗。太阳病，初服桂枝汤，反烦不解者，先刺风池、风府，却与桂枝汤则愈。风池，是少阳之经，阳维之会。不针天柱而取风池者，阳维维于诸阳，巨阳与诸阳主气故也。发汗已，脉浮数烦渴者，五苓散。中风发热，六七日不解而烦，有表里证，渴欲饮水，水入则吐，曰水逆，五苓散。病在阳，应以汗解，反以冷水潠之，若灌之，其热不得去，弥更益烦，肉上粟起，意欲饮水，反不渴者，服文蛤散。若不差者，与五苓散。方见渴。伤寒吐下后，七八日不解，热结在里，表里俱热，时时恶风，大渴，舌上干燥而烦者，白虎加人参汤。服桂枝汤，大汗出后，大烦渴不解，脉洪大者，白虎加人参汤主之。

〔垣〕治阴虚发热，烦渴引饮，肌热躁热，至夜尤甚，其脉洪大，按之无力者，此血虚发躁，当以当归补血汤主之。若以白虎汤与之则误矣。如轻手脉来浮大，按之即无者，乃无根蒂之脉，为散脉也。此虚极而元气将脱也，切不可发表攻热，如误治之则死。须用大剂人参生脉汤救之。当归补血汤方，见杂病发热门。

太阳病，发汗若下之而烦热，胸中窒者，栀子豉汤。伤寒五六日，大下之后，身热不去，心中结痛者，未欲解也，栀子豉汤。发汗吐下后，其人心烦，不得眠，若剧者，必反复颠倒，心中懊恼，栀子豉汤。若少气者，栀子甘草豉汤。若呕者，栀子生姜豉汤。

栀子豉汤方

栀子十四枚，擘　香豉四合，绵裹

上二味，以水四升，先煮栀子得二升半，内豉，煮取一升半，去滓。分为二服，温进一服，得吐者，止后服。

经曰：其高者，因而越之。其下者，引而竭之。中满者，泻之于内。其有邪者，渍形以为汗。其在皮者，汗而发之。治伤寒之妙，虽有变通，终不越此数法也。伤寒邪气自表而传里，留于胸中，为邪在高分，则可吐之。所吐之证，亦自不同。如不经汗下，邪气蕴郁于膈，则谓之实也。应以瓜蒂吐之。瓜蒂散吐胸中之实邪也。若发汗吐下后，邪气乘虚留于胸中，则谓之虚烦。应以栀子豉汤吐之，此吐胸中虚烦者也。栀子味苦寒。《内经》曰：酸苦涌泄为阴。涌者，吐也。涌吐虚烦，必以苦为主，是以栀子为君。烦为热胜也，涌热者必以苦，胜热者必以寒，香豉苦寒，助栀子以吐虚烦，故以为臣。《内经》曰：气有高下，病有远近，证有中外，治有轻重。适其所以为治，依而行之，所谓良矣。

栀子甘草豉汤

于栀子豉汤中加甘草一两。余依前法，得吐止服。

栀子生姜豉汤

于栀子豉汤中加生姜二两。余依前法，得吐止后服。

伤寒下后，心烦腹满，卧起不安者，栀子厚朴汤主之。〔成〕下后，但腹满而不心烦，即邪气入里为里实。但心烦而不腹满，即邪气在胸中为虚烦。既烦且满，则邪气壅于胸腹之间也。满则不能坐，烦则不能卧。故卧起不安，与栀子厚朴汤吐烦泄满。

栀子厚朴汤方

酸苦涌泄，栀子之苦，以涌虚烦。厚朴、枳实之苦，以泄腹满。

栀子十四枚，擘　厚朴二两，姜炙　枳实四枚，水浸，去瓤，炒

以上三味，以水三升半，煮取一升半，去滓。分二服，温进一服，得吐者，止后服。

伤寒医以丸药大下之，身热不去，微烦者，栀子干姜汤主之。〔成〕丸药不能除热，但损正气。邪气乘虚，留于胸中而未入深者，则身热不去而微烦，与栀子干姜汤吐烦正气。按：丸药，所谓神丹甘遂也，或作巴豆。

栀子干姜汤方

苦以涌之，栀子之苦，以吐烦。辛以润之，干姜之辛以益气。

栀子十四枚，擘　干姜二两

上二味，以水三升半，煮取一升半，去滓，分二服，温进一服，得吐者，止后服。

凡用栀子汤，病人旧微溏者，不可与服之。病人旧微溏者，里虚而寒在下也。虽烦则非蕴热，故不可与栀子汤越之。《内经》曰：先泄而后生他病者治其本。必且调之，后乃治其他病。太阳病，若吐，若下，若发汗，微烦，小便数，大便因硬者，与小承气汤和之则愈。

上发汗吐下后，心中懊憹而烦，若无燥屎，大便软者，栀子等汤证也。若有燥屎，不大便者，小承气汤证也。

痞、结胸心烦详二门。

心烦而渴详渴。

伤寒二三日，心中悸而烦者，小建中汤主之。〔成〕伤寒二三日，邪气在表，未当传里之时。心中悸而烦，是非邪气搏所致，心悸者，气虚也。烦者，血虚也。以气血内虚，与小建中汤先建其里。太阳病，脉浮紧，无汗发热，身疼，八九日表证仍在，此当发汗。服药已，微除，其人发烦目瞑，剧者，必衄乃解。病欲解者，必当先烦，乃有汗而解。太阳病，过经十余日，心下温温欲吐，而胸中痛，大便反溏，微满，郁郁微烦。详胸痛。伤寒脉浮，自汗，小便数，心烦，微恶寒，脚挛急。反与桂枝汤，欲攻其表，此误也，得之更厥。咽中干，烦躁吐逆者，甘草干姜汤。详厥。太阳病吐之，但太阳当恶寒，今反不恶寒，不欲近

衣，此为吐之内烦也。微数之脉，慎不可灸。因火为邪，则为烦逆，追虚逐实，血散脉中，火气虽微，内攻有力，焦骨伤筋，血难复也。吐利汗后，脉平，小烦者，以胃虚不胜谷气也。

阳明　病下之，其外有热，手足温，不结胸，心下懊恼，饥不能食，但头汗出者，栀子豉汤主之。阳明病，脉浮紧，若下之，则胃中空虚，客气动膈，心中懊恼，舌上白苔者，宜栀子豉汤。论见自汗。下利后，烦，按之心下濡者，为虚烦也。宜栀子豉汤。阳明病，脉迟，食难用饱，饱则微烦、头眩，必小便难，此欲作谷疸。详眩。阳明病，下之，心下懊恼而烦，胃中有燥屎者，可攻。腹微满，初头硬，后必溏，不可攻之。若有燥屎者，宜大承气汤。大下后，六七日不大便，烦不解，腹满痛者，本有宿食故也。大承气汤。阳明病，不吐不下，心烦者，可与调胃承气汤。〔成〕吐后心烦，谓之内烦。下后心烦，谓之虚烦。今阳明病，不吐不下心烦，则是胃有郁热也。与调胃承气汤以下郁热。阳明病，本自汗，更重发汗，病已瘥，尚微烦不了了者，以亡津液，胃中干燥，故令大便硬。问其小便日几行。小便少，津液当还胃中，故知不久必大便也。病人烦热，汗出则解。又如疟状，日晡发热，属阳明也。

上胃实不大便，心烦，若吐下后者，大小承气证也。若不曾吐下者，调胃承气汤证也。

〔许〕有人病伤寒，八九日，身热无汗，时时谵语，时因下后，大便不通三日矣。非躁非烦，非寒非痛，终夜不得卧，但心中没晓会处，或时发一声如叹息之状。医者不知是何证。予诊之，曰：此懊恼、怫郁二证俱作也。胃中有燥屎者，服承气汤，下燥屎二十余，得利而解。仲景云：阳明病下之，心中懊恼，微烦，胃中有燥屎者，可攻。又云：小便不利，大便乍难乍易，时有微热，怫郁不卧者，有燥屎也，承气汤主之。《素问》云：胃不和则卧不安。此夜所以不得眠也。仲景云：胃中燥，大便坚者，必谵语。此所以有时发谵语也。非烦非躁，非寒非痛，所以心中懊恼也。声如叹息而发一声，所谓外气怫郁也。燥屎得除，大便通利，胃中安和，故其病悉去也。

少阳　伤寒，脉弦细，头痛发热者，属少阳，不可汗。汗之则谵语，此属胃。胃和则愈，胃不和则烦而悸。《活人》用调胃承气汤。胸满而烦，若不经汗下，兼往来寒热者，小柴胡汤。详往来寒热。若汗下后，往来寒热者，柴胡桂枝干姜汤。详往来寒热。兼惊，小便不利，谵语，身重不可转侧者，柴胡桂枝龙骨牡蛎汤。详惊。呕，时郁郁微烦，若与小柴胡汤，呕不止者，大柴胡汤证也。若极吐下后，胸满便溏，腹痛者，调胃承气汤证也。

太阴　伤寒脉浮而缓，手足自温者，系在太阴，当发身黄，小便利者，身不发黄，至七八日，虽暴烦下利十余行，必自止。以脾家实，腐秽当去故也。〔成〕太阴病至七八日，大便硬者，为太阴入腑，传阳明也。今至七八日，暴烦下利十余行者，脾家实，腐秽去也。下利烦躁者，死。此以脾气和，逐邪下泄，故虽暴烦下利，日十余行而利必自止。宜栀子柏皮汤，或用平胃散加穿山甲以主之。

少阴　病，但欲寐而烦，若自利而渴，小便白者，《活人》用四逆汤。论见欲寐。若与白通汤后，下利不止，厥逆无脉，干呕烦者，白通汤加猪胆汁。或云：明知阴证，附子温之，干呕而烦，格拒不通，加人尿、猪胆汁，妙在于此，热因寒用。少阴病，得之二三日，心中烦，不得卧，黄连阿胶汤。若下利六七日，咳而呕，心烦不得卧者，猪苓汤。下利咽痛，胸满心烦者，猪肤汤。若恶寒而蜷，时自烦，欲去衣被者，可治。脉紧，至七八日，自下利，脉暴微，手足反温，脉紧反去，为欲解，虽烦，下利必自止。

厥阴　手足厥冷而烦，若脉乍结乍紧，及心中满，饥不欲食者，宜瓜蒂散吐之。蛔厥，静而复时烦。详吐蛔。

病六七日，手足三部脉皆至，大烦而噤不能言，其人躁扰者，欲解也。若脉和，其人大烦，目内际黄者，欲解也。

◎ 烦躁

烦为烦扰之烦，躁为愤躁之躁，俗谓焦躁是也。合而言之，烦躁为热也。析而分之，烦，阳也，为热之轻。躁，阴也，为热之甚。先烦而渐至躁者，谓之烦躁。先躁而后复烦者，谓之躁烦。有不烦而躁者，此为阴盛格阳也。虽大躁欲于泥水中卧，但饮水不得入口是也。《活人》用霹雳散。又有邪气在表而烦躁者，太阳中风，脉浮而紧，不汗出而烦躁，大青龙汤是也。有邪气在里而烦躁者，病人不大便六七日，绕脐痛，烦躁发作有时，此有燥屎是也。有因火劫而烦躁者，太阳病，以火熏之，不得汗，其人必躁。太阳病二三日，反躁，火熨其背，令大汗出，大热入胃，躁烦者是也。有阳虚而烦躁者，阳微发汗，躁不得眠，与下之后，复发汗，昼日烦躁不得眠，夜而安静，不呕不渴，无表证，脉沉微，身无大热者，干姜附子汤。及发汗若下之，病仍不去，烦躁者，茯苓四逆汤是也。有阴盛而烦躁者，少阴病，吐利手足厥冷，烦躁欲死者，吴茱萸汤是也。此皆证之常也。又有诸不治证，详附于后，不可不知。

太阳 中风，脉浮紧，发热恶寒，身痛无汗，烦躁者，大青龙汤。发汗不彻，太阳证不罢，其人面赤躁烦，不知痛处，更发汗则愈。详短气。太阳病，大发汗后，胃中干，烦躁不得眠，欲饮者，少与之。若脉浮，小便不利，微热消渴者，五苓散。因下之，心下痞，与泻心汤。痞不解，渴而口燥烦，小便不利者，五苓散。

得病二三日，脉弱，无太阳柴胡证，烦躁，心下硬，至四五日，虽能食，以小承气汤少少与微和之，令小安。至六日，与承气汤一升。若不大便六七日，小便少者，虽不能食，但初头硬，后必溏，未定成硬，攻之必溏，须小便利，屎定硬，乃可攻之，宜大承气汤。王注云：无太阳证，为无表证也。无柴胡证，为无半表半里证也。烦躁，不大便，绕脐痛，发作有时者，有燥屎也。下之后，复发汗，昼日烦躁不得安眠，夜而安静，不呕不渴，无表证，脉沉微，身无大热者，干姜附子汤。不呕不渴，里无热也。身无大热，表无热也。而脉又沉微，故宜温。此当与栀子豉汤证参看，盖下后烦不得眠一也，而药有寒热不同故尔。

干姜附子汤方

干姜一两 附子一枚，去皮，破八片，生用

上二味，以水三升，煮取一升，去滓顿服。

《内经》曰：寒淫所胜，平以辛热。虚寒太甚，是以辛热剂胜之也。

〔**海**〕服姜附汤有二法：一法当热服，手少阴心也。水包火，热服以接心火。身表寒盛，外火少也，寒从外生，热从内消，譬如冻死，寒在外也。一法当寒服，足少阴肾也。寒邪入水，冷服以类肾水，身表微热，内水多也，热从外生，寒从内消，譬如饮冷，寒在内也。

发汗若下之，病仍不解，烦躁者，茯苓四逆汤主之。〔**成**〕发汗若下，病宜解也。若病仍不解，则发汗外虚阳气，下之内虚阴气。阴阳俱虚，邪独不解，故生烦躁。与茯苓四逆汤以复阴阳之气。

茯苓四逆汤方

四逆汤以补阳，加茯苓、人参以益阴。

茯苓六两　甘草炙，二两　干姜一两半　人参一两　附子一枚，生用，去皮，破八片

上五味，以水五升，煮取三升，去滓。温服七合，日三服。

烦躁，心下硬，若未曾下者，即前条无太阳柴胡证，以小承气少少微和之也。若已曾下，心下硬痛，短气躁烦者，大陷胸也。若结胸证悉具，烦躁者，死也。方论见结胸。

火逆下之，因烧针烦躁者，桂枝甘草龙骨牡蛎汤主之。

桂枝甘草龙骨牡蛎汤方

桂枝去粗皮，一两　甘草炙　牡蛎熬　龙骨各二两

上为末，以水五升，煮取二升半，去滓。温服八合，日三。

辛甘发散，桂枝、甘草之辛甘，以发散经中火邪。涩可去脱，龙骨、牡蛎之涩，以收敛浮越之正气。

太阳病，以火熏之，不得汗，其人必躁。到不解，必清血，名为火邪。〔成〕此火邪迫血，而血下行者也。太阳病，用火熏之，不得汗则热无从出，阴虚被火，必发躁也。六日传经尽，至七日再到太阳经，则热气当解。若不解，热气迫血下行，必清血。清，厕也。按：到与倒通，反也。到不解者，犹云反不解而加甚也。本文称太阳病，则不可便注为传经尽也。止言太阳病，则不传他经可知矣。况于上下文别无承接照应之词，上文言二日及十余日，下文言一二日，三四日，亦是论日数，不言传经到也。成氏解到字不彻。太阳病，火熨其背，大汗出，火热入胃，胃中水竭，躁烦，必发谵语。十余日，振栗下利者，欲解也。论见谵语。

《活人》云：大抵阴气少，阳气胜，则热而烦，故太阳经伤风，多烦而躁也。

阳明　病人不大便五六日，绕脐痛，烦躁发作有时者，此有躁屎也。宜承气汤。大抵得病二三日，脉弱，无大柴胡证，烦躁，心下热，小便利，屎定硬，以小承气汤少少微和之。然有病已瘥，面赤，微烦，必大便硬。当问其小便日几行，若小便少，津液当还入

胃，不须攻也。

少阳　伤寒六七日，无大热，其人躁烦者，此为阳去入阴也。

少阴　病，吐利，手足厥冷，烦躁欲死者，吴茱萸汤。方见吐。少阴病，吐利，烦躁四逆者，死。少阴病，四逆，恶寒身蜷，脉不至，不烦而躁者，死。少阴病，脉微沉细，但欲卧，汗出不烦，自欲吐，至五六日自利，复烦躁不得卧寐者，死。

厥阴　伤寒，热少厥微，指头寒，默默不欲食，烦躁，数日小便利，色白者，热除也。欲得食，其病为愈。若厥而呕，胸胁烦满者，必便血。伤寒，脉微而厥，至七八日，肤冷，其人躁无暂安者，为脏结，死。蛔厥，虽厥而烦，吐蛔已则静。非若脏厥，躁无暂安时也。伤寒六七日，脉微，手足厥冷，烦躁，灸厥阴。厥不还者，死。伤寒发热，下利，厥逆，躁不得卧者，死。

伤寒，得病无热，但狂言烦躁不安者，五苓散。服之二钱，新汲水一升许，则以指探喉去之，随手愈。

〔**成**〕所谓烦躁者，谓先烦渐至躁也。所谓躁烦者，谓先发躁而迤逦复烦者也。从烦至躁为热，未有不渐烦而躁者也。先躁后烦，谓怫怫然更作躁闷，此为阴盛隔阳也。虽大躁欲于泥水中卧，但饮水不得入口是也。此气欲脱而争，譬如灯将灭而暴明矣。盖内热曰烦，谓心中郁烦也。外热曰躁，谓气外热躁也。内热为有根之火，故但烦不躁，及先烦后躁者，皆可治。外热为无根之火，故但躁不烦，及先躁后烦者，皆不可治也。

附

〔**《活》**〕病人身冷，脉沉细疾，烦躁而不饮水者，阴盛隔阳也。宜服霹雳散。须臾，躁止得睡，汗出即瘥。火焰散、丹砂丸并主之。

霹雳散　火焰散二方并见阴毒。　丹砂丸方见《活人书》。

〔**海**〕**已寒丸**

此丸不借上阳生于下。治阴证服四逆辈，胸中发躁而渴者。或数日大便秘，小便涩，亦服此丸。上不躁，大小便自利。

肉桂去粗皮　茯苓各五钱　良姜　乌头炮。各七钱　附子炮　干姜炮

芍药　蕾香^①炒。各一两

上为细末，糊为丸，如梧桐子。温酒空心下五七十丸，八九十丸亦得，酒醋为糊俱可。

〔《本》〕破阴丹　治阴中伏阳，烦躁，六脉沉伏。方论见阴毒。

顷年，乡人李信道得疾，六脉沉伏不见，深按至骨，则若有力。头疼身温，烦躁，指末皆冷，胸中满，恶心。更两医矣，皆不识，止用调气药。予诊之，曰：此阴中伏阳也。仲景法中无此证，世人患此者多。若用热药以助之，则为阴所隔绝，不能导引真阳，反生客热。用冷药，则所伏真火，愈见消烁，非其治也。须用破散阴气，导达真火之药，使水升火降，然后得汗而解矣。乃授此药二百粒，作一服，冷盐汤下。不时，烦躁狂热，手足躁扰，其家大惊。予曰：俗所谓换阳也。须臾稍定，略睡，身已得汗，自昏达旦方止，身凉而病除矣。

〔戴〕烦躁，阴阳经皆有之。阳明经胃有燥屎故烦，此当下之。太阳经已得汗而烦者，五苓散。少阳亦或有烦，宜小柴胡汤。阴烦少阴为多，由阳气传入阴经，阴得阳而烦，自利而渴，烦不眠者，辰砂五苓散。若非是阳气传阴，阴气犯阴经，吐利，手足厥冷而烦。经云：阳虚阴乘之，故烦。又云：阴盛发躁，欲坐井中，吴茱萸汤，甚者四逆汤加葱白二茎。外有虚烦一证，乃是病愈后，阴阳未复，时发烦热，竹叶石膏汤。痰多睡不宁者，温胆汤。呕者，橘皮汤。

◎ 懊侬

侬即恼字，古通用。

〔成〕心中郁郁然不舒，愦愦然无奈，比之烦闷而甚者，懊侬也。由下后，表之阳邪乘虚内陷，结伏于心胸之间，故如是也。其治之法，或吐之，或下之。苟或当下反吐，疗热以寒，则变证百出矣，可不慎欤！

太阳　病，脉浮动数，头痛发热，微盗汗出、而反恶寒者，表未解也。动数变迟，胃中空虚，客气动膈，短气躁烦，心中懊侬。栀

---

① 蕾香：即茴香。

子柏皮汤。详自汗。发汗吐下后，虚烦不得眠，反复颠倒，心中懊侬，栀子豉汤。

阳明　病，下之，其外有热，手足温、不结胸，心中懊侬，饥不能食，但头汗出者、栀子豉汤。阳明病，脉浮而紧，咽燥口苦，腹满而喘，发热汗出，不恶寒，反恶热，身重。若下之，则胃中空虚，客气动膈，心中懊侬，舌上苔者，栀子豉汤。阳明病、下之，心中懊侬而烦，有燥屎者，大承气汤。阳明病，无汗，小便不利，心中懊侬，身必发黄。或用茵陈汤、栀子柏皮汤。

◎ 咳

嗽　哑附

〔**成**〕咳则有声无痰，嗽则有声有痰也。肺主气，形寒饮冷则伤之，使气逆而不散，冲击咽膈，令喉中淫淫如痒，习习如梗而咳嗽也。甚者连续不止，坐卧不安，言语不竟，动引百骸，声闻四近矣。咳嗽有寒者，有热者，有停饮者，有在表者，有在里者，有在半表半里者，病各不同，治亦有异。如停饮与表寒相合而咳者，小青龙汤。停饮与里寒相合而咳者，真武汤。邪热在半表半里而咳者，小柴胡汤。咳为肺疾，必发散而可已。然又有不可发者，经曰：咳而小便利，不可发汗，发汗则四肢厥冷。又曰：咳而发汗，蜷而苦满，腹中复坚，此为逆也。又脉数者，为心刑肺金，则死。

太阳　伤寒，表不解，心下有水气，干呕，发热而咳，或渴，或利，或噎，或小便不利，少腹满，或喘者，小青龙汤主之。水留于胃，故干呕而噎。水射肺，故喘咳。水停心下，故渴。水入肠间，故利。水蓄下焦，故小便不利，少腹满，与小青龙汤发汗散水。水气内渍，则所传不一，故有或为之证，随证消息治之。伤寒，心下有水气，咳而微喘，发热不渴，服汤已渴者，此寒去欲解也，小青龙汤主之。

小青龙汤方

麻黄去节　芍药　干姜　细辛　桂枝去粗皮。各三两　五味子　半夏各半升。汤洗　甘草炙，二两

上八味，以水一斗，先煮麻黄，减二升，去上沫，内诸药，煮取三升，去滓，温服一升。

加减法：若微利者，去麻黄，加荛花，如鸡子大，熬令赤色。下利者，不可攻其表，汗出必胀满，麻黄发其阳。水渍入胃，必作利，荛花下十二水，水去利则止。若渴者，去半夏，加栝楼根三两，辛燥而苦润，半夏辛而燥津液，非渴者所宜，故去之。栝楼味苦而生津液，故加之。若噎者，去麻黄，加附子一枚，炮。经曰：水得寒气，冷必相搏，其人即啘。加附子温散水寒。病人有寒，复发汗，胃中冷，必吐蛔，去麻黄，恶发汗。若小便不利，少腹满，去麻黄，加茯苓四两。水蓄下焦不行，为小便不利，少腹满，麻黄发津液于外，非所宜也。茯苓泄蓄水于下，加所当也。若喘者，去麻黄，加杏仁半升，去皮、尖。《金匮要略》曰：其人形肿，故不内麻黄，内杏子。以麻黄发其阳故也。喘呼形肿，水气标本之疾。

　　青龙象肝之两歧，而主两伤之疾。大青龙主荣卫之两伤。此则主表不解，而又加之心下有水气，则非麻黄汤所能解，桂枝汤所能散，乃须小青龙始可祛除表里之邪气耳。表不解，以麻黄发汗为君。桂、甘草佐麻黄发散为臣。咳逆而喘，肺气逆也。《内经》曰：肺欲收，急食酸以收之。故用芍药酸寒，五味子酸温为佐，以收逆气。心下有水，津液不行，则肾气燥，急食辛以润之，是以干姜、细辛味辛热，半夏味辛温微热为使，以散寒水。逆气收，寒水散，津液通行，汗出而解矣。心下有水，则所传不一，故又有增损之证。水蓄则津液不行，气燥而渴，去半夏则津液易复。栝楼根味苦微寒，润枯燥者也，加之则津液通行。水气下行，渍入肠间，如下利者，不可攻表。麻黄专主发散，非下利所宜，故去之。荛花味苦寒，为涌泄之剂，水去则利止，荛花下水，故加之。噎者去麻黄，加附子。经曰：水得寒气，必冷，水寒相搏，其人则噎。噎为胃气虚竭。麻黄发汗，非胃虚冷所宜，故去之。附子味辛热，热则温其气，辛则散其寒，故用为佐，以祛散冷寒之气。凡邪客于体者，在外者可汗之，在内者可下之，在上者可涌之，在下者可渗之。水蓄下焦，小便不利，小腹满，渗泄可也，非发汗所宜，故去麻黄，加茯苓味甘淡，专行津液。《内经》曰：湿淫于内，以淡渗之是也。若喘者，去麻黄。喘为气逆，麻黄发阳，故去之。杏仁味苦甘温，加之以泄逆气。《金匮要略》曰：其形肿者，不用麻黄，乃用杏子。以麻黄发其阳，故喘逆形肿也。

少阳　伤寒六日，中风往来寒热，胸胁苦满，默默不欲饮食，心烦喜呕，身有微热。或咳者，小柴胡汤去人参加五味子、干姜。

阳明　咳而表解，胃实属阳明病。若反无汗，小便利而呕，手足厥者，必头痛。若但头眩，不恶寒，能食者，必咽痛。详胃实。

少阴　病，咳而下利，谵语，小便难者，被火气劫故也。详下利。少阴病，四逆，其人咳者，四逆散加五味子、干姜各五分。少阴病，下利，六七日咳而呕渴，心烦不得眠者，猪苓汤。少阴病，二三日不已，至四五日，腹痛，小便不利，四肢沉重疼痛，自下利者，此为有水气。其人咳者，真武汤加五味子半升，细辛、干姜各一两。

伤寒，咳逆上气，其脉散者，死，谓其形损故也。咳而失小便者，不可发汗，汗出则四肢厥冷。论见遗溺。

附

〔云〕伤寒汗后，喘咳不止，恐传肺痿，**补肺散**。

人参一两　五味子五钱　桑白皮二两　款冬花蛤蚧一对

上为细末，每服五钱，沸汤一盏，调服。

伤寒汗下后，咳嗽肺虚，声音嘶败者，宜**阿胶散**。

薯蓣　阿胶炒　五味子　麦门冬去心　白术各一两　干姜炮　桂枝各二钱　杏仁去皮、尖、三钱

上锉细。每服七钱，水二盏，入乌梅肉一钱，同煎服。

伤寒汗下后，喘咳烦躁，气滞涩，邪气逆者，用**桔梗汤**。

桔梗　桑白皮各一两　甘草　贝母　诃黎勒各五钱

上为细末，每服五钱，入五味子、乌梅肉各一钱，水二盅，同煎服。

人参石膏汤

治伤寒咳嗽不已，心烦，及风热头疼，精神不利，昏愦，宜服。

人参去芦，半钱　石膏一两　半夏汤泡　栀子仁　黄芩各一钱　川芎　白术　茯苓去皮　知母各一钱半　甘草炙，二钱

上作一服，水二盅，生姜三片，煎至一盅，不拘时服。

〔吴〕凡表寒咳嗽者，脉浮恶寒，身疼拘急而无汗也，麻黄汤，或三拗汤汗之。痰唾如胶者，金沸草散汗之。若有热者，参苏饮去木香、人参，加桑白皮、杏仁、麻黄汗之亦佳。但察天时与病情，斟酌而用之也。若虚弱人冒感风寒而咳嗽有痰，或恶风，头疼干呕者，宜人参杏仁汤。凡伤寒二三日，传少阳经，脉弦，口苦发热而咳嗽者，小柴胡汤去人参、大枣、生姜，加五味子、干姜主之。若发热，胸中烦满而咳者，加炒瓜蒌。若胸胁痞满，发热而咳者，加枳壳、桔梗主之。凡阴证手足冷，脉沉细而咳嗽者，四逆汤加五味。大抵伤寒咳嗽，非比杂证同也。按仲景治例，有嗽者，不分阴阳二证，俱用五味子、干姜也。盖五味收肺气而止嗽，以干姜之辛，温肺经，散逆气也。

〔哑〕

射干汤

治初秋暴雨冷，及天行暴寒，其热喜伏于内，咳嗽曲折不可得气息，喉哑失声，干嗽无唾，喉中如梗。

射干　紫菀　当归　独活　麻黄　甘草各一两　生姜炮　橘皮　肉桂去粗皮　枳实炙。各二两　半夏洗，二两半　杏仁去皮、尖、炒，一两半

上咬咀，每服五钱，水一盏半，煎至八分，去滓，温服。

◎ 直视

目中不了了。

〔成〕直视者，视物而睛不转动也。睛转者，非也。水之精为志，火之精为神。目者心之使也，神所寓焉。肝之外候也，精神荣焉。《针经》曰：五脏六腑之气，皆上注于目而为之精。精之窠为眼，骨之精为瞳子，筋之精为黑眼，血之精为络，气之精为白眼，肌肉之精为约束。裹撷五脏气血调和，精气充荣，则目和而明矣。邪气壅盛，冒其正气，则神识不慧，脏精之气不上荣于目，则目为之直视。伤寒直视，邪气已极，证多难治。狂言直视为肾绝，直视摇头为心绝，直视谵语喘满者死，下利者亦死。又剧者发则不识人，循衣摸床，惕而不安，微喘直视，脉弦者生，涩者死。皆邪盛而正气脱。经曰：衄家不可发汗，汗则额陷，脉紧急，直视不能眴。以肝受血而能视，亡血家肝气已虚，木气又弱，又发汗

亡阳，则阴阳俱虚所致也。此虽逆，未为甚。又直视与目中不了了，形证相近，一可治，一不可治也。

太阳　衄家不可发汗，汗出则额上陷，脉急，直视不能眴，不得眠。详衄。汗后，身犹灼热，名风温。脉阴阳俱浮，自汗身重，多眠，语言难出。若被下者，小便不利，直视失溲。详风温。

阳明　伤寒吐下后不解，不大便至十余日，日晡所发潮热，不恶寒，独语如见鬼状，剧者发则不识人，循衣摸床，惕而不安，微喘直视，脉弦者生，涩者死。直视谵语，喘满者死，下利者亦死。

伤寒六七日，目中不了了，睛不和，无表里证，大便难，身微热者，此为实也。急下之宜大承气汤。

〔吴〕若戴眼反折者，此为上视。绝汗乃出，大如贯珠不流，此膀胱绝也。其目中不了了，能视物，但见一半而不见一半，有所谵妄而胡言者是也。若内实不大便者，宜下之。内虚者，多难治也。

◎ 郁冒

昏愦　旧以叉手冒心滥入，今去之。

〔成〕郁为郁结而气不舒，冒为昏冒而神不清，俗谓之昏迷是也，皆因虚乘寒所致。经曰：诸虚乘寒者，则为厥。郁冒不仁，此寒气乘虚中上也。骆龙吉以附子汤倍人参、川芎、天麻、干姜之类主之。又曰：太阳病，先下之，不解，因复发汗，以此表里俱虚，其人因冒。冒家汗出自愈，由表和也。若不得汗不解者，以人参三白汤加川芎、天麻。如下虚脉微者，加附子以温肾经，乃固本也。经曰：滋苗者必固本，伐下者枯其上。此之谓也。《要略》曰：新产妇人有三病，一痉，二郁冒，三大便难。亡血复汗，寒多郁冒。又曰：产妇郁冒，其脉微弱，呕不能食，大便坚者。盖由血虚而厥，厥而必冒。冒家欲解，必大汗出。观此则郁冒为虚寒可知矣。又少阴病，下利止而头眩，时时自冒者，死。以其虚极而脱也。

太阳　病，先下之而不愈，因复发汗，以此表里俱虚，其人因致冒。冒家汗出自愈。所以然者，汗出表和故也。里未和，然后复下之。成氏以郁训冒，疑未莹。按《说文》冒字从曰从目。曰即小儿及蛮夷头衣也。此致冒者，谓若物蒙蔽其目也，是昏迷之义。今以冒为郁，不惟失六书之本旨，且失病情及仲景之意也。里未和，时刻作得里和，或增未字而不去得字，则舛于文理，今以宋本正之。诸乘寒者则为厥，郁冒不仁，口急不能言，战栗也。

太阳与少阳并病，头项强痛，或眩冒，时如结胸，心下痞硬者，当刺大椎、肺俞、肝俞。详项强。

阳明　病人小便不利，大便乍难乍易，时有微热，喘冒不能卧，有燥屎也，宜大承气汤。

少阴　病，但欲寐，下利止而头眩，时时自冒者，死。

厥阴　下利清谷，脉沉迟，其人面赤，身有微热，必郁冒汗出而解。详下利。

伤寒吐下后，虚烦，脉甚微，八九日，心下痞硬，胁下痛，气上冲咽喉，眩冒，经脉动惕者，久而成痿。

〔**海**〕伤寒传至五六日间，渐变神昏不语，或睡中独语一二句，目赤，唇焦舌干，不饮水、稀粥，与之则咽，不与则不思，六脉细数而不洪大，心下无痞，腹中不满，大小便如常，或传至十日以来，形貌如醉。医见神昏不已，多用大承气汤下之，则误矣。盖不知此热传手少阴心经也。然又未知自何经而来？答曰：本太阳经伤风，风为阳邪，伤卫，阴血自燥，热结膀胱，壬病逆传于丙，丙丁兄妹，由是传心，心火自上迫熏肺，所以神昏也。盖肺为清肃之脏，内有火邪，故令神昏，宜栀子黄连黄芩汤。若脉在丙者，导赤散。脉在丁者，泻心汤。若误用凉膈散，此乃气中之血药也。如右手寸脉沉滑有力者，则可用之。或用犀角地黄汤，近于是已本方所说，若无犀角，以升麻代之，是阳明经药也。此解阳明经血中热药。若脉浮沉俱有力者，是丙丁俱有热，可以导赤散、泻心汤各半服之则宜矣。此证膀胱传丙，足传手经者，下传上也。丙传丁者，表传里也。壬传丁者，艮之离也。越经传者，又为腑传脏也。《活人》云：伤寒只传足经，不传手经者，此言不尽意也。有从足经而传手经者，何以知之？经云：伤寒，或只传一经，或间传三经，不可一途取之。但视其脉与外证治之，此活法也。与食则咽者，邪不在胃也。不与则不思者，以其神昏故也。邪热既不在里，误用承气下之，其死也必矣。脉在丙者，脉浮也。脉在丁者，脉沉也。脉丙丁俱有热者，浮沉俱有力也。

余云衢太史形气充壮，饮啖兼人。辛卯夏六月，患热病，肢体不甚热，而间扬掷手足，如躁扰状，昏愦不知人事，时发一二语，不可了而非谵也，脉微细如欲绝。有谓是阴证宜温者，有谓当下者。时座师陆葵日先生与曾植斋、冯琢庵二太史，皆取决于余。余谓是阳病见阴脉，在法为不治。然素禀如此，又值酷暑外烁，酒炙内炎，宜狂热如焚，脉洪数有力，而此何为者？岂热气怫郁不得伸而然耶？且不大便七日矣。姑以大柴胡汤下之，时大黄只用二钱。又熟煎，而太医王雷庵力争以为太少，不若用大承气。余曰：如此脉证，岂宜峻下？待下柴胡不应，而后用调胃承气，调胃承气不应，而后用小承气以及大承气未晚也。已服药，大便即行，脉已出，手足温矣。余谓雷庵曰：设用大承气，能免噬脐之悔哉？继以黄连解毒汤数服而平。七月初，遂与陆先生同典试南京，不复发矣。明年余请告归里，偶得刘河间《伤寒直格》读之，中有云：蓄热内甚，脉须疾数。以其极热蓄甚而脉道不利，反致脉沉细而欲绝。俗未明造化之理，反谓传为寒极阴毒者。或始得之，阳热暴甚，而便有此证候者，或两感热甚者，通宜解毒加大承气下之。下后热稍退而未愈者，黄连解毒汤调之。或微热未除者，凉膈散调之。或失下热极，以至身冷脉微，而昏冒将死，若急下之，则残阴暴绝而死，盖阳气后竭而然也。不下亦死。宜凉膈散，或黄连解毒汤，养阴退阳，积热渐以宣散，则心胸再暖，而脉渐以生。然后抚卷而叹曰：古人先得我心矣。余太史所患，正失下热极，以至身冷脉微而昏冒欲绝者也。下与不下，大下与微下，死生在呼吸，间不容发。呜乎！可不慎哉？宜表而出之，以为世鉴。

◎ 不能言

〔成〕不能言及语言难出有二证：其一则太阳风温，其一则少阴咽中生疮。是皆传经之邪，热气壅闭所致。非阴寒之证，气血通行，则关节开张，语言出矣。

太阳 发汗已，身犹灼热，名风温，脉尺寸俱浮，自汗身重，多眠，鼻鼾，语言难出。详风温。

少阴 病，咽中伤生疮，不能言语，声不出者，苦酒汤。

〔吴〕凡喑哑不言有六：一者少阴病，咽中伤生疮，不能语言者，以鸡子苦酒汤主之；二者狐惑，伤寒上唇有疮，咽干声嗄者，治见本条；三者痉证，口噤不能言者，亦见本条；四者热病喑哑不言，三四日不得汗出者，死；五者热甚，火伤肺金，不能言者，宜清肺降火则愈；六者风热壅盛，咳嗽声嗄者，以消风降痰火治。又有失于发散风邪，伏于肺中者，当发散之。

◎ 鼻鼾鼻鸣

〔成〕风温则鼻鼾，太阳中风则鼻鸣，由风气壅塞卫气不利所致，阳明、少阳、三阴虽亦有中风，然邪不在表，故鼻不鸣而不鼾也。

太阳　中风，阳浮阴弱，阳浮热自发，阴弱汗自出，啬啬恶寒，淅淅恶风，翕翕发热，鼻鸣干呕者，桂枝汤。汗已身犹灼热，脉浮自汗，身重多眠，鼻鼾，语言难出，不可下，不可火。

帙之六

◎ 小便不利

小便难。

〔成〕小便不利有数种：被下而小便不利者，津液耗于内也。因汗而小便不利者，津液亡于外也。发黄与痞及夫热病小便不利者，热郁所致风湿相搏，与夫阳明风中其小便不利，寒邪所乘其小便难者，亦多由汗下而然，宜详辨之。

太阳　伤寒表不解，心下有水气，干呕，发热而咳，或渴，或利，或噎，或小便不利，少腹满，或喘者，小青龙汤去麻黄加茯苓。方见咳。太阳病，大发汗后，胃干，烦躁不得眠，欲饮水，小便不利，脉浮者，五苓散。不浮者，猪苓汤。本以下之，心下痞，与泻心汤。痞不解，渴而口燥烦，小便不利者，五苓散。服桂枝汤，或汗或下之，仍头项强痛，翕翕发热，无汗，心满微痛，小便不利者，桂枝去桂加茯苓白术汤。太阳病，饮水多，必心下悸，小便少者，茯苓甘草汤。方见厥。若兼身黄而小腹硬，脉沉结者，茵陈汤。方见黄。若表未解，反下之，不结胸，但头汗出，小便不利者，必发黄，亦茵陈汤。栀子柏皮汤。

阳明　病，面合赤色，不可攻之。必发热，色黄，小便不利也。阳明病，小便不利，若中寒，不能食，手足濈然汗出，大便初硬后溏者，此欲作固瘕。若能食，大便自调，其人骨节疼，翕翕如有热状，奄然发狂，濈然汗出而解者，此水不胜谷气，与汗共并，脉紧则愈。或无汗，心中懊憹，或被火，额上微汗出，或头汗出，身无汗，剂颈而还，渴引水浆，皆欲发黄之候。若脉浮发热，渴欲饮水，小便不利者，猪苓汤主之。此浮字误也。《活人》云：脉浮者，五苓散；脉沉者，猪苓汤。则知此证若脉字下，脱一不字也。按：太阳篇内五苓散，乃猪苓、泽泻、茯苓三味中加桂、白术也。阳明篇内猪苓汤，乃猪苓、泽泻、茯苓三味中加阿胶、滑石也。桂与白术，味甘辛为阳，主外。阿胶、滑石，味甘寒为阴，主内。南阳之言，亦可谓不失仲景之旨矣。第南阳欲区别二药分晓，不觉笔下以沉对浮，遂使后人致疑。三阳证中不当言脉沉，更不复致疑经文之有阙也。更详太阳证固当脉浮，而阳明为表之里，故其脉不曰浮，而曰长。盖长者，不浮不沉之中脉也。成氏直以脉浮释之，而朱氏却以脉沉言之，胥失之矣。若曰：脉浮者，五苓散；不浮者，猪苓汤。则得仲景之意矣。又详少阴病，下利六七日，咳而呕渴，心烦不得眠者，猪苓汤一条，虽不言脉沉，然少阴之脉必沉也。岂《活人》以少阴对太阳一证而言与？以此推之，成氏随文误释明矣。病人小便不利，大便乍难乍易，时有微热，喘冒不能卧者，有燥屎也，宜大承气汤。得病二三日，脉弱，无太阳柴胡证，烦躁，心下硬，至四五日，虽能食，以小承气汤少少与微和之。若不大便六七日，小便少者，虽不能食，但初头硬，后必溏，须小便利，屎定硬，乃可用大承气攻之。

少阳 伤寒五六日，中风，往来寒热，胸胁痛，不欲食，心烦喜呕，或心下悸，小便不利者，小柴胡汤。伤寒五六日，已汗复下，胸胁满微结，小便不利，渴而不呕，但头汗，心烦，往来寒热，为未解，柴胡桂姜汤。伤寒八九日，下之，胸满烦惊，小便不利，谵语，身重不可转侧，柴胡加龙骨牡蛎汤。

少阴 小便不利，而大便自利，腹痛，为少阴病。兼四肢沉重，有水气者，真武汤。兼便脓血者，桃花汤。兼四逆者，四逆散加茯苓。

厥阴 伤寒，哕而腹满，视其前后，知何部不利，利之则愈。前部为小便，小便不利，脉浮者，五苓散；不浮者，猪苓汤。小便不利，关节疼痛，若痛不得屈伸，汗出恶风，身肿者，属风湿，宜甘草附子汤。方见身痛。若脉沉缓，大便反快者，属湿痹。《活人》用五苓散。方见渴。

附

〔《活》〕阴证，小便不利，手足厥冷，脉微细者，不宜服利小便冷滑药，但服返阴丹，并取脐下石门穴灸之。方论见阴毒。

〔《集》〕伤寒，小便不通，取阴谷、阴陵泉。

〔吴〕凡伤寒小便不通，刺任脉二穴，在脐下一寸，用长针入八分，又次支沟二穴，在手腕后三寸，两骨之间陷中，针入二分。凡伤寒小便不利，当分六经治之。太阴、少阴详见本条。太阴腹满自利，小便不利，无热脉沉者，理中汤合五苓散，更加厚朴、木香，分利其小便，而大便自止。厥阴寒闭，厥冷脉伏，囊缩入腹，小便不利，宜四逆汤、通草、茯苓，或灸气海、石门穴，或以葱熨法治之。若阴虚火动，小便赤涩不利者，加木通、生地、知母、黄柏。凡内热盛，大便不通，小便赤涩不利者，八正散治之。凡不渴，小便不利者，热在血分也，宜知母、黄柏、生地之类。夫膀胱为津液之腑，气化而能出也。若汗多者，津液外泄，小便因少，不可利之，恐重亡津液。待汗止，小便自行。又小便自利，不可妄利之，恐引热入膀胱，则变蓄血，又为害也。

小便难

汗后小便难，若太阳发汗，遂漏不止者，则恶风，小便难，四肢难屈伸，宜桂枝附子汤。方论见自汗。若太阳证中风，以火劫发汗，则邪风被火热，血气流溢，身黄，阳盛阴虚，欲衄，小便难也。方论见头汗。若少阴以火劫汗者，则咳而下利，谵语，小便难也。论见胁痛。

下后小便难有二：若脉迟浮弱，恶风寒，下之者，则胁满身黄，项强小便难也。见胁痛；若阳明胃实，发热恶寒，脉浮紧，下之者，则腹满小便难也。论见胃实。

胁痛身黄，小便难。若阳明胃实未下者，宜小柴胡汤。若下后，不食，项强者，忌柴胡。论见胁痛。

〔赵〕伤寒小便难，仲景论有发汗漏不止，桂枝加附子汤者。有阳明中风，或脉弦浮大，而潮热哕者。或脉浮而紧，误下而成腹满者。又有阳明脉浮迟，饱则微烦，头眩者。《活人》问中当以传经邪热，与漏风亡阳分作两条。其桂枝加附子汤证，乃亡阳经虚所致，岂得均谓之阴虚阳凑为有热耶？要当以小柴胡证，及误下证、谷疸证，次于阳凑传邪之下，却别出一条云：外有汗多亡阳，津液不足，亦有小便难者，还以桂枝加附子汤证属之。

◎ 小便自利

小便数

〔**成**〕小便自利，有在表者，有在里者，有热而利者，有寒而利者，六经俱有之证，难以概治，宜考经条分之可也。小便数者三阳，有在表者，有在里者。三阴并无小便数之证，宜详察之。

太阳　病六七日，表证仍在，脉微而沉，反不结胸，其人发狂，以热在下焦，小腹当硬满，小便自利者，下血乃愈，抵当汤。太阳病，身黄脉沉结，小腹硬，小便自利，其人如狂，血证也，抵当汤。伤寒有热，少腹满，应小便不利，今反利者，为有血也，当下之，不可余药，宜抵当丸。伤寒十三日不解，过经，谵语，小便利而大便亦下利，脉反和，调胃承气证。详谵语。太阳中风，火劫汗后，发黄，欲衄，小便难，头汗出，腹满微喘，口干咽烂，或不大便，久则谵语，甚者至哕，捻衣摸床，小便利者，可治。详谵语。太阳病，小便利者，以饮水多，必心下悸。小便少者，必苦里急。小便不利，甘草茯苓汤。伤寒八九日，风湿相搏，身体疼烦，不能转侧，不呕不渴，脉浮虚而涩者，桂枝附子汤。若其人小便自利，去桂枝加白术汤。伤寒，发热恶寒，大渴欲饮水，其腹必满。自汗，小便利，为欲解。此肝乘肺，名曰横，刺期门。

阳明　病，反无汗而小便利，二三日，呕而咳，手足厥者，必苦头痛。详头痛。得病二三日，脉弱，无太阳柴胡证，烦躁心下硬，以小承气微和之。不大便六七日，小便少者，虽不能食，但初硬后溏，未可攻。小便利，大承气汤。伤寒，脉浮而缓，手足自温，系在太阴，当发身黄。若小便自利，不能发黄。至七八日，大便硬，为阳明病也，大承气汤。阳明病，自汗，更发汗，小便自利，为津液内竭，屎虽硬，不可攻之，宜蜜煎导而通之。猪胆汁，或土瓜根，皆可为导。

太阴　伤寒，脉浮而缓，手足自温，系在太阴，当发黄。小便自利，不发黄。至七八日，虽暴烦下利，日十余行，必自止。

按：以上数条，皆以小便自利为病。盖以验病之下与不当下也。若小便不利，而少腹硬者，尿也，当渗泄之。若小便自利，而少腹硬者，非血则粪也，当通利之。且病之发黄与不发黄，及病之死与不死，皆可于此而验之焉。

少阴　病，二三日至四五日，腹满，小便不利，四肢沉重疼痛，自下利者，为有水气，或小便利，真武汤。详下利。既吐且利，小便复利而大汗，下利清谷，内寒外热，脉微欲绝者，四逆汤。

厥阴　伤寒，热少厥微，指头寒，默默不欲食，烦躁，数日小便利，色白者，此热除也。欲得食，为病愈。

小便数

伤寒，脉浮自汗，小便数，心烦，微恶寒，脚挛急者，慎不可行桂枝汤。甘草干姜汤、芍药甘草汤。

〔赵〕太阳病，自汗，四肢拘急，难以屈伸，心烦微恶寒，脚挛急。若小便数者，慎不可行桂枝也，宜与甘草干姜汤、芍药甘草汤。此虚寒所致，与上文客热等证全不相合。又多四肢拘急，难以屈伸八字，即系前篇小便难之证，今却添入于此问小便数之下，何耶？又云：伤寒脉浮，便数，若胃中不和，谵语者，少与调胃承气汤。盖仲景论中，此论专主胃气不和谵语，未尝兼治脉浮自汗，小便数之证。何不曰：若服甘草干姜汤后，胃气不和谵语者，少与调胃承气汤，不亦宜乎！

趺阳脉浮而涩，浮则胃气强，涩则小便数，浮涩相搏，大便则难，其脾为约，麻仁丸。太阳病，汗吐下后，微烦，小便数，大便因硬，与小承气汤和之则愈。太阳病，寸缓关浮尺弱，其人发热汗出，恶寒不呕，但心下痞者，下之早也。如其不下，病人不恶寒而渴者，此转属阳明，小便数者，大便必硬。

〔吴〕凡小便数者，频欲去而不多也。太阳阳明治各有条。凡肾虚有热，小便频数者，清心莲子饮，或人参三白汤加知母、黄柏、麦门冬、石莲肉之类，或服滋补丸亦佳，或补中益气加知母、黄柏、生地黄、麦门冬主之。

◎ 遗溺

三阳合病，腹满，身重难转侧，口中不仁，面垢谵语，遗尿自汗者，不可汗，不可下，宜少与白虎汤。详身重。

风温病，脉浮自汗出，体重多眠，若下之则小便不利，直视失溲。详风温。

杨氏士瀛曰：膀胱潴水，下焦不摄，则亦遗溺。经云：邪中下焦阴气为栗，足膝逆冷，便溺妄出，合用四逆汤。下焦蓄血，小腹结急，小便自利不禁，轻者桃仁承气汤，重者抵当汤。

寸口脉微而涩，微者卫气不行，涩者荣气不逮，荣卫不能相将，三焦无所仰，身体痹不仁。荣气不足则烦疼，口难言，卫气虚则恶寒数欠。三焦不归其部，上焦不归者，噫而吞酢；中焦不归者，不能消谷引食；下焦不归者，则遗溲。

咳而小便利，若失小便者，不可发汗，汗出则四肢厥冷。太阳病，火熨其背，大汗出，谵语，十余日，振栗下利，欲小便不得，反呕而失溲者，此为欲解也。详谵语。遗溲狂言，目反直视者，此为肾绝。

〔吴〕凡遗尿者，小便自出而不知也。其热盛神昏遗尿者，为可治。若阴证下寒，逆冷遗尿，脉沉微者，多难治，宜附子汤加干姜、益智子以温其下也。若厥阴囊缩，厥冷脉微，遗尿者，四逆加吴茱萸汤温之。阳不回者死。凡伤寒汗下后，热不解，阴虚火动而遗尿者，以人参三白汤加知母、黄柏，或补中益气汤加知母、黄柏、麦门冬、生地黄、五味子之类主之。若狂言直视，谵语遗尿者，此为肾绝。《内经》言膀胱不利为癃，不约则遗溺。又曰：水泉不止者，膀胱不藏也。盖肾与膀胱为表里，肾虚则膀胱之气不约，故遗尿也。要在滋补膀胱之气也。东垣谓溲便遗失，为肺金虚，又当补肺气也。大抵肺虚、肾虚、热甚者，皆可治，惟肾绝遗尿则不可治，此下焦气绝，不归其部故也。

◎ 噫气

《说文》云：噫，饱食息也。于介切，俗作嗳。伤寒有二证，皆由误汗吐下，胃气弱而不和，虚气上逆，心下痞硬。故下利者，生姜泻心汤。不下利者，旋覆代赭石汤。

伤寒汗出，解之后，胃中不和，心下痞硬，干噫食臭，胁下有水气，腹中雷鸣下利者，生姜泻心汤主之。

伤寒发汗，若吐若下，解后，心下痞硬，噫气不除者，旋覆代赭石汤主之。

附

〔云〕伤寒噫气者，何气使然？答曰：胸中气不交故也。少阴经至胸中，交于厥阴，水火相搏而有声，故噫气也，宜如圣加枳实汤。

如圣加枳实汤方

甘草　桔梗各五钱　枳实炒，三钱

上锉细。每服五钱，入五味子半钱，水煎服。

伤寒，吐下后，喘而噫气者，宜如圣加人参藿香杏仁汤。

如圣加人参藿香杏仁汤方

甘草　桔梗　人参　藿香　杏仁各等分

上锉细。每服五钱，水煎服。

◎ 哕

即吃逆

哕，即俗所谓吃逆，杂病辨之甚详。按《说文》：哕，气牾也。于月切，又乙劣切。乙劣之讹，遂为吃逆，亦犹俗呼团为突栾，角为葛洛，其故明矣。名世如东垣，亦谓哕是干呕之重者。不知有声无物，皆为干呕，岂以轻重分为二病哉？至所云咳逆者，即今之喘嗽是也。乃与吃逆混而为一，或以为哕，皆不考之过，而得失利害系焉，不可以不辨。

〔胃寒〕

伤寒，大吐大下之，极虚，复极汗出者，以其人外气怫郁，复与之水，以发其汗，因得哕。所以然者，胃中寒冷故也。〔成〕大吐大下，胃气极虚。复极发汗，又亡阳气。外邪怫郁于表则身热，医与之水，以发其汗，胃虚得水，虚寒相搏则哕也，吴茱萸汤、理中汤。《活人》用橘皮干姜汤、羌活附子散、半夏生姜汤、退阴散。

《活人》云：若服药不瘥者，灸之必愈。其法妇人屈乳头，向下尽处骨间，灸三壮。丈夫及乳小者，以一指为率，男左女右，艾炷如小豆许，与乳相直间，陷中动脉是。

〔**胃热**〕

阳明中风，脉弦浮大，短气腹满，胁下及心痛，鼻干不得汗，嗜卧，一身及面目悉黄，小便难，有潮热，时时哕，脉续浮者，与小柴胡汤。若不尿，腹满加哕者，不治。详胃实。伤寒哕而腹满，视其前后，知何部不利，利之则愈。仲景无方。《活人》云：前部宜猪苓汤，后部宜调胃承气汤。

胃中虚冷，不能食者，饮水则哕。与小承气，汤入腹中，不转矢气者，不可攻之，攻之必胀满不食，与水则哕。详潮热。

本渴而饮水呕者，柴胡不中与也。食谷者哕。详胁痛。阳明病，胃实不能食者，攻其热必哕。湿家头汗出，背强恶寒，欲覆被向火者，下之早则哕。详体痛。

太阳病，以火劫发汗，血气流溢，身黄欲衄，头汗腹满，谵语，甚者至哕，捻衣摸床，小便利者，可治。论见头汗。

附

橘皮干姜汤

橘皮　通草　干姜炮　桂心　甘草炙。各二两　人参一两

上锉如麻豆大。每服四钱，水一盏，煎至六分，去滓。温服，日三。

羌活附子散

治吃逆。

羌活　附子炮　茴香微炒。各半两　木香　干姜炮。各如枣许大

上为细末，每服二钱，水一盏，盐一捻，同煎一二十沸，带热服，一服止。

半夏生姜汤

治哕欲死。

生姜二两，切　半夏洗，一两二钱半

上以水二盏，煎至八分，去滓，分二服，温服。

〔**失下**〕

海藏云：伤寒咳逆脉散死，仲景之言不虚伪。大抵原因失下生，

咳逆喉中阴不内。便软惟宜用泻心，便硬尤宜大承气。二药神工作者谁，东垣洁古为良剂。

〔洁〕咳逆者，火热奔急上行，而肺阴不纳，何其当哉！故便秘者，宜大承气下之。便软者，泻心汤主之。

〔海〕少阴咳逆者，此失下也。阴消将尽，阳逆上行，使阴不纳也。然阴既尽，阳亦将尽也。吸入肾与肝，阳逆上行，阴入不纳，故为阳极。脉微将尽者，不宜下，宜服泻心汤，养阴退阳而已。如不用泻心汤，凉膈散去硝黄，清肺散亦可。若脉左浮右沉实，非表也，里极则反出于表也。何以然？咳逆舌强，右脉实者，知少阴里也。饮水过多，心下痞而渴逆者，五苓散主之。别无恶证是也。恶候生，或兼以舌挛，语言不正，而反昏冒与咽痛者，少阴也。速下之，宜大承气汤也。何以脉浮为表？浮之实大，沉之损小，是为表也。浮之实大，沉之亦然，即非表也，邪入已深矣。内热当沉反浮，阳极复之表也。

阴证者，内已伏阴，阴气太甚，肾水擅权，肝气不生，胃火已病，丁火又消，所以游行相火，寒邪迫而萃集于胸中，亦欲尽也，故令人发热，大渴引饮，欲去盖覆，病人独觉热，他人按执之，身体肌肉骨髓血脉俱寒，此火即无根之火也。故用丁香、干姜之类热药温胃，其火自下。

匀气散

用川乌大者三枚，炮裂，去皮脐

为细末，每服三钱，用黑豆二十一粒，砂糖同泡汤调，乘热细细饮之。

治阴毒吃逆方《本事》

川乌头　干姜　附子以上俱炮　肉桂　芍药　半夏　炙甘草　吴茱萸　陈皮　大黄各等分

上为细末，每服一钱，水一盏，生姜三五片，煎至七分，去渣，温服。

肉豆蔻汤

治伤寒汗后，吃逆噫气。

肉豆蔻一个　石莲肉炒　茴香各一两　人参　丁香各半两　枇杷叶五

片，拭去毛，炙

上锉细，用水四盏，生姜十片，煎二盏，去滓，空心温服，分二服。

良姜汤

橘皮　良姜　桂枝　当归各一两　杏仁二十个　麻黄　甘草各半两
槟榔三个，另为末

上㕮咀，用水四盏，姜十片，枣三枚，同煎至二盏，去渣。下槟榔末，再煎三沸。通口服一盏，未已再服。庞老云：伤寒吃逆不止，是阴阳气升降，欲作汗，升之不下，故胃气上逆，为吃逆无休止，宜服此方。

扁鹊《中脏经》治伤寒咳逆，**丁香散**。

丁香　柿蒂各一分　甘草　良姜各半钱

沸汤点作一服，乘热猛吃，极效。

上以上五方，阴证所宜。

《三因》橘皮竹茹汤见杂病吃逆门。

上方阳证所宜。

治伤寒**吃逆救急方**

香附子　橘核炒。各半两

上细锉，用酒半盏，先将药置银石器内炒，渐渐滴酒，炒药焦黄色，研细末。每二钱，水一小盏，煎至八分。细细旋呷服。一方：单用香附子末。

又方

大蒜头二个，煨烂，研爆，入白姜末丸得为度，研和如梧桐子大。捣韭菜自然汁，吞下二十丸，病退再服一十五丸。

〔吴〕吃逆者，气上逆而为吃忒也。《医方》或以为咳逆者，非也。经曰：咳逆上气，脉散者死。谓其形损故也。成无己注引《千金方》云：咳逆上气，乃咳嗽也。言心火以刑肺金，其气喷逆而为嗽喘也。若肺绝则脉散，皮毛焦折而死，故曰形损也。与吃逆何相干哉？吃逆有因胃热失下而作者，且其气皆从胃至胸嗌之间，而为吃忒矣。易老治法，失下胃热内实，大便硬者，以承气汤下之，便软者，以泻心汤主之。胃虚有热者，橘皮竹茹汤。有痰饮者，半夏生姜汤，或茯苓半夏汤。若胃冷者，橘皮干姜汤、加味理中汤。《要略》言其气自脐下直冲于胸嗌间。吃逆者，此阴证也，其病不在胃也。且病下虚，内以伏阴，或误用寒凉，遂致冷极于下，迫其相火上冲，萃集于胸中，以为吃忒，亦欲尽也。病人烦躁，自觉甚热，他人以手按其肌肤则冷，此为无根失守之火，散乱为热，非实热也，乃水极似火。若不识此，误用凉药，下咽则败矣。凡治须用《活人》羌活附子散或加味附子汤，急温其下。真阳一回，火降吃逆自止也。如冷极吃逆不止者，或兼以硫黄乳香散嗅法，或灸期门、中脘、关元、气海，但要取手足温暖，脉生阳回，阴退则生矣。

◎ 疟状

〔**杨**〕疟状作止有时，非若寒热往来，或疏或数，而作止无定时也。凡感冒之人，忽觉毛寒股栗，筋节拘挛，百骸鼓撼，呕不欲食，其寒不可御，未几复转而发热者，此即温疟，不必谓疟。脉自弦，或洪数，或紧实，或虚缓，或刮涩，皆为疟状，但以外证别之。用药固有本条小柴胡汤，如前斟酌加减，亦是活法。虽然，血虚能生寒热，败血亦作寒热，阴阳相胜，证虽各有一方，皆当以川芎为佐。

太阳病，得之八九日，如疟状，发热恶寒，热多寒少，其人不呕，清便欲自可，一日二三度发，脉微缓者，为欲愈也。脉微而恶寒者，此阴阳俱虚，不可更发汗、更下、更吐也。面反有热色者，未欲解也。以其不能得小汗出，身必痒，宜桂枝麻黄半各汤。服桂枝汤，大汗出，脉洪大者，与桂枝汤如前法。若形如疟，日再发者，汗出必解，宜桂枝二麻黄一汤。〔**成**〕经曰：如服一剂，病证犹在者，故当复作本汤服之。桂枝汤汗出后，脉洪大者，病犹在也。若形如疟，日再发，邪气客于荣卫之间也。与桂枝二麻黄一汤，以解散荣卫之邪。

桂枝二麻黄一汤方

枝桂三钱，去粗皮　芍药三钱　麻黄去节，一钱六分　生姜切，三钱　甘草二钱六分，炙　杏仁去皮、尖，四枚　大枣二枚，擘

上七味，以水二盏，先煮麻黄一二沸，去上沫，内诸药，煮取一盏，去滓，分二服。

病人烦热，汗出则解。又如疟状，日晡所发热者，属阳明也。

脉实者，宜下之。脉虚浮者，宜发汗。下之与大承气汤，发汗宜桂枝汤。虽得阳明证，未可便为里实。审看脉候，以别内外，其脉实者，热已入腑为实，可与大承气汤下之。其脉浮虚者，是热未入腑，犹在于表也，可与桂枝汤发汗则愈。

　　妇人中风，七八日，续得寒热，发作有时，经水适断者，此为热入血室。其血必结，故为疟状，发作有时，小柴胡汤主之。详妇人伤寒。

◎ 舌苔

　　〔舌上白苔〕阳明病，胁下硬满，不大便而呕者，小柴胡汤。详胃实。阳明病，脉浮紧，咽燥口苦，腹满而喘，发热汗出，不恶寒，反恶热，身重。若下之，则胃中空虚，客气动膈，短气躁烦，心中懊侬者，栀子豉汤。方见烦。湿家，但头汗出，背强，欲得被覆向火。若下之早则哕，胸满，小便不利者，丹田有热，胸中有寒也。

　　〔诊〕脉阴阳俱紧者，口中气出，唇口干燥，蜷卧足冷，鼻中涕出，舌上苔滑，勿妄治也。到七日以来，其人微发热，手足温者，此为欲解。或到八日以上，反大热者，此为难治。设使恶寒者，必欲呕也。腹内痛者，必欲利也。海藏云：恶寒必欲呕者，小柴胡汤。腹中痛者，理中汤。脏结，如结胸状，饮食如故，时时下利，寸脉浮，关脉小细沉紧，舌上白苔滑者，难治也。若无阳证，不往来寒热，其人反静者，不可攻也。论见脏结。

　　〔成〕舌者，心之官，法应南方火，本红而泽。伤寒三四日以后，舌上有膜，白滑如苔，甚者或燥、涩、黄、黑，是数者，热气浅深之故也。邪气在表者，舌上即无苔。及邪气传里，津液结搏，则舌上生苔矣。寒邪初传，未全成热，或在半表，或在半里，或邪气客于胸中者，皆舌上白苔而滑也。经曰：舌上如苔者，以丹田有热，胸上有寒，邪初传入里也。阳明病，胁下硬满，不大便而呕，舌上白苔者，可与小柴胡汤，是邪在半表半里也。太阳病，若下之，则胃中空虚，客气动膈，心中懊侬，舌上苔者，栀子豉汤主之，是邪客于胸中也。若病在脏，宜若可下，如舌上滑苔者，则不可攻，是邪未全成热，犹带表寒故也。及其邪传为热，则其舌上之苔，不滑而涩也。经曰：伤寒七八日不解，热结在里，表里俱热，时时恶风，大渴，舌上干燥而烦，欲饮水数升者，白虎加人参汤主之。是热耗津液，而滑者已干也。若热聚于胃，则为之舌黄，是热已深矣。《金匮要略》曰：舌黄未下者，下之黄自去。若舌上黑色者，又为热之极也。《针经》曰：热病口干，舌黑者死。以心为君主之官，开窍于舌，黑为肾色，见于心部，心者，火也，肾者，水也。水之邪热已极，鬼贼相刑，故知必死也。

〔垣〕下后病嗽，加五味子、麦门冬，如舌上有滑苔者，是胸中有寒，勿用之。胸有微寒，加辛热之剂立效。舌燥涩如杨梅刺者，用生姜切厚片，蘸蜜于舌上揩之，其刺立消，神效。

〔无〕薄荷蜜

治舌上白苔干涩，语话不真。先以生姜厚片，蘸蜜水揩洗，次用薄荷自然汁，与白蜜等分，调匀敷之良。

〔陶〕伤寒舌上生苔，不拘滑白黄黑，用井花水浸青布片洗净后，用生姜切作片子，时时浸水刮擦之，其苔自退。凡见黑苔如芒刺者，必死。此热毒入深，十有九死。盖肾水克心火也。又舌吐不收者，用冰片少许，掺舌上即收。

附杜清碧验证舌法

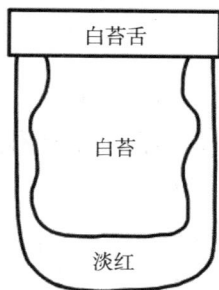

白苔舌图

舌见白苔滑者，邪初入里也。丹田有热，胸中有寒，乃少阳半表半里之证也，宜小柴胡汤、栀子豉汤治之。

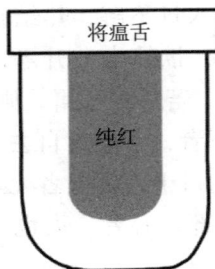

将瘟舌图

舌见红色，热蓄于内也。不问何经，宜用透顶清神散治之。

透顶清神散方

猪牙皂角　细辛　白芷　当归各等分

为细末，和匀。令病人先噙水一口，以药少许，吹入鼻内，吐去水，取嚏为度。未嚏，仍用药吹入。凡瘟疫之家，不拘已未患者，皆宜用之。

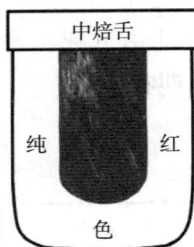

中焙舌图

舌见红色，内有黑形如小舌者，乃邪热结于里也。君火炽盛，反兼水化，宜凉膈散、大柴胡汤下之。

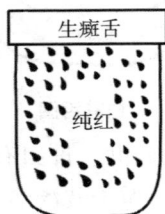

生斑舌图

舌见红色，而有小黑星者，热毒乘虚入胃，蓄热则发斑矣，宜用玄参升麻葛根汤即玄参升麻汤加葛根、化斑汤解之。

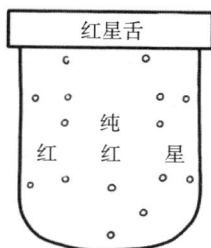

红星舌图

舌见淡红，中有大红星者，乃少阴君火，热之盛也。所不胜者，假火势以侮脾土，将欲发黄之候也，宜用茵陈五苓散治之。

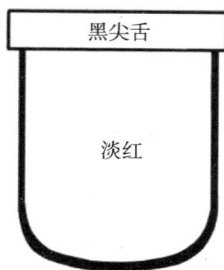

黑尖舌图

舌见红色，尖见青黑色者，水虚火实，肾热所致，宜用竹叶石膏汤治之。

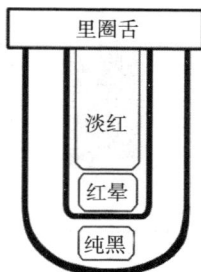

黑圈舌图

舌见淡红色，而中有一红晕，沿皆纯黑。乃余毒遗于心胞络之间，与邪火郁结，二火亢极，故有是证也，以承气汤下之。

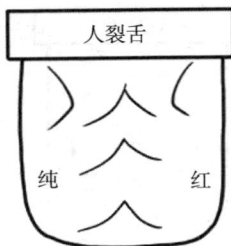

人裂舌图

舌见红色，更有裂纹如人字形者，乃君火燔灼，热毒炎上，故发裂也，宜用凉膈散。

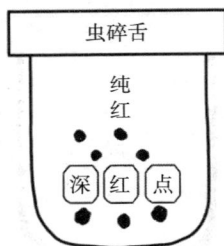

虫碎舌图

舌见红色，更有红点如虫蚀之状者，乃热毒炽甚，火在上，水在下，不能相济故也，宜用小承气汤下之。

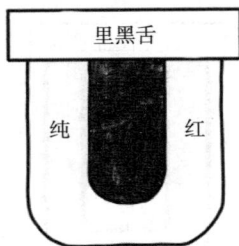

里黑舌图

舌见红色，内有干硬黑色，形如小长舌而有刺者，此热毒炽甚，坚结大肠，金受火制，不能平木故也。急用调胃承气汤下之。

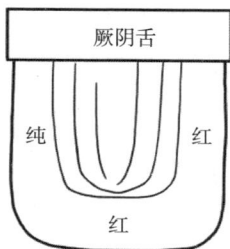

厥阴舌图

舌见红色，内有黑纹者，乃阴毒厥于肝经，肝主筋，故舌见如丝形也。用理中合四逆汤温之。

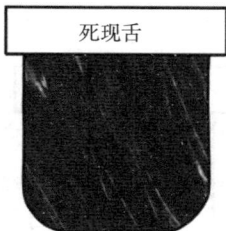

死现舌图

舌见黑色，水克火明矣。患此者，百无一治，治者审之。

〔薛〕余在留都时，地官主事郑汝东妹婿患伤寒，得此舌。院内医士曾禧谓：当用附子理中汤。人咸惊骇，遂止，亦莫能疗，困甚治棺。曾与之邻，往视之，谓用前药犹有生理。其家既待以死，挤从之，数剂而愈。大抵舌黑之证，有火极似水者，即杜学士所谓薪为黑炭之意也，宜凉膈散之类，以泻其阳。有水来克火者，即曾医士所疗之人是也，宜理中汤以消阴翳。又须以老生姜切平擦其舌，色稍退者可治，坚不退者不可治。弘治辛酉，金台姜梦辉患伤寒，此得此舌，手足厥逆，吃逆不止，众医犹作火治，几致危殆。院判吴仁斋用附子理中汤而愈。夫医之为道，有是病必用是药。附子疗寒，其效可数，奈为世皆以为必不可用之药，宁视人之死而不救，不亦哀哉！至于火极似水之证，用药得宜，效应不异，不可便谓百无一治而弃之也。

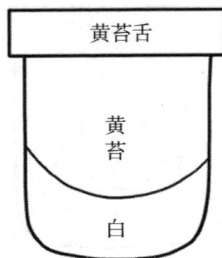

黄苔舌图

舌见尖白根黄，其表证未罢，须宜解表，然后乃可攻之。如大便秘者，用凉膈散加硝黄泡服。小便涩者，用五苓散加木通，合益元散加姜汁少许，以白滚汤调服。

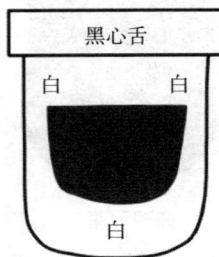

黑心舌图

舌见弦白心黑，而脉沉微者难治，脉浮滑者可汗，沉实者可下。始病即发此色，乃危殆之甚也，速进调胃承气汤下之。

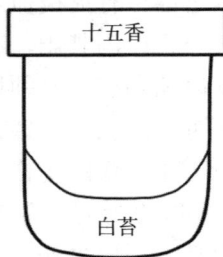

十五舌图

舌尖白苔二分，根黑一分，必有身痛恶寒。如饮水不至甚者，五苓散。自汗渴者，白虎汤。下利者，解毒汤。此亦危证也。

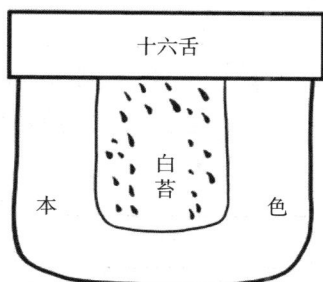

十六舌图

舌见白苔，中有黑小点乱生者，尚有表证，其病来之虽恶，宜凉膈散微表之。表退即当下之，下用调胃承气汤。

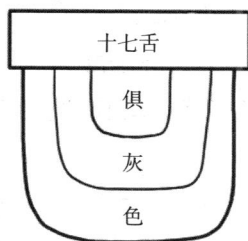

十七舌图

舌见如灰色，中间更有黑晕两条，此热乘肾与命门也，宜急下之，服解毒汤下三五次，迟则难治。如初服，量加大黄酒浸泡。

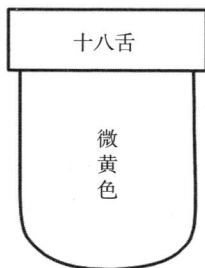

十八舌图

舌见微黄色者，初病即得之，发谵语者，由失汗表邪入里也。必用汗下兼行，以双解散加解毒汤两停主之。

双解散加解毒汤方

防风　川芎　当归　芍药　大黄　麻黄　连翘　芒硝　荆芥　白术　栀子各半两　石膏　黄芩　桔梗各一两　甘草二两　滑石三两

上每服一两，水一盏半，生姜三片，煎八分服，不拘时。一云：有桂枝二两。

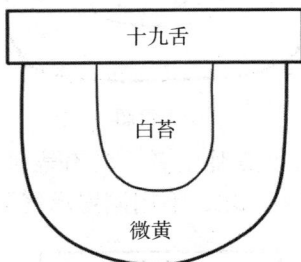

十九舌图

舌中见白苔，外则微黄者，必作泄，宜服解毒汤；恶寒者，五苓散。

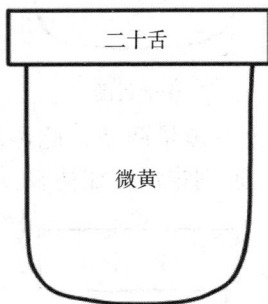

二十舌图

舌见微黄色者，表证未罢，宜用小柴胡汤合天水散主之。可下者，大柴胡汤下之。表里双除，临证审用之。

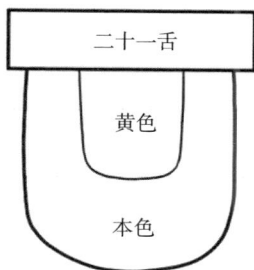

二十一舌图

舌见黄色者，必初白苔而变黄色也，皆表而传里，热已入胃，宜急下之。若下迟，必变黑色，为恶证，为亢害，鬼贼邪气深也，不治。宜用调胃承气汤下之。

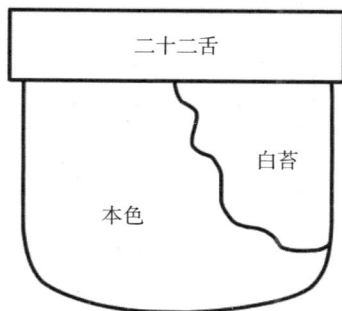

二十二舌图

舌左白苔而自汗者，不可下，宜白虎加人参三钱服之。

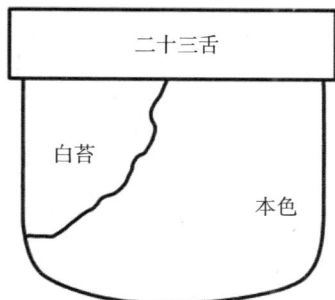

二十三舌图

舌右白苔滑者，病在肌肉，为邪在半表半里，必往来寒热，宜小柴胡汤和解之。

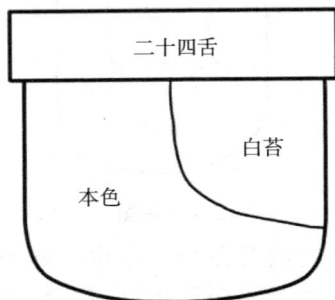

二十四舌图

舌左见白苔滑，此脏结之证，邪并入脏，难治。

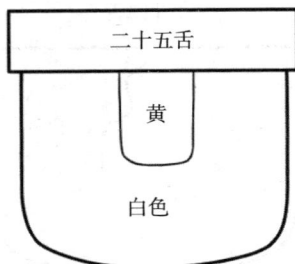

二十五舌图

舌见四围白而中黄者，必作烦渴呕吐之证。兼有表者五苓散，益元散兼服。须待黄尽，方可下也。

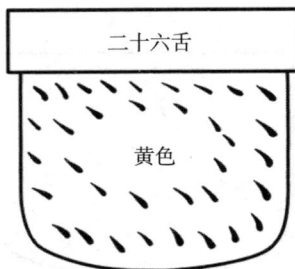

二十六舌图

舌见黄而有小黑点者，邪遍六腑，将入五脏也。急服调胃承气汤下之，次进和解散，十救四五也。

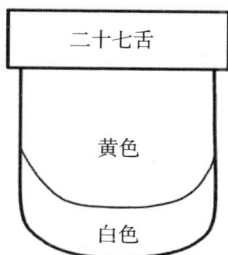

二十七舌图

舌见黄而尖白者，表少里多，宜天水散一服，凉膈散二服合进之。脉弦者，宜防风通圣散。

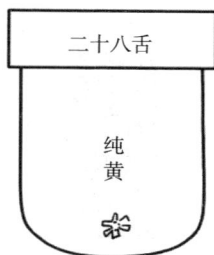

二十八舌图

舌见黄而涩，有隔瓣者，热已入胃，邪毒深矣。心火烦渴，急以大承气汤下之。若身发黄者，用茵陈汤，下血用抵当汤，水在胁内十枣汤，结胸甚者，大陷胸汤，痞用大黄泻心汤。

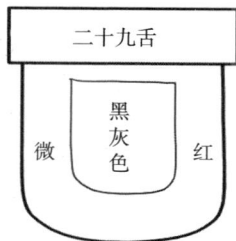

二十九舌图

舌见四边微红，中央灰黑色者，此由失下而致。用大承气汤下之，热退可愈，必三四下方退。五次下之而不退者，不治。

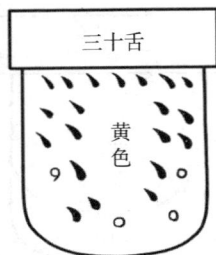

三十舌图

舌见黄而黑点乱生者，其证必渴，谵语。脉实者生，脉涩者死。循衣摸床者，不治。若下之，见黑粪亦不治。下宜大承气汤。

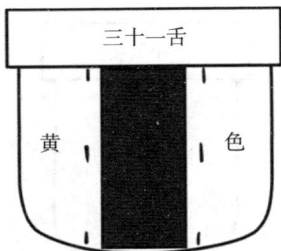

三十一舌图

舌见黄中黑至尖者，热气已深，两感见之，十当九死。恶寒甚者亦死。不恶寒而下利者，可治。调胃承气汤主之。

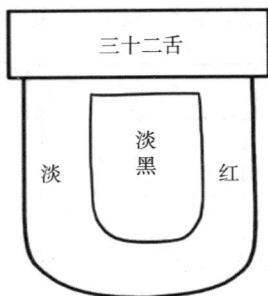

三十二舌图

舌见外淡红，心淡黑者，如恶风表未罢，用双解散加解毒汤相半微汗之，汗罢急下之。如结胸烦躁，目直视者，不治；非结胸者，可治。

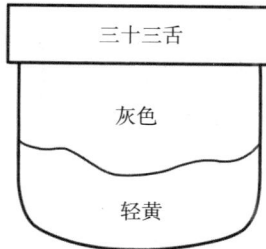

三十三舌图

舌见灰色尖黄，不恶风寒，脉浮者，可下之。若恶风恶寒者，用双解散加解毒汤主之。三四下之。见粪黑不治。

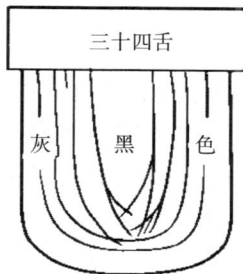

三十四舌图

舌见灰黑色而有黑纹者，脉实，急用大承气汤下之；脉浮，渴欲饮水者，用凉膈散解之，十可救其二三。

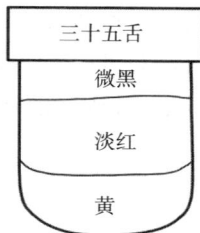

三十五舌图

舌根微黑尖黄，脉滑者，可下之。脉浮者，当养阴退阳。若恶风寒者，微汗之，用双解散。若下利，用解毒汤，十生七八也。

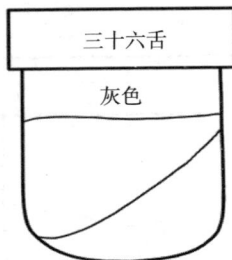

三十六舌图

舌根微黑，尖黄隐见，或有一纹者，脉实，急用大承气汤下之。脉浮，渴饮水者，用凉膈散解之，十可救其一二也。

以上三十六舌，乃伤寒验证之捷，临证用心处之，百无一失。

◎ 动气

动气者，为筑筑然动跳于腹者是也。

动气在右，不可发汗，发汗则衄而渴，心苦烦，饮即吐水。《活人》云：先服五苓散三服，次服竹叶汤。动气在左，不可发汗，发汗则头眩，汗不止，筋惕肉瞤。《活人》云：先服防风白术牡蛎，汗止，次服建中汤。方见自汗。动气在上，不可发汗，发汗则气上冲，正在心端。《活人》云：宜服李根汤。方见气上冲心。动气在下，不可发汗，发汗则无汗，心中大烦，骨节苦疼，目晕恶寒，食则反吐，谷不能进。《活人》云：先服大橘皮汤，吐止后服小建中汤。动气在右，不可下，下之则津液内竭，咽燥鼻干，头眩心悸也。动气在左，不可下，下之则腹内拘急，食不下，动气更剧，虽身有热，卧则欲蜷。动气在上，不可下，下之则掌握热烦，身上浮冷，热汗自泄，欲得水自灌。动气在下，不可下，下之则腹胀满，卒起头眩，食则下清谷，心下痞也。

附

《保命集》方

伤寒汗下后，脐左有动气者，宜防葵散。

防葵散方

防葵一两　木香不见火　柴胡　黄芩各半两

上锉为细末。每服五钱，水煎服。

伤寒汗下后，脐上有动气者，宜枳壳散。

枳壳散方

枳壳麸炒　诃黎勒　木香不见火。各五钱　赤茯苓　当归　三棱炮。各一两

上为末，每服五钱，沸汤点服。

伤寒汗下后，脐右有动气者，宜前胡散。

前胡散方

前胡　赤茯苓　大腹皮　人参各五钱　木香　槟榔　大黄各三钱

上为细末，每服五钱，沸汤点服。

伤寒汗下后，脐下有动气者，宜茯苓散。

茯苓散方

赤茯苓一两　桂心　大腹皮　川茴香炮,炒　良姜各五钱　槟榔三钱

上为细末，每服五钱，沸汤点服。

如久不治，传为积热，治之难痊，不可汗下也。

◎ 漱水不欲咽

此证属阳明，凡内有热者欲饮水，今欲水而不欲咽，是热在经而里无热也。阳明经气血俱多，经中热甚，逼血妄行，故知必作衄也。杨仁斋曰：唇燥口干，血证类有之，必欲取水而灌漱也。然漱水而不饮水，何哉？盖渴者易为饮，阳热入里，胃中液干，患不与水耳。惟夫上焦瘀血，下焦蓄血，乘肺发燥，渴证独无，是以漱水而不欲下咽也。漱水条例，惟血证有焉。

阳明身热头疼，口燥，漱水不欲入咽，必衄血，脉微者，犀角地黄汤、茅花汤。无表证，不寒热，胸腹满，唇燥口干，漱水不咽，小便多，此为瘀血，必发狂。轻者，犀角地黄汤、桃仁承气汤；甚者，抵当丸。取尽黑物为度。

〔吴〕凡少阴脉沉细，手足冷，或时烦躁，作渴，欲漱水不欲咽者，宜四逆汤温之。又下利厥逆，无脉，干呕烦渴，欲漱水不欲咽，

宜白通加猪胆汁、人尿主之。凡厥阴蛔厥，伤寒烦躁，吐蛔，口燥舌干，但欲凉水浸舌及唇，时不可离，不欲咽者，宜理中汤加乌梅主之。大抵阴证发躁，烦渴不能饮水，或有勉强饮下，良久复吐，或饮水而呕，或哕逆者，皆内寒也。盖无根失守之火，游于咽嗌之间，假作燥渴，则不能饮。或有能饮水，不吐，复欲饮者，热也。

◎ 衄

〔成〕衄者，鼻中出血也。杂病衄血在里，伤寒衄血在表。《病源》曰：心主血，肝藏血，肺主气，开窍于鼻。血得热，随气上从鼻出为衄。是杂病衄者，责其里热也。经曰：伤寒脉浮紧，不发汗，因致衄者，麻黄汤。伤寒六七日，不大便，头痛有热者，与小承气汤。小便清者，知不在里，仍在表也，当须发汗。若头痛者，必衄，宜桂枝汤。是伤寒衄者，责其表热也。衄虽为热在经，又有不可汗者。经曰：衄不可汗，汗则额上陷，脉紧急，直视不能眴，不得眠是也。前云：桂枝麻黄证者，非治衄也。盖以发散经中邪气，使其不得壅盛于经，迫上而妄行也。衄为热，无寒，是以三阴无衄。经曰：少阴病，但厥无汗，而强发之，必动其血，或从口鼻，或从目出，是名下厥上竭者死。非衄也。又衄，但头汗出，身无汗，及汗出不至足者，亦死证也。

太阳　伤寒脉浮紧，不发汗，因致衄者，麻黄汤主之。《活人》云：衄后脉浮者，宜麻黄汤。衄后脉已微者，不可行麻黄汤，宜黄芩芍药汤。太阳病，脉浮紧，无汗，发热身疼痛，八九日不解，表证仍在，此当发其汗。服药已微除，其人发烦目瞑，剧者必衄乃解。所以然者，阳气重故也，麻黄汤主之。

〔张〕或谓经言家不可发汗，汗出额上必陷。今衄血之证，皆赘麻黄于其下，何也？夫太阳脉浮紧，发热无汗，自衄者愈，此一定之论也。何故复用麻黄汤以汗之，仲景岂有前后相反之理哉？然前条麻黄汤主之五字，合当用于当发其汗之下。盖以汉之文法，用药诸方，皆赘于外条之末。且如大青龙汤证，既云脉微弱，汗出恶风者，不可服。服之厥逆，筋惕肉𥆧，此为逆也，又以大青龙汤主之。皆此例也。

太阳中风，以火劫发汗，邪风被火，两阳相熏，其身发黄，阳盛欲衄，阴虚小便难，头汗，腹满微喘，口干咽烂，或不大便，谵语。甚者至哕，撮衣摸床。小便利者，可治。详身黄门。太阳病，脉浮紧，发热无汗而衄者，愈也。

阳明　病，口燥，但欲漱水不欲咽者，此必衄。〔成〕阳明之脉，起于鼻，络于口。阳明里热，则渴欲饮水，此口燥，但欲漱水不欲咽者，是热在经而里无热也。阳明气血俱多，经中热甚，迫血妄行，必作衄也，当责热，黄芩芍药汤，衄乃解，黄芩汤。脉浮，发热，口干鼻燥，能食者，则衄。黄芩汤。

少阴　病，但厥，无汗而强发之，必动其血。或从口鼻，或从目出，名下厥上竭，为难治。

〔**禁忌**〕

衄家不可发汗，汗出必额上陷，脉急紧，直视不能瞬，不得眠。衄，忌发汗者，为无脉。若浮紧，身疼，发热恶寒之证，宜发之。动气发汗，则衄而渴，饮水即吐。详动气。

附

〔**海**〕仲景言衄不可发汗者，盖为脉微也。若浮紧者，麻黄汤，浮缓者，桂枝汤。脉已微，二药不可用，犀角地黄汤主之。仲景云：衄家不可发汗，汗出必额上陷，脉紧直视不能瞬，不得眠。又云：亡血不可发其表，汗出即寒栗而振。此二说，皆为脉微不可汗也。若脉浮紧，及浮缓者，皆当发之是也。

〔**《活》**〕伤寒衄血，脉已微者，黄芩芍药汤、犀角地黄汤主之。

犀角地黄汤

治伤寒应发汗而不发汗，内有瘀血，鼻衄吐血，面黄，大便黑，此方主消化瘀血。

芍药一两　生地黄一两半　牡丹皮　犀角各二钱半，锉

上㕮咀，每服五钱，水一盏半，煎去一盏。有热如狂者，加黄芩一两。其人脉大来迟，腹不满自言满者，为无热，不用黄芩。

茅花汤

治鼻衄不止。用茅花尖一把，以水三盏，浓煎汁一盏。分二服，即瘥。无花以根代之。

若衄而渴者，心烦，饮则吐水，先服五苓散，次服竹叶汤。

〔《本》〕治伤寒衄血，**滑石丸**。

滑石末，不以多少，饭丸如桐子大。每服十丸，微嚼破，新水咽下，立止。用药末一钱，饭少许，同嚼下，亦得。老幼皆可服。汤晦叔云：鼻衄者，当汗不汗所致，其血青黑时，不以多少乃止。宜服温和药，以调其卫。才见鲜血，急以此药治之。

〔戴〕古论鼻衄，属太阳经，风寒皆有之。既衄而表证仍在，于寒当用麻黄汤，于风当再用桂枝汤。且谓发烦目瞑，极者必衄。既发烦目瞑，岂纯是太阳经，兼阳明之脉循鼻，是太阳侵入阳明，汗下俱难。若衄已而热不退者，惟升麻葛根汤、败毒散、阳旦汤为稳。衄而烦渴，饮则吐水，先服五苓散，次服竹叶石膏汤。大衄不止，宜茅花汤，或黄芩芍药汤加茅花一撮。若少阴初得病，医误以正发汗之法，致迫血动经，妄行而衄，其血非独出于鼻，或从口中，或从耳目。又有阳陷入阴，四肢厥逆，医见其厥，谓寒邪在表，从而汗之，当下反汗，以致动血，是谓下厥上逆，为难治。先哲云：桂枝下咽，阳盛则毙。正以此也。要知汗不出彻，为阳之衄，误发其汗，为阴之衄，二者大不同也。又云：阳盛阴虚，汗之则死。

〔陶〕伤寒衄血，或成流，久不止者，将山栀炒黑色，为细末，吹入鼻内，外用水湿草纸搭于鼻中，其血自止。须分点滴成流者，其邪在经，不在此法。墨汁、五倍子烧灰，或服，或吹随用，又或刺曲池、合谷泻之。

〔吴〕凡吐血衄血，无表证，脉不浮紧者，不可发汗也。东垣云：脉微者，宜黄芩芍药汤。脉滑数者，犀角地黄汤。如热盛血不止者，河间地黄散、古方四生丸。血虚者，东垣麦门冬饮子、三黄补血汤。若不止者，《活人》茜根散、茅花汤主之也。以上皆治吐血、衄血之良方，但在出入通变也。大抵吐血、衄血，脉滑小者生，脉实大者死。或吐或衄后，脉微者易治。若热反盛，脉又数急者，死也。若衄而头汗出，或身上有汗，不至足者，乃难治也。凡血得热则行，得冷则疑，见黑则止，所以犀角地黄汤中加好京墨一二匙，搅药令黑，与之，最效也。昔陶尚文治一人，伤寒四五日，吐血不止，医以犀角地黄汤、茅花汤治之，反剧。陶公切其脉浮紧而数，遂服麻黄汤，一服汗出而愈也。可谓得仲景之心法矣。若脉不浮紧而数者，此法岂可施乎？

◎ 吐血

〔成〕杂病吐血、咯血，责为实邪。伤寒吐血、咯血，皆由误汗下并火逆而致，诚非寒病，热之微甚者也，是为坏病，宜随其逆而调之。惟少阴厥竭误汗一证，强动经血，故云难治也。

凡服桂枝汤吐者，其后必吐脓血。黄芩汤、麻黄升麻汤。脉浮热甚，反灸之，必咽燥唾血。此火邪迫血，而血上行者也。芍花汤、解毒汤、黄芩芍药汤。少阴病，但厥，无汗，强发之，必动其血，或从口鼻，或从目出，名下厥上竭，为难治。少阴证，恶寒发热，无头疼，误大汗，使血从耳目口鼻出者，名阴血，多不语此，与鼻衄阳血不同。伤寒六七日，大下后，寸脉沉而迟，手足厥逆，下部脉不至，咽喉不利，唾脓血，泄利不止者，为难治。麻黄升麻汤。咽痛吐血，若面赤斑斑如锦纹者，为阳毒，宜升麻鳖甲汤。

附

〔垣〕治一贫士，病脾胃虚，与补剂药愈后，继而居旷室，卧热炕，咳而吐血数次。予谓此久虚弱，外有寒形，而有火热在内，上气不足，阳气外虚，当补表之阳气，泻里之虚热。盖冬居旷室，衣服单薄，是重虚其阳，表有大寒，壅遏里热，火邪不得舒伸，故血出于口。因思仲景治伤寒，脉浮紧，当以麻黄汤发汗。而不与之，遂成衄血，却与麻黄汤立愈。与此甚同，因与麻黄人参芍药汤。

麻黄人参芍药汤方

麻黄一钱，去外寒　桂枝半钱，补表虚　白芍药一钱　黄芪一钱，实表益卫　炙甘草一钱，补脾　五味子五粒，安肺气　麦门冬三分，保肺气　人参三分，益三焦元气不足而实其表　当归五分，和血养血

上哎咀，作一服，水三盏，煎麻黄令沸，去沫，至二盏，入余药，同煎至一盏，去滓。热服，临卧一服愈。观此一方，足以为万世模范也。盖取仲景麻黄汤，与补剂各半服之。但凡虚人合用仲景方者，皆当以此为则也。

《活》伤寒吐血，诸阳受邪，初热在表，应发汗，热毒入经，结于五脏，内有瘀积，故吐血也。瘀血甚者，抵当汤也。轻者，桃仁承气汤，兼服犀角地黄汤、三黄丸。

◎ **便脓血**

便脓血，热病也。其在太阳者，误发淋家汗，因便血，猪苓汤。此坏病也，由小便淋沥所致，故利其小便而愈。阳明病，下血谵语，此热入血室，刺期门以散其热也。无表里证，因下后协热便脓血者，热势下流故也。其在少阴下利，便脓血。又有至四五日，腹痛便脓血，治以桃花汤，成氏释为里寒，非也。桃花汤虽犯干姜，然分两最微。赤石脂、粳米居多，盖调正气，涩滑脱，佐用辛以散之之义。又八九日，一身尽热，必便血也。又便脓血者，可刺厥阴。又伤寒先厥后热，必便脓血。又伤寒厥少热微，后必便血。又下利脉数而渴，必清脓血。是数者，皆传经之热邪也。各随其轻重，或用微凉，或用疏导，无不愈者。误用辛热，罔或得痊，世因以为难疗之疾。殊不知仲景著便脓血，别无死候，学者宜究心焉。

太阳　病以火熏之，不得汗，其人必躁，再到太阳经不解，必清血，为火邪。此火邪迫血，而血下行者也。太阳病下之，其脉促，不结胸者，为欲解。脉沉滑者，协热利，脉浮滑者，必下血。淋家不可发汗，发汗必便脓血。太阳病，外已解，但少腹急结者，桃仁承气汤证也。详蓄血。

阳明　病人无表里证，发热七八日，虽脉浮数者，可下之。假令已下，脉数不解，下不止，必协热而便脓血也。阳明病，下血谵语，此热入血室。但头汗者，刺期门。

冲脉为血海，即血室也，男女均有之。男子下血谵语，妇人寒热似疟，皆为热入血室。迫血下行，则为协热而利。挟血之脉，乍涩乍数，或沉或伏。血热交并，则脉洪盛。大抵男多在左手，女多在右手见之也。又有阴寒为病，下利脓血者，乃下焦虚寒，肠胃不固，清浊不分而便下脓血也。二者一为血热，一为血寒，临病宜详审之。

少阴　病，八九日，一身手足尽热，以热在膀胱，必便血也。

少阴病，下利便脓血者，可刺。

厥阴　伤寒，先厥后发热，下利必自止。若不止，必便脓血。伤寒，热少厥微，指头寒，默默不欲食，烦躁，小便利色白者，此热除也。欲得食，为欲愈。若厥而呕，胸胁烦满者，其后必便脓血。伤寒厥少热多，其病当愈。四日至七日，热不除者，必便脓血。下利，脉数而渴者，今自愈。设不瘥，必清脓血。下利，寸脉反浮数，尺中自涩者，必清脓血。

〔吴〕凡下血、便脓血，有阴阳冷热之不同，要详辨之。古人云：见血无寒。又言血得热而行，此大概之言也。大抵属热者常八九，属寒者才一二，不可拘泥谓无寒也。《要略》曰：阳证内热，则下鲜血；阴证内寒，则下紫黑如豚肝也。且夫阳证脉数而有力者，为实热，苦寒之药可投。若数而无力者虚热，当甘温养血药中，少佐寒药可也。若阴证，则脉迟而有力者，为有神，可治。无力者，难治也。凡下利脓血，身热脉大者，为难治。身热脉小者，为易治也。

◎ 蓄血

身黄、如狂、屎黑、喜忘，皆蓄血之证也。许学士云：血在上则喜忘，在下则发狂。

〔成〕血留下焦而瘀者，蓄血也。大抵伤寒先看面目，次观口舌，次观心下至少腹，以手揣之。若少腹硬满，若小便不利者，是津液留结，可利小便。若小便自利者，是蓄血证，可下瘀血。其阳明病，有蓄血而喜忘者，证之甚也，宜抵当汤。太阳有热结膀胱如狂者，证之轻也，宜桃仁承气汤。经云：病人无表里证，发热七八日，脉虽浮数，可下之。假令已下，脉数不解，胃热则消谷善饥，至六七日，不大便者，此有瘀血，抵当汤主之。若脉数不解，而下不止，必协热而便脓血也。此证当不大便，六七日之际，又无喜忘如狂，并少腹硬满之候，与承气下者多矣。何以知为蓄血？盖脉浮而数，浮则热伤气，数则热伤血，因下之后，浮数俱去则已。若下后，数去而脉但浮者，则荣血间热去，并于卫气间热，心中则饥也。邪热不杀谷，则有潮热发渴之证也。及下之后，浮去而数不解者，则卫气间热去，合于荣血间之热。热气合并，逼血下行，胃虚协热，消谷善饥，血至下焦，若下不止，则血得以去泄，必便脓血也。若不大便六七日，则血不得出泄，蓄在下焦为瘀血，须抵当汤下之。此实证之奇异，治法之玄微也。

太阳　病六七日，表证仍在，脉微而沉，反不结胸，其人发狂者，以热在下焦，少腹当硬满，小便自利者，下血乃愈。所以然者，以太阳随经，瘀热在里故也，抵当汤主之。〔成〕太阳，经也。膀胱，腑也。此太阳瘀热，随经入腑者也。六七日者，邪气传里之时也。脉微而沉，邪气在里之脉也。表证仍在者，则邪气犹浅，当结于胸中，若不结于胸中，其人发狂者，热结在膀胱也。经曰：热结膀胱，其人如狂，此发狂则热又深也。少腹硬满，小便不利者，为无血也。小便自利者，血证谛也。与抵当汤以下蓄血。按玩仍在字，则邪气为不传于里，非犹浅也。膀胱为太阳本经，曰热在下焦，曰少腹硬满，曰小便自利，皆膀胱之证，故总结曰随经瘀热也。在里二字，要看得活，非三阴之里，乃随经膀胱之里也。太阳病，身黄，脉沉结，少腹硬，小便不利者，为无血也。小便自利，其人如狂者，血证谛也，抵当汤主之。身黄，脉沉结，少腹硬，小便不利者，胃热发黄也，可与茵陈汤。身黄，脉沉结，少腹硬，小便自利，其人如狂者，非胃中瘀热，为热结下焦而为蓄血也，与抵当汤以下蓄血。

抵当汤方

水蛭三十个，熬　虻虫三十个，去足、翅，熬　桃仁二十个，去皮、尖　大黄酒浸，三两

上四味，为末，以水五升，煮取三升，去滓。温服一升，不下再服。

苦走血，咸胜血，虻虫、水蛭之咸苦以除蓄血。甘缓结，苦泄热，桃仁、大黄之甘苦以下结热。

人之所有者，气与血也。气为阳，气留而不行者，则易散，以阳病易治故也。血为阴，血蓄而不行者，则难散，阴病难治故也。血蓄于下，非大毒快剂，则不能抵挡，故治蓄血，曰抵当汤。《内经》曰：咸胜血，血蓄于下，必以咸为主，故以水蛭咸寒为君。苦走血，血结不行，必以苦为助，是以虻虫苦寒为臣。肝者，血之源，血聚则肝气燥，肝苦急，食甘以缓之。散血缓肝，是以桃仁味苦甘平为佐。大黄味苦寒，湿气在下，以苦泄之，血亦湿类也，荡血逐热，是以大黄为使。四物相合，虽苛毒重病，亦获全济。

伤寒有热，少腹满，应小便不利，今反利者，为有血也。当下之，不可余药，宜抵当丸。〔成〕伤寒有热，少腹满，是蓄血于下焦。若热蓄津液不通，则小便不利。其热不蓄津液而蓄血不行，小便自利者，乃为蓄血，当与桃仁承气汤、抵当汤下之。然此无身黄屎黑，又无喜忘发狂，是未至于甚，故不可与其余快峻之药也。可与抵当丸，小可下之也。按：身黄屎黑，喜忘发狂，亦是推广之词，若依上文，只是满而不硬耳。

抵当丸方

水蛭二十个　虻虫二十五个　桃仁二十个，去皮、尖　大黄三两

上四味，杵，分为四丸，以水一升，煮一丸，取七合服之。晬时当下血，若不下者，更服。

太阳病不解，热结膀胱，其人如狂，血自下，下者愈。其外不解者，尚未可攻，当先解外。外解已，但少腹急结者，乃可攻之，宜桃核承气汤。按：犀角地黄汤以治上血，如吐血、衄血为上血也。桃仁承气汤治中血，如蓄血中焦，下利脓血之类，为中血也。抵当汤丸治下焦血，如血证如狂之类，是下血也。上中下三焦，各有主治。此条当作三证看，至下者愈是一证，谓其血自下也，疑有缺文。至当先解外是一证，盖其人如狂，是下焦血，非桃仁承气证也；自外解至末，又是一证，恐是自下只去得下焦血，而中焦道远，未能尽去，故尚留于少腹耳。又抵当汤丸，其中虻虫、水蛭，性为猛厉，不若四物汤加酒浸大黄各半下之妙。见《汤液本草》水蛭条下。

桃核承气汤方

桃仁五十个，去皮、尖　桂枝去粗皮　芒硝　甘草炙。各二两　大黄四两

上五味，以水七升，煮取二升半，去滓，纳芒硝，更上火微沸，下火。先食温服五合，日三服，当微利。

甘以缓之，辛以散之。少腹急结，缓以桃仁之甘。下焦蓄血，散以桂枝辛热之气。寒以取之，热甚搏血，故加二物于调胃承气汤中也。按：以上证玩之，当是桂，非桂枝也。盖桂枝轻扬治上，桂厚重治下。成氏随文顺释，未足据。

阳明　阳明证，其人喜忘者，必有蓄血。所以然者，本有久瘀血，故令喜忘。屎虽硬，大便反易，其色必黑，宜抵当汤，下之。〔成〕《内经》曰：血并于下，乱而喜忘。此下焦本有久瘀血，所以喜忘也。津液少，大便硬，以蓄血在内，屎虽硬，大便反易，其色黑也。与抵当汤以下瘀血。

〔海〕初便褐色者重，再便深褐色者愈重，三便黑色者为尤重。色变者，以其火燥也。如羊血在日色中，须臾变褐色，久则渐变而为黑色，即此意也。当详察之。

病人无表里证，发热七八日，虽脉浮数者，可下之。假令已下，脉不解，胃热则消谷善饥，至六七日不大便者，有瘀血，宜抵当汤。若脉数不解，血下不止，必协热而便脓血也。

〔成〕当不大便六七日之际，无喜忘如狂之证，又无少腹硬满之候，何以知其有蓄血？盖以其脉浮数故也。浮则热客于气，数则热客于血。下后浮数俱去，则病已。若下后数去而浮仍在，则荣血中热去，而卫气中热在，为邪气独留，心下善饥，邪热不杀谷，潮热反渴也。若下后浮去而数不解，则卫气中热去，而荣血中热在，血热合并，迫血下行，胃虚协热，消谷善饥，血至下焦，若下不止，则血得以泄，必便脓血也。若不大便六七日，则血不得出泄，必蓄在下焦为瘀血，故须以抵当汤下之。

〔张〕或问：攻下之法，须外无表证，里有下证，然后可攻。上言无表里证，况脉更浮数，何故言可下之？曰：此非风寒之所病，是由内伤而致然也。若外不恶寒，里无谵语，但七八日，发热，有烁津液，乃阳盛阴虚之时，苟不攻之，其热不已，而变生焉。故云：虽脉浮数，可下。不待沉实而攻之。夫内伤者，经曰：趺阳脉浮而数，浮则伤胃，数则伤脾，此非本病，医特下之所为也。仲景之意，不外是理。凡伤寒当下之证，皆从太阳阳明在经之邪，而入于腑，故下之。今不言阳明病，而只云病人无表里证，此非自表之里而病也，但为可下，故编于阳明篇中，学者宜详玩焉。

病者胸满痞瘭，舌青口燥，但漱水不欲下咽，无寒热，脉微大来迟，腹不满，其人言我满，为有瘀血。〔海〕云：漱水不咽，胸满，心下手不可近者，桃仁承气汤主之。

病者如热状，烦满，口干燥而渴，其脉反无热，此为阴伏，是瘀血也，当下之。

〔《活》〕前集云：伤寒失汗，热蓄在里，热化为血，其人善忘而如狂，血上逆则善忘，血下蓄则内急。甚者抵当汤丸、桃仁承气汤、犀角地黄汤，取尽黑物为效。又云：若用抵当汤丸，更宜详慎，审其有无表证。若有蓄血而外不解，亦未可便用，宜先用桂枝汤以解外，缘热客膀胱太阳经也。

〔吴〕凡蓄血者，瘀血留结于内。盖伤寒病在太阳，当汗不汗，则瘀血在里，必血结也。大抵看伤寒，病人心下、两胁、少腹但有硬满处，以手按则痛者，便当问其小便何如。若小便不利，乃水与气也。若小便自利者，为有血也。

〔陶〕以手按之，小腹若痛而小水自利，大便黑，兼或身黄，谵妄燥渴，脉沉实者，为蓄血，桃仁承气汤下尽黑物则愈。若按之小腹胀满不硬痛，小水不利，则溺涩也，五苓散加减利之。不可大利，恐耗减津液也。若按小腹绕脐硬痛，渴而小水短赤，大便实者，有燥屎也，大承气汤下之。

附

〔海〕血证，古人用药，虽有轻重之殊，而无上下之别。今分作上中下三等，以衄血、呕血、唾血、吐血为上部，血结胸中为中部，蓄血下焦为下部。夫既有三部之分，故药亦当随其轻重也。

汗多为衄血，脉浮，灸之。咽燥为唾血。当汗不汗，热入于里者，为呕血、吐血，此在上也，犀角地黄汤主之，凉膈散加生地黄亦可。然衄、唾、呕吐俱在上，亦当以轻重分之。大凡血证皆不饮水，惟气证则饮之，宜详审。此证乃足太阴所主，脾所不裹，越而上行，所以有吐血、呕血之候也。实者犀角地黄汤，虚者黄芩芍药汤。凡病呕吐者，以脾所主，故咸用芍药主之，是知太阴药也。

血结胸中，头痛身痛，漱水不欲咽者；衄，无热胸满，漱水不欲咽者；喜忘昏迷，其人如狂，心下手不可近者，血在中也，桃仁承气汤主之。

蓄血下焦，其人发狂，小腹满硬，小便自利，大便反黑，及脐下疼者，抵当汤丸主之。如狂者在中，发狂者在下。

抵当汤丸，药味同剂，如何是二法？盖喜忘发狂，身黄屎黑者，疾之甚也。但小腹满硬，小便利者，轻也，故有汤丸之别。桃仁、大黄等分，水蛭、虻虫多者作汤，三之二者作丸。丸之名，取其数少而缓也。故汤用煎服一升，丸只服七合也。

生地黄汤

病人七八日后，两手脉沉细微，肤冷脐下满，或狂或躁，大便实而色黑，小便自利者，此蓄血证也。若老幼气虚弱者，宜此丸主之。

生地黄取自然汁一升，如无只用生干地黄二两　干漆半两，炒烟尽　生藕自然汁半升，如无藕，用刺蓟汁一升半　蓝叶一握，切细，干者用末半升　虻虫二十个，去翅、足，麸内炒黄色　水蛭十个，炒　大黄一两，锉如豆大　桃仁研碎，半两

上八味，同一处，入水三升，慢火熬及二升，放冷。分二服，先投一服。至半日许，血未下，再投之。此汤比抵当汤丸其势甚轻。如无地黄，与藕汁升数，添水同煎。抵当丸恐用之太过，不只损血，故以此汤主之。

◎ 腹中雷鸣

〔成〕腹中雷鸣有二证，坏病也。其一由伤寒反下之而致者，甘草泻心汤，以误下损阴气故耳。其一由伤寒汗出解之而生者，生姜泻心汤，以误汗损阳气而然。盖用此二汤，以复阴阳之气耳。

伤寒中风，医反下之，其人下利日数十行，谷不化，腹中雷鸣，心下痞硬，干呕，心烦不得安。医见心下痞，复下之，其痞益甚。此非结热，以胃虚客气上逆，故便硬也，甘草泻心汤主之。详下利。

伤寒汗出解之后，胃中不和，心下痞硬，干噫食臭，胁下有水气，腹中雷鸣，下利者，生姜泻心汤主之。详痞。

◎ 踡

〔成〕踡者，屈缩不伸是也。皆阴寒之极，虽在阳经见是证者，然有表证，亦宜用温经之剂，桂枝附子是也。况在三阴，里寒下利，厥逆者乎，四逆之类，其可缺诸？若有阴无阳者，为不治。

少阴病，下利，若利自止，恶寒而踡，手足温者，可治。或云：四逆汤、真武汤。少阴病，恶寒而踡，时时自烦，欲去衣被者，可治。《活人》用小柴胡汤。少阴病，恶寒身踡而利，手足逆冷者，不治。少阴，四逆，恶寒而身踡，脉不至，不烦而躁者，死。

◎ 四肢拘急

〔成〕拘急者，拘强难以屈伸也。不拘病证在何经，凡见是证，皆阴寒所致，寒主收引故也。仲景之法，虽太阳表证及风湿相搏而见挛急者，亦处以桂枝加附子汤、甘草附子汤之类。况阴经里病，霍乱之候，四逆之剂，其可缺诸？

太阳病，发汗，漏不止，其人恶风，小便难，四肢微急，难以屈伸，桂枝加附子汤。方见自汗。风湿相搏，骨节烦疼，不得屈伸，汗出短气，小便不利，恶风，或身微肿，甘草附子汤。方见身体痛。伤寒，脉浮自汗，小便数，心烦，微恶寒，脚挛急，本桂枝加附子汤，反用桂枝汤攻表，误也。作甘草干姜汤，以复其阳。若愈，足温，更作芍药甘草汤以伸脚。大汗出，热不去，内拘急，四肢疼，又下利厥逆，恶寒者，四逆汤。阴阳易病，身体重，少气，少腹里急，膝胫拘急者，烧裈散。

附

〔吴〕凡伤寒，大汗已出，因而露风，则汗不流通，风邪乘虚，袭于经络，故手足挛搐，不能屈伸，筋脉拘急也，宜牛蒡根散主之。

牛蒡根散方

牛蒡根十段　麻黄去根、节　川牛膝　天南星各六钱

上细锉，于石器内入好酒一升，同研细。另用炭火半秤，烧一黄土地坑，令通赤，去火扫净。投药于坑内，再用炭火烧令黑色。取出，研为细末。每服一钱，以好酒温热调下，日三服，效。外以百草膏贴之良。

◎ 瘛疭

〔成〕瘛者，筋急而缩也。疭者，筋缓而伸也。或伸缩而不止者，瘛疭也，俗谓之搐搦。乃风热甚之病，宜以祛风涤热之凉剂，或有可生。若妄加灼火及发表之药，则祸不旋踵。

太阳发汗已，身犹灼热，名风温，脉阴阳俱浮，自汗身重，多眠鼻鼾，语言难出，不可下，不可火。若被火者，微则发黄，剧则

惊痫瘛疭。防风通圣散。

〔吴〕夫瘛疭者，一缩一伸，手足相引，搐搦不已，大抵与婴孩发搐相似。古人以此证多属于风，盖风主摇动也。骆龙吉言：心主脉，肝主筋，心属火，肝属木，火主热，木主风，风火相扇，则为瘛疭也。若夫不因汗下后所生者，当平肝木，降心火，佐以和血脉之剂主之。如羌活、防风、黄芩、柴胡、黄连、芍药、生地黄、当归、川芎、天麻之类。若兼有痰者，必加竹沥、天南星、半夏。如风邪急搐，须加全蝎、白僵蚕之类。若伤寒曾经汗下后，多日传变而得此证者，为病势已过，多难治也。盖因虚极生风所致，须用小续命汤，或大建中汤增损一二味主之。凡伤寒汗出露风，则汗不通流，遂变筋脉挛急，手足搐搦者，宜牛蒡根散主之。又风温被火，微发黄色，剧如惊痫，时发瘛疭者，宜葳蕤汤主之。若瘛疭，戴眼反折，绝汗乃出，大如贯珠，着身不流者，此太阳终也，不可治。又有四肢瘳习，动而不止，似瘛疭而无力抽搐者，此为肝绝。盖汗下后，变生此症者，多死。凡用小续命汤，有汗去麻黄，无汗去黄芩，要在通变而已。

◎ 风湿相搏

〔成〕风湿相有二证，其一则本是伤寒，至八九日，复遇风湿相搏者，桂枝附子汤以散表中风湿。其一则只是风湿相搏，骨节烦疼等证，宜甘草附子汤以散湿固卫。能认此证，妙在脉浮虚而涩，脉若沉实，滑大数者，非也。

太阳　伤寒，八九日，风湿相搏，身体烦疼，不能转侧，不呕不渴，脉浮虚而涩者，桂枝附子汤。若大便硬，小便自利者，桂枝去桂加白术汤。风湿相搏，骨节烦疼，掣痛不得屈伸，近之则痛剧，汗出短气，小便不利，恶风不欲去衣，或身微肿者，甘草附子汤。

◎ 奔豚

奔豚有二，皆坏病也。一由误汗所致，一由误加烧针所致。

太阳　发汗后，其人脐下悸者，欲作奔豚，茯苓桂枝甘草大枣汤主之。方见悸。烧针令其汗，针处被寒，核起而赤者，必发奔豚，气从少腹上冲心者，灸其核上各一壮，与桂枝加桂汤，更加桂二两。

〔吴〕夫奔豚者，如豕突之状，气从少腹上冲心而痛也。凡欲作奔豚者，其气在脐下，筑然而动也，宜茯苓大枣汤主之，或理中汤去白术加肉桂主之。痛甚者，更加吴茱萸亦佳。凡烧针令其汗出者，针处被寒，核起而赤，必发奔豚也，宜灸其核上各一壮，与桂枝加桂汤主之。若痛甚，手足厥逆者，宜当归四逆汤加肉桂、吴茱萸主之。惟桂大能泄奔豚，凡药中不可缺也。

茯苓桂枝甘草大枣汤方

茯苓半斤　甘草炙，二两　大枣十五枚，擘　桂枝四两

上四味，以甘澜水一斗，先煮茯苓，减二升，内诸药，煮取三升，去滓，温服一升，日三服。

◎ 肿

肿有三证：太阳风湿相搏，身微肿者，宜治湿。阳明中风，耳前后肿者，宜刺。大病瘥后，腰以下肿者，宜利小便。风湿相搏，骨节烦疼，掣痛不得屈伸，近之则痛剧，汗出短气，小便不利，恶风不欲去衣，或身微肿者，甘草附子汤主之。

阳明中风，脉弦浮大而短气，腹都满，胁下及心痛，久按之气不通，鼻干，不得汗，嗜卧，一身及面目悉黄，小便难，有潮热，时时哕，耳前后肿，刺之小瘥。

大病疾后，从腰以下有水气者，牡蛎泽泻散主之。

牡蛎泽泻散方

牡蛎熬　泽泻　蜀漆　商陆　葶苈隔纸炒　海藻　栝楼根各等分

上为末，每服一钱或二钱，米饮调下，小便利为度。身虚胃弱，食少者，以五苓散加苍术、陈皮、木香、砂仁之类主之。若人不甚弱者，以商陆一味，煮粥食之，亦佳。凡病瘥后，足肿者，不妨，但节饮食，胃气强，自消也。一方用金毛狗脊，煎汤洗之，亦效。

◎ 身痒

太阳病有身痒，阳明病有身如虫行，俱为荣卫气虚，微邪在表，无从而出，故有为痒，如虫行之状也。悉宜各半汤。

太阳病，得之八九日，如疟状，发热恶寒，热多寒少，其人不呕，清便欲自可，一日二三度发，脉微缓者，为欲愈也。脉微而恶寒者，此阴阳俱虚，不可更发汗，更下，更吐也。面色反有热色者，未欲解也。以其不能得小汗出，身必痒，宜桂枝麻黄各半汤。

阳明病，法多汗，反无汗，其身如虫行皮中状者，此久虚故也。宜桂枝麻黄各半汤。《活人》用术附汤、黄芪建中汤。

〔赵〕虫行皮中状者，即经言身痒是也。久虚者，以表气不足，津液不充于皮肤，使腠理枯涩，汗难出也。若谓虚则当补，毕竟阳明受邪为病，邪可补乎？如用术附黄芪辈，皆收汗药，则荣卫郁闭，邪无从出，内热发矣。何况其病又无吐利、胃虚等症，病不在里，但皮肤中表气虚乏，理宜和解可也。莫若借用各半汤。或有热者，柴胡桂枝汤，庶乎甘辛之剂，可以和其荣卫，通行津液而解，未审当否。

◎ 除中

〔成〕除中者，脏寒应不能食，今反能食者是也。有二证，悉属厥阴脏寒。其一证，由误服黄芩汤凉药而致，期以必死。其一则热少厥多，胃气在者，必愈。恐暴来出而复去者死，其热续在者生。此不因药故也。

伤寒脉迟，六七日，而反与黄芩汤彻其热，脉迟为寒，今与黄芩汤复除其热，腹中应冷，当不能食，今反能食，此名除中，必死。眼睛不慧，语言不出，而谷食反多者，此为除中，口虽欲言，舌不能言。凡手足厥冷而利，不当食而食者，恐为除中，试与索饼食之，发热者除中，不发热者非也。详见厥门。

◎ 下重

泄利下重，若少阴证欲寐四逆者，四逆汤加薤白散。若热者，白头翁汤。方论见下利。

脉浮，宜以汗解，用火灸之，邪无从出，因火而盛，病从腰以下必重而痹，名火逆也。

脉迟浮弱，恶风寒者，表证也。医反下之，遂不食，胁痛身黄，项强，小便难。复与柴胡汤，必下重。论见胁痛。

下利，脉沉弦者，下重也。

◎ 身热恶寒　身寒恶热

病人身大热，反欲得近衣者，热在皮肤，寒在骨髓也。身大寒，反不欲近衣者，寒在皮肤，热在骨髓也。〔成〕皮肤言浅，骨髓言深，皮肤言外，骨髓言内。身热欲得衣者，表热里寒也。身寒不欲衣者，表寒里热也。

〔丹〕谨按，身大热，欲得衣，盖人之身不能自温，因表气之实，足以自温，虽遇风寒，无所畏惮。大热病，表气当实而喜冷，今反欲得衣者，表气虚，不足以自温，故欲近衣。恐是病人阴弱，阳无所附，飞越而出，发为大热尔，当作阴虚治之。身大寒，反不欲近衣者，恐是邪在表，不能自发而为热。表虽无热，邪郁肤腠，表气大实，故不欲近衣尔，当作郁病治之。注言表热里寒者，当是热感得浅，寒感得深而在内也。言表寒里热者，当是寒感得浅而在外，热感得深而在内也。表里之寒热为重感病耶？重感之病，必有其名，如伤寒重感寒为温疟，伤寒更遇风为风温，伤寒更遇温热为温毒，伤寒遇温气为温疫，病湿更中暍为湿温，未尝有所谓表里寒热也。然表热里寒，表寒里热，何病耶？窃尝求之论意矣，恐为寒热感之深者发也。《内经》曰：亢则害，承乃制。谓气盛之极，则受胜己之化而为病也。热感得深，外必恶寒，故曰寒在皮肤，非寒也，热也。热在骨髓，此火极似水证。仲景曰：人伤于寒，则为病热。热虽甚不死。寒感得深，外必发热，故曰热在皮肤，非热也，寒也。此伤于寒而热甚也。《内经》曰：甚者反治。又曰：寒因热用，热因寒用。病气深者，正气虚也。非反治因用，邪何由伏，病何由安。

〔赵〕详仲景论中，只分皮肤、骨髓，而不曰表里者，盖以皮、肉、脉、筋、骨五者，《素问》以为五脏之合，主于外而充于身者也。惟曰脏，曰腑，方可言表里。可见皮肤即骨髓之上，外部浮浅之分，骨髓即皮肤之下，内部深沉之分，与经络属表，脏腑属里之例不同。况仲景出此证在太阳篇首，其为表证明矣。是知虚弱素寒之人，感邪发热，热邪浮浅，不胜沉寒，故外怯而欲得近衣。此所以为热在皮肤，寒在骨髓，药宜辛温。至于壮盛素热之人，或酒客辈，感邪之初，寒未变热，阴邪闭于伏热，阴凝于外，热郁于内，故内烦而不欲近衣。此所以寒在皮肤，热在骨髓，药宜辛凉必也。一发之余，既散表邪，又和正气，此仲景不言之妙。若以皮肤为表，骨髓为里，则麻黄证骨节疼痛，其可名为有表复有里之证耶？

〔《活》〕热在皮肤，寒在骨髓一条，仲景无治法，宜先与阳旦汤，寒已，次以小柴胡加桂温其里。又云：表热里寒者，脉须沉而迟，手或微厥，下利清谷也。所以阴证亦有发热者，四逆汤、通脉四逆汤主之。寒在皮肤，热在骨髓一条，仲景亦无治法，宜先以白虎加人参汤，热除，次以桂枝麻黄各半汤以解其外。又云：表寒里热者，脉必滑而厥，口燥舌干也。所以少阴恶寒而蜷，时时自烦，不欲厚衣，用大柴胡下之而愈。此皆仲景之遗意也。

◎ 表热里寒　表寒里热

伤寒脉浮，此表有热，里有寒，白虎汤主之。

少阴病，下利清谷，里寒外热，手足厥逆，脉微欲绝，身反不恶寒，其人面赤色，或腹痛，或干呕，或咽痛，或利止脉不出者，通脉四逆汤。方见下利。既吐且利，小便复利，大汗出，下利清谷，内寒外热，脉微欲绝者，四逆汤主之。〔成〕吐利亡津液，则小便当少，小便复利而大汗出，津液不禁，阳气大虚也。脉微为亡阳，若无外热但内寒，下利清谷为纯阴，此以外热，为阳未绝，犹可与通脉四逆汤救之。下利清谷，里寒外热，汗出而厥者，通脉四逆汤。〔成〕下利清谷为里寒，身热不解为外热。汗出，阳气通行于外，则未当厥，其汗出而厥者，阳气太虚也。与通脉四逆汤，以固阳气。脉浮而迟，表热里寒，下利清谷者，四逆汤主之。〔成〕浮为表热，迟为里寒。下利清谷者，里寒甚也。与四逆汤，温里散寒。

表热里寒者，脉虽沉而迟，手足微厥，下利清谷，此里寒也。所以阴证亦有发热者，此表热也。四逆汤、通脉四逆汤。表寒里热者，脉必滑，身厥，舌干也。所以少阴恶寒而蜷，此表寒也。时时自烦，不欲近衣，此里热也。大柴胡汤。

◎ 热多寒少　寒多热少

太阳病，发热恶寒，热多寒少，脉微弱者，此无阳也。不可发汗，宜桂枝二越婢一汤。刘氏云：脉迟者，小建中加黄芪，或温中。

太阳病，八九日，如疟状，发热恶寒，热多寒少。其人不呕，清便欲自可，一日二三度发，脉微缓者，为欲愈。脉微恶寒者，此阴阳俱虚，不可更发汗、更下、更吐也。面色反有热色者，未欲解也，以其不得小汗出，身必痒，宜桂枝麻黄各半汤主之。

〔赵〕愚详仲景论中，热多寒少，只有二证。如上文一证，仲景之意，盖以得病七八日，如疟状，发热恶寒，热多寒少十六字，为自初至今之证。以下文，乃是以后拟病防变之辞，当分作三截看。若其人不呕，清便欲自可，一日二三度发，脉微缓，为欲愈。此一节，乃里和无病而脉微缓。微者邪气微，缓者阴阳同等，脉证皆向安之兆，可不待汗而欲自愈也。若脉微而恶寒者，此阴阳俱虚，不可发汗、更下、更吐也。此一节宜温之。若面色反有热者，未欲解也，以其不能得小汗出，其身必痒，宜各半汤。此一节必待汗而后愈也。《活人书》不详文意，却将其人不呕，清便欲自可九字，本是欲愈之症，反以他证各半汤汗之。又将不可汗吐下，及各半汤证语句，并脱略而不言，反将其中欲愈之症，而用彼药汗其所不当汗，何也？其第二症，仲景云：太阳病，发热恶寒，热多寒少，脉微弱者，亡阳也，不可发汗，宜桂枝二越婢一汤。《活人书》于脉微弱上，添都大二字，岂以仲景论脉为未足而加之乎？其第三症，尺脉迟者，仲景论中无热多寒少语句，但云脉浮紧，法当身疼痛，宜以汗解之。假令尺中迟者，不可发汗，以荣气不足，血少故也。《活人书》但举尺中迟血少之语，自添寒少热多四字加于其上，因而编入此问中何耶？如一证尺迟者，只当收入不可汗门中。

〔刘〕仲景一书，只有热多寒少之条，无寒多热少之证。又云：不烦躁，手足厥逆为伤寒；脉反浮缓为伤风。大青龙汤，或云各半汤。

◎ 发斑

续增

〔赵〕《活人》云：发斑有两证：有温毒，有热病。又云：表虚里实，热毒乘虚出于皮肤，所以发斑疮瘾疹如锦纹。《素问》谓之疹。愚详仲景论无此证治，但华佗云：热毒未入于胃而下之，胃虚热入烂胃。又热已入胃，不以时下之，热不得泄，亦胃烂，其斑如鸡头大，微隐起，喜着两胁。王仲弓云：下之太早，热气乘虚入胃故也。下之太迟，热留胃中亦发斑，或服热药多亦发斑。微者赤，五死一生；剧者黑，十死一生。皆用白虎加人参汤，一名化斑汤，及阿胶大青汤。又索氏《新书》云：阳毒病人出斑，皆如灸迹，指面大，青黑，并不免于死者。古人云胃烂，如此可信矣。世之人或谓斑有生者，非斑也，皆疹耳。其状如蚊虫咬，小点而赤是也，故其多生矣。今此瘾疹如锦纹者，疹也，非斑也。以斑即是疹，亦非也。谓表虚里实者，亦非也。如上所言，岂特两证而已乎？

〔海〕阳证发斑有四：有温毒发斑，有热病发斑，有时气发斑，有伤寒发斑。

斑斑如锦纹，或发之四末，或发之面部，或发之胸背，色红赤者，胃热也，紫黑者，胃烂也。一则下早，一则下晚，乃外感热病而发也，宜用玄参升麻汤、白虎等药。王朝奉云：赤斑出，五死一生，黑斑出，十死一生。皆用白虎人参汤、阿胶大青汤、兼与紫雪散大妙。可下者，调胃承气汤。

〔吴〕凡发斑有六：一曰伤寒，二曰时气，三曰温毒，四曰阳毒，五曰内伤寒，六曰阴证。

一曰伤寒发斑者，盖因当汗不汗，当下不下，热毒蕴于胃中，乃发斑也。《千金方》曰：红赤者，为胃热，紫赤者，为热甚，紫黑者，为胃烂也。故赤斑出者，五死一生。黑斑出者，十死一生也。大抵鲜红起发者吉，虽大亦不妨，但忌稠密成片。紫赤者，为难治。杂黑者，为尤难也。凡斑既出，须得脉洪数有力，身温足暖者，易治。若脉沉小，足冷，元气弱者，多难治。凡斑欲出未出之际，且与四味升麻汤，先透其毒。若脉弱者，倍加人参。食少，大便不实者，倍用白术主之。若斑已出，则不宜再升发也。又不可发汗，汗之更增斑斓。又不宜早下，下之则斑毒内陷也。如脉洪数，热盛烦渴者，以人参化斑汤主之。若消斑毒，或以犀角玄参汤，大青四物汤之类。如热毒内甚，心烦不得眠，错语呻吟者，以黄连解毒汤加玄参、升麻、大青、犀角之类主之。热甚烦渴喘咳者，解毒合化斑汤主之。若斑势稍退，内实不大便，谵语，有潮热者，大柴胡汤加芒硝，或调胃承气汤下之。曾治一人，伤寒八九日，发斑，四肢强硬，昏沉谵语，不知人，大便四五日不通，以调胃承气汤一下而愈。如未可下，有潮热烦渴者，且与小柴胡汤去半夏，加黄连、山栀、黄柏、栝楼根主之，或加大青亦佳。如无以大蓝叶代之，或真青黛代之亦可。大抵解胃热、胃烂之毒，必以黄连、大青、犀角、玄参、升麻、青黛、石膏、知母、黄芩、山栀、黄柏之类也。要在审察病情，合宜而用之。

二曰时气发斑者，乃天疫时行之气也。人感之则憎寒壮热，身体拘急，或呕逆，或喘嗽，或胸中烦闷，或躁热起卧不安，或头痛、鼻干、呻吟不得眠，此皆斑候也。先用纸捻灯，照看病人面部、胸膛、四肢、背心有红点起者，乃发斑也。易老曰：凡大红点发于皮肤之上者，谓之斑。小红靥行于皮中不出起者，谓之疹。盖疹轻而斑重也。大抵一发鲜红稀朗者吉，若一发如针头稠密紫赤者凶，杂黑者难治。有来势急者，发热一二日便出斑；来势缓者，发热三四日而出也。凡治例必察病人元气虚实，脉之有力无力为主。若脉微弱，元气虚者，必先以三白汤倍加人参以助真气。次察斑欲出未透者，以升麻葛根汤主之。如胃弱人虚者，以四君子汤合而用之，名曰升君汤也。若斑不透者，《直指方》加紫草茸亦佳。若斑疹初出，有表证，憎寒壮热，头痛骨节疼，四肢拘急，胸中满闷者，以三因加味羌活散主之，或加紫草亦可。若斑出稠密，或咽喉不利者，犀角消毒饮、玄参升麻汤之类主之。凡斑出脉数，大烦渴者，人参化斑汤主之。若发热，或潮热不解者，以小柴胡汤随证增损用之，或人参败毒散，皆可出入用之。凡斑出而呕逆者，必用陈皮、半夏、生姜、黄连之类。若喘嗽不止者，必用知母、贝母、瓜蒌仁、黄芩、石膏之类。若咽痛者，必用连翘、牛蒡子、黑玄参、升麻、苦桔梗、甘草之类，若斑出而毒盛者，必用犀角、大青、玄参、黄连、黄芩、黄柏、山栀、石膏、知母之类主之也。北方谓之红眼儿、疮气等名色，又多所避忌香臭，盖恐触之也。凡斑已出未出之时，切不可便投寒凉之剂，以攻其热，并饮凉水等物，恐伤胃气，先作呕吐也。又不可发汗、攻下，虚其表里之气，其害尤甚也。若脉弱者，必先有房事，要在审问之，如有夹阴者，必先助真气为要也。

三曰温毒发斑者，《活人》云：初春，病人肌肉发斑、瘾疹如锦纹，或咳心闷，但呕者是也。冬时触冒寒毒，至春始发，初病在表，或已汗吐下，而表证未罢，毒气未散，以此发斑，宜用黑膏主之。又有冬月温暖，人感乖戾之气，冬末即病，至春或被积寒所折，毒气不得泄，至天气暄暖，温毒始发，则肌肉斑疹如锦纹，而咳心闷，但呕有清汁，宜用葛根橘皮汤主之。〔吴〕冬应大寒而反大温，人感此不正之气而为病者，名曰冬温也。若发斑，名曰温毒也。大抵治例与时气同，但温毒发斑尤甚尔。《活人书》谓温毒斑出如锦纹者，以黑膏主之，或玄参升麻汤、犀角大青汤、人参化斑汤、青黛一物汤等方，皆可选而用之。凡温病发于春，热病发于夏，若出斑者，治与伤寒同法也。此由郁之热，自内而发于外，亦非轻也。

四曰阳毒发斑者，其候狂言下利，咽痛面赤，斑出如锦纹者，以阳毒升麻汤、大青四物汤、人参化斑汤、栀子仁汤之类，选而用之。详见本条。

五曰内伤寒者，此因暑月得之，先因伤暑，次食凉物，并卧凉处，内外皆寒，逼其暑火，浮游于表而发斑也。海藏治完颜小将军病，寒热间作，有斑三五点，鼻中微血出，两手脉沉涩，皮肤按之殊无大热，此内伤寒也。与调中汤，数服而愈。凡夹暑者，加香薷、扁豆主之。

六曰阴证发斑，《略例》曰：阴证发斑，亦出胸背手足，但稀少而淡红也。此人元气素虚，或先因欲事，内损肾气，或误服凉药太过，遂成阴证。伏寒于下，逼其无根失守之火，聚于胸中，上独熏肺，传于皮肤而发斑点，但如蚊蚤虱咬痕，然非大红点也。与调中温胃，加以茴香、炒白芍药主之。寒甚脉微者，以大建中汤主之，则真阳自回，阴火自降，而病乃愈，此治本不治标也。大抵发斑身温足暖，脉数大者为顺；身凉足冷，脉微细者，为逆也。凡治斑，不可专以斑治，必察脉之浮沉，病之虚实而治之，则为善治斑也。若孟浪不察，一概论之，而曰不误于人，吾未之信也。

侯国华病伤寒，四五日，身微斑，渴欲饮，诊之沉弦欲绝，厥阴脉也。服温药，数日不已，又以姜、附等药，觉阳微回脉生。因渴，私饮水一杯，脉复退。又见头不举，目不开，问之，则犯阳易。若只与烧裈散，则寒而不济矣。遂更用吴茱萸汤一大服，调烧裈散，连进二服，出大汗，两昼夜而愈。

治阳证发斑之剂

升麻葛根汤

凡发斑欲出未出者，以此汤升发之。若斑已出者，不可用也。

升麻三钱　葛根　白芍药各二钱　甘草炙，一钱

上作一服，水二盅，煎至一盅，去滓，通口服。《直指方》加紫草茸一钱半，治斑不透出者。若脉弱，加人参二钱。胃虚食少，加白术二钱。如腹痛，倍加炒白芍药和之。

《三因》加味羌活散

治斑疹初出，憎寒壮热，或头疼身痛，胸中不利者。

羌活上　独活中　柴胡中　前胡中　枳壳中　桔梗中　人参中　茯苓中　川芎中　升麻上　白芍药中　甘草下　生姜五片

上煎法同前。若斑未透者，如紫草茸一钱半。若脉虚者，倍加人参。胃弱食少者，加白术二钱。大便自利者，亦加白术，去枳壳。若斑出盛，或烦热，或咽痛者，加荆芥、薄荷、防风、牛蒡子、连翘各一钱五分主之。若内热口苦心烦者，加黄芩、黄连各一钱半。若热甚舌燥烦渴者，更加石膏二钱、知母一钱。若喘嗽者，亦用之。若有痰热，胸中烦闷，加瓜蒌仁一钱半。若斑毒盛出者，须加玄参、犀角各一钱以消其毒也。

加味小柴胡汤

治发斑肌热，潮热，或往来寒热，口苦咽干，目眩耳聋，胁痛胸满，心烦，或干呕，或烦渴，或喘，或咳嗽不止者，宜服之。

柴胡上　人参中　黄芩中　半夏中　甘草下　黄连中　升麻中　白芍药中　玄参中　生姜三片　大枣二枚

煎法同前。若口燥渴，去半夏，加栝楼根一钱半。若咽痛，加桔梗二钱，倍用甘草。若呕者，还用半夏，去栝楼根，加生姜，减少甘草主之。若斑毒出盛，加犀角屑一钱、牛蒡子另炒研一钱。毒甚者，更加大青二钱。若胸中烦闷不利，加瓜蒌仁一钱半。若痰火上喘，加

桔梗一钱、知母、贝母各一钱半、瓜蒌仁一钱、桑白皮一钱主之。若喘而舌燥烦渴，脉数大者，更加石膏三钱。若胁痛，胸满不利者，加枳壳、桔梗各一钱半。若心下痞硬，加枳实一钱半、黄连倍之。

消毒犀角饮

治发斑瘾疹，或咽喉肿痛，或毒气壅盛者。

真犀角屑上　牛蒡子新瓦上炒香，研破用。中　荆芥穗中　防风中　甘草中

上用水二盏，煎至一盏，去渣，温服。若咽痛，加苦桔梗二钱，甘草倍之，玄参二钱主之。或连翘、薄荷皆可加之。内热者，须用黄芩、黄连各一钱主之。

解毒防风汤

治发斑瘾疹痒痛者。

防风上　地骨皮中　黄芪中　赤芍药中　荆芥中　枳壳中　牛蒡子中，炒如前

上煎法同前。一方加当归、黑玄参各一钱。

犀角玄参汤

治发斑毒盛，心烦狂言，或咽痛者。

犀角屑上　升麻中　射干中　黄芩中　人参中　黑玄参上　甘草下

上煎法同前。

大青四物汤

大青一钱半，如无，以真青黛代之　阿胶　甘草各一钱　淡豆豉一百粒

上煎法同前。

犀角大青汤

治斑出已盛，心烦大热，错语呻吟，不得眠，或咽痛不利者。

犀角屑上　大青上　玄参中　甘草下　升麻中　黄连中　黄芩中　黄柏中　山栀子中

上煎法同前。

当归丸

治发斑内实，大便不通者。

当归五钱　甘草　黄连　大黄各一钱半

上将当归用水一盏，煎成浓膏子。以三味为细末，和匀为丸，

如梧桐子大。每服五十丸，温白汤下，以利为度，不利再服。

黑膏

治温毒时气，发斑如锦纹者。

生地黄_{四两}　淡豆豉_{半升}

上二味，以猪脂一斤，合煎之，至浓汁。入雄黄_{五分}、麝香_{一分}，搅匀，丸如弹子大，白汤化下，未效再服。

葛根橘皮汤

疗冬温未即病，至春被积寒所折不得发，至夏得热，其寒解，冬温始发，肌中斑烂瘾疹如锦纹，而咳，心闷，但呕吐，有清汁，宜服此汤即止。

葛根　橘皮　杏仁_{去皮，麸炒}　知母　黄芩　麻黄_{去节，汤泡}　甘草_{炙。各半两}

上㕮咀，每服五钱，水一盏半，煎至一盏，去滓，温服。

漏芦连翘汤

治热毒发斑，无汗，大便实者服之。

漏芦　连翘　黄芩　麻黄　白蔹　升麻　甘草_{各一钱}　枳实_{二钱}　大黄_{三钱}。若热甚者，加芒硝二钱。

用水二盅，煎至一盅，下芒硝，再煎一二沸，去滓温服。如人行五里地不动者，再服次，以利为度。

猪胆鸡子汤

治热毒发斑，或咽痛，或声音不清，或心烦不眠。

猪胆　米醋_{各三合}　鸡子_{一枚}

上三味，合煎三四沸，人壮者尽服之；弱者须煎六七沸，分为三次服之，汗出乃愈。

黄连一物汤

治热病发豌豆疮者。

以黄连一两，用水二盅，煎至一盅，去滓，通口服。

五物木香汤

治豌豆疮烦疼者。

青木香_{二钱}　薰陆香　丁香　矾石_{各一钱}　麝香_{半分}

上用水二盅，煎至一盅，去滓，温服。如热毒盛者，加犀角屑一钱，如无，以升麻一钱半代之。若病轻者，去矾石，神验。

孙兆山栀散

治热毒炎盛，遍身发斑，甚者发疮如豌豆。

牡丹皮　山栀仁　黄芩　大黄　麻黄各二钱半　木香五分

上水二盏，煎至一盏，去渣温服。

治斑出，**豌豆疮涂方**。

用芒硝为细末，和猪胆汁涂疮上，勿动之，待其脱落无痕，仍卧黄土末上良。若病小便涩有血者，内坏疮皆黑黡，不出脓者死。

犀角大青汤

治斑毒热甚，烦疼者。

大青五钱　犀角屑,二钱半　栀子十枚　香豉一撮

上煎服法同前。

黄连解毒汤

治发斑热甚，心烦不得眠。

黄连三钱　黄芩　黄柏　山栀子各二钱

上用水二盏，煎至一盏，去渣温服。若斑毒盛者，加大青二钱，或真青黛一钱调入汤内服之亦妙。凡脉弦数，内外热甚，谵语者，合小柴胡汤主之。若脉洪数，内外热甚，舌燥烦渴者，合化斑汤主之。

加减三黄石膏汤

治热发斑紫赤，烦渴，脉洪数者。

黄连上　黄芩中　黄柏中　山栀子中　石膏中　知母中　升麻中　赤芍药中　玄参中　甘草下　粳米二撮

上煎法同前。一方，斑毒甚者，加大青二钱、犀角屑一钱，刀乃消热毒斑疮之药也。一方，时行发斑疮，以好蜜涂疮上良。又方，用蜜煎升麻涂之。

治内伤寒与阴证发斑之剂

通脉四逆汤见下利。阴毒升麻汤见阴毒。

调中汤

苍术一钱半　陈皮　砂仁　藿香　白芍药炒　甘草炙　桔梗　半夏　白芷　羌活　枳壳各一钱　川芎七分　麻黄　桂枝各五分　生姜三片

上作一服，水二盏，煎至一盏，去滓，温服。

大建中汤

当归中　白芍药中　白术中　麦门冬上　黄芪上　甘草炙，下　肉桂中　肉苁蓉中　人参上　川芎中　附子中　半夏中　熟地黄中　茯苓中　生姜三片　大枣二枚

上煎法同前。

人参三白汤

白术中　白茯苓中　白芍药中　人参上　生姜三片　大枣二枚

若脉沉足冷，加附子半枚。

上煎法同前。

治伤寒黑斑。曾治一人，伤寒七八日，因服凉药太过，遂变身凉，手足厥冷，通身黑斑，惟心头温暖，乃伏火也。诊其六脉沉细，昏沉不知人事，亦不能语言，状似尸厥。遂用人参三白汤加熟附子半枚，干姜二钱，水二盏，煎一盏，与之服下。待一时许，斑色渐红，手足渐暖而苏醒。后复有余热不清，此伏火后作也。以黄连解毒、竹叶石膏汤调之而愈。

◎ 狐惑

外证欲眠，目不闭，声哑。

狐惑之为病，状如伤寒，或因伤寒而变成斯病。其状默默欲眠，目牵不得闭，卧起不安，虫蚀于喉咽为惑，蚀于阴肛为狐，不欲食，恶闻食臭，其面目乍赤、乍黑、乍白，蚀于上部则声嗄，甘草泻心汤主之。方见痞。蚀于下部则咽干，苦参汤洗之。蚀于肛者，雄黄散熏之。用雄黄一味为末，取二瓦合之烧，向肛熏之。

《脉经》云：病人或从呼吸上蚀其咽喉，或从下焦蚀其肛阴。蚀上为惑，蚀下为狐。狐惑病者，猪苓散主之。方未考。病者脉数，无热微烦，默默但欲卧，汗出。初得之三四日，目赤如鸠眼。七八日，目四眦一本眦下有黄字黑。若能食者，脓已成也。赤豆当归散主之。方见杂病下血门。

附

一妇人狐惑，声嗄，多眠，目不闭，恶闻食臭，不省人事。半

月后，又手足拘强，脉数而微细。先与竹沥、姜汁一盏服之。忽胸中有汗，腹鸣，即目闭，省人事。遂用参、术、归、陈，入竹沥、姜汁饮之，五六帖而愈。

〔《活》〕狐惑伤寒与湿䘌，皆虫证。初得状如伤寒，或因伤寒变成此疾。大抵伤寒腹内热，食少，肠胃空虚，三虫行作求食，蚀人五脏及下部，为䘌虫病。其候齿无色，舌上尽白，甚者唇黑有疮，四肢沉重，忽忽喜眠，虫蚀其肛，烂见五脏则死。当数看其上下唇，上唇有疮，虫蚀其脏，下唇有疮，虫蚀其肛，杀人甚急。多因下利而得。治䘌桃仁汤、黄连犀角汤、雄黄锐散主之。

治䘌桃仁汤

生艾　桃仁去皮、尖，炒，双仁不用　槐花子碎。各一两　大枣十五个，去核

上水二盏，煎至一盖半，分三服。

黄连犀角汤

治伤寒及诸病之后，有䘌出下部者。

黄连半两　犀角一两　乌梅七个　没药二钱半

上水二大盏半，煎至一盏半，分三服。

雄黄丸

治伤寒狐惑，微烦，默默欲卧，毒气上攻，咽干声嗄，下蚀湿䘌，或便脓血。

雄黄研　当归炒。各七钱半　芦荟研　麝香研。各二钱半　槟榔半两

上捣研为末，煮面糊为丸，如梧桐子大。每服十五丸，至一十丸，食前温粥饮下，日三服。

雄黄锐散

治下部䘌疮。

雄黄　苦参　青葙子　黄连各半两　桃仁去皮、尖，二钱半

上为散，以生艾捣汁为丸，如枣核大。绵裹纳下部。㕮竹叶汁更佳。冬月无艾，只用散裹纳亦得。

◎ 百合病

百合病，论曰：百合病者，谓无经络，百脉一宗，悉致病也。

人常默默然，意欲食不能食，意欲卧不能卧，意欲行不能行，或有时闻食臭，或时如寒无寒，如热无热，口苦小便赤，诸药不能治，得药即剧吐利，如有神灵者，身形虽似和，其人脉微数。每溺时辄头痛者，六十日乃愈；若溺时头不痛，淅淅然者，四十日愈；若溺时快然，但头眩者，二十日愈。体证或未病而预见，或病四五日而出，或病二十日或一月微见者，各随其证治之。《活人》云：此名百合伤寒，多因伤寒、虚劳、大病之后，不平复，变成奇疾也。

百合病，发汗后，宜服百合知母汤。

百合知母汤方

百合七枚，劈　知母三两，切

上先将百合水洗，浸一宿，当白沫出，去其水，更以井水二盏，煎至一盏，去滓。又将井水二盏，另煎知母，取一盏，去滓。和百合汁一盏，同煎，取一盏半。分温再服。

百合病，下后者，宜用滑石代赭汤。

滑石代赭汤方

百合十枚，劈　滑石三两，捶碎，绵裹　代赭石弹子大，碎，绵裹

上先将百合水洗净，浸一宿，当白沫出，去水，更以井水二升，煎取一升，去滓。另用水二升，煎二石，取一升，去滓。后合和同煎，取一升半。分温再服。

百合病，吐后，宜用百合鸡子汤。

百合鸡子汤方

百合七枚，劈　鸡子黄一枚

上先将百合水洗，浸如前法，煎取一升，去滓。纳鸡子黄，搅匀，再煎至五分，服。

百合病，不经吐下发汗，病形如初者，宜百合地黄汤。

百合地黄汤方

百合七枚，劈　生地黄汁一升

上水洗百合，浸如前法，煎取一升，去滓。纳地黄汁同煎，取一升半，分温再服。中病勿更服。大便当如漆黑。

百合病，一月不解，变成渴者，**百合洗方**主之。

上用百合一升，以水一斗，渍之一宿，以洗身。洗已，食煮饼，

勿以盐豉也。

百合病，渴不瘥者，宜栝楼牡蛎散。

栝楼牡蛎散方

栝楼根　牡蛎煆。各等分

上为末，白饮服方寸匕，日三服。

百合散

治伤寒百合病，一月不解，变如渴疾。

百合　栝楼根各一两　牡蛎煆成粉　麦门冬去心，焙　山栀仁炒。各七钱半　甘草炙，半两

上咬咀，每服五钱，水一盏，入生姜一钱二分，竹叶二七片，煎至六分，不拘时温服。

治百合伤寒，腹中满痛，宜服。

上用百合一两，炒黄，为细末，每服二钱，米饮下，无时。

百合病，变发热一作发寒热者，宜用百合滑石散。

百合滑石散方

百合一两　滑石三两

上为末，饮服方寸匕，日三服。当微利，止服。热则除。

百合病，见于阴者，以阳法救之。见于阳者，以阴法救之。见阳攻阴，复发其汗，此为逆。见阴攻阳，乃复下之，此亦为逆也。

◎ 两感

〔**论**〕若两感于寒者，一日太阳受之，即与少阴俱病，则头痛口干，烦满而渴。二日阳明受之，即与太阴俱病，则腹满身热，不欲食，谵语。三日少阳受之，即与厥阴俱病，则耳聋囊缩而厥，水浆不入。不知人者，六日死。若三阴三阳，五脏六腑皆受病，则荣卫不行，脏腑不通而死矣。

〔**《活》**〕庞安常云：脉沉大者，太阳少阴。沉长者，阳明太阴，沉弦者，少阳厥阴也。诸方书不载两感脉，安常特设以示后人。《素问·热论》云：两感于寒而病者，必不免于死，法不过六日。黄帝曰：有三日而死者，何也？岐伯曰：阳明者，十二经脉之长也。若三日而气尽，则死矣。仲景亦无治法。《活人书》五卷序云：伤寒惟

两感不治。仲景但云两感病俱作，治有先后。《证治论》引张翼说，与仲景同，谓如下利清谷，身体疼痛，急当救里。宜四逆汤。身体疼痛，清便自调，急当救表。宜桂枝汤。《证治论》并《活人书》解仲景治有先后之说，皆云治有先后者，宜先救里，内才温则可医矣。然救表亦不可缓也。以上所论，并先救里，然后救表。愚意当消息之。谓如下利不止，身体疼痛，则先救里。如不下利，身体疼痛，则先救表，此亦谓之治有先后也。然则两感证亦有可治之理，而不可必也。

〔赵〕仲景论两感为必死之证，而复以治有先后，发表攻里之说继之者，盖不忍坐视而欲觊其万一之可活。《活人书》云：宜救里以四逆汤，后救表以桂枝汤。殊不知仲景云太阳与少阴俱病，则头痛为太阳邪盛于表；口干而渴，为少阴邪盛于里也。阳明与太阴俱病，则身热谵语，为阳明邪盛于表；不欲食，腹满为太阴邪盛于里也。少阳与厥阴俱病，则耳聋为少阳邪盛于表；囊缩而厥，为厥阴邪盛于里也。三阳之头痛、身热、耳聋，救表已自不可，三阴之腹满、口干渴、囊缩而厥，不可下乎。《活人书》引下利身疼痛，虚寒救里之例，而欲施于烦渴、腹满、谵语、囊缩热实之证，然乎？否乎？盖仲景所谓发表者，葛根、麻黄是也。所谓攻里者，调胃承气是也。《活人书》所谓救里则是四逆，救表则是桂枝，今以救为攻，岂不相背？若用四逆汤，是以火济火，而腹满、谵语、囊缩等证，何由而除，脏腑何由而通，荣卫何由而行？而六日死者，可立而待也。吁！两感虽为不治之症矣，然用药之法，助正除邪，虚实实虚，补不足，损有余之理，学者不可不素有一定之法于胸中也。

〔垣〕问：两感从何道而入？答曰：经云两感者死不治。一日太阳与少阴俱病，头痛发热，恶寒，口干，烦满而渴。太阳者，腑也，自背俞而入，人所共知之。少阴者，脏也，自鼻息而入，人所不知也。鼻气通于天，故寒邪无形之气，从鼻而入。肾为水也，水流湿，故肾受之。经曰：伤于湿者，下先受之，同气相求耳。又云：天之邪气，感则害人五脏。以是知内外两感，脏腑俱病，欲表之则有里，欲下之则有表，表里既不能一治，故死矣。故云：两感者不治。然所禀有虚实，所感有浅深，虚而感之深者，必死。实而感之浅者，犹或可治。治之而不救者有矣，未有不治而获生者也。予尝用此，间有生者，十得二三，故立此方，以待好生君子用之。

大羌活汤方

防风　羌活　独活　防己　黄芩　黄连　苍术　白术　甘草炙　细辛各三钱　知母　川芎　生地黄各一两

上㕮咀，每服半两，水二盏，煎至一盏半，去渣，得清药一大盏。热饮之不解，再服三四盏解之亦可，病愈则止。若有余证，并依仲景随经法治之。

〔吴〕两感必死不治者，乃一日传二经，阴阳俱病也。欲治阳急，而有阴急；欲治阴急，而有阳急。表里不可并攻，阴阳难同一法，故不治也。《活人书》有先后之法，急救里，宜四逆汤，次救表，桂枝汤者，此表里皆寒，急救之法，非日传二经之法也。《保命集》曰：内伤于寒，外伤于风，或内伤于食，外伤于风，或先伤于湿而后伤于风，或先伤于风而后伤于湿，或先伤于寒而后伤于风之类，此亦内外俱病，表里俱伤，乃为可治。故宜大羌活汤，间有可生者。易老、丹溪岂真贤于仲景哉？

帙之七

◎ 劳复食复

女劳复

〔**庞**〕病新瘥后，气血津液虚耗，慎勿为诸劳动事。凡言语思虑，劳神梳浴，澡馧^①劳力，劳则生热而复病如初也。又新瘥后，精髓枯燥，切不可为房事，犯房事劳复必死。魏督邮顾子献病瘥后，华佗嘱之慎勿劳事，余事尚可，女劳即死。此是女劳复，非阴阳易也。又《素问》云：病热而有所遗者，是新瘥后，肠胃尚弱，若多食，则难消化而复病如初也，此是食复。新瘥，强人足两月，虚弱人足百日，则无复病矣。

大病瘥后，劳复者，枳实栀子汤主之。若有宿食者，加大黄如博棋子大五六枚。〔**成**〕病有劳复，有食复。伤寒新瘥，血气未平，余热未尽，早作劳动病者，名曰劳复。病热少愈而强食之，热有所藏，因其谷气留搏，两阳相合而病者，名曰食复。劳复则热气浮越，与枳实栀子豉汤以解之，不待虚烦懊憹也。食复则胃有宿积，加大黄以下之，不待腹满谵语之候也。

枳实栀子豉汤方

枳实三枚，炙　栀子十四枚，擘　豉一升，绵裹

上三味，以清浆水七升，空煮，取四升，纳枳实、栀子，煮取二升。下豉，更煮五六沸，去滓，温分再服。覆令微似汗。伤寒之邪自外入，劳复之邪自内发，发汗、吐、下，当随宜施治也。

枳实栀子豉汤则应吐剂，此云覆令微似汗出者，以其热聚于上，苦则吐之。热散于表者，苦则发之。《内经》曰：火淫所胜，以苦发之。此之谓也。

伤寒瘥已后，更发热者，小柴胡汤主之。脉浮者，以汗解之。脉沉实者，以下解之。瘥后余热未尽，更发热者，与小柴胡汤以和解之。脉浮者，热在表也，故以汗解。脉沉者，热在里也，故以下解之。

---

① 馧：洗脸。

〔海〕大抵劳者，动也。动非一种，有内外血气之异焉。若劳乎气，则无力与精神者，法宜微举之。若劳乎血与筋骨者，以四物之类补之。若劳在脾内为中州，调中可已。此为有形病也。但见外证，则谓之复病，非为劳也。如再感风寒是已。

〔许〕记有人患伤寒，得汗数日，忽身热自汗，脉弦数，心不得宁，真劳复也。予诊之曰：劳心之所致，神之所舍，未复其初，而又劳伤其神，荣卫失度，当补其子，益其脾，解其劳，庶几得愈。授以补脾汤，佐以小柴胡汤解之。或者难曰：虚则补其母，今补其子，何也？予曰：子不知虚劳之异乎？《难经》曰：虚则补其母，实则泻其子。此虚当补母，人所共知也。《千金》曰：心劳甚者，补脾气以益之，脾旺则感之于心矣。此劳则当补子，人所未闻也。盖母生我者也，子继我而助我者也。方治其虚，则补其生我者，与《锦囊》所谓本骸得气，遗体受荫同义。方治其劳，则补其助我者，与荀子言未有子富而父贫同义。此治虚与劳所以异也。

补脾汤

治伤寒得汗瘥后，脾胃伤冷物，胸膈不快，寻常血气不和。

人参　白术　甘草　橘皮去白　青皮去白　干姜各等分

上为末，每服三钱，水一盏，煎数沸。热服，入盐点亦得。

〔海〕麦门冬汤

治劳复气欲绝者，用之有效，能起死回生。

麦门冬去心，一两　甘草炙，二两　粳米半合

上为细末，水二盏，煎粳米令熟，去米，约汤一小盏半。入药五钱匕，枣二枚，去核，新竹叶一十五片，同煎至一盏，去渣，温服，不能服者，绵滴口中。又治小儿不能灌药者，宜用此绵滴法。此方不用石膏，以其三焦无火热也。兼自欲死之人，阳气将绝者，故不用石膏。若加人参，大妙。

《外》牛乳饮

大病后不足，病虚劳。补虚。

取七岁以下，五岁以上黄牛乳一升，水四升，煎至一升。如人饥，稍稍饮，不得多，期十日服不住佳。

〔《肘》〕**烧鳖甲散**

治笃病新起，早劳食饮，多致劳复，欲死。烧鳖甲，服方寸匕。

〔《活》〕**雄鼠屎汤**

治劳复。

栀子十四枚　雄鼠屎二七粒，两头尖者是　枳壳三枚，炒

上为细末，每服四钱，水一盏半，入葱白二寸，香豉三十粒，同煎一盏，分二服。勿令病人知鼠屎。

七味葱白汤

治伤寒，或因起动劳复，或因吃食稍多，皆成此候。若复甚者，一如伤寒初有此证。宜服此方。

葱白连须　干葛　新豉半合　生姜切，一合　麦门冬去心　熟地黄各三钱　流水四升，以勺扬之

上七味，用清水，煎三分减二，去滓，分二服，渐渐服之取汗。

千金方

治劳复，或食复发热者。

栀子仁　石膏各三钱　豭鼠屎①十四粒　豉半合

上用水二盅，煎至一盅，去滓，通口服之。

补中益气汤

治劳复发热，气高而喘，身热而烦，四肢怠惰。

人参二钱　白术　软苗柴胡　陈皮　白芍药各一钱　当归身　黄芪各一钱二分　甘草　升麻各五分

上作一服，用水二盅，煎至八分，去滓，温服。若下元阴火动，或梦中失精，或虚劳烦盛，或自汗阴虚不足者，加知母、黄柏各一钱、五味子九粒、麦门冬一钱半主之。若兼有宿食不消，心下痞者，去升麻、人参，加枳实、黄连各一钱主之。若不能眠者，加远志、酸枣仁各一钱、茯神一钱半主之。凡脉弱人虚，倍用人参。自汗盗汗，倍用黄芪。食少胃弱，倍用白术。外热多，倍加软苗柴胡之类。

〔吴〕夫大病新瘥后，血气虚弱，余热未尽，古人所谓如大水浸墙，水退则墙苏，不可犯之。但宜安卧守静，以养其气。设或早起

———————

① 豭鼠屎：为鼠科动物雄性褐家鼠等的干燥粪便。豭，公猪，引申为雄性。

动劳，则血气沸腾而发热也。经言脉浮者，以汗解之。脉实者，以下解之。若不可汗，不可下，宜小柴胡汤，随证增损以和之。或濈然汗出而解，或寒颤汗出而解也。凡新瘥后，虚烦不得眠者，参胡温胆汤加酸枣仁主之。凡虚羸少气，气逆欲呕者，竹叶石膏汤主之。虚热燥渴者，亦用此汤去半夏主之。《活人书》治劳复身热者，豭鼠屎汤主之。《千金》治劳复，以麦门冬汤主之。易老加人参，以益元气也。若身热食少无力者，以参胡三白汤，或补中益气汤，增损主之。如无热而下虚有寒者，以黄芪建中汤，虚甚者以大建中汤、人参养荣汤之类主之。若阴虚火动者，必少加知母、黄柏以救肾水也。

凡新瘥后，只宜先进白稀粥汤，次进浓者，又次进糜粥，亦须少少与之，常令不足则可，不可尽意过食之也。其诸般肉食等物，皆不可食。经言：病人新瘥，脉已解，但日暮微烦者，此食谷早或多故也。盖胃弱不能消化，宜减谷则愈矣。经言：食复发热者，以枳实栀子豉汤主之。如宿食内结，大便不去者，加大黄如围棋子大五六枚下之。又曰：食复，发热不解者，以柴胡汤加减，随证用之。若食少胃弱，痞闷者，以四君子汤为主而加味以主之。如有表热，加软苗柴胡。内外有热，少佐黄芩。心下痞闷，心烦有内热，加枳实、黄连。如不眠，更加酸枣仁。有痰加橘红、半夏，呕吐者亦加之。如米食不化，加神曲、麦蘖。肉食不化，加棠求子、枳实、青皮之类消克之也。贵在通变而已。

凡男子大病瘥后，早犯女色而为病者，名曰女劳复也。其候头重不举，目中生花，腰背疼痛，或小腹里急绞痛，或憎寒发热，或时阴火上冲，头面烘热，心胸烦闷。《活人书》以豭鼠屎汤主之。有热者，以竹皮汤、烧裈散主之。《千金方》以赤衣散主之。虚弱者以人参三白汤调下赤衣散为妙。若小腹急痛，脉沉逆冷者，以当归四逆汤加附子、吴茱萸，送下赤衣散救之。仍以吴茱萸伊升，酒拌炒，熨小腹为佳。凡卵缩入腹，离经脉见者，死不可救也。

竹皮汤

治女劳复，头重不举，目中生花，腹中绞痛，有热者。

青竹皮刮取，半升

上用水二盅，煎至七分，温服之。

千金赤衣散

治女劳复并明易。

室女月经布近隐处者，烧灰，用白汤下，日三服。

凡酒味苦辛，乃大热有毒者也。且大寒惟酒不冰，其热可见也。盖伤寒热病，本热未解而欲饮酒，则转加热盛而病增剧。若脉弦大者，须用小柴胡汤加葛根、黄连、乌梅主之。若脉洪大者，以人参白虎汤加葛根、黄连主之。或竹叶石膏汤、黄连解毒汤皆可用。多加鸡矩子[①]尤妙。

◎ 瘥后诸病

水气

大病瘥后，从腰以下有水气者，牡蛎泽泻散主之。〔成〕大病瘥后，脾胃气虚，不能制约肾水，归于隧道，故水溢下焦，腰以下为肿也。《金匮要略》曰：腰以下，当利小便。与牡蛎泽泻散利小便而散水也。

牡蛎泽泻散方

牡蛎熬　泽泻　栝楼根　蜀漆洗去脚　葶苈熬　商陆根熬　海藻洗去咸。以上各等分

上七味，异捣，下为散，更入臼中治之。白饮和服方寸匕，小便利，止后服，日三。

咸味涌泄，牡蛎、泽泻、海藻之咸，以泄水气。《内经》曰：湿淫于内，平以苦，佐以酸辛，以苦泄之。蜀漆、葶苈、瓜蒌、商陆之酸辛与苦，以导肿湿。

〔**喜唾**〕大病瘥后，喜唾，久不了了者，胃上有寒。当以丸药温之，宜理中丸。〔成〕汗后阳气不足，胃中虚寒，不纳津液，故喜唾不了了。与理中丸以温其胃。加益智仁更佳。

〔**《千金方》**〕瘥后口干喜唾，或咽痛。用大枣十枚，乌梅三个，共捣细，入炼蜜，丸如枣核大。含口中徐徐咽下。或咽痛不愈者，以山豆根凉水浸，含咽苦汁亦佳。

〔**欲吐**〕伤寒解后，虚羸少气，气逆欲吐者，竹叶石膏汤主之。〔成〕伤寒解后，津液不足而虚羸，余热未尽，热则伤气，故少气，气逆欲吐。与竹

---

① 鸡矩子：枳椇。

叶石膏汤，调胃散热。

竹叶石膏汤方

竹叶二把　石膏一斤　半夏半斤，洗　人参三两　甘草二两　粳米半升　麦门冬一升，去心

上七味，以水一斗，煮取六升，去滓，内粳米，煮米熟汤成，去米。温服一升，日三服。

辛甘发散而除热，竹叶、石膏、甘草之甘辛，以发散余热。甘缓脾而益气，麦门冬、人参、粳米之甘，以补不足。辛者散也，气逆者，欲其散，半夏之辛，以散逆气。

〔日暮微烦〕病人脉已解，而日暮微烦，以病新瘥，人强与谷，脾胃气尚弱，不能消谷，故令微烦。损谷则愈。阳明王于申、酉、戌，宿食在胃，故日暮微烦。当小下之，以损宿谷，但用栀子豉汤，痞硬加枳实。

以前俱出仲景书，以后续增。

补遗

〔惊悸〕

茯神散

治伤寒后，虚羸，心气乏，力弱，惊悸多忘。

茯神　黄芪　菖蒲各一两　白芍药　人参各半两　远志去骨，七钱半

上㕮咀，每服五钱，水一中盏，入枣三枚，煎至六分，去滓温服。

龙齿丸

治伤寒后，伏热在心，心虚惊悸。

龙齿　人参　生干地黄　茯神各一两　远志去骨　铁粉细研。各半两　黄连去须　马牙硝细研　防风各七钱半　麝香细研，五分　麦门冬去心，焙，一两半

上为细末，都研令匀，炼蜜和丸，如梧子大，每服二十丸，竹叶金银汤下，不拘时服。

温胆汤

治伤寒瘥后调理。

半夏汤泡　茯苓去皮　陈皮去白　枳实炒。各二钱　竹茹一钱　甘草半钱

上作一服，水二盏，生姜三片，煎至一盏，不拘时服。

加味温胆汤

治瘥后，心胆虚怯，触事易惊，梦寐不安，气郁生涎，涎与气搏，变生诸证，或短气困乏，或复自汗，四肢浮肿，饮食无味，心虚烦闷，坐卧不安。

枳实麸炒　半夏汤泡　白茯苓去皮　橘红　人参各一钱半　竹茹　香附　麦门冬去心　柴胡　桔梗各一钱　甘草半钱

上作一服，水二盏，生姜三片，红枣二枚，煎至一盏，不拘时服。

〔烦热〕柴胡汤

治伤寒后，夹劳，五心烦热，背膊疼痛，手足无力，不能饮食。

柴胡　赤茯苓　鳖甲去裙襕，醋浸，炙　黄芪各一两　秦艽　地骨皮　黄芩去黑心　枳壳去瓤，麸炒　葛根各半两　甘草炙　人参各七钱半

上咬咀，每服四钱，水一盏半，煎至七分，不拘时温服。

〔虚汗〕鳖甲散

治伤寒后，虚羸，盗汗不止，四肢无力，向晚憎寒。

鳖甲去裙襕，醋炙黄　附子炮坼，去皮、脐　甘草炙　肉苁蓉酒浸，去皮，炙干　人参　黄芪　熟地黄　桃仁去皮、尖，双仁，麸炒　枳壳去瓤，麸炒　杜仲炙黄　五味子　柴胡　牛膝各七钱半　牡蛎煅　苍术炒。各一两

上咬咀，每服五钱，水一大盏，生姜半分，枣三枚，煎至五分，不拘时温服。

治伤寒后，虚羸，日夜汗出不止，心燥口干，咽喉不利。

黄雌鸡一只，肠肚净去，理如常法　牡蛎煅粉　麻黄根各二两　肉苁蓉一两，酒浸一宿，刮去鳞甲，切

上先将鸡、麻黄根，以水七大盏，煮取汁三大盏，去鸡、麻黄根，后下肉苁蓉、牡蛎，煎取一盏半，去滓。分三服，空心午前、夜后、临卧时服。

治大病瘥后，多虚汗。

龙骨　牡蛎煅粉　麻黄各等分

上为末，以粉身。

〔喘嗽〕**紫菀散**

治伤寒后，肺痿劳嗽，唾脓血腥臭，连连不止，渐将羸瘦。

紫菀洗去苗土　天门冬　贝母煨微黄。各一两　生干地黄　桔梗各一两半　百合　知母各七钱半

上㕮咀。每服四钱，水一盅半，煎六分，去滓，温服无时。

〔梦泄〕**牡蛎散**

治伤寒后虚损，心多怔悸，夜梦泄精。

牡蛎煅粉　桂心　鹿茸酥炙　白芍药　龙骨各一钱　甘草炙，半两

上㕮咀，每服五钱，水一大盏，生姜一钱，枣三枚，煎至五分，去滓，食前温服。

羚羊角丸

治伤寒，夜梦精泄不禁，身体枯燥，瘦瘠骨立者。

羚羊角屑　犀角屑　石龙芮　韭子炒　龙骨　朱砂细研，水飞　鹿茸酒浸，炙　泽泻各一两半　桂心　木香各一两

上为细末，炼蜜和捣五七百杵，丸如梧桐子大。每服三十丸，食前用温酒下。

〔失音〕**二沥汤**

治伤寒失音不语。

竹沥　荆沥　梨汁各三合

上搅令匀，以绵滤过，分温四服，空心，日晚各一服。

〔呕哕〕**人参汤**

治伤寒后虚羸少力，呕哕气逆。

人参　白茯苓去皮　半夏汤洗七次，炒　陈皮去白　白术各半两　麦门冬去心，焙　黄芪各一两　甘草炙，二钱半

上㕮咀。每服五钱匕，水一盏半，生姜三片，枣二枚，擘破，同煎至八分，去滓，食前温服。

〔下利〕**诃黎勒丸**

治伤寒后，脓血利，下部疼痛。

诃黎勒去核，炮　人参各一两　白茯苓去皮　当归焙　木香　白芷各七钱半　牡丹皮半两

上捣罗为末，炼蜜和捣三五百杵，丸如梧桐子大。每服三十丸，

食前米饮下，日再服。

黄连丸

治伤寒热病后，热毒下利脓血。

黄连炒，七钱半　乌梅肉炒，二两

上为细末，炼蜜入少蜡，和捣五六百杵，丸如梧桐子大。每服二十丸，加至三十丸，空心米饮下。

诃黎勒饮

治伤寒后，气不和，自利无度。

诃黎勒四枚，二生二煨，去核　草豆蔻四枚，二生二煨，去皮

上㕮咀，每服二钱匕，浆水一盏，煎至六分，去滓，空心温服。

燥肠丸

治伤寒汗下后，大小便自利，腹中痛者。

附子一枚，炮　干姜一两　龙骨　吴茱萸　诃黎勒去核　御米壳各半两

上为细末，酒糊为丸，如梧桐子大。每服三十丸，温水下。利止勿服。

〔**腰痛**〕伤寒发汗吐下后，体虚元脏积冷，气刺腰痛，转动艰难。

原蚕蛾半斤　糯米半升

上二味，同炒，令米色焦，然后捣罗为末，每用半两，以米醋调如稀糊，入铫子内煎，搅令稠，乘热摊于蜡纸上，贴痛处，以帛缠缚，冷即易之。

杜仲酒

治伤寒后体虚，元脏挟风冷，腰膝疼痛，行履不得。

杜仲去粗皮，炙，二两　独活半两　附子炮裂，去皮、脐　牛膝各一两　仙灵脾七钱半

上细锉，用生绢袋盛，以酒五升浸，蜜封头，经七日后开，每日取三二合温服，日三服，未瘥再浸服。

〔**不得眠**〕

栀子乌梅汤

治伤寒瘥后，不得眠。

栀子　黄芩各二钱　柴胡三钱　甘草一钱　乌梅三个，去核

上作一服，水二盏，生姜三片，竹叶十四片，豆豉三十粒，煎至一盏，不拘时服。

〔发豌豆疮〕《千金方》治豌豆疮，只以黄连一味，酒炒，水煎服之。外以赤小豆为末，入真青黛，以鸡子清和，涂疮上，其效如神。

〔遗毒〕凡伤寒汗出不彻，邪热结耳后一寸二三分，或耳下俱肿硬者，名曰发颐。此为遗热成毒之所致也，宜速消散则可，若缓则成脓，又为害也。

连翘败毒散

治发颐初肿，服此消之。

羌活中　独活中　连翘上　荆芥中　防风中　柴胡中　升麻下　桔梗中　甘草下　川芎中　牛蒡子新瓦上炒，研碎用，中　当归尾酒洗，中　红花酒洗，下　苏木下　天花粉中

上用水一盏，好酒一盏，同煎一盏，去滓，徐徐温服。如未消，加穿山甲、蛤粉炒，一钱。肿至面者，加香白芷一钱、漏芦五分。如大便燥实者，加酒浸大黄一钱半，壮者倍用之。凡内有热，或寒热交作者，倍用柴胡，加酒洗黄芩一钱、酒炒黄连一钱。

消毒救苦散

消肿散毒，用米醋调涂，敷四围，留头。如干，即又敷。

大黄三钱　黄芩　黄连　黄柏　芙蓉叶　大蓟根　白及　白蔹　天南星　半夏　红花　檀花　当归尾　赤小豆　白芷各一钱半　朴硝　雄黄另研末。各一钱

一方：用见肿消草、生白及、白蔹、土大黄、生大蓟根、野苎麻根，共捣成饼，入朴硝一钱，和匀。贴肿上，留头勿贴，如干即换之。若更加生山慈菇、金线重楼根尤妙。

内托消毒散

治发颐，有脓不可消者，已破未破服之。

人参中　黄芪上　防风中　白芷中　川芎中　当归中　桔梗中　连翘中　升麻中　柴胡中　金银花中　甘草节中

上用水一盏，好酒一盏，同煎一盏，去滓，徐徐温服。疮破者，以玄武膏贴之。四围赤肿不退者，仍以前药涂之，兼服蜡矾丸最妙。

〔**昏冒**〕凡伤寒汗出愈后，渐觉昏昏不醒，如鬼祟之状，或错语呻吟者，此因汗出未尽，邪热伏于心胞所致也。《活人书》用知母麻黄汤以汗之，但虑病后血气俱虚，岂可与发汗？若脉弱人虚者，只宜十味温胆汤加黄连主之。若有寒热潮热，日晡发热者，以小柴胡汤随证增损主之。

伤寒瘥后虚弱治例

当归六黄汤

治伤寒新瘥后，虚热，盗汗不止。

当归身酒洗，一钱五分　黄柏炒　黄芩炒。各七分　黄连炒，五分　黄芪盐水炙，二钱　生地黄酒洗　熟地黄酒蒸。各一钱

上作一服，水二盅，煎至八分，食远温服之。

加味黄芪建中汤

治阳虚，无热恶寒，盗汗，无力下虚者。

黄芪　白芍药各二钱　当归一钱半　人参　白术　麻黄根　牡蛎粉各一钱　官桂五分　饴糖一匙　大枣二枚

上煎法同前。

滋阴补肾丸

治病后阴虚，精血不足，四肢少力，心神不宁，夜梦遗精，或虚热盗汗，饮食进少，不为肌肉，身体羸弱，面色青黄而无血色，宜服此丸，滋肾水制虚火，大有益也。

熟地黄酒蒸　生地黄酒浸　白术各二两　人参　麦门冬去心　五味子　当归酒浸　白芍药酒炒　川芎　黄芪盐水炙　山药　蛤粉另研极细　茯神去皮、木　砂仁各一两　知母炒，一两半　黄柏炒，二两

上十六味，共为细末，炼蜜和成，于石臼内杵千余下，丸如梧桐子大。每服五十丸，空心淡盐汤下。

加味补阴丸

治证同前。

黄柏盐酒拌炒，四两　熟地黄　知母盐酒拌炒　败龟板醋炙。各二两　虎胫骨　锁阳醋炙　白芍药酒炒　当归酒浸　川牛膝酒洗　杜仲醋炙，去丝　砂仁以上各一两

若冬月天寒，加干姜_{炮，五钱。}

上为末，炼蜜入猪脊髓五条，共捣和成，石臼内杵千余下，丸如梧桐子大。每服五十丸，空心淡盐酒或盐汤下。

朱砂安神丸

治病后心神不安，夜卧不宁，或乱梦不得眠。

朱砂_{另研，水飞，二钱，用一半为衣}　黄连_炒　生地黄_{酒洗，焙干。各一钱半}　当归身_{酒浸，一钱}　甘草_{炙，半钱}

上为细末，汤浸，蒸饼糊为丸，如绿豆大，朱砂为衣，阴干。每服三十丸，以口中津液咽下，或灯心汤下。

加味枳术丸

治病后胃弱食少，服此进饮食，强胃气。

枳实_炒　神曲_炒　大麦蘖_炒　棠球子　陈皮_{各一两}　人参　白术_{各二两}

上为末，荷叶烧饭和丸，如梧桐子大。每服七八十丸，白汤下。如夏有热，加姜炒黄连_{七钱}。如冬月天寒，加砂仁_{一两}。如气郁不舒畅，加香附_{一两}。如痰多，加橘红_{一两}，去陈皮，更加半夏曲_{一两}。

六君子汤

治伤寒汗下之后，将见平复，宜服此调理，助脾进食，辟邪气，大妙。

人参　白术　黄芪　白茯苓　山药　甘草_{各等分}

上㕮咀，每服四钱，水一盏半，生姜三片，枣一枚，同煎至七分，去滓，温服。

养脾汤

治伤寒后，脾胃虚弱，不思饮食。

茯苓　干姜_{炮。各一两}　白术_{二两}　丁香　人参　甘草_{各半两}

上如法事治，一处捣罗为末。每服三钱，水一盏，煎至六分。温服，日三，不拘时候。

健脾散

治伤寒后，脾胃虚弱，不欲饮食，纵食不能消化。

诃黎勒皮　白术　麦蘖_{炒令微黄}　人参_{各一两}　干姜_{炮，七钱半}　神曲_炒　甘草_炙　枳壳_{麸炒}　大腹皮_{各半两}

上㕮咀，每服四钱，水一中盏，入生姜半分，煎至六分，去滓。不拘时，稍热服。

◎ 阴阳易

伤寒阴阳易之为病，其人身体重，少气，少腹里急，或引阴中拘挛，热上冲胸，头重不欲举，眼中生花，膝胫拘急者，烧裈散主之。

烧裈散

取妇人中裈近隐处，剪，烧灰。以水和服方寸匕，日三服，小便即利，阴头微肿则愈。妇人病，取男子裈裆烧灰用。

尝治伤寒病未平复，犯房室，命在须臾，用独参汤调烧裈散。凡服参一二斤余，得愈者三四人。信哉！用药不可执一也。

附

治伤寒病新瘥，阴阳未和，因合房室，则令人阴肿，入腹绞痛；妇人则里急，腰胯连腹内痛，名曰阴阳易也。其男子病新瘥未平复，而妇人与之交接，得病名曰阳易。妇人病新瘥未平复，而男子与之交接，得病名曰阴易。若二男二女，并不自相易，所以呼为易者，以阴阳相感动，其毒着于人，如换易然。其病之状，身热冲胸，头重不能举，眼中生花，四肢拘急，小腹绞痛。手足拳则死，亦有不即死者。病苦少腹里急，热上冲胸，头重不欲举，百节解离，经脉缓弱，血气虚，骨髓竭，便恍恍翕翕，气力转小，着床不能动摇，起止仰人，或牵引岁月方死。宜烧裈散、猳鼠粪汤、竹茹汤、青竹茹汤、干姜汤、当归白术汤选用之。海藏云：热者，烧裈散、竹皮汤；寒者，猳鼠屎汤、当归白术汤。至于校正方妙香丸条下，治杂病阴阳易中，有牛黄、脑、麝之类，是治其热证也。

青竹茹汤

妇人病未平复，因有所动，致热气冲胸，手足拘急，搐搦，如中风状，宜此汤。

栝楼根一两　青竹茹刮半升，淡竹是

上以水二升，煮取一升二合，去渣，分二三服。

妙香丸

治阴阳易不瘥，大便不通，心神昏乱，惊惕不安者。

辰砂另研细，水飞，三钱　冰脑　腻粉　麝香　牛黄各七钱半　金箔五片　巴豆霜二钱

上为细末，入黄蜡三钱，蜜一小匙，同炼匀，和药为丸。每药一两，作三十丸。米饮下五丸，弱者三丸，壮者或七丸亦可，取大便通即止。

《百一》治交接劳复，阴卵肿，或缩入腹，腹绞痛，或便绝。蚯蚓数条，绞取汁，服之良。

〔海〕若阴阳易，果得阴脉，当随证用之。若脉在厥阴，当归四逆汤送下烧裈散。若脉在少阴，通脉四逆汤送下烧裈散。若脉在太阴，四顺理中丸送下烧裈散。所用之药，各随其经，而效自速也。

豭鼠粪汤

疗伤寒病后，男子阴易。

韭白根一把　豭鼠粪十四粒，两头尖者是

上二味，以水五升，煮取半升，去渣，再煎三沸。温服得效，未汗再服，亦理诸般劳复。

当归白术汤

治妇人未平复，因有所动，小腹急痛，腰胯四肢不任举动，无力，发热者。

白术　当归　桂枝　附子生　甘草　芍药　黄芪　人参各二钱半　生姜半两

上㕮咀，水煎服，食顷再服。温覆取微汗瘥。

李良佐子，病太阳证，尺寸脉俱浮数，按之无力。余见其内阴虚，与神术加干姜汤而愈。后再病，余视之，见神不舒，垂头不欲语，疑其有房过，问之，犯房过乎？必头重目眩。曰：唯。与大建中三四服，外阳内收，脉返沉小，始见阴候。又与已寒加芍药、茴香等丸五六服。三日内约服丸六七百丸，脉复生。又用大建中接之，大汗作而解。

〔山〕因女色病阴证伤寒者，用陈皮热锅内炒焦，以酒烹下，滤酒饮之。

韭根散

治伤寒后，阴阳易，头重，百节解痛，翕翕气劣，着床不能起动。甚者手足拳，卵肿疼痛。

韭根　栝楼根各二两　青竹茹　干姜炮。各半两

上细锉，和匀，分八服。每服用水一大盏，煎至五分，去滓，入鼠粪末一字，搅匀。不拘时服。《圣济方》捣筛五钱匕，水一盏半，煎至一盏，去滓，食前温服。一名丰本汤。

干姜散

治伤寒妇人，得病虽瘥，未满百日，不可与交合。为阴阳易之病，必身体拘急，手足拳，欲死。丈夫病名曰阴易；妇人病名曰阳易。速当汗之，可痊，满四日不可疗。宜令服此药。其病体重，小腹急，热上冲胸，头重不能举，眼中生花，膝胫拘急。

用干姜四两为末，沸汤调，连进服，以衣被覆出汗，方解，手足伸而愈。

二灰散

治伤寒阴阳易。

手足指甲二十片，男病用女者，女病用男者　中衣裆近隐处一片，男病用女，女病用男者

上并烧作灰，研令细。分三服，不拘时，用温酒调下，或米汤调服亦可。

《医林》曰：离经脉见，多主死。太过曰至，一呼三至曰至。不及曰损，一呼一至曰损。二脉惟阴阳易病有之。

〔张〕假如妇人病新瘥未平复，而男子与之交，因感外邪而卒病，实非余邪相染，医见病速，谓之阴易。于法何以别乎？夫易病者，有上条所见之证存焉，其与外所感，岂相侔哉？设若风寒外伤，当有表证，安有小腹里急，引阴中拘挛者乎？或又云：假如男子病新瘥未平复，强合阴阳而自病，仍小腹里急，引阴中拘挛，证同易病。求其理，何故不染易他人而自复？未审其证治可同何法也。病虽自复，理与易同，亦有烧裈散以诱安其气。夫易病之为合阴阳感动余邪，而其人正气本虚，故能染着。不然安得受其邪哉？今病自复，缘正气尚虚，而余邪因动。悉非外感，故与易同，亦用烧裈散

以安正气。正气安，余邪自平矣。

四时伤寒不同

论文已见首篇总例

冬为伤寒　春为温病　夏为暑病　秋为疟　一岁长幼病相似为疫　多眠多汗脉浮为风温　一身尽痛为湿　身反张为痉

〔吴〕夫伤寒之病，自霜降之后，天令大寒而感之者，乃伤寒也。若天令温暖而感之者，为冬温也。如至春天令温暖，有人壮热为病者，乃温病也。若天令尚寒，冰雪未解而感寒者，亦曰伤寒也。若三月至七八月之间，天道忽有暴寒而感之者，此名时行寒疫也。若夏至后，壮热脉洪者，谓之热病也。如四时天令不正，感而为病，长幼相似，互相传染者，谓之时行之气也。夫时气者，一曰时疫，盖受天地疫疠之气而为病，乃非寒也。又有温疟、风温、温毒、温疫、中风、伤风、中湿、风湿、中暑、中暍、湿温等证，一皆发热，状似伤寒，故医家通以伤寒称之者，为发热传变皆相类也。至于用药，则不同矣。但发表解肌有差别尔。盖冬月伤寒者，人之着寒而即病也。若不即病，至春变为温病，至夏变为热病。温病、热病，乃因伏寒为变，既变不得复言其寒矣。其寒疫，乃天时之暴寒，与冬时之严寒，又有轻重之不同。时气自是天行疫疠之气，又非寒比也。温病乃山泽蒸气，暑病乃炎日之火，风乃天之贼邪伤于人者也。有中者为重，伤者为轻。温疟、风温等病，又是伤寒坏证，更感异气所变，各有其因不同，岂可通以伤寒称而治之？如不识其名，妄行治疗，本中暑作热病治之，湿温作风温治之，虚实混淆，是非紊乱，夭人天年，可不慎哉！

凡四时伤寒，通宜补散，故丹溪治伤寒多用补中益气汤。气虚者，四君子汤加发散剂。血虚者，四物汤加发散剂。东垣治风湿，用补中益气加羌活、防风、升麻、藁本、苍术。海藏治风湿无汗者用神术汤，有汗者用白术汤；治刚痉，用神术汤加羌活、麻黄；治柔痉用白术汤加桂心、芪、术；治风湿用白术汤，随证加药；治中暍，脉弦细芤迟者，用黄芪汤。此皆与仲景所谓辛苦之人、触冒之病伤寒同意也。

〔丹〕仲景论伤寒而未及乎中寒，先哲治冒大寒昏中者，用附子理中汤，其议药则得之矣。曰伤，曰中，未有议其异同者。夫伤寒有即病，有不即病。因其旧有郁热，风寒外束，肌腠自密，郁发为热，病邪循经而入，由渐而深，初用麻黄桂枝辈微表而安，以病体不甚虚也。若中寒则仓卒感受，其病即发而暴，因其腠理疏豁，一身受邪，难分经络，无热可发，温补自解。此气大虚，不急治则死矣。伤风、伤暑、伤湿，亦如伤寒之渐入也。中风、中暑、中湿，亦如中寒之暴受也。除伤寒外，杂病卷首晰矣。

◎ 冬为伤寒

从霜降以后，至春分以前，凡有触冒霜露，体中寒风即病者，谓之伤寒也。治法除暑湿、疟疾外，皆伤寒法也。

◎ 春为温病

从立春节后，其中无暴大寒，又不冰雪，而有人壮热为病者，此属春时阳气发于外，冬时伏寒，变为温病。春温应常纪者有四岁，少阳司天之政初之气；太阳司天之政初之气；阳明司天之政终之气；太阴司天之政二之气。皆病温。其不应常纪而反常者，不可候之，而随时变易也。

《内经》曰：冬伤于寒，春必病温。李明之曰：冬伤于寒者，冬行秋令也。当寒而温，火胜而水亏矣。水既已亏，则所胜妄行，土有余也。所生受病，金不足也。所不胜者侮之，火太过也。火土合德，湿热相助，故为温病。所以不病于冬而病于春者，以其寒水居卯之分，方得其权，大寒之令，复行于春，腠理开泄，少阴不藏。房室劳伤，辛苦之人，阳气泄于外，肾水亏于内。当春之月，本当发生，阳以外泄，孰为鼓舞？肾水内竭，孰为滋养？此两者同为生化之源，源既已绝，木何赖以生乎？身之所存者，热也，时强木长，故为温病。

论曰：太阳病，发热而渴，不恶寒者，为温病。释曰：太阳病者，脉浮，头项痛而腰脊强也。伤于寒者当恶寒，若不恶寒而渴者，转属阳明，则表证已罢，邪传于里矣。今不恶寒，则非伤寒，证似阳明，而与太阳兼见，则非伤寒之阳明也，故决其为温病。

《活人书》云：夏至以前，发热恶寒，头疼身体痛，其脉浮紧者，温病也。春月伤寒，谓之温病。冬伤于寒，轻者夏至以前发，为温病。盖因春温暖之气而发也。又非温疫也。治温病与冬月伤寒，夏月热病不同。盖热轻故也。春初秋末，阳气在里，其病稍轻，纵不用药治之，五六日亦自安。升麻汤、解肌汤、柴胡桂枝汤最良。热多者，小柴胡汤主之。不渴，外有微热者，小柴胡加桂枝也。嗽者，小柴胡加五味子也。或烦渴发热，不恶寒者，并竹叶石膏汤，次第服之。麻黄、桂枝、大青龙，唯西北二方，四时行之，无有不验。若江淮间地偏暖处，唯冬月及正初，乃可用正方。自春末至夏至以前，桂枝、麻黄、大青龙内宜加减也。按《活人》所云：温病有二，其用升麻解肌等者，乃正伤寒太阳证，恶寒而不渴者，特以其发于温暖之时，故谓之温病尔。其用竹叶石膏汤者，乃仲景所谓渴不恶寒之温病也。要须细别，勿令误也。然不恶寒而渴之温病，四时皆有之。不独春时而已。

〔**温毒**〕阳脉洪数，阴脉实大者，遇温热变为温毒。〔成〕此前热未已，又感温热者也。阳主表，阴主里，洪数实大，皆热也。两热相合，变为温毒。

《活人》云：初春发斑咳嗽，为温毒。

〔**吴**〕冬有非节之煖，名曰冬温。此即时行之气也。若发斑者，又曰温毒，而亦时气发斑也。又伤寒坏病，阳脉洪数，阴脉实大，更遇温热，变为温毒，其病最重也。盖此因前热多日不解，更感温热之气而为病，故曰重也，若无汗者，以三黄石膏汤汗之。若有自汗者，宜人参白虎汤主之。烦热错语，不得眠者，白虎合黄连解毒汤主之。表热又盛者，更加柴胡主之。若内实大便不通，宜三黄泻心汤下之，或大柴胡汤加芒硝下之亦可。若斑出如锦纹者，多难治也，宜人参化斑汤、玄参升麻并黑膏、大青四物汤主之。方论详发斑。发汗不解，身灼热为风温，其证脉浮汗出，身重多眠。〔楼〕其病不独见于春间，故另立风温门。

〔**诊**〕尺肤热甚，脉盛躁者，病温也。夫精者，身之本也。故藏于精者，春不病温。

〔**针灸**〕凡治温病，可刺五十九穴。成注云：所谓五十九穴者，刺两手内外侧各三，凡十二痏①。五指间各一，凡八痏。足亦如之，头入发际一寸旁三分各三，凡六痏。巅上一、囟会一、发际一、廉泉一、风池二、天柱一。《内经》云：气口静，人迎躁者取之，若气口人迎皆静者，勿刺也。人迎，谓结喉动脉也。王太仆注《素问》五十九刺云：刺头上五行，五行者，以越诸阳之热逆也。谓头中行，上星、囟会、前顶、百会、后顶五穴。头第二行，两旁五穴，承光、通天、络却、玉枕十穴。第三行两旁临泣、目窗、正营、承灵、脑空十穴也。大杼、膺俞、缺盆、背俞，此八者以泻胸中之热也。气街、三里、巨虚、上下廉，此八者以泻胃中之热也。云门、髃骨、委中、髓空，此八者以泻四肢之热也。五脏俞旁五，此十者以泻五脏之热也。谓背第五行两旁魄户、神堂、魂门、意舍、志室十穴也。

附

〔云〕伤寒汗下不愈而过经，其证尚在而不除者，亦温病也。经曰：温病之脉，行在诸经，不知何经之动，随其经之所在而取之。如太阳证，汗下后，过经不愈，诊得尺寸脉俱浮者，太阳温病也。如身热目疼，汗下后，过经不愈，诊得尺寸脉俱长者，阳明温病也。如胸胁痛，汗下后过经不愈，诊得尺寸脉俱弦者，少阳温病也。如腹满嗌干，诊得尺寸脉俱沉细，过经不愈者，太阴温病也。如口燥舌干而渴，诊得尺寸俱沉，过经不愈者，少阴温病也。如烦满囊缩，诊得尺寸俱微缓，过经不愈者，厥阴温病也。是故随其经而取之，随其证而治之。如发斑，乃温毒也。

〔汪〕愚谓温与热有轻重之分，故仲景云：若遇温气则为温病，更遇温热则为温毒。热比温为尤重故也。苟但冬伤于寒，至春而发，不感异气，名曰温病，此病之稍轻者也。温病未已，更遇温气，变为温毒，亦可名曰温病，此病之稍重者也。伤寒例以再遇温气，名曰温疫。又有不因冬月伤寒，至春而病温者，此特感春温之气，可名曰春温。如冬之伤寒，秋之伤湿，夏之中暑相同也。以此观之，是春之病温，有三种不同：有冬伤于寒，至春发为温病者；有温病

---

① 痏：疮也。这里指刺、灸后的瘢痕。

未已，更遇温气则为温病，与重感温气，相杂而为温病者；有不因冬伤于寒，不因更遇温气，只于春时感春温之气而病者。若此三者，皆可名为温病，不必各立名色，只要知其病源之不同也。

升麻解肌汤方

治伤寒、温病、天行头痛壮热。

葛根一两　麻黄去节，汤泡，七钱半　黄芩　芍药各半两　桂心　甘草炙。各二钱半

上咬咀，每服四钱，水一盏半，枣一枚，煮八分服，日三。三四日不解，脉浮者，宜重服取汗，脉沉实者，宜下之。

升麻葛根汤

治大人小儿，时气瘟疫，头痛发热，及疮疹已发未发，皆可服之。

升麻　芍药　甘草各二钱半　干葛三钱

上作一服，水二盅，生姜三片，煎至一盅，不拘时服。

柴胡升麻汤

治时行瘟疫，壮热恶风，头痛体疼，鼻塞咽干咳嗽，涕唾稠黏。

柴胡去苗　干葛　荆芥去梗　赤芍药　石膏各一钱半　前胡去苗　升麻　桑白皮　黄芩各一钱

上作一服，水二盅，生姜三片，豆豉二十粒，煎至一盅，不拘时服。

三黄石膏汤

石膏四钱　黄芩　黄连各二钱　黄柏　山栀仁各一钱五分　香豉百粒　麻黄二钱，若天寒用三钱　甘草一钱

上作一服，用水二盅，煎至一盅，滤清，通口服。以衣被覆取汗而愈。

◎ 夏为暑病

按：中暍、中暑、中热，名虽不同，实一病也。若冬伤于寒，至夏而变为热病者，此则过时而发，自内达表之病，俗谓晚发是也，又非暴中暑热新病之可比。或曰：新中暑病脉虚，晚发热病脉盛。

暍病治法，有清热，有解肌。

太阳中热者，暍是也。其人汗出恶寒，身热而渴也。〔成〕汗出恶寒，身热而不渴者，中风也。汗出恶寒，身热而渴者，中暍也，白虎汤。太阳中暍者，发热恶寒，身重而疼痛，其脉弦细芤迟，小便已，洒洒然毛耸，手足逆冷，小有劳，身即热，口开前板齿燥。若发汗，则恶寒甚。加温针，则发热甚。数下之，则淋甚。〔成〕病有在表，有在里者，有表里俱病者，此则表里俱病者也。发热恶寒，身重疼痛者，表中暍也。脉弦细芤迟者，中暑脉虚也。小便已，洒洒然毛耸，手足逆冷者，太阳经气不足也。小有劳，身即热者，谓劳动其阳，而暍即发也。口开前板齿燥者，重有热也。《内经》曰：因于暑汗，烦则喘喝。口开，谓喘喝也，以喘喝不止，故前板齿干燥。若发汗以去表邪，则外虚阳气，故恶寒甚。若以温针助阳，则火热内攻，故发热甚。若下之以除里热，则内虚而膀胱燥，故淋甚。徐氏曰：此条无治法，东垣以清暑益气汤主之。所谓发千古之秘也。太阳中暍者，身热疼重，而脉微弱，此亦夏月伤于水，水行皮中所致也。〔成〕经曰：脉虚身热，得之伤暑，身热脉微弱者，暍也。身体疼重者，水也。夏时暑热，以水灌溉而得之。瓜蒂一物散，或云五苓散。

〔**中暍与伤寒相似而异**〕张氏曰：清邪中上，浊邪中下。其风寒湿者，皆地之气系浊邪，所以俱中足经。惟暑乃天之气，系清邪，所以中手少阴心经也。其证多与伤寒相似，但暍与伤寒脉不同耳。夫伤寒虽恶寒发热，初病未至于烦渴。惟暑则不然，初病即渴，所以与伤寒为异也。且伤寒之脉必浮盛，中暑之脉必虚弱，或弦细芤迟者有之。经曰：脉盛身寒，得之伤寒；脉虚身热，得之伤暑。此之谓也。假如太阳病，项背强几几，反汗出恶风，若当炎暑之时，岂不与中暍相似？惟其不渴，故与桂枝加葛汤主之。凡居夏秋之令，炎暑之时，必当依经详审，则无差失之患矣。

〔**汪**〕以证言之，伤寒恶寒，伤热恶热。以脉言之，伤寒脉盛，伤暑脉虚。且暑脉虚细，与湿痓之脉有相似者，而证则不同，暑则自汗而渴，湿则不渴，痓则身疼也。

〔**脉洪身热恶寒为热病**〕《活人》云：夏月发热恶寒，头疼，身体肢节痛重，其脉洪盛者，热病也。冬伤于寒，因暑气而发为热病。治热病与伤寒同。有汗宜桂枝汤，无汗宜麻黄汤。如烦躁者，宜大青龙汤。然夏月药性须带凉，不可大温，桂枝、麻黄、大青龙须用加减，夏至前，桂枝加黄芩半两，夏至后，桂枝、麻黄、大青龙加知母一两，石膏二两，或加升麻半两。盖桂枝、麻黄汤性热，及暖处非西北之比，夏月服之，必有发黄斑出之失。热病三日外，与前汤不瘥，脉势仍数，邪气犹在经络，未入脏腑者，桂枝石膏汤主之。此方夏至后代桂枝证用，若加麻黄一两，可代麻黄、青龙证用也。若三月至夏，为晚发伤寒，栀子升麻汤亦可选用之。万历癸卯，兴化李氏一婿，应举于南京，时方盛暑伤寒，一太学生新读仲景书，自诩知医，投以桂枝汤，入腹即毙。大抵麻、桂二汤，乃隆冬正伤寒之药，施之温病尚不可，况热病乎？

桂枝石膏汤

治法见前论，有汗，脉缓，为桂枝证。无汗，脉紧，为麻黄、青龙证。

桂枝去粗皮　黄芩各半两　栀子三钱　白芍药　升麻　干葛　生姜以上各七钱半　石膏碎　甘草炙。各一两

上叹咀，每服五钱半，水一盏半，煮至八分，去渣，食顷再服。若得汗，即停后服。

栀子升麻汤

治晚发伤寒，三月至夏为晚发。

生地黄切碎，半斤　栀子十枚，擘　升麻一两半　柴胡　石膏各二两半

叹咀，每服五钱，水一盏半，煎八分，顿服。病不解，更作。

〔吴〕自夏至以后，时令炎暑，有人壮热烦渴，而不恶寒者，乃热病也。凡脉浮洪者，发于太阳也。洪而长者，阳明也。弦而数者，少阳也。然此发在三阳，为可治。若脉沉细微小，足冷者，发在三阴，为难治也。大抵热病大热，须得脉洪大有力，或滑数有力，乃为脉病相应，为之可治。若小弱无力，为之难治。若人虚脉弱者，宜以人参汤与之，而扶其元气也，不可以攻其热。如脉洪，身疼壮热，无汗烦乱者，宜六神通解散，发汗则愈，或人参羌活散加葛根、淡豆豉、生姜以汗之。轻者，只用十味芎苏散汗之亦佳。如夹暑，加香薷、扁豆双解之。若兼有内伤生冷，饮食停滞，或呕吐恶心，中脘痞闷，或恶风，或憎寒拘急者，宜藿香正气散加香薷、扁豆、葛根以发汗，名二香汤也。若发散，热不解者，在太阳经，宜用人参羌活散加黄芩。在阳明经，宜用升麻葛根汤加黄芩。热甚，燥渴，脉大者，白虎汤加人参主之。在少阳，宜用小柴胡汤，随证

增损治之。若夹暑者，加黄连、香薷主之。若热而大便自利，小便不利，烦渴者，五苓散去桂，加葛根、黄连、香薷、滑石之类主之。若表里俱热而自利，脉浮数，而小便不利者，小柴胡汤合四苓散主之。若其不解，或传经变证，或里实可下，或阴寒可温，或发斑黄等证，皆从正伤寒条内治之。凡热病一二日，泄利腹满，热甚者死。三四日，目昏谵语，热盛而脉小者死。四五日，热盛脉小，足冷者死。五六日，汗不出，呕吐，谵语昏沉，脉急促者死。六七日，舌本焦黑燥者死。七八日，衄血吐血，燥热脉大者死。九日，发痉搐搦，昏乱者死。凡热病，脉促结代沉小者，皆难治也。热病不得汗，而脉躁急者死。以得汗而热反盛，脉躁急者死也。

〔脉虚身热恶寒为中暑〕治法方论，详杂病本门及后条。

〔胫冷腹满头痛渴而无热者湿温〕《活人》云：湿温者，两胫逆冷，胸腹满，多汗，头痛妄言。其人常伤于湿，因而中暑，湿热相搏，则发湿温。其脉阳濡而弱，阴小而急，治在太阴。不可发汗，汗出必不能言，耳聋，不知痛所在，身青面色变，名曰重暍，如此死者，医杀之耳。白虎加苍术汤主之。

〔许〕癸丑年，故人王彦龙，作毗陵[①]仓官。季夏时，病胸项多汗，两足逆冷，谵语。医者不晓，杂进药，已经旬日。予诊之，其脉关前濡，关后数。予曰：当作湿温治之。盖先受暑，后受湿，暑湿相搏，是名湿温。先以白虎加人参汤，次白虎加苍术汤，头痛渐退，足渐温，汗渐止，三日愈。此名贼邪，误用药有死之理。有人难曰：何名贼邪？予曰：《难经》云：五邪，有实邪、虚邪、正邪、微邪、贼邪。从后来者，为虚邪。从前来者，为实邪。从所不胜来者，为贼邪。从所胜来者，为微邪。自病者，为正邪。又曰：假令心病中暑为正邪，中湿得之为贼邪。今心先受暑，而湿邪胜之，水克火，从所不胜，斯谓之贼邪，五邪之中最逆也。《难经》曰：湿温之脉，阳濡而弱，阴小而急。濡弱见于阳部，湿气搏暑也。小急见于阴部，暑气蒸湿也。故经曰：暑湿相搏，名曰湿温，是谓贼邪也。不特此也。予素有停饮之疾，每至暑月，两足汗漐漐未尝干，每服此

---

① 毗陵：江苏常州。

药二三盏即愈。

〔海〕湿温汗少者，白虎加苍术。汗多者，白虎加桂枝。白虎加桂枝方见杂病疟门。

〔孙〕保庆门外，有酒家姓姜者，善歌唱，孙爱之。忽数日不见，使人问之。则曰：病久将命绝。孙诊之，遍身皆润，两足冷至膝下，腹满不省人事，六脉皆小弱而急，问其所服药，取而视之，皆阴病药也。孙曰：此非受病重，药能重病耳。遂用五苓散、白虎汤十余帖，病少苏，再服痊愈。姜氏既安，诣孙谢，因请问曰：某得病剧，蒙良药一治而苏，愿闻治法。孙曰：汝病伤暑也。始则阳微厥，而脉小无力，众医谓阴病，遂用阴药，其病愈厥。予用五苓散，大利小便则腹减，白虎解利邪热，则病愈。凡阴病胫冷，两臂亦冷，汝今胫冷臂不冷，则非下厥上行，所以知是阳微厥也。

《保》立夏之后，至立秋、处暑之间伤寒者，身多微凉，自汗，四肢沉重，谓之湿温，苍术石膏汤主之。即白虎加苍术汤。

苍术石膏汤方

苍术半两　石膏三钱　知母二钱半　甘草一钱

上㕮咀，水一盏，煎至半盏，温服。谓内有湿也，多不欲饮水。如身热脉洪，无汗多渴者，热在上焦，积于胸中，宜桔梗散。此非湿温病，乃热病也。

桔梗散方

薄荷　黄芩　甘草　栀子各一钱　连翘二钱　桔梗三钱

上锉。每服五钱，水煎，加竹叶。如大便涩，加大黄半两。

〔脉虚身热得之伤暑〕刘纯曰：按许学士云：伤暑，其脉弦细芤迟，何也？《内经》曰：寒伤形，热伤气。盖伤气而不伤形，则气消而脉虚弱。所谓弦细芤迟，皆虚脉也。仲景以弦为阴。而朱肱亦曰：中暑脉细弱。则皆虚脉也可知矣。

〔暑证有冒有伤有中〕戴氏曰：冒、伤、中三者，轻重之分，或腹痛水泄，胃与大肠受之，恶心者，胃口有痰饮，此二者冒暑也，可用黄连香薷饮。黄连退热，香薷消暑。或身热头疼，躁乱不宁者，或身如针刺者，此为热伤肉分。当以解毒，白虎汤加柴胡，气虚加人参。或咳嗽，发寒热，盗汗不止，脉数者，热伤肺经，火乘金也，此为中暑，宜用清肺汤、柴胡天水散之类。

〔**夏月伏阴在内**〕丹溪曰：夏月阳气尽出于地，人之腹属地，气于此时浮于肌表，腹中虚矣。夏月伏阴在内，此阴字有虚之义，若作阴冷看，误矣。前人治暑，有用大顺散温热药者，盖以凉亭水阁，寒泉冰雪所伤也，非为伏阴而用。火令之时，烁石流金，有何阴冷？孙真人令人夏月服生脉散，非虚而何？刘氏曰：洁古谓静而得之为中暑，动而得之为中热。东垣谓：避暑于深堂大厦得之，曰中暑，宜大顺散。劳役得之，曰中热，宜苍术白虎汤。夫暑热一也，夏令之气也。静居堂厦而病，乃夏月伤冷之病，何以中暑，而求别于中热耶。王肯堂曰：窃谓暑热者，夏之令也，火行于天地间，人或劳役，或饥饿，元气亏乏，不足以御天令亢极，于是受伤而为病，名曰中暑，亦名曰中热，其实一也。今乃以动静所得分之，何哉？夫中暑者，固多在劳役之人，劳役则虚，虚则邪入，邪入则病。不虚则天令虽亢，亦无由以伤之。彼避暑于深堂大厦，得头疼恶热等证者，盖亦伤寒之类耳，不可以中暑名之。其所以烦心，与肌肤大热者，非暑邪也，身中阳气受阴寒所遏而作也。既非暑邪，岂可以中暑名乎？苟欲治之，则辛温轻扬之剂，发散可也。夫大顺散一方，甘草最多，干姜、杏仁、肉桂次之。除肉桂外，其三物皆炒，其初意本为病者伏热，引饮过多，脾胃受湿，呕吐，水谷不分，脏腑不调所立。故甘草、干姜皆火炒。又肉桂而非桂枝，盖温中药也。其杏仁，不过取其能下气耳。若以此药治静而得之之证，吾恐不能解表，反增内烦矣。今世俗往往不明，类曰：夏月阴气在内，大顺散为必用之药。夫阴气非寒气也，盖夏月阳气发散在外，而阴气则在内耳。岂空视阴气为寒气，而用温热之药乎？阴果为寒，何以夏则饮水乎？其苍术白虎汤虽宜用，然亦岂可视为通行之药乎？必参之治暑诸方，随所见之证而用之，然后合理。夫所谓静而得之证，虽当暑月，即非暑病，宜分出之，勿使后人有似同而异之惑。

〔**暑伤五脏为证不同**〕陈氏曰：暑入心，则噎闷昏不知人；入肝，则眩晕顽痹；入脾，则昏睡不觉；入肺，则喷满痿躄；入肾则消渴。徐氏曰：暑暍之证，变异不等，非只归五脏。盖人之形气有虚实，感有轻重，轻则后时而发，至秋成疟痢是也。重则即时而发，如以上证。至有轻变重，重变轻，亦自感有浅深，传有兼并。况人之形志，苦乐不一，岂得无变异乎？四时之证皆然。

〔**暑病宜补元气**〕东垣曰：脾胃虚弱，遇六七月湿旺，汗泄，身重短气，四肢痿软，脚欹眼黑，此肾与膀胱俱竭之状也。况汗大泄，则亡津液。津者，庚大肠所主，三伏庚金受囚，木无可制，故风湿相搏，骨节烦疼也。夫壬膀胱已绝于巳，癸肾水已绝于午，今更逢湿旺，助热为邪，西北方之寒清绝矣。圣人立法，夏宜补者，为热伤元气，以人参、麦门冬、五味滋水之源，泻内火，补庚金，益元气也。

〔**中暑发为痿厥诸证**〕东垣曰：长夏湿热蒸人，损伤元气，四肢困倦，精神短少，两脚痿软，遇早晚之际，则发寒厥，日高之后，复热如火，乃阴阳气血俱不足也。或心胸痞满，肢节沉疼，或气高而喘，身热而烦，小便黄而少，大便溏而频，或利或渴，自汗体重，此血先病而气不病也。若湿气先搏，脉必洪缓而迟，病虽互换少差，其天暑湿令则一，宜以清燥之剂治之。或远行大热而渴，则热舍于肾，故水不胜火，发为骨痿，此湿热成痿也。或热厥而阴虚，或寒厥而气虚，四肢如火为热厥，四肢寒冷为寒厥。寒厥腹中有寒，热厥腹中有热，为脾主四肢故也。徐氏曰：此论暑热证候，则同冬月伤寒，传变为证之不一。彼为寒伤形，此为热伤气。若元气虚甚受病，忽于一时不救者，与伤寒阴毒顷刻害人实同。故东垣启是病例，大开后人之盲聩也。宜与痿门互看。

〔**暑风**〕贾氏曰：此由火热制金，不能平木，搐搦不省人事，其脉虚浮。浮者，风也。虚者，暑也。俗名暑风，乃相火甚而行令也。先以温水化苏合香丸，次以黄连香薷饮加羌活，或双解散加香薷尤良。

〔**治暑大法**〕贾氏曰：暑者，相火行令也。人感之，其脉虚，外证头疼，口干面垢，自汗倦怠，或背恶热，甚者迷闷不省，而为霍乱吐利，痰滞呕逆，腹痛泄利下血，发黄生斑，皆是其证。治法清心利小便为上。汗多者，不可利，宜白虎汤。次分表里以治，如在表，头疼恶寒，双解加香薷，及二香散、十味香薷散。如在半表半里，泻泄烦渴，饮水吐逆，五苓散。热甚烦渴，益元散。若表解里热，宜半夏解毒汤下神芎丸。或老人及素弱人冒暑，脉微下利，渴而喜温，或厥冷，不省人事，宜竹叶石膏汤加熟附半个，冷饮。次以来复丹、五苓散治之。凡夏月暑证，不可服诸热燥剂，致斑毒发黄，小便不利，闷乱而死矣。徐氏曰：此言治暑之法，可谓详备。然于暑风相火为病，而用苏合香丸，至用双解，皆当审谛，脉证不可差失。详苏合丸但可用于阴寒所遏，或内伤生冷。及气中或中恶者，此等又不可谓暑风相火之证矣，学者审之。陶氏曰：中暑，脉虚而伏，身热背恶寒，面垢自汗，烦躁大渴，毛耸恶寒，昏冒倦怠，而身不痛，与伤寒诸证不同。内外俱热，口燥烦渴，四肢微冷，而身不痛，用白虎汤。痰逆，恶寒，橘皮汤。热闷不恶寒，竹叶石膏汤。头痛恶心，烦躁，心下不快，小便不利，五苓散下消暑丸。中暑，用小柴胡汤最良。

◎ 秋为疟

夏伤于暑，秋必病疟。脉阴阳俱盛，重于阴者，变为温疟。凡伤寒坏病，前热未除，其脉阴阳俱盛，重感寒邪，变为温疟也。寒热往来，口苦胸胁满者，小柴胡汤加芍药，少加桂枝主之。若热多者，倍用柴胡；寒多者，倍用桂枝。若热甚而烦渴，人参白虎汤少加薄桂主之。若单热无寒者，不用桂也。但有寒，必少佐之。如热多者，小柴胡汤合白虎汤主之。痰多而热者，小柴胡合二陈汤主之。若食少胃弱者，加白术。心下痞，加枳实、黄连。脉虚者，必倍人参。口渴者，去半夏加栝楼根主之。若邪热蕴结于里，大便秘实，脉滑大有力者，以大柴胡汤下之。若变疟已正，宜于杂病中求之。

◎ 一岁长幼疾状相似为疫

春应暖反寒，夏应热反凉，秋应凉反热，冬应寒反温，此非其时而有其气。是以一岁之中，长幼之病，多相似者，为时行疫病也。按《说文》：民皆疾为疫，从广役声，今省作殳尔。《释名》：厉，砺也。病气流行，中人如磨砺伤物也。疫，役也。乡有鬼行役，役，不住也。后人有温疫、寒疫、时气、大头伤寒等名，其实皆疫也。俗谓之瘟病，即温病之讹，而名实淆矣。按《伤寒例》云：伤寒病热未已，再遇风寒湿，而各变为一病也，何至于温。既曰：再遇温热，变为温毒矣。又曰：再遇温气，变为温疫。是独温之再遇，而有二病之异。且疫者，特感非时之气，众人病一般也。如冬应寒，而反大温，人感冬温而病，则所谓温疫。如春夏应温热而反大寒，人感暴寒而病，则所谓寒疫也。何待再遇于异气耶？兹云：再遇温气变为温疫，是伤寒再遇异气而变病也。再遇异气而变病，未必众人病相似，安可以疫言？《伤寒例》云：阳脉濡弱，阴脉弦紧，此温疫之脉也。《活人书》注此脉于冬温条下，是以温疫、冬温合为一病。殊不知冬温特感非时之气耳，温疫是伤寒再遇于异气也，岂可合为一病耶？此理未明，故书此，以俟明哲。愚谓感温热而为温毒，感温气而为温疫，此乃有微甚之分，但疫字疑误，恐当作疾字。若作疫字，则冬温又何一家长幼病相似也。一家病相似，方可言疫，况此伤寒病热未已，再遇温气而病，何至于一家传染，病相似哉？

〔温疫〕阳脉濡弱，阴脉弦紧者，更遇温气，变为温疫。以此冬伤于寒，发为温病，脉之变证，方治如说。〔成〕此前热未已，又感温气者也。温热相合，变为温疫。

〔丹〕众人病一般者，天行时疫也。有宜补，宜散，宜降。

大黄　黄芩　黄连　人参　桔梗　防风　滑石　香附　苍术　人中黄

上曲糊为丸。每服五七十丸，分气血痰，作汤使送下。气虚者，四君子汤送下；血虚者，四物汤送下；痰多者，二陈汤送下；热甚者，用童便和前药同送下。

《本》粪清，腊月截淡竹，去青皮，浸渗取汁。治天行热狂热疾中毒，并恶疮，蕈毒。取汁，浸皂角、甘蔗，治天行热疾。

〔丹〕解一切灾病。用粉草五两，细切，微炒，量病人吃得多少酒，取无灰酒，一处研，去滓，温服。须臾大泻，毒亦随出。虽十分渴，亦不可饮水，饮水难救。

柴胡石膏汤

治时行瘟疫，壮热恶风，头痛体疼，鼻塞咽干，心胸烦满，寒热往来，痰实咳嗽，涕唾稠黏。

柴胡　石膏煅　赤芍药　前胡　干葛各十五两　升麻二十五两　黄芩　桑皮各三十七两半　荆芥穗三十七两

上㕮咀，每服五钱，水一盏，生姜三片，豆豉十余粒，同煎七分，去滓，热服。小儿分三次，更量大小加减，不拘时候。

上三方，热多里多者，宜之。

按：温疫之治，与伤寒阳证相同，然经所谓温疫者，即温病也，宜参温病条处之。

〔**寒疫**〕《活人》云：一岁之中，病无长幼，率皆相似，此则时行之气，俗谓之天行是也。老君神明散、务成子萤火丸、圣散子、败毒散，不拘日数浅深吐下，随证施行。所以圣散子不问阴阳表里也。

老君神明散

白术一钱　桔梗二钱半　附子炮，去黑皮　细辛各一两　乌头四两，炮，去皮、尖

上五味，为粗末，缝绢袋盛带之，居闾里皆无病。若有疫疠者，温酒服方寸匕，覆取汗，得吐则瘥。若经三四日，抄三寸匕，以水一碗煮，令大沸，分三服。

圣散子

苏内翰序全文见《活人书》。时毒流行，用圣散子者，一切不问阴阳之感，连服取瘥，不可与伤寒比也。若疾疫之行，平旦辄煮一釜，不问老幼良贱，各一盏，即时气不入。

草豆蔻十个，面裹，煨，去皮　猪苓去皮　石菖蒲　茯苓　良姜　独活去芦　附子炮裂，去皮、脐　麻黄去根　厚朴去皮，姜制　藁本　芍药　枳壳麸炒，去瓤　柴胡　泽泻　细辛　防风去杈、芦　白术　藿香　半夏　吴茱萸汤洗　苍术　甘草各半两

上㕮咀，每服五钱，水一盏半，煎取八分，去滓，热服。余渣再煎，空心服之。

上二方治疫，寒多表多者，宜之。

按：寒疫之证，必与伤寒阴证同，乃可用前热药。至谓不问阴阳表里，无不取效，决无此理。后世以过信苏长公，故施圣散子，杀人如麻者，屡矣。嗟乎！可不慎哉？

〔**吴**〕寒疫乃天之暴寒为病也，凡四时之中，天令或有暴风寒之作，人感冒而即病者，名曰寒疫也。其证与正伤寒同，但暴寒为轻耳。治法，若初作头疼，憎寒拘急，或呕逆恶心，中脘痞闷，或饮

食停滞不化，或腹中作痛，未发热者，宜藿香正气散增损一二味主之。若已发热者，宜用十味芎苏散汗之。若身痛，骨节疼而发热者，宜人参羌活散加葱白、葛根、生姜以汗之，或神术汤亦可。若有自汗，不宜再汗之，宜九味羌活汤主之。若热不解，或变别证，宜从正伤寒条内治之也。

〔庞〕《病源》载从立春节后，其中无暴大寒，又不冰雪，而人有壮热病者，此属春时阳气发外，冬时伏寒变为温病也。从春分以后，至秋分节前，天有暴寒，皆为时行寒疫也。三月、四月，或有暴寒，其时阳气尚弱，为寒所折，病热犹轻。五月、六月，阳气已盛，为寒所折，病热则重。七月、八月，阳气已衰，为寒所折，病热亦微，其病与温病、暑病相似，但治有殊耳。其治法，初用摩膏火灸，惟二日法针，用崔文行解散，汗出愈。不解，三日复发汗，若大汗而更不解者，勿复发汗也。四日服藜芦丸，微吐愈。若用藜芦丸不吐者，服赤小豆瓜蒂散吐之。已解，视病尚未了了者，复一法针之当解，不解者，六日热已入胃，乃与鸡子汤下之愈。百无不如意，但当谛视节度与病耳。食不消，病亦如时行，俱发热头痛。食病当速下之，时病当待六七日下之。时病始得，一日在皮，二日在肤，三日在肌，四日在胸，五日入胃，乃可下也。热在胃而下，外之热乘虚而入胃①，然要当复下之，不得下，多致胃烂发斑者。赤斑出，五死一生。剧者黑斑出，十死一生，人有强弱相倍也。病者过日不以时下之，热不得泄，亦胃烂斑出矣。若得病无热，但狂言，烦躁不安，精神言语不与人相主当者，治法在可水五苓散证中。此巢氏载治时行寒疫之法云，与温病暑病相似，但治有殊者。据温病无摩膏火灸。又有冬温疮豆，更有四时脏腑阴阳毒。又夏至后有五种热病，时令盛暑，用药稍寒，故治有殊也。

崔文行解散

治时气不和，伤寒发热。

桔梗　细辛各四两　白术八两　乌头一斤

---

① 热在胃而下，外之热乘虚而入胃：《诸病源候论》卷九作"热在胃外而下之，热乘虚便入胃"，似更合文意。

细末，伤寒服一钱五铢匕，不觉，复小增之，以知为度。若时气不和，只服一钱五铢匕。辟恶欲省病，一服了去。此时行寒疫通用之。无病预服，以辟寒为佳，皆酒调下。

藜芦散

辟温疫。即《千金》赤散。

藜芦　踯躅①　干姜各一两　牡丹皮　皂角各一两六铢　细辛十八铢　附子　桂枝　朱砂另研渣。各六两

末之，绛囊中带一方寸匕，男左女右，臂上着之。觉有病之时，更以粟米大，纳鼻中，酒服一钱匕。覆取汗，日再。

赤小豆瓜蒂散

方见气上冲心。

鸡子汤

治时气热盛，狂语欲走。

生鸡子七枚　芒硝一两

上用井花水一大升，纳二味，同搅千遍，去沫，顿服之，快利为度。

〔御法〕雄黄丸

治疫不相染。

雄黄一两，研　赤小豆炒熟　丹参　鬼箭羽各二两

上为细末，炼蜜为丸，如桐子大。每日空心，以温水下五丸。可与病人同床共衣，亦不相染。

〔《活》〕务成子萤火丸

主辟疫疾，恶气，百鬼，虎狼蛇虺，蜂虿诸毒，五兵白刃，盗贼凶害，皆辟之。

萤火　鬼箭羽去皮　蒺藜各一两　雄黄　雌黄各二两　矾石一两，烧汁尽　羚羊角　煅灶灰　铁锤柄入铁处烧焦。各一两半

上九味捣为散，以鸡子黄并雄鸡冠一具和之，如杏仁大。作三角缝囊盛五丸，带左臂上，仍可挂于门户。

治时疫不相传染方

用水磨雄黄，涂于鼻上，或以明雄黄一块，重五钱，以绢帛包，

---

① 踯躅：杜鹃花。

系头顶心亦妙。一方：或以上好香油，涂鼻中亦可。一方：以桃树叶上虫，捣烂，以凉水调服之亦可。一方：以赤小豆同糯米浸水缸中，每日取水用之。一方：用贯仲浸水用之。

〔**四时非时之气**〕时气者，乃天疫暴疠之气流行，凡四时之令不正者，乃有此气行也。若人感之，则长幼相似而病，及能传染于人，其作与伤寒相似。盖伤寒因寒而得之，此乃疫气，不可与寒同论也。治法要当辟散疫气，扶正气为主。若多日不解，邪热传变何证，宜从伤寒变证条内详而用之。惟发散之药，则不同矣。凡发散汤剂，藿香正气散、芎芷香苏散、十神汤、人参败毒散、十味芎苏等方，皆可选而用之也。

〔**春温**〕《活人》曰：春应温而清气折之，责邪在肝，或身热头疼，目眩呕吐，长幼率相似，升麻葛根汤、解肌汤、四时通用败毒散。陶氏曰：交春分后，至夏至前，不恶寒而渴者，为温病。用辛凉之药微解肌，不可大发汗。急证见者，用寒凉之药急攻下，不可误汗误下，常须识此。表证不与正伤寒同，治里证同。

〔**夏温**〕《活人》曰：夏应暑而寒气折之，责邪在心，或身热头痛，腹满自利，长幼率相似，理中汤、射干汤、半夏桂甘汤。陶氏曰：交夏至后，有头疼发热，不恶寒而渴，此名温病；愈加热者，名热病。只用辛凉之药解肌，不宜大汗。里证见，急攻下。表证不与正伤寒同治，里证治法同。

〔**秋温**〕《活人》曰：秋应凉而大热抑之，责邪在肺，湿热相搏，民多病瘅，咳嗽喘，金沸草散、白虎加苍术汤，病瘅发黄，茵陈五苓散。陶氏曰：交秋至霜降前，有头疼，发热不恶寒，身体痛，小便短者，名湿病。亦用辛凉之药加燥以解肌，亦不宜汗。里证见者，宜攻下。表证不与正伤寒同。

〔**冬温**〕《活人》曰：冬应寒而反大温折之，责邪在肾，宜葳蕤汤。

丹溪云：冬温为病，非其时而有其气者，冬时严寒，君子当闭藏，而反发泄于外，专用补药带表药。

作人中黄方

用竹筒两头留节，一节中作一窍，纳甘草于中，仍以竹木钉塞其窍，冬月置大粪缸内，浸一月，取出晒干，用治温毒。用此药一味，入补药带表，同煎服之。

《活人》曰：仲景云：冬温之毒，与伤寒大异。盖伤寒者，伤寒气而作。冬温者，感温气而作。寒疫者，暴寒折人，非触冒之过。其治法不同，所施寒热温凉之剂亦异，不可拘以日数，发汗、吐、下，随证施行。要之，治热以寒，温而行之。治温以清，冷而行之。治寒以热，凉而行之。治清以温，热而行之。以平为期，不可以过，此为大法。

神效沃雪汤附

治伤寒阴阳二证未辨，时行疫疠，恶气相传，服之如汤沃雪，此药功力，不可具述。

苍术坚者，炮，刮去皮　干姜炮制　甘草炙。各六两　厚朴去皮，姜制　防风嫩者　白芍药去皮　干葛各四两

上㕮咀，每服四钱，水二盏，煎至一盏，去滓。热服之，不拘时，少顷，取生姜、葱作羹投之，避风坐卧，身体微润即愈。如疫气正相传染，清晨进一服为佳。常服，每用二钱，水一盏，煎至八分服。

◎ 多眠多汗脉浮为风温

阳脉浮滑，阴脉濡弱者，更遇于风，变为风温。此前热未歇，又感于风者也。《难经》曰：中风之脉，阳浮而滑，阴濡而弱，风来乘热，故变风温。

若发汗已，身灼热者，名曰风温。风温为病，脉阴阳俱浮，自汗出，身重多眠睡，鼻息必鼾，语言难出。若被下者，小便不利，直视失溲。若被火者，微发黄色，剧则如惊痫，时瘛疭。若火熏之，一逆尚引日，再逆促命期。〔成〕伤寒发汗已则身凉，若发汗已身灼热者，非伤寒，为风温也。风伤于上，而阳受风气，风与温相合，则伤卫，脉阴阳俱浮，自汗出者，卫受邪也。卫者，气也。风则伤卫，温则伤气，身重多眠睡者，卫受风温而气昏也。鼻息必鼾，语言难出者，风温外甚，而气拥不利也。若被下者，则伤脏气。太阳，膀胱经也。《内经》曰：膀胱不利为癃，不约为遗溺。癃者，小便不利也。太阳之脉，起目内眦。《内经》曰：瞳子高者，太阳不足。戴眼者，太阳已绝。小便不利，直视失溲，为下后竭津液，损脏气，风温外胜，经络欲绝也，为难治。若被火者，则

火助风，温成热，微者热瘀而发黄，剧者热甚而生风，如惊痫而时瘛疭也。先曾被火，为一逆，若更以火熏之，是再逆也。一逆尚犹延引时日而不愈，其再逆者，必致危殆，故云促命期。

附

〔《活》〕风温者，脉尺寸俱浮，头疼身热，常自汗出，体重，其息必喘，四肢不收，嘿嘿但欲眠。治在少阴、厥阴，不可发汗。发即谵语，独语，内烦躁，不得卧。若惊痫，目乱无精，如此死者，医杀之耳。风温忌发汗，宜葳蕤汤。身灼热者，知母干葛汤。如渴甚者，栝楼根汤。脉沉，身重，汗出者，汉防己汤。

葳蕤汤

治风温兼疗冬温，及春月中风、伤寒，发热头眩疼，咽喉干，舌强，胸内疼痞，腰背强。

葛根　白芷　麻黄用沸汤泡　杏仁去皮尖、双仁者　甘草炙。各半两　葳蕤七钱半　石膏杵碎　羌活去芦。各一两　川芎三钱　青木香一钱

上㕮咀，每服五钱，水一盏半，煎半盅，日三四服。

又方

葳蕤　白薇　麻黄　独活　杏仁　川芎　青木香　甘草各一两　石膏三两

上㕮咀，以水八升，煮取三升，去滓，分三服，取汗。若一寒一热，加朴硝二钱半，大黄三两下之。如无木香，可用麝香一分。《小品方》云：葳蕤汤治冬温，春月中风伤寒，则发头脑疼痛，咽喉干，舌强，肉疼，心胸痞满，腰背强。

知母干葛汤

治风温，身体灼热甚者。

知母　葳蕤各三钱　天南星生　麻黄去根、节　防风　杏仁　羌活各二钱　甘草　黄芩　木香　升麻　人参　川芎各一钱　石膏六钱　葛根八钱

上㕮咀，每服五钱，水一盏半，煎至一盏，去滓服。

防己汤

治风温，脉浮，身重汗出。一方无人参。

防己四两　甘草炙　黄芪蜜炙　人参各一两　生姜二两　白术三两

上㕮咀，每服五钱，水一盏半，煮取一中盏，去滓。饮讫，仍坐被中，汗出如虫行，或被卧取汗出。

许学士云：风温误汗，用防己黄芪汤救之。

栝楼根汤

治风温灼热。大渴。

石膏　人参　干葛各二钱　栝楼根三钱　防风　知母各一钱半　甘草一钱

上作一服，水二盅，煎至一盅，通口服，渣再煎。

葛根龙胆汤

治风温，脉弱，身重汗出。

石膏五分　甘草七分　龙胆草　桂枝各一钱，无汗不用　白芍药　大青各一钱半　葛根　升麻各二钱　葳蕤三钱　生姜三片

上煎服，法同前。

〔海〕治风温，《活人》本方葳蕤汤以有麻黄不敢用，宜白术汤主之。方见前太阳病发热条。若头眩汗出，筋惕肉瞤者，加牡蛎。若腰背强硬者，加羌活。若舌干发渴者，加人参。若身灼热甚者，加知母。若身体重，多汗者，加黄芪。若内伤冷者，不加。

◎ 一身尽痛为湿

〔成〕湿有数种，有湿痹者，痹者痛也，湿则关节疼，但当利其小便者是也。有寒湿相搏，其证但头汗出，背强，欲得被覆向火者是也。有风湿相搏者，一身尽痛，法当汗出而解者是也。有头中寒湿，此中之浅者，故鼻塞，纳药鼻中者是也。有先湿而后感风者，身痛发热，日晡剧者，此名风湿者是也。太阳湿家病与太阳伤寒相似，其不同者，脉沉而细者是也。痉家脉亦沉而细，疑若相似。答曰：脉虽相似，而证有异，湿则身疼，痉则身不疼也。

脉法

《脉经》曰：沉而缓，沉而细，皆中湿。脉大，或脉浮虚而涩者，皆寒湿。脉来滑疾，湿热。脉洪而缓，阴阳两虚，湿热自甚。脉浮，风湿。赵氏曰：仲景论风湿之脉，浮虚而涩。夫浮者，风也。

涩者，湿也。《脉经》亦曰：脉来甚者，为病寒湿也。《活人书》以一浮脉为风湿之诊，浮可言风，不可言湿，当从仲景浮虚而涩可也。

风湿

病者一身尽疼，发热，日晡所剧者，此名风湿。此病伤于汗出当风，或久伤取冷所致也。〔成〕一身尽疼者，湿也。发热，日晡所剧者，风也。若汗出当风而得之者，则先客湿，而后感风。若久伤取冷得之者，则先伤风，而后中湿，可与麻黄杏仁薏苡仁甘草汤。

麻黄杏仁薏苡仁甘草汤方

麻黄去节　薏苡仁各半两　甘草炙，二钱半　杏仁十枚，去皮、尖、炒

水三盏，煎至一盏半，去滓，分二服，避风，取微汗。

〔**风湿相搏**〕伤寒八九日，风湿相搏，身体疼烦，不能自转侧，不呕不渴，脉浮虚而涩者，桂枝附子汤主之。以散表中风湿，若大便硬，小便自利，去桂加白术汤。此条妙在脉浮虚而涩，脉若沉实滑大数者，非也。风湿相搏，一身尽疼痛，法当汗出而解。值天阴雨不止，医云：此可发汗，汗之病不愈者，何也？答曰：发其汗，汗大出者，但风气去，湿气在，是故不愈也。若治风湿者，发其汗，但微微似欲汗出者，风湿俱去也。〔成〕值天阴雨不止，明其湿胜也。《内经》曰：阳受风气，阴受湿气。又曰：伤于风者，上先受之。伤于湿者，下先受之。风湿相搏则风在外，而湿在内。汗大出者，其气暴，暴则外邪出，而里邪不能出，故风去而湿在。汗微微而出者，其气缓，缓则内外之邪皆出，故风湿俱去也，麻黄白术汤、桂枝附子汤。风湿宜汗，桂枝加白术、黄芪防己汤。风湿相搏，骨节烦疼，掣痛不得屈伸，近之则痛剧，汗出短气，小便不利，恶风不欲去衣，或身微肿者，甘草附子汤主之。《活人》用杏仁汤。

〔**寒湿相搏**〕湿家，其人但头汗出，背强，欲得被覆向火。若下之早，则哕，胸满，小便不利，舌上如苔者，以丹田有热，胸中有寒，渴欲得水，而不能饮，则口燥烦也。〔成〕湿胜则多汗，伤寒则无汗，寒湿相搏，虽有汗而不能周身，故但头汗出也。背，阳也。腹，阴也。太阳之脉，夹脊抵腰。太阳客寒湿，表气不利而背强也。里有邪者，外不恶寒，表有邪者，则恶寒。欲得被覆向火者，寒湿在表而恶寒也。若下之早，则伤动胃气，损其津液，故致哕而胸满，小便不利。下后里虚，上焦阳气因虚而陷于下焦，为丹田有热。表中寒乘而入于胸中，为胸上有寒，使舌上生白苔滑也。脏燥则欲饮水，以胸上客寒湿，故不

能饮，而口燥烦也。或云：小陷胸汤、甘草附子汤。小便不利，五苓散、理中去姜加术选用。小便利者，桂枝加附子、理中加茯苓、茯苓白术汤选用。

〔**头中寒湿**〕湿家，病身上疼痛，发热面黄而喘，头痛鼻塞而烦，其脉大，自能饮食，腹中和无病，病在头中寒湿，故鼻塞。纳药鼻中，则愈。〔成〕病有浅深，证有中外，此则湿气浅者也。何以言之？湿家不云关节烦疼，而云身上疼者，是湿气不流关节，而外客肌表也。不云发热，身似熏黄，复云发热面黄而喘，是湿不干于脾，而薄于上焦也。阴受湿气，则湿邪为深，今头痛鼻塞而烦，是湿客于阳，而不客于阴也。湿家之脉当沉细，为湿气内流。脉大者阳也，则湿不内流，而外在表也。又以自能饮食，胸腹别无满痞，为腹中和无病，知其湿气微浅，纳药鼻中，以宣泄头中寒湿，瓜蒂散。

〔**湿热**〕湿家之为病，一身尽疼，发热，身色如熏黄也。〔成〕身黄如橘子色者，阳明瘀热也。此身如熏黄，即非阳明瘀热。身黄发热者，栀子柏皮汤主之。为表里有热，则身不疼痛。此一身尽疼，非伤寒客热也，知湿邪在经而使之。脾恶湿，湿伤则脾病而色见，是以身发黄者，为其黄如烟熏，非正黄色也。徐氏曰：此本湿热证，而论不言热，无治法，或治以白术附子汤、甘草附子汤、桂枝加桂等药，愚意恐与湿热病不宜。

〔**湿痹**〕太阳病，关节疼痛而烦，脉沉而细者，此名湿痹。湿痹之候，其人小便不利，大便反快，但当利其小便。或云：甘草附子汤、麻黄连翘赤小豆汤。《千金翼》：细作缓。《金匮》曰：雾伤皮腠，湿流关节，疼痛而烦者，湿气内流也。湿同水也，脉沉而细者，水性趋下也。痹，痛也。因其关节烦疼而名曰湿痹，非脚气之痹也。《内经》曰：湿胜则濡泄。小便不利，大便反快者，湿气内胜也。但当利其小便，以宣泄腹中湿气。古云：治湿不利小便，非其治也。赵氏曰：《活人》云：一身尽疼，发热身黄，小便不利，大便反快，此名中湿。又注云：脉细者，非也。愚详仲景上文，脉沉而细为湿痹。今《活人》却以脉细为非，岂湿痹与中湿异欤？既曰身黄，又不明言其色如熏黄与黄如橘子色，岂中湿与阳明瘀热同与？至于治法，既曰不可火攻，不可发汗，而仲景有湿家下之早则哕。又下之早，则额上汗出微喘，小便利者死。下利不止者亦死。此又有不可下者也。

〔**风寒湿杂合为痹为痓**〕《活人》曰：风寒湿杂至，合而为痹。身重，汗出恶风，痛如历节状，防己黄芪汤。经曰：病身热足寒，颈项强急，恶寒，时头热面赤，目脉赤，独头摇，卒口噤，背反张者，此太阳中风，重感寒湿为痓也。或云：白术黄芪附子汤。徐氏曰：

错杂之邪合至，当论其先后多少，分治可也。

〔**湿病与伤寒相似**〕黄氏曰：太阳湿家病，与太阳伤寒相似，其不同者，湿脉沉而细也。愚按：《脉经》曰：脉大或浮虚皆寒湿，是湿脉亦不专于沉细，岂可恃此以差别伤寒？还当以证参之，庶几无失。湿脉与痉脉亦有相似者，而证则不同，湿则身疼，痉则身不疼也。赵氏曰：头疼发热，背强身痛，似与伤寒相似，其不同者，脉沉而细，头汗面黄，能饮食，所以为异也。夫太阳伤寒，脉必浮盛，今脉沉细，苟非湿证即阳证得阴脉也。盖有面黄头汗，其为湿也明矣。其湿家能饮食者，为病在经，而不干于里也。然大便反快，而小便滞者，亦经络涩滞，不能施化所致也。

〔**湿温**〕《活人》曰：其人伤湿，又中于暑，名曰湿温。两胫逆冷，胸满头目痛，妄言多汗，其脉阳浮而弱，阴小而急，茯苓白术汤、白虎加苍术汤。切勿发汗，汗之名重暍，必死。赵氏曰：《活人》云：尝伤于湿，因而中暑，湿热相搏，则发湿温。许学士云：先受暑后受湿，虽所言感受先后不同，而其证治则一也。又论脉曰：阳濡而弱，阴小而急。许学士以关前为阳，关后为阴。纪氏则以浮为阳，沉为阴。虽所言部位不同，而其脉状则一也。要之二说皆通，不可偏废，然于用药，则白虎加苍术，诚为至当。但《活人书》前不可表门，兼言术附汤。此湿温门，却但言白虎而不言术附，何耶？庞氏方云：愚医昧于冷热之脉，见足胫冷，多行四逆辈，如此医杀之耳。湿温脉小紧，有类伤寒脉，但证候有异，数进白虎则胫自温而瘥。朱氏之意，岂以术附与四逆药物相类，恐犯庞氏之戒而此问不载？设若湿气胜，脏腑虚，大便滑，术附其可废乎？屠氏药法见前。

《本义》云：一身尽痛不能转侧者，谓之湿温。吴氏曰：经曰：湿温之脉，阳濡而弱，阴小而急。《活人书》谓其先伤于湿，后伤于暑，暑湿相搏，其证多汗，妄言，双胫逆冷者，宜术附汤加人参、香薷、扁豆主之。若脉大有力，自汗烦渴者，人参白虎汤加白术主之。轻者或十味香薷饮、清暑益气汤增损主之，但在除湿益元气清暑而已，方见中暑门。

〔**死证**〕湿家下之，额上汗出微喘，小便利者，死。若下利不止者，亦死。〔成〕湿家发汗则愈。《金匮要略》曰：湿家身烦疼，可与麻黄加术四两，发其汗为宜。若妄下则大逆，额上汗出而微喘者，乃阳气上逆也。小便自利，或下利者，阴气下流也。阴阳相离，故云死矣。《内经》曰：阴阳离决，精气乃绝。

麻黄加术汤方

麻黄三两，去节　桂枝去皮　甘草炙。各二两　杏仁七十枚，去皮、尖　白术四两

上五味，以水九升，先煮麻黄，减二升，去上沫，内诸药，煮取二升半，去滓。温服八合，覆取微似汗。

此外治湿方论，杂病首册已详，不复赘叙。

◎ 身反张为痓

有汗为柔痓，无汗为刚痓，证治详见杂病五册，不复赘叙。

◎ 妇人伤寒

妇人伤寒，六经传变治例，皆与男子同法。惟经水适来适断，热入血室，与夫胎前产后，崩漏带下，则治有殊别也。

〔**热入血室**〕妇人中风，发热恶寒，经水适来，得之七八日，热除而脉迟身凉，胸胁下满，如结胸状，谵语者，此为热入血室也。当刺期门，随其实而泻之。东垣云：妄见妄闻，夜梦亡人，皆肝木大盛而为邪也。刺期门与此义同。

许学士治一妇人，患热入血室证，医者不识，用补血调气药，延养数日，遂成血结胸，或劝用前药。予曰：小柴胡已迟，不可行也。无己则有一焉，刺期门穴斯可矣。予不能针，请善针者治之，如言而愈。或问曰：热入血室，何谓而成结胸也？予曰：邪气传入经络，与正气相搏，上下流行，或遇经水适来适断，邪气乘虚而入血室，血入邪迫，上入肝经。肝受邪，则谵语而见鬼，复入膻中，则血结于胸也。何以言之？妇人平居，水当养于木，血当养于肝，方未受孕则下行之以为月水；既妊则中蓄之以养胎；及已产则上壅之以为乳，皆此血也。今邪气蓄血，并归肝经，聚于膻中，结于乳下，故手触之则痛，非汤剂可及，故当刺期门也。

妇人伤寒，发热，经水适来，昼日明了，夜则谵语，如见鬼状

者，此为热入血室。无犯胃气及上二焦，必自愈。《活人》云：小柴胡汤和之。犯胃气，谓下之。犯上二焦，谓发汗也。

《衍义》云：一妇人，温病已十二日，诊其脉，六七至而涩，寸稍大，尺稍小，发寒热，颊赤口干，不了了，耳聋。问之，病数日，经水乃行，此属少阳热入血室也。若治不对病，则必死。乃按其证，与小柴胡汤服之。二日又与小柴胡汤加桂枝、干姜，一日寒热遂止。又云：我脐下急痛。又与抵当丸，微利，脐下痛痊，身渐凉，脉渐匀，尚不了了，仍复与小柴胡。次日，又云：我胸中热燥，口鼻干。又少与调胃承气汤，不得利。次日，又云：心下痛。又与大陷胸丸半服，利三行。次日虚烦不宁，时妄有所见，时复狂言。虽知其尚有燥屎，以其极虚，不敢攻之，遂与竹叶汤去其烦热。其夜大便自通，至晓两次，中有燥屎数枚，而狂言虚烦尽解。但咳嗽唾，此肺虚也。恐乘虚而成肺痿，遂与小柴胡去人参、大枣、生姜，加干姜五味子汤。一日咳减，二日而病悉愈。以上皆用张仲景方。

妇人中风，七八日，续得寒热，发作有时，经水适断者，此为热入血室。其血必结，故如疟状，发作有时，小柴胡汤主之。

附

〔云〕妇人伤寒中风，治法与男子无异，惟热入血室，妊娠伤寒，则不同也，宜以四物安养胎血，佐以汗下之药治之。

妇人伤寒中风，自汗，头痛项背强，发热恶寒，脉浮而缓，恐热入血室，故倍加芍药。

桂枝加芍药汤

桂枝一两半　赤芍药三两半　生姜切，一两半　甘草炙，一两　大枣六枚，擘

上锉细。每服五钱，水煎服。

妇人伤寒，脉浮而紧，头痛，身热恶寒，无汗。发汗后，恐热入血室，宜**麻黄加生地黄汤**。

麻黄二两半　桂枝一两半　甘草半两，炙　生地黄二两　杏仁二十五枚，去皮、尖

上㕮咀。每服五钱，水煎服。

〔《活》〕妇人伤寒，经脉方来初断，寒热如疟，狂言见鬼，宜用**干姜柴胡汤**。

柴胡四两　栝楼根　桂枝各一两半　牡蛎煅　干姜　甘草炙。各一两

上㕮咀，每服五钱，水一盏半，煎至七分，去渣，温服。初服微烦，再服汗出而愈。

〔罗〕**小柴胡加地黄汤**

治妇人、室女伤寒，发热，经水适来适断，昼日明了，夜则谵语，如见鬼神。亦治产后，恶露方来，忽间断欲死。

柴胡一两二钱半　人参　黄芩　甘草炙　半夏汤洗七次　生地黄各七钱

上为粗末。每服五钱，生姜三片，枣二枚，水煎服。

〔云〕妇人伤寒，身热，脉长而弦，属阳明少阳，往来寒热，夜躁昼宁，如见鬼状，经水适断，热入血室。不实满者，小柴胡加牡丹皮汤主之。大实满者，桃仁承气汤下之。

小柴胡加牡丹皮汤方

柴胡　人参　牡丹皮各二两　甘草炙　生姜各七钱半　半夏汤洗，六钱　大枣三枚，擘　黄芩七钱半

上锉细。每服一两，水煎服。

妇人伤寒，头痛，脉浮，医反下之，邪气乘虚而传于里，经水闭不行，心下结硬，口燥舌干，寒热往来，狂言如见鬼状，脉沉而数者，当下之，宜**小柴胡加芒硝大黄汤**主之。

柴胡二两　半夏制，一两半　黄芩　生姜各七钱半　大黄　芒硝各七钱　甘草炙，五钱半　大枣三枚，擘

上锉。每服一两，水煎，去滓，下芒硝，再沸，温服。若脉不沉数，则不可下。

〔许〕辛亥中，寓居毗陵，学官王仲礼，其妹病伤寒，发寒热，遇夜则如鬼物所凭，六七日，忽昏塞，涎响如引锯，牙关紧急，瞑目不知人，疾势极危，召予视之。予曰：得病之初，曾值月经来否？其家曰：月经方来，病作而经遂止，一二日发寒热，昼虽静，夜则有鬼祟从，昨日涎生，不省人事。予曰：此热入血室之证也。仲景云：妇人中风，发热恶寒，经水适来，昼则明了，夜则谵语，如见鬼状，发作有时，此名热入血室。医者不晓，以刚剂

与之，遂致胸膈不利。涎潮上脘，喘急息高，昏冒不知人事，当先化其痰，后除其热。予急以一呷散投之。两时顷，涎下，得睡，省人事。次授以小柴胡加地黄汤，三服而热除，不汗而自解矣。

〔云〕妇人伤寒，表虚自汗，身凉，四肢拘急，脉沉而迟，太阳标病，少阳本病，经水适断，宜**桂枝加附子红花汤**。

桂枝二两半　芍药　生姜各一两半　甘草炙，一两　附子炮　红花各五钱

上锉细。每服一两，水三盏，煎服。

妇人伤寒，太阳标病，汗解表除，邪热内攻，热入血室，经水过多，无满实者，**甘草芍药汤**主之。

甘草　芍药　生地黄　川芎各一两

上㕮咀。每服一两，水三盏，煎至一盏半，去滓，入发灰五钱，调匀温服。不止者，刺隐白。

〔妊娠伤寒〕

〔吴〕凡妊娠伤寒，六经治例皆同，但要安胎为主。凡药中有犯胎者，则不可用也。如藿香正气散、十味芎苏散、参苏饮、小柴胡汤之类，有半夏，能犯胎，如用须去之。若痰多呕逆，必用之，以半夏曲则可。如无，沸汤泡七次，去皮、脐，生姜自然汁拌，晒干乃可用也。凡川乌、附子、天雄、侧子、肉桂、干姜、大黄、芒硝、芫花、甘遂、大戟、蜀漆、水蛭、虻虫、桃仁、牡丹皮、干漆、代赭石、瞿麦、牛膝等类之物，皆动胎之药，凡用必须斟酌仔细而详之也。其余详见各条治例，不录。凡护胎之法，伤寒热病，热甚者，宜用井底泥涂脐二寸，干即又涂之。一方以白药子为末，水调涂之。一方以伏龙肝末，水调涂之，可护胎也。大抵妊娠伤寒，合用汤剂，必加黄芩、白术二味，能安胎也。或以此二味煎汤与之，或为细末，白汤调下二三钱亦佳。如妊妇，素禀弱者，药中四物汤佐之，不可缺也。且如用小柴胡汤去半夏加白术，合四物汤用之，可以保胎除热也，其效如神，余皆仿此，用之则妙矣。

〔洁〕**黄芪解肌汤**　治妇人妊娠，伤风，自汗。

人参　黄芪　当归　川芎　甘草炙。各五钱　芍药六钱　加苍术、

生地黄亦可。

上为粗末。每服五钱，水煎，温服无时。

〔海〕若妊娠伤寒，中风表虚自汗，头痛项强，身热恶寒，脉浮而弱，太阳经病，宜**表虚六合汤**。

四物汤四两　桂枝　地骨皮各七钱

若妊娠伤寒，头痛，身热无汗，脉浮紧，太阳经病，宜**表实六合汤**。

四物汤四两　麻黄　细辛各半两

若妊娠伤寒，中风湿之气，肢节烦疼，脉浮而热，头痛者，太阳标病也，宜**风湿六合汤**。

四物汤四两　防风　苍术制。各七钱

若妊娠伤寒，下后过经不愈，温毒发斑如锦纹，宜**升麻六合汤**。

四物汤四两　升麻　连翘各七钱

若妊娠伤寒，胸胁满痛而脉弦，少阳证，宜**柴胡六合汤**。

四物汤四两　柴胡　黄芩各七钱

若妊娠伤寒，大便硬，小便赤，气满而脉沉数，阳明太阳本病也，急下之，宜**大黄六合汤**。

四物汤四两　大黄五钱　桃仁去皮、尖，麸炒，十枚

若妊娠伤寒，汗下后，咳嗽不止者，宜**人参六合汤**。

四物汤四两　人参　五味子各五钱

若妊娠伤寒，汗下后，虚痞胀满者，阳明本虚，宜**厚朴六合汤**。

四物汤四两　厚朴　枳实麸炒。各五钱

若妊娠伤寒，汗、下后，不得眠者，宜**栀子六合汤**。

四物汤四两　栀子　黄芩各五钱

若妊娠伤寒，大渴，蒸蒸而烦，脉长而大者，宜**石膏六合汤**。

四物汤四两　石膏　知母各五钱

若妊娠伤寒，小便不利，太阳本病，宜**茯苓六合汤**。

四物汤四两　茯苓　泽泻各五钱

若妊娠伤寒，太阳本病，小便赤如血者，宜**琥珀六合汤**。

四物汤四两　琥珀　茯苓各五钱

若妊娠伤寒，汗、下后，血漏不止，胎气损动者，宜**胶艾六**

合汤。

四物汤四两　阿胶　艾各五钱。一方加甘草同上，一方加甘草、干姜、黄芪

若妊娠伤寒，四肢拘急，身凉微汗，腹中痛，脉沉而迟，少阴病也，宜**附子六合汤**。

四物汤四两　附子炮。去皮、脐　桂各五钱

若妊娠伤寒蓄血证，不宜堕胎药下之，宜**四物大黄汤**下之。

四物汤四两　生地黄　大黄酒浸。各五钱

妇人妊娠或蓄血，抵当、桃仁勿妄施。要教子母俱无损，大黄四物对分之。

〔**丹**〕施孺人伤风未解，两足下胫冷，嗽多不吐痰，头眩，盖其性急，又当临月。

黄芩半钱　陈皮　白术各一钱　苏梗三分　木通　枳壳炒。各五分　麻黄三分　甘草炙。二分　桔梗　苍术各半钱

上水煎，服无时。

〔**云**〕妇人有孕，伤寒，脉浮，头重，腹中切痛，宜**桂枝芍药当归汤**。

桂枝　芍药　当归各一两

上锉细。每服一两，水煎。

妇人妊娠伤寒，自利，腹中痛，食饮不下，脉沉者，太阴病也，宜**芍药汤**。

芍药　白术　甘草　茯苓各一两

上如前修服。

〔**《活》**〕治妊娠伤寒，安胎，宜**阿胶散**。

人参　白茯苓　阿胶炒　桑寄生　白术各等分

上捣罗为细末，糯米饮调下二钱，日二服。

治妊娠伤寒，安胎，宜**白术散**。

白术　黄芩新瓦上炒香。各等分

上为末。每服三钱，水一盏，生姜三片，大枣一枚，擘破，同煎至七分，去滓，温服。但觉头疼，发热，便可服，二三服即瘥。惟四肢厥冷，阴证见者，未可服。

治妊娠伤寒，憎寒发热，当发其汗，宜**葱白汤**。

葱白十茎　生姜二两，切

上锉。水二盏，煎至一盏，连服，取汗。

〔海〕葱白一物汤　用葱白二把，以水一升，熟煮取汁，令食尽，亦生安胎。若胎损，须臾即出。

紫苏散

胎气不和，揍上心腹，胀满疼痛，谓之子悬。能安活胎，亦下损胎。又治伤寒，头疼，发热，遍身疼痛。

紫苏叶　当归各一两　人参　甘草炙。各半两　大腹皮　川芎　白芍药　陈皮去白。各一两

每服八钱，水一盏半，生姜五片，葱白三茎，连须，煎至一盏，去滓，食前热服。若心腹甚痛者，加木香、玄胡索研，同煎服。

芎苏散

治妊妇伤寒，头痛，憎寒壮热，身痛项强。

紫苏叶　川芎　白芍药　白术　陈皮　干葛　甘草　麦门冬各等分

锉散。每服四钱，姜四片，葱白三茎，煎，热服。

治妇人伤寒、妊娠服药例　若发热恶寒，不离桂枝、芍药。若往来寒热，不离柴胡、前胡。若大渴者，不离知母、石膏、五味子、麦门冬。若大便泄者，不离桂、附、干姜、白术。若大便燥结者，不离大黄、黄芩。若月经适来适断者，不离小柴胡。若胎不安者，不离人参、阿胶、白术、黄芩。若发汗者，不离煎豉、生姜、麻黄、旋覆。若头痛者，不离石膏、山栀、前胡。若伤暑头痛者，不离柴胡、甘草、石膏。若满闷者，不离枳实、陈皮。若胎气不安者，不离黄芩、麦门冬、人参。若斑发黑者，不离黄芩、栀子、升麻。

〔《大》〕治妊娠时气，身大热，令子不落，**护胎方**。

伏龙肝研为极细末，调涂脐下三寸，干即易，瘥即止。

又方　井水泥涂，干即易之。二方出《本事》，有效。

又方　浮萍　蓝根　朴硝　蛤粉　大黄微炒

上为末，水调敷脐上，安胎解热，极妙。

又方　白药子为末，水调敷腹上。

治妊娠霍乱二方附少阴吐利门。

治妊娠发斑，变为黑色，**宜栀子大青汤**。

黄芩　升麻　栀子仁各二两　大青　杏仁各半两

上㕮咀，每服五钱，水一盏半，细切葱白三寸，煎至一盏，去滓，温服。

〔产后伤寒〕

〔吴〕新产后患伤寒，不可轻易发汗，盖有产时伤力发热，去血过多发热，恶露不去发热，三日蒸乳发热。或有早起动劳，饮食停滞，一皆发热，状类伤寒，要在仔细详辨，切不可辄便发汗。大抵产后大血空虚，若汗之，则变筋惕肉瞤，或郁冒昏迷而不省，或风搐搦而不定，或大便秘涩而难去，其害非轻，切宜精审。凡有发热，且与四物汤，以川芎、当归为君最多，白芍药须炒过，酒蒸熟地黄佐之。如发热加软苗柴胡、人参、干姜主之，最效。盖干姜之辛热，能引血药入血分，气药入气分也。且能去恶养新，有阳生阴长之道，以热治热，深合《内经》之旨。予尝用之，取效如神，故录以劝之。如有恶露未尽者，益母丸、黑神散必兼用之。若胃虚食少者，必加白术、茯苓。有痰呕逆者，必加陈皮、半夏。其余六经各条治例皆同，但药中必加四物汤为主，乃养血务本之要也。

产后中风，数十日不解，头微痛恶寒，时时有热，心下闷，干呕，汗出虽多，阳旦证耳，可与阳旦汤。即桂枝汤，方见太阳病。产后中风，发热面赤，喘而头痛，**竹叶汤**主之。

竹叶一把　葛根三两　防风　桔梗　桂枝　人参　甘草炙各一两

上㕮咀，每服五钱，枣一枚，姜五片，水一盏半，煎一盏，去滓服。温覆使汗出。若头项强，用大附子半钱，煎药，扬去沫。呕者，加半夏一钱。

〔丹〕产后发热恶寒，皆属血气虚。左手脉不足，补血；右手脉不足，补气。凡恶寒发热，又腹痛，当去恶血。恶寒发热，乳汁不通及膨者，无子当消，用麦芽二两，炒，研细，清汤作四服调下。有子当下，用木通、通草、猪蹄汁调煎服。

产后才见身热，不可发表，并一切苦寒药，必用干姜治之，大发其热，轻则用茯苓，淡渗其热。

〔《大》〕凡产后发热，头痛身疼，不可便作感冒治之，此等多是血虚，或败血作梗，宜以平和之剂与服，必效。如玉露散，或四物加北柴胡等分煎服。若便以小柴胡汤，及竹叶石膏汤之类，竟不救者多矣。

玉露散

治产后乳脉不行，身体壮热疼痛，头目昏痛，大便涩滞，悉治之。凉膈、压热、下乳。

人参　茯苓　甘草各半两　苦梗炒　川芎　白芷各一两　当归二钱半　芍药七钱半

上咬咀，每服五钱，水一盏，煎至七分，温服。如烦热甚，大便秘者，加大黄二钱半。

◎ 小儿伤寒

〔洁〕伤寒表里攻发：有表证，恶风恶寒者，当发表。海藏云：恶风者，白术散。恶寒者，神术汤。如气盛能食，不大便，无表证者，可攻里。春主温，属木，身温当发汗。海藏云：神术汤。夏主长，属火，身热而烦躁，合大发散。海藏云：神术加黄芪汤。长夏主化，属土，及居四季，同当调其饮食。海藏云：四君子汤。秋主收，属金，身凉，内温，合微下。海藏云：通膈丸、金花丸。冬主藏，属水，身热而恶寒，是热在外而寒在内，身寒而恶热，是热在内而寒在外。海藏云：热在内者，调胃承气汤，寒在内者，调中汤丸。

〔洁〕凡伤寒宜依四时阴阳、升降、逆顺、刚柔而施治法，气升浮，则顺发之，收藏则下之。有汗，发热恶风，脉浮缓者，风伤卫，桂枝汤。无汗，发热恶寒，不当风而自憎寒，脉浮紧者，寒伤荣，麻黄汤。有汗，发热恶风，脉浮紧；无汗，发热恶寒，脉浮缓，谓之荣卫俱伤，青龙、桂枝麻黄各半汤。无汗发热，不恶风寒，脉沉洪者，可下之。更详认其厥与不厥，量寒热浅深而治之。有汗，四肢厥，脉沉微者，名阴厥，四逆汤。无汗，四肢厥，脉沉微者，名阳厥，大承气汤加腻粉。如四肢不厥，身热，内外皆阳，不动三焦，宜凉药三五服下之。黄芩甘草汤、黄芩白术汤、黄芩苍术汤、黄芩栀子汤、连翘饮子、小柴胡汤、八正散、凉膈散、白虎汤、五黄散，此上中下三焦药，宜选用之。中暑，脉虚，背恶寒，自汗而渴者，白虎汤。身凉，脉紧，热在内者，急下之，口燥咽干，不大便是也。无汗，身大热者，可发汗，升麻汤、大青膏、天麻膏。有汗，身大热者，桂枝汤、惺惺散、解肌汤、小柴胡汤、白术防风汤，可选用之。发汗者，量四时暄暑燥湿风寒，各宜春凉、夏寒、秋温、冬热而发之。

〔钱〕伤风贪睡，口中气热，呵欠烦闷，当发散，与大青膏，表证也。洁古《补遗》云：小儿外感于风寒，拘急，呵欠，烦闷，皮毛涩，口中气热者，当发散。秋冬用温热药，春夏用凉寒药。

大青膏方

天麻　青黛研。各一钱　白附子生，一钱半　蝎尾去毒，生，半钱　朱砂研　天竺黄研　麝香各一字匕　乌梢蛇肉酒浸，焙干，取末，半两

上同研细，生蜜和成膏。每服半皂子，或一皂子大。月中儿粳米大，同牛黄膏、薄荷水化一处服之。五岁以上，同甘露散服。

雄黄膏

治伤风温，壮热引饮。

雄黄小枣大，研，萝卜根水并醋一大盏煮尽　甘草末　川甜硝各三钱　寒水石研细，五钱匕　脑子①一字匕　朱砂五分

上研匀，炼蜜成膏，薄荷汤化下半皂子大。

上前大青膏，发散，贪睡，口气热，呵欠烦闷表证者，盖为三岁以下小儿未能言者设也。

〔《活》〕寻常风壅发热，鼻涕，痰嗽，烦渴，惺惺散主之。

惺惺散

治小儿风热及伤寒时气，或疮疹发热。

桔梗　细辛　人参　白术　甘草　栝楼根　白茯苓　川芎各等分

上为末，每服二钱，姜二片，薄荷二叶，煎服。三岁以下，作四五服，凡小儿不问伤风、伤寒、风热，与此即愈。

〔海〕伤寒时气，风热痰壅，咳嗽，及气不和者，四君子加细辛、瓜蒌、桔梗各一分，生姜、薄荷煎，或加防风、川芎各一分。内有寒，及遇天寒欲发散者，则去瓜蒌，加桔梗。多虚汗夜啼者，

---

① 脑子：即樟脑。

加麦门冬。伤风身热，头痛气促者，四君子加川芎、防风等分，细辛、羌活减半同煎。

〔《活》〕咽喉不利，痰实咳嗽，鼠粘子汤。

〔云〕人参羌活散

治小儿寒邪，及瘟气时疫，疮疹，头痛体疼，壮热，多眠不语，潮热烦渴，痰实咳嗽。

羌活　独活　柴胡　人参　川芎　枳壳炒　甘草炙　白茯苓去皮。各二两　前胡　桔梗　天麻酒浸，炒　地骨皮各半两

上为散。每服二钱，水一盏，入薄荷少许同煎，去渣温服，不拘时候。

七宝散

治时气，头昏体热，小儿同乳母服，大人亦可。

紫苏叶　香附炒。各三两　陈皮　甘草炙　桔梗　白芷　川芎各一两

上㕮咀，姜、枣煎服。

〔海〕麻黄黄芩汤

治小儿伤寒，无汗头痛，身热恶寒。

麻黄　赤芍药　黄芩各半两　甘草炙　桂枝各二钱半

上为粗末，水煎服。

升麻黄芩汤

治伤风有汗，头疼，发热恶风。

升麻　葛根　黄芩　芍药各五钱半　甘草一钱半

上㕮咀，每服二钱，水煎，温服。

上惺惺散等药，发散头痛发热，恶风寒表证者。盖为三岁以上小儿能言者设也。能言，故头疼恶风寒，可问而知也。前五方通治有汗无汗，恶风恶寒。第五方治无汗恶寒，第六方治有汗恶风。

〔钱〕与大青膏不解散，有下证当下，大黄丸主之。大热饮水不止，而善食者，可微下，余不可下也。此里证也。洁古《补遗》云：大热饮水，能食不大便，用大黄丸作散子与服之。如清便自调，慎不可妄下。恐外热逐于内，而变结胸危证多矣。

大黄丸

治风热里实，口中气热，大小便秘赤，饮水不止，有下证者宜服之。

川芎半两　黑牵牛半两，半生，半熟，炒　大黄酒蒸，一两　甘草炙，二钱半

上为细末，稀糊和丸，麻子大。二岁每服十丸，温蜜水下，乳后服。以溏利为度，未利加丸数。

〔《活》〕头额痛，身体发热，大便黄赤，腹中有热，四顺散、连翘饮、三黄丸主之。三方并见《幼科证治准绳》痘疹门。身体潮热，头目昏痛，心神烦躁，小便赤，大便秘，此热剧也。洗心散、调胃承气汤主之。洗心散见痘门。

头额身体温热，大便白而酸臭者，胃中有食积，双圣丸主之。方见《幼科证治准绳》食癖门。

〔洁〕如身表无大热，而小便不利，是有湿热结膀胱，仍用胜湿药，白术、白茯苓之类，利小便则其热自退。

〔云〕小儿伤寒，烦热，小便赤涩，大便褐色，面赤热者，导赤散。

〔钱〕伤风兼脏，兼心则惊悸，兼肺则闷乱，喘息哽气，长出气嗽，兼肾则畏明。各随补母，脏虚见故也。

伤风手足冷，脾脏怯也。当先和脾，后发散。和脾，益黄散；发散，大青膏主之。此治阴厥有汗，脉沉微者。若阳厥无汗，脉沉滑者，不宜此法，宜大承气汤而加腻粉。

伤风自利，脾脏虚怯也。当补脾，后发散。补脾，益黄散；发散，大青膏主之。未瘥，调中丸主之。有下证，大黄丸下之，后服温惊丸。

伤风腹胀，脾脏虚也，当补肺，必不喘，后发散，仍补脾也。去胀，塌气丸主之。发散，大青膏主之。

伤风吐泻治见《幼科证治准绳》吐泻门，泻用益黄散、白术散，发散用大青膏。

〔汤〕治夹惊伤寒，热极生风，宜薄荷散。

薄荷叶半两　羌活　全蝎　麻黄去根、节　甘草各一钱二分半　天竺黄　僵蚕　白附子炮。各二钱半

上为细末。每服一钱，水半盏，煎至三分，加竹沥少许妙。

〔云〕小儿表伤寒，则皮肤闭而为热，盛即生风，欲为惊搐，血气未实，不能胜邪，故发搐也。大小便依度，口中气热，当发之，宜大青膏。

肺盛复有风冷，则胸满短气，气急喘嗽上气，当先散肺，后发散风冷。散肺，泻白散。散风，大青膏主之。若只伤寒，则不胸满。

肾虚则畏明，宜补肾地黄丸。有表者，间用地黄膏发散之。

伤风下后虚热，以药下之太过，胃中虚热，饮水，无力，当生胃中津液，多服白术散。小儿结热于内，口干而渴，身黄体重者，宜白术散。

〔汤〕伤寒发渴，宜白虎汤。

〔洁〕大热饮水，能食不大便，用大黄丸，作散服之。

上三方，白术散治虚渴，为下后而食少胃虚者设也。白虎汤、大黄丸治实渴，为未经下而能食不大便者设。

〔洁〕伤寒咳嗽吐清水，哽气，长出气，是肺之不足也，合用阿胶散。面白如枯骨者，死不治。身热，咳喘吐痰者，当用褊银丸。方见《幼科证治准绳》咳嗽门。

上二方治咳嗽，阿胶散治虚嗽，为哽气，长出气者设也。褊银丸治实嗽，为痰盛喘满者设也。若有表证，恶风寒而嗽者，当用惺惺散、加减四君子汤、鼠粘子汤之类是也。

阴厥阳厥见

〔洁〕身大热，吐逆不止者，茯苓半夏汤。即小半夏加茯苓汤，方见呕门。

〔汤〕伤寒呕者，宜**枳壳半夏汤**。

枳壳　半夏各半两

上水一碗，姜十片，煎至半碗，十岁以下作五服。

藿香正气散

治伤寒，发呕。

藿香叶　厚朴制　半夏制　甘草炙　陈皮　苍术米泔浸。各等分

上㕮咀，每服二钱，水半盏，姜三片，枣一枚，煎至二分，去渣，温服。

〔洁〕大吐者，当下之，白饼子、珍珠丸、消积丸。三方俱见幼科食癖门。潮热有时，胸满短气，呕吐者，桃枝丸。方见《幼科证治准绳》积热门。

上七方治伤寒呕吐，前二方治痰饮而吐，中一方治有表而吐，后四方治有里而吐，其桃枝丸治里热而吐，余二方治表寒而吐也。

〔汤〕伤寒自汗，当补虚和阴阳，**小建中汤减桂加黄芪人参地黄汤**。

黄芪一两　白芍药三两　甘草　人参　熟地黄各半两

上㕮咀。每二钱，水半盏，煎至三分，去渣服。

小儿伤寒形证：头痛，体痛，鼻塞或流涕，喉内喘息，两手脉洪数，颊赤眼涩，身上寒毛起，口鼻出水，眼赤黄，口干涩，咳嗽，山根青色，喷嚏。

〔《活》〕头目疼痛而畏人，恶寒者，此伤寒证也。

〔云〕设令小儿卒暴身壮热，恶寒，四肢冷，或耳尻冷，鼻气热，为斑疹也。与伤寒表证相似，此胎气始发，自内之外。若与伤寒表证同治者误也，当作斑疹治之。

〔吴〕小儿伤寒六经治例皆同，但有胎热、惊热、血热、客热、寒热、潮热、痰热、食热、变蒸发热、痘疹发热、伤风发热，一皆发作，状似伤寒，要在明辨之尔。况肌体嫩弱，血气未定，脉法不同，药剂轻小之别，故略其节要，另开录于下，以便览焉。

凡小儿察面色为先，要宜详察色要略也。

凡小儿，视虎口脉纹者，以男左、女右手食指第一节为初关，二节为中关，三节为末关，即寅卯辰三位也。凡脉纹见初关者轻，中关者重，末关者病危也。以紫脉为惊热。红脉为伤寒，为热。白主疳热少血。青主惊，主风，主寒，主腹中痛，主搐搦。黄主伤乳食，脾虚。黑主冷气，主中恶，主病沉困也。凡紫、赤、青、黑脉纹，直透末关者死。

凡小儿四五岁，以一指按其三部脉，六七岁以二指按切三部脉，十岁以上，当密排三指而切之。宜详脉诀要略也。《脉经》曰：四五岁以上者，呼吸七八至，细数者吉，九至为热，十至为困，五至为寒，四至困也。十岁左右者，五六至为平也。

凡胎热、惊热、客热、血热、痰热、寒热、潮热等治法，并见《幼科证治准绳》，宜详玩之，兹不具录。

凡食热伤乳者，则吐呢[①]奶瓣不消，口中醋气。伤食则心下满硬，暖气作酸，恶食，右手气口脉盛，手心热，手背不热，发热则肚背先热，以此别之。

凡治伤食发热，必以六君子汤为主，或加神曲、麦芽、棠求子、砂仁、香附子之类。如内实者，加枳实、青皮。热不解者，加软苗柴胡、炒黄连，或黄芩之类以解。如无热，宜服香砂保和丸。

凡变蒸发热者，以长气血也。夫变者，气上；蒸者，体热也。轻者，发热虚惊，耳冷微汗，唇中有白泡如珠子是也，三日而愈。重者，寒热脉乱，腹疼，啼叫不食，凡乳食辄吐呢，五日愈也。

凡伤风发热，则贪睡，脾涩呵欠顿闷，鼻塞喷嚏，或鼻流清涕，口中气热，或咳嗽声重，或自汗怕风也，宜人参羌活散加减主之。其余治例，宜伤风表证例也，要在详辨而治之尔。

凡伤寒则怕寒，拘急，发热翕翕然在表，昼夜不止，直待汗出方解。钱氏曰：男子则面黄体重，女子则面赤喘急，憎寒，口中气热，呵欠顿闷，项急也。大抵伤寒则手背热，手心不热，左手人迎脉紧盛也。其余六经为病，详见六经发热例同，但药剂宜轻小也。亦有失惊、失食伤寒，要在审辨而已。

凡痘疹发热，钱氏曰：腮赤多躁，喷嚏眼涩，呵欠顿闷，时发惊悸，身重发热，耳尖、鼻尖、手足梢冷也。或乍凉乍热，睡中惊惕，起卧不安者，乃其候也。切不可认作伤寒，辄用发汗，或重被盖覆取汗，则大误矣，须仔细辨之。

凡壮热，痘疹欲出未出者，宜用升麻葛根汤主之。胃弱食少者，必加人参、白术、白茯苓主之。若欲透斑，更加紫草茸为妙。丹溪言：但见红点，便忌葛根，虑恐发得表虚，疮出烂熳也。钱氏治斑疮未透者，以四君子汤加糯米煎，先助胃气也。一方更加升麻、紫草茸，以透斑出。凡痘疮三日至足，谓之出齐。若小大不等，根窠

---

① 呢：《说文·口部》："不呕而吐也。"

红活者，不必服药，至五日当灌浆，若浆来肥满光泽者，不必服药。若五六日浆不来，便当救之，以人参、黄芪、当归三味为君。佐以白术、陈皮、白芷、川芎、白芍药、防风、炙甘草之类，必须加肉桂三分或五分，能引药入血分，化脓为妙。若气逆满闷，出不快者，少加木香二三分主之。如恶心呕逆，不食者，须加丁香三粒，以透胃气，升发痘毒外出，然此皆秘传之法，用之累验者也。若有痒塌，寒战咬牙，手足冷，或呕，或喘，或大便下利者，此表里之气俱虚也，宜加肉豆蔻、诃子各五分，熟附子二分或五分主之，或十宣内托散加此三味亦佳。凡欲靥未靥，头温足冷，或泻渴，或气促，四肢冷，闷乱不宁，卧则哽气，寒战咬牙，无热证者，宜陈氏十二味异功散主之。凡青干紫陷有热者，不可用此，宜八珍汤加黄芪、升麻、紫草茸、生地黄之类主之。其余详见《幼科准绳》痘疹门，宜详玩而用焉。一方治痘疮未透，浆不至者，以乌骨白雄鸡冠上取血，和白酒浆，温与之最效。凡有痒塌抓损，宜房中常烧乳香，尤妙。宜多用芪、归等汤。大抵痘疮变黑，或青干，或紫陷，浆不来，昏沉汗出不止，烦躁热渴，腹胀，啼哭声嘎，大小便不通者，皆难救也。凡疮外黑里赤者重，外白里黑者极重，疮端里黑点如针孔者难治。惟里外肥红者最吉。若一发并出，及一发如针头密者，皆难治也。要在详辨而已。

◎ 温病

〔田〕春日温病，未满三日，先用惺惺散。二服后，四五日不解，烦渴呕，用白术散。如自汗，口燥，用制白虎汤，至六七日大便燥结，用四顺饮子下，心腹大实大满，牛黄通膈丸下。初觉之时，疑是疮疹，只用葛根升麻汤解肌。

帙之八

脉法

问曰：脉有阴阳者，何谓也？答曰：凡脉大浮数动滑，此名阳也。脉沉涩弱弦微，此名阴也。凡阴病见阳脉者生，阳病见阴脉者死。

〔成〕阳道常饶，大浮数动滑五者，比之平脉也有余，故谓之阳。阴道常亏，沉涩弱弦微五者，比之平脉也不及，故谓之阴。阳伤寒之为病，邪在表则见阳脉，邪在里则见阴脉。阴病见阳脉而主生者，则邪气自里之表，欲汗而解也。如厥阴中风，脉微浮为欲愈，不浮为未愈者是也。阳病见阴脉而主死者，则邪气自表入里，正虚邪胜，如谵言妄语，脉沉细者死是也。大纲当以静躁处言，下后静者生，躁者死。不可拘以阴病见阳脉，邪气外散也。阳病见阴脉，邪气乘虚而入也。

〔丹〕谨按经言：大浮数动长滑为阳，沉涩弱弦短微为阴，论之略去长短二脉，其意何在？若以伤寒为病，无长短脉耶？仲景之书言长短者，盖不少也。《脉经》二十四种形状，亦无长短二脉，又何耶？见字，恐当作得字说，犹言表病得里脉，里病得表脉。若作自表入里说，莫有碍否？夫太阳病不解，以渐次传入阳明、少阳。又三阳经之病不解，以渐次传入于腑，悉是可愈之病。又有不传经，不加异气者，七日后，自太阳以渐次传入阳明、少阳与三阳经，亦皆为不治自愈之证。非自表入里者乎？初未尝死，此吾之所以不能无疑也。考之论中，阳病得阴脉，有本病自得者，有因医而得者。仲景著治法甚详。如太阳病，得之八九日，如疟状，发热恶寒，热多寒少，不呕，清便欲自可，一日二三度发。脉微缓者，为欲愈也。夫脉微而恶热者，此阴阳俱虚，不可更发汗、更下、更吐也。夫太阳病，如疟状，发热恶寒，非阳病乎？曰脉微，非阴脉乎？又伤寒五六日，头汗出，微恶寒，手足冷，心下满，口不欲食，大便硬，脉细者，此为阳微结，必有表复有里也。汗出为阳微，假令纯阴结，不得复有外证，悉入在里，此名半在里半在表也。脉虽沉紧，不得为少阴病。所以然者，阴不得有汗。今头汗出，故知非少阴也，可与小柴胡汤。夫仲景行小柴胡汤，非阳病乎？曰脉微，曰脉沉，非阴脉乎？此皆阳病之得阴脉者，悉是兼述证之阴阳，如此者不一，未暇枚举。诚思论意，固是因病察脉，求其所谓阴阳而为生死之辨，为之传经者，必须推广先贤之意，以开后学。倘非推明证之阴阳，惟以脉与病参之，则后学何所适从？此吾之所以重有疑也。

〔张〕或谓经言大浮数动滑，此名阳也，沉涩弱弦微，此名阴也。夫高阳生又以弦脉编入七表而为阳者，何也？弦者，不足之脉也。乃发汗后，病在表里之候。故云：弦则为减，所以为阴也。夫高阳生以弦为阳者，因仲景云：脉浮而紧者，名曰弦也。弦者，状如弓弦，按之不移也。只因一个浮字，故编入表脉也。殊不知脉浮而弦，病方在表，当未汗之时，则为紧也；已经发汗之后，则为弦也。此一定之论。大概与紧相类，然其时则不同，但脉候玄微，不若以未汗已汗为法，则无差失之患矣。

〔许〕仲景之意，以弦脉为阴者，兼合乎众脉而言之也。且浮大者，阳也。兼之以涩弱弦微之类，安得不为阴也。若夫沉微而弦、沉涩而弦、沉细而弦，皆为阴证之脉也。盖少阳之脉弦者，仲景之意，以一脉而言之也。然少阳之气通于春，春脉弦者，以应春阳时令之脉也，岂得不为阳乎？如浮大而弦、洪长而弦、浮滑而弦、浮数而弦者，皆为阳也。仲景以弦脉分阴阳，二用之理，其义微矣。王叔和以弦脉为阳，而不言弦为阴者，是以独指一脉而为杂病也。故仲景之脉不可与杂病同日而语也。

问曰：脉有阳结、阴结者，何以别之？答曰：其脉浮而数，能食，不大便者，此为实，名曰阳结也，期十七日当剧。其脉沉而迟，不能食，身体重，大便反硬，名曰阴结也，期十四日当剧。

〔成〕结者，气偏结固，阴阳之气，不得而杂之。阴中有阳，阳中有阴，阴阳相杂以为和，不相杂以为结。浮数，阳脉也。能食而不大便，胃实也。为阳气结固，阴不得而杂之，是名阳结。沉迟，阴脉也。不能食，身体重，阴病也。阴病见阴脉，则当下利，今大便硬者，为阴气结固，阳不得而杂之，是名阴结。伤寒之病，一日太阳，二日阳明，三日少阳，四日太阴，五日少阴，六日厥阴。至六日为传经尽，七日当愈。七日不愈者，谓之再经。言再经者，再自太阳而传，至十二日再至厥阴，为传经尽，十三日当愈。十三日不愈者，谓之过经，言再过太阳之经，亦以次而传之也。阳结为火，至十七日传少阴水，水能制火，火邪解散则愈。阴结属水，至十四日传阳明土，土能制水，水邪解散则愈。彼邪气结甚，水又不能制火，土又不能制水，故当剧。《内经》曰：一候后则病，二候后则病甚，三候后则病危也。一候五日，受邪之初，明恶寒发热，自有偏胜，故下文云云。

问曰：病有洒淅恶寒，而复发热者何？答曰：阴脉不足，阳往从之。阳脉不足，阴往乘之。曰：何谓阳不足？答曰：假令寸口脉微，名曰阳不足，阴气上入阳中，则洒淅恶寒也。曰：何谓阴不足？答曰：假令尺脉弱，名曰阴不足，阳气下陷入阴中，则发热也。

〔**成**〕一阴一阳之谓道，偏阴偏阳谓之疾。阴偏不足，则阳得而从之。阳偏不足，则阴得而乘之。阳不足，则阴气上入阳中，为恶寒者，阴盛则寒矣；阴不足，阳气下陷入阴中，为发热者，阳盛则热矣。阳脉不足，则恶寒也，阴脉不足，则发热也。〔**丹**〕按经言：凡伤于寒，则为病热。盖寒客于经，阳气怫郁而成热，故发热。寒伤于荣血，血既受伤，故恶寒，属太阳证。又曰：发热恶寒，发于阳也。合此二者而观，明是体虽热，自恶寒，宜解表，则麻黄、青龙等主之。今曰：洒淅恶寒，而复发热，当是寒热往来，其属表者，宜小柴胡；其属里者，宜大柴胡；其或已汗已下者，宜桂枝干姜汤。此三阳证论寒热往来之平等者。如寒热之或多或少，又当轻重较量而施治法。今曰阴不足，则阳胜而热；阳不足，则阴胜而寒。又曰阳往从之，阴往乘之。当是阳并于阴，阴并于阳。岐伯曰：疟气者，更盛更虚，似与经文阳盛阴胜之意合，未审为伤寒立论耶，为疟立论耶，孰为是否？〔**张**〕或云：经言阴脉不足，阳得从之，阳脉不足，阴得乘之。不足乃阳脉微弱之谓，所以恶寒发热也。又云：脉盛身寒，得之伤寒。夫伤寒表病，未有脉不浮盛者。设或微弱，即阳病见阴脉也。二说参差，必有其理。此章论所以然之理，非病已发于外而言也。凡病伤寒者，皆因荣卫不足，是以尺寸之脉皆微弱，外邪因得相袭，使阴阳相乘，故洒淅恶寒而复发热也。凡已病之脉则不然，若风并于卫，则卫实而荣虚，故桂枝证脉阳浮而阴弱。若风寒并于荣卫，则脉皆浮盛，所以麻黄证当发其汗也。仲景之书，各有所指，非浅见薄识所能知也。

阳脉浮，阴脉弱者，则血虚，血虚则筋急也。

〔成〕阳为气，阴为血。阳脉浮者，卫气强也。阴脉弱者，荣血弱也。《难经》曰：气主呴之，血主濡之。血虚则不能濡润筋络，故筋急也。

其脉沉者，荣气微也。

〔成〕《内经》云：脉者，血之府也。脉实则血实，脉虚则血虚，此其常也。脉沉者，知荣血内微也。

其脉浮，而汗出如流珠者，卫气衰也。

〔成〕《针经》云：卫气者，所以温分肉，充皮毛，肥腠理，司开阖者也。脉浮汗出如流珠者，腠理不密，开阖不司，为卫气外衰也。浮主候卫，沉主候荣，以浮沉别荣卫之衰微，理固然矣。然而衰甚于微，所以于荣言微，而卫言衰者，以其汗出如流珠，为阳气外脱，所以卫病甚于荣也。

荣气微者，加烧针，则血流不行，更发热而躁烦也。

〔成〕卫，阳也。荣，阴也。烧针益阳而损阴，荣气微者，谓阴虚也。《内经》曰：阴虚则内热。方其内热，又加烧针以补阳，不惟两热相合，而荣血不行，必更外发热而内躁烦也。

脉蔼蔼如车盖者，名曰阳结也。

〔成〕蔼蔼如车盖者，大而厌厌聂聂也，为阳气郁结于外，不与阴气和杂也。按：车盖，言浮大，即前浮数之阳结也。

脉累累如循长竿者，名曰阴结也。

〔成〕累累如循长竿者，连连而强直也，为阴气郁结于内，不与阳气和杂也。按：长竿者，紧弦也，即前沉迟之阴结也。

脉瞥瞥如羹上肥者，阳气微也。

〔成〕轻浮而主微也。

脉萦萦如蜘蛛丝者，阳气衰也。

〔**成**〕紫紫，滞也。若萦萦惹惹之不利也。如蜘蛛丝者，至细也。微为阳微，细为阳衰。《脉要》曰：微为气痞，是未至于衰。《内经》曰：细则气少，以至细为阳衰宜矣。按：萦，《说文》曰：收卷也，有回旋之义。

脉绵绵如泻漆之绝者，亡其血也。

〔**成**〕绵绵者，连绵而软也。如泻漆之绝者，前大而后细也。《正理论》曰：天枢开发，精移气变，阴阳交会，胃和脉生，脉复生也。阳气前至，阴气后至，则脉前为阳气，后为阴气。脉来前大后细，为阳气有余而阴气不足，是知亡血。按：泻漆之绝，已纵而忽收，亡血之脉如之。脉来缓，时一止复来者，名曰结。脉来数，时一止复来者，名曰促。阳盛则促，阴盛则结，此皆病脉。

结、促、代皆动而中止，但自还为结、促，不能自还为代。无常数为结、促，有常数为代。结、促为病脉，代为死脉，不可不辨。杂病脉结、促，多有痰饮瘀血，阻滞隧道而然，不然者病多难治也。太阳病下之，脉促不结胸，为欲解，未必尽凶也。少阴病，手足厥冷，脉促，宜灸之，非必皆阳盛也。阴阳相搏，名曰动。阳动则汗出，阴动则发热。形冷恶寒者，此三焦伤也。若数脉见于关上，上下无头尾，如豆大，厥厥动摇者，名曰动也。

阳升阴降，二者交通上下，往来于尺寸之内，方且冲和安静焉。睹所谓动者哉，惟夫阳欲降而阴逆之，阴欲升而阳逆之，两者相搏，不得上下，鼓击之势，陇然高起，而动脉之形著矣。然必见于关上者，何也？以三部言之，寸，阳也，尺，阴也，关，阴阳之中也。故曰：阳出阴入，以关为界。是为阴阳升降往来之位者，关也。然则相搏而动，不于此见之，而谁见乎？《内经》曰：手少阴脉动甚者，为妊子。谓手少阴俞神门穴中，脉动甚，为有妊之兆，非言动脉，言动脉自仲景始。庞安常曰：关位占六分，前三分为阳，后三分为阴，若当阳，寸口动而阴静，法当有汗而解。《素问》曰：阳加于阴谓之汗。若当阴连尺动而阳静，则发热。《素问》曰：尺粗为热中。若大汗后，形冷恶寒者，三焦伤，此是死证。按：阴阳之气，宁谧则实，躁动则虚。或动乎阳，或动乎阴。阳动则阳虚矣，故不能卫于肤腠而汗出。阴动则阴虚矣，故不能濡于肌肉而发热。仲景又云：阳微则恶寒，阴弱则发热是也。厥厥动摇者，自为动摇，不与三部脉混。如人在众中，不与众合，名之厥厥也。后之说脉者，指下寻之似有，举之还无，再再寻之，不往不来曰动，则与仲景之言相反矣。

阳脉浮大而濡，阴脉浮大而濡，阴脉与阳脉同等者，名曰缓也。

缓有迟缓之意，又有和缓之意。独阳独阴，缓无自而见矣。缓者，非独阴也，有阳焉；非独阳也，有阴焉。二者合而成体，缓脉之名，自此而生，方其阴阳杂以成和也。其色黄，其颜光，其声商，毛发长，乃冲气之洋溢者也。若夫发而为病，即为虚，为痹，为气。戴氏曰：每居中部或下部间，柔软而慢，但小于沉脉，按之缓软，此有邪之证，为不及之缓。阴阳气和，阳寸阴尺，上下同等，同浮大而软，无有偏胜，此无邪之证，为阴阳和缓之缓。缓与迟二脉相类，迟脉一息三至，缓脉一息四至。

脉浮而紧者，名曰弦也。弦者，状如弓弦，按之不移也。脉紧者，如转索无常也。

弦，何以为肝脉耶？肝，木也。以日言之，甲者，物始甲而未拆，乙者，阳尚乙屈而未伸。以经言之，少阳，阳之少也。厥阴，阴之尽也。以时言之，春者，万物始生而未长。《素问》曰：脉软弱轻虚以滑，端直以长，曰弦，以阴中有阳也。此曰浮而紧，名曰弦。浮者，阳也；紧者，阴也。阳而未离乎阴也，故《脉诀》列之于阳，而仲景列之于阴。戴氏则以为半阴半阳之脉也。浮字当以软、弱、轻、虚四字体会之。《脉诀》泥之而曰：指下寻之不足，举之有余。则是有浮弦而无沉弦也。经曰：脉沉而弦者，主悬饮内痛，是沉中亦有弦也。弦紧之状，并如引绳，此既以紧释弦，又恐人混而无别，故又别之，曰：指下不移，如弓弦者，弦脉也。无常如转索者，紧脉也。状如弓弦，按之不移，即所谓端以长也。端直以长者，不转也。转索无常者，不端也。端便是有常，无常便是不端直耳。凡病，脉弦而软，易治；弦而硬，难治。又仲景曰：脉至如转索者，其日死。为其紧急不软，无胃气也。转索一也，有死生之分，宜详辨之。

脉弦而大，弦则为减，大则为芤。减则为寒，芤则为虚。寒虚相搏，此名曰革，妇人则半产漏下，男子则亡血失精。

《易》曰：革，去故也。革者，改故从新之意。夫人之脉，方其水谷腐化，心荣肺卫，流行灌溉而充溢于百骸之中，固自无变。若夫虚寒停留，经久不去，则昔之充溢者，今且改易而为劳伤枯瘁矣。其脉弦而大，是其体也，何者？弦则为减，减则阳气不足而为寒；大则为芤，芤则阴血不足而为虚。寒虚相搏，气血变易，此名为革。妇人得之则半产漏下，男子得之则亡血失精也。然诸脉为名多矣，特此以革名之者，岂非诸脉虽能为病，此则既久而有改故之意欤？然亦有暴而变此脉者，虽名曰革，但病未成，有不药而愈之道焉。故经曰：三部脉革，长病得之死，卒病得之生也。《脉诀》云：指下寻之则无，按之则有。此可以言革脉所见之位，而失言革脉之本状。经言有似沉伏者，革脉所居之位也。实而长微弦者，革脉之形也。要之大似实而弦似长，总不离乎弦之与大而已。惟其杂乎沉伏实长，故又有牢之意，此经以革与实相类，而孙真人以革为牢。诸脉书有牢则无革，有革则无牢者，皆为是欤。

问曰：病有战而汗出，因得解者，何也？答曰：脉浮而紧，按之反芤，此为本虚，故当战而汗出也。其人本虚，是以发战；以脉浮，故当汗出而解也。若脉浮而数，按之不芤，此人本不虚，若欲自解，但汗出耳，不发战也。问曰：病有不战而汗出解者，何也？答曰：脉大而浮数，故知不战汗出而解也。问曰：病有不战不汗出而解者，何也？答曰：其脉自微，此以曾经发汗，若吐，若下，若亡血，以内无津液，此阴阳自和，必自愈，故不战不汗出而解也。

邪气将出，其人本虚，邪与正争，故发战。战已，然后汗出而解。其人不虚，邪不能与正争，故不发战而汗出解。虚不虚以脉之芤不芤别之。芤乃草之有孔者，正如卧葱管于皮中，轻取重取皆有，而中取则无也。经云：荣行脉中，故以为血脱之候。此所谓按，即脉书所谓寻，在浮举沉按之间者也。若邪气已衰，正气又弱，其脉自微，则不战不汗而解矣。微脉，原为吐、下、亡血之证。凡得之者，阳微禁发汗，阴微禁下，以阴阳不足故也。或问此三者，皆以脉决，不审于何时候之？曰：发表之脉候其始，欲解之脉观其止。假如柴胡汤证，六七日，每见弦脉，今脉反浮，欲解之候也。若浮而芤者，战而汗出。浮而数不芤者，不战而汗出。夫脉，凡与邪并，则浮大弦数，必因汗下欲解而后微。今脉自微，此以曾经汗、下，内无津液，阴阳自和，故不战不汗出而解矣。此三脉皆于病将解之时而候之也。海藏云：战而后解者，太阳也。不战有汗而解者，阳明也。不战无汗而解者，少阳也。

问曰：伤寒三日，脉浮数而微，病人身凉和者，何也？答曰：此为欲解也，解以夜半。脉浮而解者，濈然汗出也；脉数而解者，必能食也；脉微而解者，必大汗出也。

〔成〕伤寒三日，阳去入阴之时，病人身热，脉浮数而大，邪气传也。若身凉和，脉浮数而微者，则邪气不传而欲解也。解以夜半者，阳生于子也。脉浮主濈然汗出而解者，邪从外散也。脉数主能食而解者，胃气和也。脉微主大汗出而解者，邪气微也。上言脉微，故不汗出而解，此言脉微而解，必大汗出，二说相左，何耶？曰：上以曾经吐、下、亡血，邪正俱衰，不能作汗而解。此以未经汗、下，血气未伤，正盛邪衰，故大汗出而解，不相左也。

问曰：脉病欲知愈未愈者，何以别之？答曰：寸口、关上、尺中三处，大小浮沉迟数同等，虽有寒热不解者，此脉阴阳为和平，虽剧当愈。

阴阳偏而为病，平而为和。故杂病之脉，内伤外感之不同，则气口人迎不等，上下盛衰之不同，则浮中沉尺寸不等，况伤寒乎？今寸关尺脉皆同等，故为阴阳和平而自愈也。《针经》禁服篇云：寸口、人迎两者相应，若引绳大小齐等者，名曰平人。言手之寸口脉与喉旁之人迎脉齐等为平人。后条云：六脉阴阳俱停，必先振栗汗出而解者是也。或曰：寸关尺各有本部当见之脉，如前章所谓菽数轻重者，春夏秋冬，升降浮沉，亦各有本部当见之脉，各得其位而不逾其等，故曰同等，病当愈。如成注所释则寸浮而尺浮，尺浮则反等矣，何谓病愈。立夏得洪大脉，是其本位，其人病身体苦疼重者，须发其汗。若明日身不疼不重者，不须发汗。若汗濈濈自出者，明日便解矣。何以言之？立夏得洪大脉，是其时脉，故使然也。四时仿此。

此论不即病之伤寒也。春弦、夏洪、秋毛、冬石，当其时得之，则为平脉，不治自愈。非其时得之，则为病脉，须兼视其证而治之乃愈也。夏得洪脉，而其人病身体疼重，此为邪客之故，亦须治乃解。仿此推之，则春弦、秋毛、冬石，有应脉之证者，皆当治之而愈也。

问曰：凡病欲知何时得，何时愈？答曰：假令夜半得病，明日日中愈，日中得病夜半愈。何以言之？日中得病夜半愈者，以阳得阴则解也。夜半得病，明日日中愈者，以阴得阳则解也。

太阳病巳至未解，阳明病申至戌解，少阳病寅至辰解，太阴病亥至丑解，少阴病子至寅解，厥阴病丑至卯解。三阳昼解，三阴夜解。

寸口脉，浮为在表，沉为在里，数为在腑，迟为在脏，假令脉迟，此为在脏也。

前云：凡脉浮大数动滑，此名阳也；沉涩弱弦微，此名阴也。《九难》曰：何以别知脏腑之病？然数者，腑也；迟者，脏也。数则为热，迟则为寒，诸阳为热，诸阴为寒，故以别知脏腑之病也。此伤寒分三阳三阴证之总诀欤。若夫杂病，则脉之数者，脏亦有热，脉之迟者，腑亦有寒，勿泥此也。

趺阳脉浮而涩，少阴脉如经也，其病在脾，法当下利，何以知之？若脉浮大者，气实血虚也。今趺阳脉浮而涩，故知脾气不足，胃气虚也。以少阴脉弦而浮，才见此为调脉，故称如经也。若反滑而数者，故知当屎脓也。

趺阳脉，一名会元，一名冲阳，在脚背上去陷谷三寸脉动处，乃足阳明胃经之动脉也。胃者，水谷之海，五脏六腑之长。若胃气以愈，水谷不进，谷神以去，脏腑无所禀受，其脉不动而死也。故必诊趺阳脉以察胃气焉。切脉下指轻重，以为气血之分。浮而大者，轻取有余，重取不足，故为气实血虚之证也。若轻取之，便不大而涩，知脾胃之气不足也。脾胃之气不足，则转输失职而下利之证见矣。下利属少阴证，故云少阴脉如经也。少阴之脉微细沉紧，而此乃以弦而浮为调脉，最宜活看。应浮弦而反滑数，知其便脓，此桃花汤证也。少阴动脉名太溪，在足内踝后跟骨上。

寸口脉浮而紧，浮则为风，紧则为寒，风则伤卫，寒则伤荣，荣卫俱病，骨节烦疼，当发其汗也。

风，阳物也，其体在外，其伤在卫，飘然流行于上者，其脉不得不浮也。寒，阴物也，其体在中，其伤在荣，揪然缴急而敛缩者，其脉不得不紧也。荣卫俱病，骨节烦疼，当开户以逐之，故以麻黄发汗。

趺阳脉迟而缓，胃气如经也。趺阳脉浮而数，浮则伤胃，数则动脾，此非本病，医特下之所为也。荣卫内陷，其数先微，脉反但浮，其人必大便硬，气噫而除。何以言之？本以数脉动脾，其数先微，故知脾气不治，大便硬，气噫而除，今脉反浮，其数改微，邪气独留，心中则饥，邪热不杀谷，潮热发渴，数脉当迟缓，脉因前后度数如法，病者则饥，数脉不时，则生恶疮也。

胃脉迟缓，其本也。若浮而数，则病矣。胃气伤故虚，虚故浮；脾气动，故躁，躁故数，知为误下之过也。荣卫之气，脾胃之气所为也。胃伤脾动，则内虚，荣卫之邪乘虚而内陷，则浮数二脉。数脉先退，而浮脉独存，其人必大便硬，气噫而除也。何以言之？本以数脉动脾，脾虽躁动，不能持久，故数脉先改而微。因数改微，故知脾气不治。脾气不治，则孰为津液？津液少，胃中干燥，故知大便硬。脾病善噫，得后与气乃除，故知气噫而除也。本以浮脉伤胃，胃伤则止于伤而已，故浮脉独存，不与数脉俱退。邪气独留于脾，无与于胃，胃中空虚，故饥而思食也。胃能纳，脾不能化，则食而不消。所以然者，脾中真火乃能杀谷，邪热不能杀谷也。谷不化，反增胃中之热，则潮热而渴，势所必至矣。调胃承气汤。若数脉不改微，而径改为迟缓，病退之后与未病之前，一息四至，度数如法，如是而饥，饥而能食，食即能化，不为患也。若数脉不改迟缓，又不改微，非时而见，则脾气躁动不已，脾主肌肉，必生恶疮也。

师曰：病人脉微而涩者，此为医所病也。大发其汗，又数大下之，其人亡血，病当恶寒，后乃发热，无休止时。夏月盛热，欲着复衣，冬月盛寒，欲裸其身。所以然者，阳微则恶寒，阴弱则发热，此医发其汗，令阳气微，又大下之，令阴气弱。五月之时，阳气在表，胃中虚冷，以阳气内微，不能胜冷，故欲着复衣。十一月之时，阳气在里，胃中烦热，以阴气内弱，不能胜热，故欲裸其身。又阴脉迟涩，故知血亡也。

大发其汗，伤阳也，宜其脉微而恶寒。又数大下之，伤阴也，宜其脉涩而发热。阴阳两伤则气血俱损，而首未独言亡血者，何也？曰：下之亡阴不必言，汗亦血类故也。内虚之人，夏月阳气在表，则其内无阳也，故不胜其寒。冬月阳气在里，里阴既虚，不能当阳之灼烁也，故不胜其热。然诸脉弦细而涩，按之无力者，往往恶寒，苦振栗不止，或时发躁，蒸蒸而热，如坐甑中，必得去衣居寒处，或饮寒水，则便如故，其振寒复至。非必遇夏乃寒，遇冬乃热也。此但立其例，论其理耳。王海藏曰：六月大热之气，反得大寒之病，气难布息，身凉脉迟，何以治之？答曰：病有标本，病热为本，大寒为标，用凉则顺时而失本，用热则顺本而失时，故不从乎标本，而从乎中治。中治者何？用温是也。然既曰温，则不能治大寒之病。治大寒者，非姜、附不可，若用姜、附，又似非温治之例。然衰其大半乃止，脉得四至，余病便无令治之足矣。虽用姜、附，是亦中治也，非温而何？张子和、朱彦修皆尝治六月恶寒之证，以寒凉药而愈，不可拘于海藏之说。大抵用药之寒热，全视脉之迟数也，此言脉迟胃冷，故取海藏之说尔。阴虚则发热，冬月发热者，当补其阴，使济于阳，而热自除矣，茯苓补心汤之类是也。若误用寒凉之药，火无所附而升走，必发躁，欲坐井中，宜暖药治之。

脉浮而大，心下反硬，有热，属脏者，攻之，不令发汗。属腑者，不令溲数。溲数则大便硬，汗多则热愈，汗少则便难。脉迟尚未可攻。

论言脉浮大应发汗，反下之为逆。此以心下硬有热，知传邪入里，故舍脉而从证也。属脏者，宿屎在脏也。属腑者，小便不利也。大便则许攻之，小便则不许，何也？曰：利大便则内热除，利小便则不能也，徒走其津液耳。故伤寒治小便不利，惟汗后脉浮，烦渴，始用五苓散利之耳。其它或温，或下，或和解，或泄湿热，或固下散寒，或温经散湿，或解错杂之邪，或散传阴之热闭，未尝轻事乎分利也。既言不令发汗，不令溲数，故又继之曰：溲数则大便硬，汗多则热愈甚，汗少则大便难，以发汗，利小便，亡其津液，致有此失，故不可不慎也。迟为阴、为寒、为脏。肾者，至阴之脏，故病之所主曰肾虚，若遽攻之，恐泄肾气。所以得此脉者，虽具当攻之证，未可遽攻，徐俟之以观其变可也。或曰：论言结胸，脉浮大不可下，下之则死。而此又言宜下，何矛盾也？曰：心下硬与结胸不同，结胸又与痞不同。病发于阳，下之成结胸，病发于阴，下之成痞。结胸痛，痞不痛。所谓发于阴者，谓里已受邪，但下证未全而遽下之，故结而为痞，视结胸为稍轻。痞与结胸既有阴阳轻重之别，则结胸之禁不可施之痞也。故太阳病，医下之，心下痞，按之濡，其脉关上浮者，大黄黄连泻心汤主之。则夫按之硬，未经下者，其当攻可知也。如阳明病，心下硬满，不可攻之，攻之利遂不止者，死。要须详审，勿令误也。

脉浮而洪，身汗如油，喘而不休，水浆不下，体形不仁，乍静乍乱，此为命绝也。火之将灭也必明，脉来浮洪涌盛，此将去人体之兆也。然得此脉者，又必兼下一二证，而后可断其命绝也。

又未知何脏先受其灾，若汗出发润，喘不休者，此为肺先绝也。

肺，主气，主皮毛故也。经曰：病人肺绝三日死，何以知之？口张，但气出而不还。

阳反独留，形体如烟熏，直视摇头，此心绝也。

心之于卦，离也。阳外而阴内也，阳反独留，则心血已尽，而惟浮游之火独光耳。经曰：病人心绝一日死，何以知之？肩息直视立死。一云：目停停，二日死。

唇吻反青，四肢漐习者，此为肝绝也。

肝脉支者，从目系，下颊里，环唇内。经曰：病人肝绝八日死，何以知之？面青但欲伏眠，目视而不见人，汗出如水不止。一云：二日死。

环口黧黑，柔汗发黄者，此为脾绝也。

脾其华在唇四白，环口黧黑，其华萎矣。经曰：病人脾绝十二日死，何以知之？口冷，足肿，腹热，胪胀，泄利不觉，出无时度。一云：五日死。

溲便遗矢，狂言，目反直视者，此为肾绝也。

经曰：病人肾绝四日死，何以知之？齿为暴枯，面为正黑，目中黄色，腰中欲折，自汗出如流水。一云：人中平，七日死。

又未知何脏阴阳前绝，若阳气前绝，阴气后竭者，其人死，身色必青。阴气前绝，阳气后竭者，其人死，身色必赤，腋下温，心下热也。

《灵枢经》曰：人有两死，而无两生。故阴竭则身青而冷，阳竭则身赤而温。又云：五阴气俱绝则目系转，转则目运，目运者，为志先死，志先死，则远一日半死矣。六阳气绝，则阴与阳相离，离则腠理发泄，绝汗乃出，故旦占夕死，夕占旦死。此所谓阴阳，即脏腑也。

寸口脉浮大，而医反下之，此为大逆。浮则无血，大则为寒，寒气相搏，则为肠鸣。医乃不知而反饮冷水，令大汗出，水得寒气，冷必相搏，其人必饲。趺阳脉浮，浮则为虚，浮虚相搏，故令气饲，言胃气虚竭也。脉滑则为哕，此为医咎，责虚取实，守空迫血，脉浮鼻中燥者，必衄也。

脉大，病当热，而曰寒者，似指所伤之邪而言也。然下文曰：水得寒气，冷必相搏，则似又以寒为胃中之虚寒矣。既是真寒而非邪热，又何以见大脉邪？寒气相搏，气是何气，浮脉也。虚，浮脉之因也，脉与因何以相搏，此皆吾所不能解也。成氏亦依回释之，而不复致疑，何哉？饲与噎通，哕即俗谓之吃逆者是也。李东垣、王海藏以哕为干呕，而陈无择又以哕名咳逆，皆失之。按《灵枢经》云：哕，以草刺鼻，嚏，嚏而已；无息而疾迎引之，立已；大惊之，亦可已。今之吃逆以此三法施之则立止。若以施之干呕，呕不为止也。且呕自有呕条，而又别出此，不已赘乎？若古之所谓咳，即今之所谓嗽，与吃逆又无干也。饲与哕，皆因妄下之后，复与之水，以发其汗，胸中虚气逆而作，轻则为饲，重则为哕。以趺阳脉候之，浮则为饲，滑则为哕。饲即东垣书所载咽喉噎塞，口开目瞪之证，然无声也。哕则气自脐下直冲，上出于口，而吃吃然作声。频频相续为实，可治。半时哕一声为虚，难治也。夫饲者，只为水寒相搏，以小青龙汤去麻黄加附子，散其水寒而可矣。至于哕，则又有热气壅郁，气不得通而成者，轻则和解之，重则有攻下之候。热病至哕，则病已极，非若渴烦等轻缓之候也。论云：脉浮发热，口干鼻燥，能食者则衄，黄芩汤主之。

诸脉浮数，当发热而洒淅恶寒。若有痛处，饮食如常者，蓄积有脓也。

伤寒书举类伤寒四证，为脚气、为痰饮、为伤食、为虚烦。至于痈疽之发，憎寒壮热，大似伤寒，仲景已论及，而后人乃忽之，甚可叹也。然人身有燉肿痛楚之处，未有不自觉者。此条所举必是内痈，故曰：蓄积有脓也。

《素问》云：肝满、肾满、肺满皆实即为肿。王注云：满谓脉气满实，肿谓痈肿。大抵口中咳即胸中隐痛，心胸甲错，振寒脉数。咽干不渴，时出浊唾腥臭，久久吐脓如米粥者，肺痈也。小腹重而强，按之则痛，便数似淋，时时汗出，复恶寒，身皮甲错，腹皮急如肿状，脉滑而数者，肠痈也。胃脘隐隐而痛，手不可近，胃脉沉细，人迎逆而盛者，胃脘痈也。内伤外感，以人迎气口别之。故内伤之脉，人迎平。而胃脘痈之脉，人迎反盛，未有不误以为伤寒者，宜辨之早也。京口钱氏室女，患肠痈发热，庸医作伤寒治之，绝其饮食，旬余而毙。垂毙之日，下脓数升，方知是痈，欲救已无及矣。呜呼！仲景之书，岂可以弗读哉？

脉浮而迟，面热赤而战惕者，六七日当汗出而解。反发热者，差迟，迟为无阳，不能作汗，其身必痒也。

脉浮而迟，阳气虚，所以迟也。气怫郁不得越，故面热赤。正与邪争，故战惕。犹天气溽蒸而成雨，岂不可以汗乎？而阳气衰微，不能作汗，故当六七日传经尽，当汗出而解之时，而反发热，其身不痛而痒也。经曰：诸痒为虚是也。论云：太阳病，如疟状，若脉微，恶寒，面反有热色，而身痒者，桂枝麻黄各半汤小汗之。

寸口脉阴阳俱紧者，法当清邪中于上焦，浊邪中于下焦。清邪中上，名曰洁也。浊邪中下，名曰浑也。阴中于邪，必内栗也。表气微虚，里气不守，故使邪中于阴也。阳中于邪，必发热头痛，项强颈挛，腰痛胫酸，所为阳中雾露之气，故曰清邪中上。浊邪中下，阴气为栗，足膝逆冷，便溺妄出，表气微虚，里气微急，三焦相溷，内外不通，上焦怫郁，脏气相熏，口烂蚀龈也。中焦不治，胃气上冲，脾气不转，胃中为浊，荣卫不通，血凝不流。若卫气前通者，小便赤黄，与热相搏，因热作使，游于经络，出入脏腑，热气所过，则为痈脓。若阴气前通者，阳气厥微，阴无所使，客气内入，嚏而出之，声嗢咽塞，寒厥相逐，为热所壅，血凝自下，状如豚肝，阴阳俱厥，脾气孤弱，五液注下，下焦不阖，清便下重，令便数难，脐筑湫痛，命将难全。

　　成氏注以沉浮分阴阳，为太阳少阴俱有紧脉。但浮而紧者，太阳也。沉而紧者，少阴也。又论文但言寸口，则不得以关前为阳，关后为阴，故不得不以浮沉分之。然古人所云寸口，多兼关尺而言。如《难经》及后章所云：水下二刻，一周循环，当复寸口，虚实见焉。皆谓手太阴之经渠穴也。知此则不必曲为疏解，而无诊下焦于寸部之谬矣。此所言邪，似是湿邪。盖有天之湿，雾、露、雨是也，天本乎气，故中上、中表、中经络。有地之湿，水、泥是也，地本乎形，故中下、中里、中筋骨。今既明言清邪为雾露之气矣，则所谓浊邪者，非地之湿气而何？《内经》曰：风者，上先受之。湿者，下先受之。又云：清湿地气之中人也，必从足始。若浊邪是寒邪，则足太阳当先受之，不应独中下焦，而见足膝逆冷，便溺妄出之证也。或曰：审尔则与湿痹脉证不同，何也？曰：湿痹重而此轻，惟重则湿气内流而趋下，故其脉沉细，其证关节疼痛而烦，身色如熏黄。惟轻则所伤者，阴冷之气而已，故其脉紧，其证头痛项强，腰痛，与伤寒同也。惟浊邪中下焦则与伤寒异，以其径犯脏腑筋骨肌肉，而不止于经络故耳。内栗者，身不战，而但心惕惕然栗也。《难经》论五邪，以中湿为肾邪，其病足胫寒而逆。则此云足膝逆冷，为肾中湿邪明甚。其便溺妄出者，则河间所谓邪客于肾部，手足厥阴之经，廷孔郁结极甚，而气血不能宣通，则痿痹。神无所用，故津液渗入膀胱而旋溺遗矢，不能收禁也。然则治之奈何？曰：治天之湿，当同司天法，湿上甚而热者，平以苦温，佐以甘辛，以汗为效，而只当于伤寒法中选用。治地之湿，当因在泉法，湿淫于内，治以苦热，佐以酸淡，以苦燥之，以淡泄之，如四逆、白通之类亦可也。三焦者，原气之别使，主通行上中下之三气，经历于五脏六腑也。通行三气，即纪氏所谓下焦禀真元之气，即元气也。上达至于中焦，中焦受水谷精悍之气，化为荣卫，荣卫之气与真元之气通行，达于上焦也。三焦通，则上下、内外、左右皆通也。今表气微虚，里气微急，三焦相溷，则内外不通矣。上焦病，则郁热内发而为口糜蚀龈。中焦病，则脾不能化胃之所纳，而胃中为之浊，胃中浊则无水谷之精气以为荣，无水谷之悍气以为卫，而荣卫何由通也？荣卫不通，则血凝泣而不流矣。夫人之所以生者，荣卫耳。荣卫不通而可以久乎？荣行脉中，卫行脉外，不能一时而通，必有先后，欲知荣与卫之孰为先通，则于何而验之？若卫气先通者，必先小便赤黄，而后发痈脓。若荣气先通者，必先嚏嚏咽塞，而后下血如豚肝也。《内经》谓：三焦者，决渎之官，水道通焉。膀胱者，州都之官，津液藏焉，气化则能出矣。夫岂独从下焦膀胱之气化而已，肺主通调水道，下输膀胱。而脾病者，九窍不通，小便不利，是小便亦从上中二焦之气化者也。故卫气通，则小便赤黄也。《内经》论嚏，或因寒气下临，心气上从，或因热气下临，肺气上从。李明之云：阳气不得出者曰塞，阴气不得下降者曰嚏。又曰：塞者，五脏之所主，阴也，血也。嚏者，六腑之所主，阳也，气也。二者皆由阴中伏阳而作也。由此观之，则嚏、塞皆阴阳寒热相搏之候耳。故曰：寒厥相逐，为热所壅，血凝自下，状如豚肝。卫气者，温分肉，充皮肤，肥腠理，司开阖，故其通也以溃脓。荣气者，其津液注之于脉，化以为血，以荣四末，注五脏六腑，故其通也，以下血也。若荣卫之气毕竟不通，则阴阳俱厥，脾气孤弱，不能散精，上归于肺，通调水道，故五脏之液注下，下焦不阖，数至圊而难，无气以出之故也。脐中如筑，拘急而痛，肾间动气将绝故也，故曰命将难全。

　　脉阴阳俱紧者，口中气出，唇口干燥，蜷卧足冷，鼻中涕出，舌上苔滑，勿妄治也。到七日以来，其人微发热，手足温者，此为欲解。或到八日以上，反大发热者，此为难治。设使恶寒，必欲呕也，腹内痛者，必欲利也。

　　此脉此证，表里阴阳，混淆未的，疑似之间，慎勿妄投药饵，徐而俟之。若七日之外，当解之候，微热，手足温，则为邪气解而自愈矣。若八日以上，当解不解，反发大热，此为逆证，不可治也。

　　脉阴阳俱紧，至于吐利，其脉独不解，紧去人安，此为欲解，若脉迟至六七日不欲食，此为晚发，水停故也，为未解。食自可者，为欲解。

〔**成**〕脉阴阳俱紧，为寒气甚于上下，至于吐利之后，紧脉不罢者，为其脉独不解，紧去则人安，为欲解。若脉迟至六七日不欲食者，为吐利后，脾胃大虚。《内经》曰：饮入于胃，游溢精气，上输于脾，脾气散精，上归于肺，通调水道，下输膀胱，水精四布，五经并行。脾胃气强，则能输散水饮之气，若脾胃气虚，则水饮内停也。所谓晚发者，后来之疾也。若至六七日而欲食者，则脾胃已和，寒邪已散，故云欲解。紧，病脉，当作三节看。

病六七日，手足三部脉皆至，大烦而口噤不能言，其人躁扰者，必欲解也。

〔**成**〕烦，热也。传经之时，病人身大烦，口噤不能言，内作躁扰，则阴阳争胜。若手足三部脉皆至，为正气胜，邪气微，阳气复，寒气散，必欲解也。

若脉和，其人大烦，目重，睑内际黄者，此为欲解也。

〔**成**〕《脉经》曰：病人两目眦中有黄色起者，其病方愈。病以脉为主，若目黄大烦，脉不和者，邪胜也，其病为进。目黄大烦，而脉和者，为正气已和，故云欲解。

脉浮而数，浮为风，数为虚，风为热，虚为寒，风虚相搏，则洒淅恶寒也。

〔**成**〕《内经》曰：有者为实，无者为虚，气并则无血，血并则无气。风则伤卫，数则无血，浮数之脉，风邪并于卫，卫胜则荣虚也。卫为阳，风搏于卫，所以为热。荣为阴，荣气虚，所以为寒，风并于卫者，发热恶寒之证具矣。

〔**张**〕古今皆以数脉为热，今仲景以数脉为虚寒，何也？数则为虚，乃阴阳偏负之理，非专寒而专热也。浮为阳，浮数为阳虚，沉为阴，沉数为阴虚。阳虚者，则恶寒，药用温热，抑阴扶阳。阴虚者，则发热，药用寒凉，抑阳扶阴。使二气平，其病自愈。且如病在表，脉浮而数，乃阴盛阳虚，汗之则愈，下之则死。病在里，脉沉而数，乃阳盛阴虚，下之则愈，汗之则死。经论昭然，非有差别。

脉浮而滑，浮为阳，滑为实，阳实相搏，其脉数疾，卫气失度，浮滑之脉数疾，发热汗出者，此为不治。

〔**成**〕浮为邪气并于卫，而卫气胜。滑为邪气并于荣，而荣气实。邪气胜实，拥于荣卫，则荣卫行速，故脉数疾，一息六至曰数。平人脉一息四至，卫气行六寸。今一息六至，则卫气行九寸，计过平人之半，是脉数疾，知卫气失其常度也。浮滑数疾之脉，发热汗出而当解。若不解者，精气脱也，必不可治。经曰：脉阴阳俱盛，大汗出不解者死。

伤寒咳逆上气，其脉散者死，谓其形损故也。

〔成〕《千金方》以喘嗽为咳逆上气者，肺病。散者，心脉，是心火刑于肺金也。《内经》曰：心之肺，谓之死阴，死阴之属，不过三日而死，以形见其损伤故也。此内伤也。

问曰：脉有三部，阴阳相乘，荣卫血气，在人体躬，呼吸出入，上下于中，因息游布，津液流通，随时动作，效象形容，春弦秋浮，冬沉夏洪，察色观脉，大小不同，一时之间，变无常经，尺寸参差，或短或长，上下乖错，或存或亡，病辄改易，进退低昂，心迷意惑，动失纪纲，愿为具陈，令得分明。师曰：子之所问，道之根源，脉有三部，尺寸及关。

〔成〕寸为上部，关为中部，尺为下部。按：此下后人以为出王叔和。今按《脉经》载张仲景论脉，只此一条，则知非叔和自撰也。

荣卫流行，不失衡铨。

〔成〕衡铨者，称也，可以称量轻重。《内经》曰：春应中规，夏应中矩，秋应中衡，冬应中权。荣行脉中，卫行脉外，荣卫与脉，相随上下，应四时不失其常度也。

肾沉心洪，肺浮肝弦，此自经常，不失铢分。

〔成〕肾，北方水，王于冬而脉沉。心，南方火，王于夏而脉洪。肺，西方金，王于秋而脉浮。肝，东方木，王于春而脉弦。此为经常，铢分之不差也。

出入升降，漏刻周旋，水下二刻，一周循环。

〔成〕人身之脉，计长一十六丈二尺，一呼脉行三寸，一吸脉行三寸，一呼一吸为一息，脉行六寸。一日一夜，漏水下百刻，人一万三千五百息，脉行八百一十丈。五十度周于身，则一刻之中，人一百三十五息，脉行八丈一尺，水下二刻，人二百七十息，脉行一十六丈二尺，一周于身也。脉经之行，终而复始，若循环之无端也。

当复寸口，虚实见焉。

〔成〕经脉之始，从中焦注于手太阴寸口，二百七十息，脉行一周身，复还至于寸口。寸口为脉之经始，故以诊视虚实焉。经曰：虚实死生之要，皆见于寸口之中。

变化相乘，阴阳相干。风则浮虚，寒则牢坚，沉潜水蓄，支饮急弦，动则为痛，数则热烦。

〔成〕风伤阳，故脉浮虚，寒伤阴，故脉牢坚。滀积于内者，谓之水蓄，故脉沉潜。支散于外者，谓之支饮，故脉急弦。动则阴阳相搏，相搏则痛生焉。数为阳邪气胜，阳胜则热烦焉。

设有不应，知变所缘，三部不同，病各异端。

〔成〕脉与病不相应者，必缘传变之所致，三部以候五脏之气，随部察其虚实焉。

太过可怪，不及亦然。邪不空见，中必有奸。审察表里，三焦别焉。知其所舍，消息诊看。料度脏腑，独见若神。为子条记，传与贤人。

〔成〕太过不及之脉，皆有邪气干于正气，审察在表在里，入腑入脏，随其所舍而治之。

师曰：呼吸者，脉之头也。

〔成〕《难经》曰：一呼脉行三寸，一吸脉行三寸。以脉随呼吸而行，故言脉之头也。此乃诊脉入门之要法。

初持脉，来疾去迟，此出疾入迟，名曰内虚外实也。初持脉，来迟去疾，此出迟入疾，名约内实外虚也。

〔成〕外为阳，内为阴。《内经》曰：来者为阳，去者为阴。是出以候外，入以候内，疾为有余，有余则实，迟为不足，不足则虚。来疾去迟者，阳有余而阴不足，故曰内虚外实。来迟去疾者，阳不足而阴有余，故曰内实外虚。

问曰：上工望而知之，中工问而知之，下工脉而知之，愿闻其说。师曰：病家人请云，病人苦发热，身体疼，病人自卧。师到诊其脉，沉而迟者，知其瘥也，何以知之？表有病者，脉当浮大，今脉反沉迟，故知愈也。

〔**成**〕望以观其形证，问以知其病所苦，脉以别其表里。病苦发热身疼，邪在表也。当卧不安，而脉浮数。今病人自卧，而脉沉迟者，表邪缓也。是有里脉而无表证，则知表邪当愈也。

假令病人云：腹内卒痛，病人自坐。师到脉之，浮而大者，知其瘥也。何以知之？若里有病者，脉当沉而细，今脉浮大，故知愈也。

〔**成**〕腹痛者，里寒也。痛甚则不能起，而脉沉细。今病人自坐，而脉浮大者，里寒散也。是有表脉，而无里证也，则知里邪当愈。是望证、问病、切脉三者，相参而得之，可为十全之医。《针经》曰：知一为上，知二为神，知三神且明矣。

师曰：病家人来请，云病人发热烦极。明日师到，病人向壁卧，此热已去也。设令脉自和，处言已愈。

发热烦极，则不能静卧，今向壁静卧，知热已去。

设令向壁卧，闻师到，不惊起而盼视，若三言三止，脉之咽唾者，此诈病也。设令脉自和，处言汝病大重，当须服吐下药，针灸数十百处乃愈。

〔**成**〕诈病者，非善人，以言恐之，使其畏惧则愈。医者，意也，此其是欤？此非治法，设为诈病规模，彼以诈病，此以诈治。

师持脉，病人欠者，无病也。

〔**成**〕《针经》曰：阳引而上，阴引而下，阴阳相引故欠，阴阳不相引则病，阴阳相引则和，是欠者无病也。

脉之呻者，病也。

呻，呻吟之声，身有所苦则然也。

言迟者，风也。

〔**成**〕风客于中，则经络急，舌强难运用也。

摇头言者，里痛也。

〔**成**〕里有病，欲言则头为之战摇。

行迟者，表强也。

〔**成**〕表强者，由筋络引急，而行步不利也。

坐而伏者，短气也。

〔**成**〕短气，里不和也，故坐而喜伏。

坐而下一脚者，腰痛也。

〔**成**〕《内经》曰：腰者，身之大关节也。腰痛为大关节不利，故坐不能正，下一脚以缓腰中之痛也。

里实护腹，如怀卵物者，心痛也。

〔**成**〕心痛则不能伸仰，护腹以按其痛。

师曰：伏气之病，以意候之，今月之内，欲有伏气，假令旧有伏气，当须脉之。若脉微弱者，当喉中痛似伤，非喉痹也。病人云：实咽中痛，虽尔，今复欲下利。

〔**成**〕冬时感寒，伏藏于经中不即发者，谓之伏气。至春分之时，伏寒欲发，故云：今月之内，欲有伏气。假令伏气已发，当须脉之，审在何经。得脉微弱者，知邪在少阴。少阴之脉循喉咙，寒气客之，必发咽痛。肾司开阖，少阴治在下焦，寒邪内甚，则开阖不治，下焦不约，必成下利。故云：虽尔咽痛，复欲下利。

问曰：人病恐怖者，其脉何状？师曰：脉形如循丝累累然，其面白脱色也。

〔**成**〕《内经》曰：血气者，人之神。恐怖者，血气不足而神气弱也。脉形似循丝累累然，面白脱色者，《针经》曰：血夺者，色夭然不泽，其脉空虚，是知恐怖为血气不足。

问曰：人不饮，其脉何类？师曰：其脉自涩，唇口干燥也。

〔**成**〕涩为阴，虽主亡津液，而唇口干燥以阴为主内，故不饮也。此节疑有缺文。

问曰：人愧者，其脉何类？师曰：脉浮而面色乍白乍赤。

〔**成**〕愧者，羞也。愧则神气怯弱，故脉浮而面色改变不常也。

问曰：经说脉有三菽、六菽重者，何谓也？师曰：脉者，人以指按之，如三菽之重者，肺气也。如六菽之重者，心气也。如九菽之重者，脾气也。如十二菽之重者，肝气也。按之至骨者，肾气也。

〔**成**〕菽，豆也。《难经》曰：如三菽之重，与皮毛相得者，肺部也。如六菽之重，与血脉相得者，心部也。如九菽之重，与肌肉相得者，脾部也。如十二菽之重，与筋平者，肝部也。按之至骨，举指来疾者，肾部也。各随所主之分，以候脏气。

假令下利，寸口、关上、尺中悉不见脉，然尺中时一小见，脉再举头者，肾气也。若见损脉来至，为难治。

〔**成**〕《脉经》曰：冷气在胃中，故令脉不通。下利不见脉，则冷气客于脾胃。今尺中时一小见，为脾虚肾气所乘。脉再举头者，脾为肾所乘也。若尺中之脉更或减损，为肾气亦衰，脾复胜之，鬼贼相刑，故云难治，是脾胜不应时也。

问曰：脉有相乘，有纵有横，有逆有顺，何也？师曰：水行乘火，金行乘木，名曰纵。火行乘水，木行乘金，名曰横。水行乘金，火行乘木，名曰逆。金行乘水，木行乘火，名曰顺也。

〔**成**〕金胜木，水胜火，纵者，言纵任其气，乘其所胜。横者，言其气横逆，反乘所不胜也。纵横，与恣纵恣横之义通。水为金子，火为木子。子行乘母，其气逆也；母行乘子，其气顺也。

问曰：脉有残贼，何谓也？师曰：脉有弦紧浮滑沉涩，此六者，名曰残贼，能为诸脉作病也。

〔**成**〕为人病者，名曰八邪，风寒暑湿，伤于外也；饥饱劳逸，伤于内也。经脉者，荣卫也。荣卫者，阴阳也。其为诸经脉作病者，必由风寒暑湿伤于荣卫，客于阴阳之中，风则脉浮，寒则脉紧，中暑则脉滑，中湿则脉涩，伤于阴则脉沉，伤于阳则脉浮。所以谓之残贼者，伤良曰残，害良曰贼，以能伤害正气也。

问曰：脉有灾怪，何谓也？师曰：假令人病，脉得太阳，与形证相应，因为作汤。比还送汤，如食顷，病人乃大吐，若下利，腹中痛。师曰：我前来不见此证，今乃变异，是名灾怪。又问曰：何缘作此吐利？答曰：或有旧时服药，今乃发作，故名灾怪耳。

〔**成**〕医以脉证与药相对，而反变异，为其灾可怪，故曰灾怪。自三菽六菽以下，至灾怪脉，凡五段，皆诊治之法。

问曰：东方肝脉，其形何似？师曰：肝者，木也，名厥阴，其脉微弦濡弱而长，是肝脉也。肝病自得濡弱者，愈也。

〔**成**〕《难经》曰：春脉弦者，肝东方木也，万物始生，未有枝叶，故脉来濡弱而长，故曰弦。是肝之平脉，肝病得此脉者，为肝气已和也。

假令得纯弦脉者死，何以知之？以其脉如弦直，是肝脏伤，故知死也。

〔**成**〕纯弦者，谓如弦直而不软，此中无胃气，为真脏之脉。《内经》曰：死肝脉来，急益劲，如新张弓弦。

南方心脉，其形何似？师曰：心者，火也，名少阴，其脉洪大而长，是心脉也。心病自得洪大者，愈也。

〔**成**〕心王于夏，夏则阳外胜，气血淖溢，故其脉来洪大而长也。

假令脉来微去大，故名反，病在里也。脉来头小本大者，故名复，病在表也。上微头小者，则汗出。下微本大者，则为关格不通，不得尿。头无汗者可治，有汗者死。

〔**成**〕心脉来盛去衰为平，来微去大是反本脉。《内经》曰：大则邪至，小则平。微为正气，大为邪气，来以候表，来微则知表和，去以候里，去大则知里病。《内经》曰：心脉来不盛，去反盛，此为不及，病在中。头小本大者，即前小后大也。小为正气，大为邪气，则邪气先在里，今复还于表，故名曰复。不云去而只云来者，是知在表。《脉经》曰：在上为表，在下为里。汗者心之液，上微为浮之而微，头小为前小，则表中气虚，故主汗出。下微沉之而微，本大为后大，沉则在里，大则病进。《内经》曰：心为牡脏，小肠为之使。今邪甚下行，格闭小肠，使正气不通，故不得尿，名曰关格。《脉经》曰：阳气上出，汗见于头，今关格正气不通，加之头有汗者，则阳气不得下通而上脱也。其无汗者，虽作关格，然阳未衰，而犹可治也。

西方肺脉，其形何似？师曰：肺者，金也，名太阴，其脉毛浮也。肺病自得此脉，若得缓迟者，皆愈；若得数，则剧。何以知之？数者南方火，火克西方金，法当痈肿，为难治也。

〔**成**〕轻虚浮曰毛，肺之平脉也。缓迟者，脾之脉，脾为肺之母，以子母相生，故云皆愈。数者，心之脉，火克金，为鬼贼相刑，故剧。肺主皮毛，数则为热，热客皮肤，留而不去，则为痈疡。经曰：数脉不时，则生恶疮。

问曰：二月得毛浮脉，何以处言至秋当死？师曰：二月之时，脉当濡弱，反得毛浮者，故知至秋死。二月肝用事，肝脉属木，应濡弱，反得毛浮者，是肺脉也。肺属金，金来克木，故知至秋死。

他皆仿此。

〔**成**〕当春时反见秋脉，为金气乘木，肺来克肝，夺王脉而见，至秋肺王，肝气则绝，故知至秋死也。

师曰：脉肥人责浮，瘦人责沉。肥人当沉，今反浮，瘦人当浮，今反沉，故责之。

〔**成**〕肥人肌肤厚，其脉当沉。瘦人肌肤薄，其脉当浮。今肥人脉反浮，瘦人脉反沉，必有邪气相干，使脉反常，故当责之。

师曰：寸脉下不至关为阳绝，尺脉上不至关为阴绝，此皆不治，决死也。若计其余命死生之期，期以月节克之也。

〔**成**〕《脉经》曰：阳生于寸动于尺，阴生于尺动于寸，寸脉下不至关者，为阳绝，不能下应于尺也。尺脉上不至关者，为阴绝，不能上应于寸也。《内经》曰：阴阳离决，精气乃绝。此阴阳偏绝，故皆决死。期以月节克之者，谓如阳绝死于春夏，阴绝死于秋冬也。

师曰：脉病人不病，名曰行尸，以无王气，卒眩仆，不识人者，短命则死。人病脉不病，名曰内虚，以有谷神，虽困无苦。

〔**成**〕脉者，人之根本也。脉病人不病，为根本内绝，形虽且强，卒然气脱，则眩晕僵仆而死，不曰行尸而何？人病脉不病，则根本内固，形虽且羸，只内虚尔。谷神者，谷气也。谷气既足，自然安矣。《内经》曰：形气有余，脉气不足，死。脉气有余，形气不足，生。

问曰：翕奄沉，名曰滑，何谓也？沉为纯阴，翕为正阳，阴阳和合，故令脉滑，关尺自平。阳明脉微沉，食饮自可。少阴脉微滑，滑者，紧之浮名也，此为阴实，其人必股内汗出，阴下湿也。

〔**成**〕脉来大而盛，聚而沉，谓之翕奄沉，正如转珠之状也。沉为脏气，故曰纯阴。翕为腑气，故曰正阳。滑者，阴阳气不为偏胜也，关尺自平。阳明脉微沉者，当阳部见阴脉，则阴偏胜而阳不足也。阳明胃脉，胃中阴多，故食饮自可。少阴脉微滑者，当阴部见阳脉，则阳偏胜而阴不足也。以阳凑阴分，故曰阴实。股与阴，少阴之部也。今阳热凑阴，必熏发津液，泄达于外，股内汗出，而阴下湿也。

〔**许**〕沉为纯阴，翕为正阳，阴阳和合，故名滑。古人论滑脉，虽云往来前却，流利宛转，替替然与数相似，仲景三语而足也。按：
翕奄沉三字状得滑字最好。夫翕者，合也。奄者，忽也。当脉气合
聚而盛之时，奄忽之间即已沉去，是名滑也。仲景恐人误认滑脉为
沉，故下文又曰：滑者，紧之浮名也。曰沉曰浮，若异而同，更须
慧解。观上文紧者，如转索无常也一句，则知浮为转索无常之浮，
非轻手便得，有常之名也。沉为翕奄之沉，非重取乃得一定之说也。
仲景下字，具有史笔，不可草草看过。故赵嗣真曰：今人不解，作
秦汉文字观，可谓善读仲景之书矣。

问曰：曾为人所难，紧脉从何而来？师曰：假令亡汗，若吐，
以肺里寒，故令脉紧也；假令咳者，坐饮冷水，故令脉紧也；假令
下利，以胃中虚冷，故令脉紧也。

阳舒缓，阴缩急。阴化为寒，揪然收敛，气血以坚，其为脉也，
宁得不急？经曰：紧脉带数，如切绳状，一曰如转索无常，故有寒
则见。

寸口卫气胜，名曰高。

寸口通关尺而言高，谓脉来浮而有力，卫气主表，浮以候之，
其体在上，今浮中有力，是卫气盛也。以其在上，故谓之高，有升
而不降之义焉。

荣气盛，名曰章。

章，明也，条也。往来分明，有条理也。今滑脉为血实之诊，
殆近是乎。

高章相搏，名曰纲。

纲，总也。以荣卫俱盛，故谓之总。

卫气弱，名曰惵。

举之濡弱恍惚，故谓之惵。

荣气弱，名曰卑。

荣主血，为阴。按以候之，其脉沉而无力，故谓之卑。

惵卑相搏，名曰损。

惵卑相搏，阴阳俱虚，总谓之损，举按俱无力也。

卫气和，名曰缓。

缓为胃脉。胃合卫气，卫气和，故见缓脉。

荣气和，名曰迟。

迟为脾脉。脾合荣气，荣气和，故见迟脉。

迟缓相搏，名曰强。

荣卫俱和，故迟缓相搏，不亦强乎？

寸口脉缓而迟，缓则阳气长，其色鲜，其颜光，其声商，毛发长；迟则阴气盛，骨髓生，血满，肌肉紧薄鲜硬。阴阳相抱，荣卫俱行，刚柔相搏，名曰强也。

此释上一句之义。此为平脉，非病脉也。

趺阳脉滑而紧，滑者胃气实，紧者脾气强，持实击强，痛还自伤，以手把刃，坐作疮也。

〔成〕趺阳之脉以候脾胃，滑则谷气实，是为胃实；紧则阴气胜，是为脾强。以脾胃一实一强而相搏击，故令痛也。若一强一弱相搏，则不能作痛，此脾胃两各强实相击，腑脏自伤而痛，譬若以手把刃而成疮，岂非自贻其害乎？按：此则敦阜大过之脉也。

寸口脉浮而大，浮为虚，大为实。在尺为关，在寸为格。关则不得小便，格则吐逆。

〔成〕经曰：浮为虚。《内经》曰：大则病进。浮则为正气虚，大则为邪气实。在尺则邪气关闭下焦，里气不得下通，故不得小便。在寸则邪气格拒上焦，使食不得入，故吐逆。〔丹〕谨按：《难经》云：吸入肾与肝。夫盈天地之间者，一元之气也。气之升者，为阳；气之降者，为阴。肾，足少阴也；肝，足厥阴也。位居下，主吸与入，其所吸之气不能达肾，至肝而还者，此阴之弱也。浮大之脉属阳，见于寸者，阳气偏盛，阴不得配之也，为格，主吐逆，此无阴则呕。谓见于尺者，阴血不足，阳往乘之也，为关，主不得小便，此东垣滋肾丸之意。趺阳，胃脉。气不宣，血不濡，名曰关格，主水谷不化与食不得入，亦阳有余阴不足，故有升而无降也。何注文不之及，而以邪气关格闭拒为言欤？

趺阳脉伏而涩，伏则吐逆，水谷不化；涩则食不得入，名曰关格。

〔成〕伏则胃气伏而不宣，中焦关格，正气壅塞，故吐逆而水谷不化。涩则脾气涩而不布，邪气拒于上焦，故食不得入。有妇人病吐逆，大小便不通，烦乱四逆，渐无脉。一日与大承气汤二盏，至半夜渐得大便。脉渐生，翌日乃安。即此是关格也，宜审之。

脉浮而大，浮为风虚，大为气强，风气相搏，必成瘾疹，身体为痒。痒者名泄风，久久为痂癞。

〔成〕痂癞者，眉少发稀，身有干疮而腥臭。《内经》曰：脉风成疠。寸口脉弱而迟，弱者卫气微，迟者荣中寒，荣为血，血寒则发热，卫为气，气微者，心内饥，饥而虚满不能食也。

〔成〕卫为阳，荣为阴。弱者卫气微，阳气不足也。迟者荣中寒，经中客邪也。荣客寒邪，搏而发热也。阳气内微，心内虽饥，饥而虚满，不能食也。缓迟与弱迟，虽只一字之差，却有千里之谬，成氏不合注而分解，无怪其上下不相同也。

趺阳脉大而紧者，当即下利，为难治。

〔成〕大为虚，紧为寒，胃中虚寒，当即下利。下利脉当微小，反紧者，邪胜也，故云难治。经曰：下利脉大者，为未止。大为实，大为虚，上下纷纷，更易不一者，只要识得虚者正气虚，实者邪气实之义。以上以脉知病。

寸口脉弱而缓，弱者阳气不足，缓者胃气有余，噫而吞酸，食卒不下，气填于膈上也。

〔成〕弱者阳气不足，阳能消谷，阳气不足，则不能消化谷食。缓者胃气有余，则胃中有未消谷物也，故使噫而吞酸，食卒不下，气填于膈上也。《金匮要略》曰：中焦未和，不能消谷，故令噫。弱缓与迟缓亦不同。

趺阳脉紧而浮，浮为气，紧为寒，浮为腹满，紧为绞痛，浮紧相搏，肠鸣而转，转即气动，膈气乃下。少阴脉不出，其阴肿大而虚也。

〔成〕浮为胃气虚，紧为脾中寒，胃虚则满，脾寒则痛，虚寒相搏，肠鸣而转，转则膈中之气，因而下泄也。若少阴脉不出，则虚寒之气至于下焦，结于少阴，而聚于阴器，不得发泄，使阴肿大而虚也。

寸口脉微而涩，微者卫气不行，涩者荣气不足，荣卫不能相将，三焦无所仰，身体痹不仁。荣气不足，则烦疼口难言，卫气虚，则恶寒数欠。三焦不归其部，上焦不归者，噫而酢吞。中焦不归者，不能消谷引食。下焦不归者，则遗溲。

〔**成**〕夫养三焦者，血也。护三焦者，气也。荣卫俱损，不能相将而行，三焦无所依仰，身体为之顽痹而不仁。《内经》曰：荣气虚则不仁。《针经》曰：卫气不行，则为不仁。荣为血，血不足则烦疼。荣属心，荣弱心虚，则口难言。卫为阳，阳微则恶寒。卫为气，气虚则数欠。三焦因荣卫不足，无所依仰，其气不能归其部。《金匮要略》曰：上焦竭，善噫。上焦受中焦气，中焦未和，不能消谷，故令噫耳。下焦竭，即遗溺失便。以上焦在膈上，物未化之分也。不归者，不至也。上焦之气，不至其部，则物未能传化，故噫而酢吞。中焦在胃之中，主腐熟水谷，水谷化则思食。中焦之气不归其部，则水谷不化，故云不能消谷引食。下焦在膀胱上口，主分别清浊。溲，小便也。下焦不归其部，不能约制溲便，故遗溲。三焦病各分其证，自有三法存焉。

趺阳脉沉而数，沉为实，数消谷。紧者病难治。

〔**成**〕沉为实者，沉主里也。数消谷者，数为热也。紧为肝脉，见于脾部，木来克土，为鬼贼相刑，故云难治。按：紧与弦当有分别，恐未可便以紧为弦也。首卷曰：弦则为减。《金匮要略》曰：脉紧如转索无常者，有宿食也。以义求之，则弦为虚，而紧为实也。

寸口脉微而涩，微者卫气衰，涩者荣气不足。卫气衰，面色黄，荣气不足，面色青。荣为根，卫为叶，荣卫俱微，则根叶枯槁，而寒栗咳逆，唾腥吐涎沫也。

子能令母虚。肺主气，气虚则脾色见于面而黄。心主血，血衰则肝色见于面而青。肺臭腥，脾液涎也。荣虚则寒栗，卫虚则咳逆。

趺阳脉浮而芤，浮者卫气衰，芤者荣气伤，其身体瘦，肌肉甲错。浮芤相搏，宗气衰微，四属断绝。

〔**成**〕经曰：卫气盛，名曰高。高者暴狂而肥。荣气盛，名曰章，章者暴泽而光。其身体瘦而不肥者，卫气衰也。肌肉甲错而不泽者，荣气伤也。宗气者，三焦归气也。四属者，皮肉脂髓也。荣卫衰伤，则宗气亦微，四属失所滋养，致断绝矣。

寸口脉微而缓，微者卫气疏，疏则其肤空，缓者胃气实，实则谷消而水化也。谷入于胃，脉道乃行而入于经，其血乃成。荣盛则其肤必疏，三焦绝经，名曰血崩。

〔成〕卫为阳，微为亡阳，脉微者，卫气疏。卫温分肉，肥凑理。卫气既疏，皮肤不得温，肌则空虚也。经曰：缓者胃气有余，有余为实，故云：缓者胃气实。《内经》曰：食入于胃，淫精于脉。是谷入于胃，脉道乃行也。《针经》曰：饮而液渗于络，合和于血。是水入于经，其血乃成也。胃中谷消水化，而为血气。今卫疏荣盛，是荣气强而卫气弱也。卫气弱者，外则不能固密皮肤，而气为之疏，内则不能卫护其血，而血为之崩。经，常也。三焦者，气之道路，卫气疏则气不循常度，三焦绝其常度也。按：经文曰：而入于经，则而字乃承上文谷字，水亦在其中矣。注引《针经》，水入于经，乃是互文以见意。仲景独重于谷，故用而字。若欠理会，则血为水所化也，岂理也哉。玩合和于三字，则成氏之说欠莹。

跌阳脉微而紧，紧则为寒，微则为虚，微紧相搏，则为短气。

〔成〕中虚且寒，气自短矣。

少阴脉弱而涩，弱者微烦，涩者厥逆。

〔成〕烦者，热也。少阴脉弱者，阴虚也。阴虚则发热，以阴部见阳脉，非大虚也，故生微烦。厥逆者，四肢冷也。经曰：阴阳不相顺接便为厥。厥者，手足厥冷是也。少阴脉涩者，阴气涩，不能与阳相顺而接，故云逆也。此段不当作二症。

跌阳脉不出，脾不上下，身冷肤硬。

〔成〕脾胃为荣卫之根，脾能上下，则水谷消磨，荣卫之气得以行。脾气虚衰，不能上下，则荣卫之气不得通荣于外，故跌阳脉不出。身冷者，卫气不温也。肤硬者，荣血不濡也。

少阴脉不至，肾气微，少精血，奔气促迫，上入胸膈，宗气反聚，血结心下，阳气退下，热归阴股，与阴相动，令身不仁，此为尸厥。当刺期门、巨阙。

〔成〕尸厥者，为其从厥而生，形无所知，其状若尸，故名尸厥。少阴脉不出，则厥气客于肾，而肾气微，少精血，厥气上奔，填塞胸膈，壅遏阳气，使宗气反聚，而血结心下。《针经》曰：五谷入于胃，其糟粕、津液、宗气分为三隧。宗气积于胸中，出于喉咙，以贯心肺，而行呼吸。又曰：荣气者，泌其津液，注之于脉，化而为血，以荣四末，今厥气太甚，宗气反聚而不行，则绝其呼吸，血结心下而不流，则四体不仁。阳气为厥气所壅，不能宣发，退下至阴股间，与阴相动。仁者，柔也。不仁者，言不柔和也，为寒热痛痒俱不觉知者也。阳气外不为使，内不得通，荣卫俱不能行，身体不仁，状若尸也。《内经》曰：厥气上行，满脉去形。刺期门者，以通心下结血；刺巨阙者，以行胸中宗气。血气流通，厥气退则苏矣。

寸口脉微，尺脉紧，其人虚损多汗，知阴常在，绝不见阳也。

〔成〕寸微为亡阳，尺紧为阴胜，阳微阴胜，故云虚损。又加之多汗，则愈损阳气，是阴常在，而绝不见阳也。

寸口诸微亡阳，诸濡亡血，诸弱发热，诸紧为寒，诸乘寒者，则为厥，郁冒不仁，以胃无谷气，脾涩不通，口急不能言，战而栗也。

〔成〕卫，阳也。微为卫气微，故云亡阳。荣，血也。濡为荣气弱，故云亡血。弱为阴虚，虚则发热。紧为阴胜，故为寒。诸乘寒者，则阴阳俱虚，而为寒邪乘之也。寒乘气虚，抑伏阳气，不得宣发，遂成厥也。郁冒，为昏冒不知人也。不仁，为强直而无觉也，为尸厥焉。以胃无谷气，致脾涩不通于上下，故使口急不能言。战者，寒在表也；栗者，寒在里也。

问曰：濡脉何以反适十一头？师曰：五脏六腑相乘，故令十一。

〔成〕濡弱者，气血也。往反有十一头。头者，五脏六腑，共有十一也。

问曰：何以知乘腑，何以知乘脏？师曰：诸阳浮数为乘腑，诸阴迟涩为乘脏也。

〔成〕腑，阳也，阳脉见者，为乘腑也。脏，阴也，阴脉见者，为乘脏也。阳濡而弱，则乘于腑。阴濡而弱，则乘于脏。

药性

伤寒方药，虽成氏注释颇为明了，而未能尽药性之奥。故特以仲景一百一十三方中，所用九十种药性，采诸家之说，以发明之。学者诚能熟玩而详究焉，则长沙用药制方之遗意，庶几不昧，而亦可以引而伸之，触类而长之矣。

◎ 风升生

味之薄者，阴中之阳，味薄则通，酸苦咸平是也。

麻黄

气温，味苦辛。气味俱薄，阳也，升也。无毒。手太阴之剂，入足太阳经，走手少阴经、阳明经药。发太阳、少阴经汗。〔垣〕轻可去实，麻黄、葛根之属是也。六淫有余之邪，客于阳分皮毛之间，腠理闭拒，荣卫气血不行，故谓之实。二药轻清成象，故可去之。麻黄微苦，其形中空，阴中之阳，入足太阳寒水之经。其经循背下行，本寒而又受外寒，故宜发汗，去皮毛气分寒邪，以泄表实。若过发，则汗多亡阳。或饮食劳倦及杂病，自汗表虚之症，用之则脱人元气，不可不禁。〔海〕麻黄治卫实之药，桂枝治卫虚之药，二物虽为太阳证药，其实荣卫药也。心主荣为血，肺主卫为气，故麻黄为手太阴肺之剂，桂枝为手少阴心之剂。伤寒、伤风而咳嗽，用麻黄、桂枝，即汤液之源也。〔珍〕仲景治伤寒，无汗用麻黄，有汗用桂枝，历代名医解释，皆随文傅会，未有究其精微者。时珍常绎思之，似有一得，与昔人所解不同云。津液为汗，汗即血也。在荣则为血，在卫则为汗。夫寒伤荣，荣血内涩，不能外通于卫，卫气闭固，津液不行，故无汗发热而憎寒。夫风伤卫，卫气外泄，不能内护于荣，荣气虚弱，津液不固，故有汗发热而恶风。然风寒之邪，皆由皮毛而入。皮毛者，肺之合也。肺主卫气，包罗一身，天之象也。是证虽属乎太阳，而肺实受邪气。其证时兼面赤怫郁，咳嗽有痰，喘而胸满诸证者，非肺病乎？盖皮毛外闭，则邪热内攻而肺气膹郁，故用麻黄、甘草同桂枝，引出荣分之邪，达之肌表，佐以杏仁，泄肺而利气。汗后无大热而喘者，加以石膏。朱肱《活人书》夏至后加石膏、知母，皆是泄肺火之药。是则麻黄汤虽太阳发汗重剂，实为发散肺经火郁之药也。腠理不密，则津液外泄，而肺气自虚。虚则补其母，故用桂枝同甘草，外散风邪以救表，内伐肝木以防脾。佐以芍药，泄木而固脾，泄东所以补西也。使以姜、枣，行脾之津液而和荣卫也。下后微喘者，加厚朴、杏仁，以利肺气也。汗后脉沉迟者，加人参，以益肺气也。朱肱加黄芩为阳旦汤，以泻肺热也。

皆是脾肺之药。是则桂枝虽太阳解肌轻剂，实为理脾救肺之药也。

〔**修治**〕去芦及根、节，锉细，以流水煮二三沸，掠去上沫，不尔，使人心烦。服麻黄自汗不止者，以冷水浸头发，仍以根、节煎汤止之。凡服麻黄药，须避风，不尔，病复作也。

细辛

气温，味大辛。气厚于味，阳也。无毒。少阴经药，手少阴引经之药。〔**垣**〕治少阴头痛如神，当少用之，独活为使。温阴经，散水寒，以去内寒。治邪在里之表，故仲景少阴证，用麻黄附子细辛汤也。〔**易老**〕治少阴头痛。太阳则羌活，少阴则细辛，阳明则白芷，厥阴则川芎、吴茱萸，少阳则柴胡，用者随经不可差。细辛香味俱细而缓，故入少阴，与独活相类。

〔**修治**〕拣去双叶者。以瓜水浸一宿，晒干，锉细用。

柴胡

气平，味微苦。气味俱轻，阳也，升也。无毒。少阳经、厥阴经引经之药。除虚劳烦热，解肌热，去往来寒热，早晨潮热。妇人产前、产后必用之药。善除本经头痛，非他药能止。治心下痞，胸膈痛。〔**海**〕在经主气，在脏主血，前行则恶热，却退则恶寒。惟气之微寒，味之薄者，故能行经。能去脏腑内外俱乏，既能引清气上行而顺阳道，盖以少阳之气，初出地之皮为嫩阳，故以少阳当之。

〔**修治**〕去芦，锉细，竹筛齐之用。

葛根

气平，味甘。无毒。阳明经引经药，足阳明经行经的药。治脾胃虚而渴，除胃热，解酒毒。〔**陶**〕生葛捣汁饮，解温病发热。〔**颂**〕仲景治伤寒，有葛根汤，以其主大热，解肌发腠理故也。〔**洁**〕升阳生津，脾虚作渴者，非此不除。勿多用，恐伤胃气。张仲景治太阳阳明合病，桂枝汤内加麻黄、葛根。又有葛根黄芩黄连解肌汤，是用此以断太阳入阳明之路，非即太阳药也。头颅痛如破，乃阳明中风，可用葛根葱白汤，为阳明仙药。若太阳初病，未入阳明而头痛者，不可便服升麻、葛根发之，是反引邪气入阳明，为引贼破家也。〔**珍**〕本草十剂云：轻可去实，麻黄、葛根之属。盖麻黄乃太阳经药，兼入肺经，肺主皮毛。葛根乃阳明经药，兼入脾经，脾主肌肉。

所以二味药皆轻扬发散，而所入迥然不同也。

〔**修治**〕锉细，竹筛齐之用。

升麻

气平，味苦、甘。味薄，气厚，阳中之阴也。无毒。阳明经本经药。〔**垣**〕能解肌肉间热，此手足阳明经伤风之的药也。若补脾胃，非此为引用不能补。若得葱白、白芷之类，亦能走手、足阳明、太阴。发散本经风邪，元气不足者用此，于阴中升阳气上行。升麻入足阳明，若初病太阳证，便服升麻、葛根，发出阳明经汗，或失之过，阳明经燥，太阳经不可解，必传阳明矣。投汤不当，非徒无益而又害之也。朱氏云：瘀血入里，若衄血、吐血者，犀角地黄汤乃阳明经圣药也。如无犀角，以升麻代之。升麻、犀角性味相远不同，何以代之？盖以升麻只是引地黄及余药，同入阳明耳。仲景云：太阳病，若发汗，若利小便，重亡津液，胃中干燥，因转属阳明，其害不可胜言。又云：太阳几几无汗者，葛根汤发之。若几几自汗者，表虚也，不宜用此。朱氏用升麻者，以表实无汗也。

〔**修治**〕刮去黑皮，去腐烂，里白者佳。锉细，竹筛齐之用。

葱白

气平，味辛。无毒。气厚味薄，升也，阳也。入手太阴、足阳明经。专主发散，以通上下阳气。故《活人书》治伤寒头痛如破，用连须葱白汤主之。张仲景治少阴病，下利清谷，里寒外热，厥逆，脉微者，白通汤主之，内用葱白。若面色赤者，四逆汤加葱白，腹中痛者，去葱白。成无己解之曰：肾恶燥，急食辛以润之。葱白辛温以通阳气也。〔**珍**〕葱乃释家五荤之一，生辛散，熟甘温，外实中空，肺之菜也，肺病宜食之。肺主气，外应皮毛，其合阳明，故所治之证，多属太阴、阳明，皆取其通气发散之功。通气，故能解毒及理血病。气者，血之帅也，气通则血活矣。故金疮等用之，皆有殊效。

瓜蒂

<small>甜瓜蒂也。</small>气寒，味苦。有毒。病如桂枝证，头不痛，项不强，寸脉微浮，胸中痞硬，气上冲咽喉不得息者，此为胸中有寒也，当吐之。太阳中暍，身热疼重，而脉微弱，此夏月伤冷水，水行皮中

也，宜吐之。少阳病，头痛，发寒热，脉紧不大，是膈上有痰也，宜吐之。病胸上诸实，郁郁而痛，不能食，欲人按之，而反有浊唾，下利日十余行，寸口脉微弦者，当吐之。懊侬烦躁，不得眠，未经汗下者，谓之实烦，当吐之。宿食在上脘者，当吐之，并宜以瓜蒂散主之。惟诸亡血、虚家，不可与瓜蒂散也。〔**成**〕高者越之，在上者涌之，故越以瓜蒂、香豉之苦，涌以赤小豆之酸。酸苦涌泄为阴也。〔**垣**〕《难经》云：上部有脉，下部无脉，其人当吐，不吐者死。此饮食内伤，填塞胸中，食伤太阴，风木生发之，气伏于下，宜瓜蒂散吐之。《素问》所谓木郁则达之也。吐去上焦有形之物，则木得舒畅，天地交而万物通矣。若尺脉绝者，不宜用，此恐损真元，令人胃气不复也。〔**珍**〕瓜蒂乃阳明经除湿热之药，故能引去胸脘痰涎，头目湿气，皮肤水气，黄疸湿热诸证。甜瓜蒂以团而短者良。若长如瓠子者，此名菜瓜，不可用也。气足时，其蒂自然落在蔓上，采得，系屋东有风处，吹干用。

桔梗

气微温，味苦辛甘。有小毒。味厚，气轻，阳中之阴，升也。入手太阴肺经气分及足少阴经。治咽喉痛，利肺气。〔**洁**〕桔梗清肺气，利咽喉。其色白，故为肺部引经，与甘草同行为舟楫之剂。如大黄苦泄峻下之药，欲引至胸中至高之分成功，须用辛甘之剂升之。譬如铁石入江，非舟楫不载。所以诸药有此一味，不能下沉也。〔**珍**〕朱肱《活人书》治胸中痞满不痛，用桔梗、枳壳，取其通肺、利膈、下气也。张仲景《伤寒论》治寒实结胸，用桔梗、贝母、巴豆，取其温中、消谷、破积。又治肺痈唾脓，用桔梗、甘草，取其苦辛清肺，甘温泻火，又能排脓血，补内漏也。其治少阴证二三日，咽痛，亦用桔梗、甘草，取其苦辛散寒，甘平除热。合而用之，能调寒热也。后人易名甘桔汤，通治咽喉口舌诸病。宋仁宗加荆芥、防风、连翘，遂名如圣汤。去芦，米泔浸一宿，焙干，锉片，竹筛齐用。

◎ 热浮长

气之厚者，阳中之阳，气厚则发热，辛甘温热是也。

桂枝

气热，味甘辛。有小毒。阳中之阳，浮也。仲景《伤寒论》发汗用桂枝。桂枝者，乃桂条也，非身干也。取其轻薄而能发散。今又有一种柳桂，乃嫩小桂条也，尤宜入治上焦药用。〔洁〕气之薄者，桂枝也。气之厚者，桂肉也。气薄则发泄，桂枝上行而发表，气厚则发热，桂肉下行而补肾，此天地亲上亲下之道也。〔海〕桂枝入足太阳经，桂心入手少阴经血分，桂肉入足少阴、太阴经血分。细薄者，为枝，为嫩。厚脂者，为肉，为老。去其皮与里，当其中者，为桂心。〔寇〕《素问》云：辛甘发散为阳。故仲景桂枝汤治伤寒表虚，皆须此药，正合辛甘发散之意。本草三种之桂，不用牡桂、菌桂者，此二种性止于温，不可以治风寒之病也。然本经只言桂，仲景又言桂枝者，取枝上皮也。〔海〕或问：本草言桂能止烦出汗，而张仲景治伤寒，有当发汗凡数处，皆用桂枝汤。又云：无汗不得服桂枝。汗家不得重发汗，若用桂枝是重发其汗。汗多者，用桂枝甘草汤，此又用桂枝闭汗也。一药二用，与本草之义相通否乎？曰：本草言桂辛甘大热，能宣导百药，通血脉，止烦，出汗，是调其血而汗自出也。仲景云：太阳中风，阴弱者汗自出，卫实荣虚，故发热汗出。又云：太阳病，发热汗出者，此为荣弱卫强。阴虚阳必凑之，故皆用桂枝发其汗，此乃调其荣气，则卫气自和，风邪无所容，遂自汗而解，非桂枝能开腠理，发出其汗也。汗多用桂枝者，以其调和荣卫，则邪从汗出，而汗自止，非桂枝能闭汗孔也。昧者不知出汗、闭汗之意，遇伤寒无汗者，亦用桂枝，误之甚矣。桂枝汤下发汗字，当认作出字，汗自然发出，非若麻黄能开腠理，发出其汗也。其治虚汗，亦当逆察其意可也。〔成〕桂枝本为解肌，若太阳中风，腠理致密，荣卫邪实，津液禁固，其脉浮紧，发热，汗不出者，不可与此。必也皮肤疏泄，自汗，脉浮缓，风邪干于卫气者，乃可投之。发散以辛甘为主，桂枝辛热，故以为君。而以芍药为臣，甘草为佐者，风淫所胜，平以辛苦，以甘缓之，以酸收之也。以姜枣为使者，辛甘能发散，而又用其行脾胃之津液，而和荣卫，不专于发散也。故麻黄汤不用姜、枣，专于发汗，不待行其津液也。《心》桂枝气味俱轻，故能上行发散于表，内寒则肉桂，补阳则柳桂。桂辛热，散经寒，引导阳气。若正气虚者，以辛润之，散寒邪，治奔豚。按经云：桂枝入咽，阳盛则毙。春夏发者，为禁药也。桂能动血，血热者，为禁药也。木得桂而死，肝不足者，为禁药也。〔**修治**〕桂之毒在皮，故方中皆去皮用。

附子

气热，味辛。有大毒。〔**洁**〕大辛大热，气厚味薄，可升可降，阳中之阴，浮中沉，无所不至，为诸经引用之药。〔**海**〕入手少阴三焦、命门之剂。其性走而不守，非若干姜，止而不行。〔**赵**〕熟附配麻黄，发中有补，仲景麻黄附子细辛汤、麻黄附子甘草汤是也。生附配干姜，补中有发，仲景干姜附子汤、通脉四逆汤是也。〔**珍**〕凡用乌、附药，并宜冷服者，热因寒用也。盖阴寒在下，虚阳上浮，治之以寒，则阴气益甚而病增，治之以热，则拒格而不纳。热药冷饮，下嗌之后，冷体既消，热性便发，而病气随愈，不违其情而致大益，此反治之妙也。昔张仲景治寒疝内结，用蜜煎乌头。《近效方》治喉痹，用蜜炙附子含之，咽汁。朱丹溪治疝气，用乌头、栀子并热因寒用也。东垣治冯翰林侄，阴盛格阳伤寒，面赤目赤，烦渴引饮，脉来七八至，但按之则散，用姜附汤加人参，投半斤，服之得汗而愈。此则神圣之妙也。〔**吴**〕附子乃阴证要药，凡伤寒传变三阴及中寒夹阴，虽身大热，而脉沉者，必用之。或厥冷腹痛，脉沉细，甚则唇青囊缩者，急须用之，有退阴回阳之力，起死回生之功。近世阴证伤寒，往往疑似，不敢用附子，直待阴极阳竭而用之已迟矣。且夹阴伤寒，内外皆阴，阳气顿衰，必须急用人参，健脉以益其元，佐以附子，温经散寒，舍此不用，将何以救之？〔**虞抟**〕附子禀雄壮之质，有斩关夺将之气。能引补气药行十二经，以追复散失之元阳。引补血药入血分，以滋养不足之真阴；引发散药开腠理，以驱逐在表之风寒；引温暖药达下焦，以祛除在里之冷湿。按：八味丸用桂、附，乃取其大辛以润肾燥。丹溪谓：行地黄之滞。海藏云：补命门相火，皆非也。童子小便中浸透，湿纸包裹，灰火内煨熟，如芋香为度，去皮、脐，切片子用。

干姜

气温，味辛。无毒。〔**洁**〕气薄，味厚，半浮半沉，可升可降，阳中之阴也。大辛大热，阳中之阳。其用有四：通心助阳一也，去脏腑沉寒痼冷二也，发诸经之寒气三也，治感寒腹痛四也。肾中无阳，脉气欲绝，黑附子为引，水煎服之，名姜附汤。亦治中焦寒邪。寒淫所胜，以辛散之也。又能补下焦，故四逆汤用之。干姜本辛，炮之稍苦，故止而不移，所以能治里寒，非若附子行而不止也。理中汤用之者，以其回阳也。〔垣〕干姜生辛炮苦，阳也。生则逐寒邪而发散，炮则除胃冷而守中。多用则耗散元气，辛以散之，是壮火食气故也，须以生甘草缓之。辛热以散里寒，同五味子用以温肺，同人参用以温胃也。〔海〕干姜，心脾二经气分药也，故补心气不足。或言干姜辛热而言补脾。今理中汤用之，言泄不言补，何也？盖辛热燥湿，泄脾中寒湿邪气，非泄正气也。白净结实者良，宜炮用。

生姜

气微温，味辛。气味俱厚，浮而升，阳也。无毒。〔成〕姜、枣味辛甘，专行脾之津液而和荣卫，药中用之，不独专于发散也。〔垣〕生姜之用有四：制半夏、厚朴之毒一也；发散风寒二也；与枣同用，辛温益脾胃元气，温中去湿三也；与芍药同用，温经散寒四也。孙真人云：姜为呕家圣药。盖辛以散之，呕乃气逆不散，此药行阳而散气也。或问：生姜辛温入肺，何以云入胃口？曰：俗以心下为胃口者，非也。咽门之下，受有形之物，及胃之系，便是胃口，与肺系同行，故能入肺而开胃口也。曰：人云夜间勿食生姜，令人闭气何也？曰：生姜辛温，主开发，夜则气本收敛，反开发之，违天道矣，若有病人则不然也。生姜屑比之干姜则不热，比之生姜则不湿，以干生姜代干姜者，以其不僭故也。俗言上床萝卜下床姜，姜能开胃，萝卜消食也。要热去皮用，要冷留皮用。

吴茱萸

气温，味辛。有小毒。〔海〕辛苦，热。气味俱厚，阳中阴也，半浮半沉。入足太阴经血分，少阴、厥阴经气分。〔洁〕其用有三：去胸中逆气满塞；止心腹感寒疠痛；消宿酒，为白豆蔻之使也。〔垣〕治寒在咽嗌，嗌塞胸中。经言：噎膈不通，食不下，食则呕。令人口开目瞪，寒邪所结，气不得上下。此病不已，令人寒中腹满，膨胀下利，宜以吴茱萸之苦热，泄其逆气，用之如神，诸药不可代也。〔海〕冲脉为病，逆气里急，宜此主之。震坤合见，其色绿，故仲景吴茱萸汤、当归四逆汤方，治厥阴病及温脾胃，皆用此也。汤洗，去苦味，晒干，捣用。

蜀椒

气温，味辛。有毒。主邪气，温中，除寒痹，坚齿发，明目，利五脏。〔戴〕凡人呕吐，服药不纳者，必有蛔在膈间。蛔闻药则动，动则药出而蛔不出。但于呕吐药中，加炒川椒十粒良，盖蛔见椒则头伏也。观此则仲景治蛔厥，乌梅丸中用蜀椒，亦此义也。许学士云：大凡肾气上逆，须以川椒引之归经则安。去目及闭口者，炒去汗，手搓细用。

巴豆

气温，味辛。有大毒。〔洁〕气薄，味厚，体重而沉降，阴也。〔垣〕性热，味辛，有大毒。浮也，阳中阳也。〔洁〕乃斩关夺门之将，不可轻用。〔海〕若急治，为水谷道路之剂，去皮、心、膜、油，生用。若缓治，为消坚磨积之剂，炒去烟，令紫黑用。可以通肠，可以止泻，世所不知也。张仲景治百病客忤，备急丸用之。

厚朴

气温，味苦辛。无毒。气味俱厚，体重浊而微降，阴中阳也。〔垣〕可升可降。能除腹胀，若虚弱人，虽腹胀，宜斟酌用之。寒胀是也。大热药中兼用，结者散之神药也。误服，脱人元气，切禁之。〔海〕本草言：厚朴治中风伤寒头痛，温中益气，消痰下气，厚肠胃，去腹满。果泄气乎？果益气乎？盖与枳实、大黄同用，则能泄实满，所谓消痰下气是也。若与橘皮、苍术同用，则能除湿满，所谓温中益气是也。与解利药同用，则治伤寒头痛。与泻利药同用，则厚肠胃。大抵其性味苦温，用苦则泄，用温则补也。故成氏云：厚朴之苦，以泄腹满。苦能下气，故泄实满，温能益气，故散湿满。去皮，铡碎，姜汁浸透，微炒，竹筛齐用。

◎ 湿化成

戊湿，其本气平，其兼气温凉寒热，在人以胃应之。己土，其本味咸，其兼味辛甘咸苦，在人以脾应之。

人参

气温，味甘、微苦。气味俱薄，浮而升，阳也，阳中微阴。无毒。〔垣〕人参甘温，能补肺中元气，肺气旺则四脏之气皆旺，精自生而形自盛，肺主诸气故也。张仲景云：病人汗后身热，亡血，脉沉迟者，下利身凉，脉微，血虚者，并加人参。古人血脱者益气，盖血不自生，须得生阳气之药乃生，阳生则阴长，血乃旺也。若单用补血药，血无由而生矣。《素问》言：无阳则阴无以生，无阴则阳无以化，故补气须用人参，血虚者亦须用之。本草十剂云：补可去弱，人参、羊肉之属是也。盖人参补气，羊肉补形，形与气者，有无之象也。〔李〕人参生用气寒，熟用气温，味甘补阳，微苦补阴。气主生物，本乎天；味主成物，本乎地。气味生成，阴阳之造化也。凉者，高秋清肃之气，天之阴也，其性降。温者，阳春生发之气，天之阳也，其性升。甘者，湿土化成之味，地之阳也，其性浮。微苦者，火土相生之味，地之阴也，其性沉。人参气味俱薄，气之薄者，生降熟升；味之薄者，生升熟降。如土虚火旺之病，则宜生参凉薄之气，以泻火而补土，是纯用其气也。脾虚肺怯之病，则宜熟参甘温之味，以补土而生金，是纯用其味也。东垣以相火乘脾，身热而烦，气高而喘，头痛而渴，脉洪而大者，用黄柏佐人参。孙真人治夏月热伤元气，人汗大泄，欲成痿厥，用生脉散，以泻热火而救金水。君以人参之甘寒，泻火而补元气；臣以麦门冬之苦甘寒，清金而滋水源；佐以五味子之酸温，生肾津而收耗气。此皆补天元之真气，非补热火也。余每治伤寒、温热等证，为庸医妄汗误下，已成坏病，死在旦夕者，以人参一二两，用童子小便煎之，水浸冰冷饮之，立起。去芦，锉细用。

术

气温，味甘。阴中阳也，可升可降，入足太阴、阳明，手太阴、阳明、太阳之经。〔垣〕《本经》只言术，未分苍白，而苍术别有雄壮上行之气，能除湿，下安太阴，使邪气不传入脾也。以其经泔浸、火炒，故能出汗，与白术止汗特异。用者不可以此代彼，盖有止发之异，其余主治则同。〔洁〕苍术与白术主治同，但比白术气重而体沉。若除上湿，发汗功最大。若补中焦，除脾胃湿，力少不如白术。腹中窄狭者，须用之。白术能除湿益燥，和中益气，利腰脐间血，除胃中热。〔洁〕其用有九：温中一也；去脾胃中湿二也；除胃中热三也；强脾胃，进饮食四也；和胃，生津液五也；止肌热六也；治四肢困倦，嗜卧，目不能开，不思饮食七也；止渴八也；安胎九也。凡中焦不受湿，不能下利，必须白术以逐水益脾。非白术不能去湿，非枳实不能消痞，故枳术丸以之为君。捣碎，纱罗子罗过用。

当归

气温，味甘辛。气味俱轻，阳也，阳中微阴。无毒。入手少阴经，足太阴经、厥阴经。和血补血，尾破血，身和血。〔洁〕其用有三：一心经本药，二和血，三治诸病夜甚。凡血受病，必须用之。血壅而不流则痛，当归之甘温能和血，辛温能散内寒，苦温能助心散寒，使气血各有所归。〔海〕入手少阴，以其心生血也；入足太阴，以其脾裹血也；入足厥阴，以其肝藏血也。头能破血，身能养血，尾能行血，全用同人参、黄芪则补气而生血，同牵牛、大黄则行气而补血，从桂、附、茱萸则热，从大黄、芒硝则寒，佐使分定，用者当知。酒蒸治头痛，诸痛皆属木，故以血药主之。〔修治〕酒制，焙、晒干，去芦，侧细用。

生地黄

气寒，味甘、微苦。味厚气薄，阴中之阳，无毒。入手太阳经、少阴经之剂。〔垣〕凉血补血，补肾水真阴不足。钱仲阳：泻丙火，与木通同用，以导赤也。诸经之血热，与他药相随，亦能治之。溺血便血亦治之。入四散例。病人虚而多热，宜加用之。〔戴〕阴微阳盛，相火炽强，来乘阴位，日渐煎熬，为虚火之证者，宜地黄之属，以滋阴退阳。《本经》所谓干地黄者，或阴干，或日干，或火干，皆谓之干地黄，今药肆所谓生地黄是也。故本草又云：生者尤良，若取凉血退热之功，非新掘鲜者，捣汁用之，不得奇效。掐碎用，忌铁器、莱菔。

甘草

气平，味甘。气薄，味厚，升而浮，阳也。入足太阴、厥阴经。〔垣〕阳不足者，补之以甘。甘温能除大热，故生用则气平，补脾胃不足，而大泻心火。炙之则气温，补三焦元气而散表寒，除邪热，去咽痛，缓正气，养阴血。凡心火乘脾，腹中急痛，腹皮急缩者，宜倍用之。其性能缓急而又协和诸药，使之不争，故热药得之缓其热，寒药得之缓其寒，寒热相杂者用之得其平。〔**海**〕五味之用，苦泄、辛散、酸收、咸软、甘上行而发。而本草言甘草下气，何也？盖甘味主中，有升降浮沉，可上可下，可外可内，有和有缓，有补有泄，居中之道尽矣。张仲景附子理中汤用甘草恐其僭上也，调胃承气汤用甘草恐其速下也，皆缓之之意。小柴胡汤有柴胡、黄芩之寒，人参、半夏之温，而用甘草者，则有调和之意。建中汤用甘草，以补中而缓脾急也。凤髓丹用甘草，以缓肾急而生元气也，乃甘补之意。又曰：甘者令人中满，中满者勿食甘，甘缓而壅气，非中满所宜也。凡不满而用炙甘草，为之补。若中满而用生甘草，为之泻。能引诸药直至满所，甘味入脾，归其所喜，此升降浮沉之理也。经云：以甘补之，以甘泻之，以甘缓之是矣。补中宜炙用，泻火宜生用。

葳蕤

气平，味甘，无毒。能升能降，阳中阴也。主中风暴热，不能动摇，跌筋结肉，诸不足，心腹结气，虚热，湿毒，腰痛，时疾，寒热，去虚劳客热，头痛不安，加而用之良。〔**垣**〕润肺，除热。〔**珍**〕葳蕤，性平味甘，柔润可食，故朱肱《活人书》治风温，自汗身重，语言难出，用葳蕤汤以之为君药。予每用治虚劳，寒热，痁疟及一切不足之证，用代参、芪，不寒不燥，大有殊功，不止于去风热湿毒而已，此昔人所未阐者也。与黄精、钩吻二物相似，葳蕤节上有须毛，茎斑，叶尖处有小黄点为不同。采得以竹刀刮去节、皮，洗净，以蜜水浸一宿，蒸，焙干用。

大枣

气平，味甘，无毒。气味俱厚，阳也。温以补不足，甘以缓阴血。〔**成**〕邪在荣卫者，辛甘以解之，故用姜、枣以和荣卫，生发脾胃升腾之气。张仲景治奔豚，用大枣滋脾土以平肾气也。治水饮胁痛，有十枣汤，益土而胜水也。〔**珍**〕《素问》言：枣为脾之果，脾病宜食之，谓治病和药。枣为脾经血分药也。若无故频食，则生虫损齿，为害多矣。按王好古云：中满者，勿食甘。甘令人满，故仲景建中汤心下痞者，减饧、枣，与甘草同例。此得用枣之方矣。〔陶〕道家方药，以枣为佳饵，其皮利肉补虚，所以合汤皆擘之也。

粳米

气平，味甘苦，无毒。有早中晚三收，以晚白米为第一，新熟者动气，经年者亦发病。惟江南人多收火稻，贮仓至春，春米食之，即不发病，宜人，温中益气，补下元也。〔海〕本草诸家共言益脾胃，如何白虎汤用之入肺。以其阳明为胃之经，色为西方之白，故入肺也。然治阳明之经，即在胃也。色白，味甘寒，入手太阴。又少阴证，桃花汤用此，甘以补正气。竹叶石膏汤用此，甘以益不足。

食蜜

气平，味甘，无毒。〔珍〕蜂采无毒之花，酿以大便而成蜜，所谓臭腐生神奇也。其入药之功有五：清热、补中、解毒、润燥、止痛也。生则性凉，故能清热；熟则性温，故能补中；甘而和平，故能解毒；柔而濡泽，故能润燥；缓可以去急，故能止心腹、肌肉、疮疡之痛；和可以致中，故能调和百药而与甘草同功。仲景治阳明结燥，大便不通，蜜煎导法，诚千古神方也。

胶饴

气温，味甘，无毒。入太阴经。〔成〕脾欲缓，急食甘以缓之，胶饴之甘，以缓中也。〔海〕饴乃脾经气分药也，甘能补脾之不足。寇宗奭云：多食动脾气，亦助胃火。

阿胶

气平，味甘，无毒。气味俱薄，浮而升，阳也。入手少阴，足少阴、厥阴经。得火良。藏器曰：诸胶皆主风止泄，而驴皮主风为最。〔寇〕驴皮煎胶，取其发散皮肤之外也。用乌者，取乌色属水，以制热则生风之义，如乌蛇、乌鸦、乌鸡之类皆然。〔珍〕阿胶大要，只是补血与液，故能清肺益阴而治诸证。按陈自明云：补虚用牛皮胶，去风用驴皮胶。成氏云：阴不足者，补之以味，阿胶之甘以补阴血。杨氏云：凡治喘嗽，不论肺虚肺实，可下可温，须用阿胶以安肺润肺，其性和平，为肺经要药。锉如豆大，或以蛤粉，或以麸，或以草灰，皆炒成珠，研末用，或以汤酒溶化，各从本方。

半夏

气平，味辛，有毒。生微寒，熟温。生令人吐，熟令人下。气味俱薄，沉而降，阴中阳也。辛厚苦轻，阳中阴也。入手阳明、太阴、少阴三经。治寒痰及形寒饮冷，伤肺而咳，大和胃气，除胃寒，进食，治太阴痰厥头痛，非此不能除。〔成〕辛者，散也，润也。半夏之辛，以散逆气结气，除烦呕，发音声，行水气而润肾燥。〔海〕经云：肾主五液，化为五湿，自入为唾，入肝为泣，入心为汗，入脾为痰，入肺为涕。有痰曰嗽，无痰曰咳。痰者因咳而动脾之湿也，半夏能泄痰之标，不能泄痰之本。泄本者，泄肾也。咳无形，痰有形，无形则润，有形则燥，所以为流湿润燥也。俗以半夏为肺药，非也。止呕吐为足阳明，除痰为足太阴。柴胡为之使，故小柴胡汤中用之，虽为止呕，亦助柴胡、黄芩主往来寒热，是又为足少阳阳明也。汤洗尽滑，锉细用。诸血证及口渴者，禁用，为其燥津液也。孕妇忌之，用生姜则无害。

杏仁

气温，味甘苦，冷利，有小毒。〔洁〕气薄味厚，浊而沉坠，降也，阴也。入手太阴经。其用有三：润肺也，消食积也，散滞气也。〔垣〕杏仁散结润燥，除肺中风热咳嗽。杏仁下喘治气也，桃仁疗狂治血也。俱治大便秘，当分气血，昼则便难，行阳气也。夜则便难，行阴血也。故虚人便秘，不可过泄，脉浮者属气，用杏仁、陈皮。脉沉者属血，用桃仁、陈皮。手阳明与手太阴为表里，贲门主往来，魄门主收闭，为气之通道，故并用陈皮佐之。〔海〕仲景麻黄汤及王朝奉治伤寒气上喘逆，并用杏仁者，为其利气、泻肺、解肌也。

〔修治〕以汤浸，去皮、尖，麸炒，杵细用。

桃仁

气平，味苦甘辛，无毒。〔垣〕桃仁苦重于甘，气薄，味厚，沉而降，阴中之阳。手足厥阴经血分药也。苦以泄滞血，甘以生新血，故破凝血者用之。其功有四：治热入血室一也，泄腹中滞血二也，除皮肤血热燥痒三也，行皮肤凝聚之血四也。〔成〕肝者血之源，血聚则肝气燥，肝苦急，急食甘以缓之。桃仁之甘，以缓肝散血，故张仲景抵当汤用之，以治伤寒八九日，内有蓄血，发热如狂，小腹满痛，小便自利者。又有当汗失汗，热毒深入，吐血及血结胸，烦躁谵语者，亦以此汤主之。与虻虫、水蛭、大黄同用。

〔**修治**〕行血，连皮、尖。润燥活血，去皮、尖，麸炒。俱捣细用。

麻子仁

气平，味甘，无毒。手阳明、足太阴药也。阳明病，汗多、胃热、便难三者，皆燥也，故用之以通润也。寇宗奭云：麻仁极难去壳，取帛包，置沸汤中，浸至冷，出之垂井中一夜，勿令着水。次日，日中晒干，新瓦上挼去壳，簸扬取仁，粒粒皆完。先藏地中者，食之杀人。

鸡子黄

气温，味甘，无毒。本草云：阴不足，补之以血。若咽有疮，鸡子一枚，去黄，苦酒倾壳中，以半夏入苦酒中，取壳，置刀环上熬，微沸，去渣，旋旋呷之。又主除热火疮、痫痉。卵白为肌肉皮毛，卵黄为脏腑，卵白象天，卵黄象地，故有阴阳、表里、气血之分焉。

甘澜水

气平，味甘，无毒。伤寒汗后，脐下悸，欲作奔豚，茯苓桂枝甘草大枣汤主之，煎以甘澜水，扬之无力，取不助肾气也。虞抟曰：甘澜水，甘温而性柔，故烹伤寒阴证等药用之。

潦水

即霖雨后行潦之水，亦取其发纵之极，流而不滞，不助湿也。

浆水

气微温，味甘酸，无毒。即酸泔水也。或云：煮粟米饮酿成。主调中引气，宣和强力，通关开胃，解烦去睡。〔**丹**〕浆水性凉，善走，故解烦渴而化滞物。按：浆水能止渴，以其酸也；能化滞，以其米味之变也。亦犹神曲、麦芽之消食，非性凉善走之谓。

◎ 燥降收

气之薄者，阳中之阴。气薄则发泄，辛甘淡平寒凉是也。

茯苓

气平，味甘，无毒。〔洁〕性温，味甘而淡，气味俱薄，浮而升，阳也。〔垣〕止渴，利小便，除湿益燥，和中益气。利腰脐间血为主。治小便不通，溺黄，或赤而不利。如小便利或数服之，则大损人目。如汗多人服之，损真气，夭人寿。医云：赤泻，白补。上古无此说。淡能利窍，甘以助阳，除湿之圣药也。味甘平，补阳益脾，逐水。湿淫所胜，小便不利。淡味渗泄，阳也。治水缓脾，生津导气。〔海〕入足少阴，手、足太阳。色白者，入辛壬癸，赤者入丙丁。伐肾邪，小便多能止之，小便涩能利之，与车前子相似，虽利小便而不走气。酒浸，与光明朱砂同用能秘真。味甘平，如何是利小便。去皮，捣细，纱罗过用。

泽泻

气平，味甘，无毒。〔洁〕沉而降，阴也。〔垣〕甘咸寒，降，阴也。〔海〕阴中微阳，入足太阳、少阴经。除湿之圣药也，治小便淋沥，去阴间汗，无此疾服之，令人目盲。〔寇〕泽泻之功，长于行水。张仲景治水蓄渴烦，小便不利，或吐或泻，五苓散主之。方用泽泻，故知其长于行水。本草引扁鹊云：多服病人眼涩，诚为行去其水也。凡服泽泻散人，未有不小便多者，小便既多，肾气焉得复实？今人止泄精，多不敢用之。仲景八味丸用之者，亦不过接引桂、附等归就肾经，别无他意。〔海〕《本经》云：久服明目。扁鹊云：多服昏目，何也？易老云：去脾中宿垢。以其味咸，能泻伏水故也，泻伏水，去留垢，故明目。小便利，肾气虚，故昏目。〔王〕寇宗奭之说，王好古韪之。窃谓八味丸以地黄为君，余药佐之，非止补血，兼补气也。所谓阳旺则能生阴血也。地黄、山茱萸、茯苓、牡丹皮皆肾经之药，附子、官桂乃右肾命门之药，皆不待泽泻之接引而后至也。则八味丸之用此，盖取其泻肾邪？养五脏，益气力，起阴气，补虚损五劳之功而已。虽能泻肾，从于诸补药群众之中，则亦不能泻矣。〔珍〕泽泻气平，味甘而淡，淡能渗泄，气味俱薄，所以利水而泄下。脾胃有湿热，则头重而目昏耳鸣，泽泻渗去其湿，则热亦随去，而土气得令，清气上行，天气明爽，故泽泻有养五脏，益气力，治头眩，聪明耳目之功。若久服，则降令太过，清气不升，真阴潜耗，安得不目昏耶？仲景地黄丸，用茯苓、泽泻者，是乃取其泻膀胱之邪气，非引接也。古人用补药，必兼泻邪，邪去则补药得力，一辟一阖，此乃玄妙。后世不知此理，专一于补，所以久服必致偏胜之害。捣碎，纱罗过用。

猪苓

气平，味甘微苦，无毒。〔洁〕气味俱薄，升而微降，与茯苓同。〔垣〕淡甘，平。降也，阳中阴也。〔海〕甘重于苦，阳也。入足太阳、足少阴经。燥除湿，比诸淡渗药大燥亡津液，无湿证勿服。〔颂〕仲景治消渴，脉浮，小便不利，微热者，猪苓散发其汗。病欲饮水而复吐，名为水逆。冬时寒嗽，如疟状者，亦与猪苓，此即五苓散也。猪苓、茯苓、术各三两，泽泻五分，桂二分，细捣筛，水服方寸匕，日三。多饮暖水，汗出即愈。利水道诸汤剂，无如此快，今人皆用之。〔垣〕若无泄滞，甘以助阳，淡以利窍，故能除湿，利小便。去黑皮，里白者佳。捣，罗过用。

通草

气平，味辛甘而淡，无毒。气平，味薄，降也，阳中阴也。治阴窍不利，行小水，除水肿闭，治五淋，生用。〔洁〕泻肺，利小便，甘平以缓阴血。〔垣〕本草十剂通可去滞，通草、防己之属是也。夫防己大苦寒，能泻血中湿热之滞，又通大便。通草甘淡，能助西方秋气下降，利小便，专泻气滞也。肺受热邪，津液气化之源绝，则寒水断流，膀胱受湿热，癃闭约缩，小便不通，宜此治之。其证胸中烦热，口燥舌干，咽干，大渴引饮，小便淋沥，或闭塞不通，胫酸脚热，并宜通草主之。凡气味与之同者，茯苓、泽泻、灯草、猪苓、皂角、瞿麦、车前子之类，皆可以渗湿，利小便，泄其滞气也。又曰：木通下利，泄小肠火，利小便，与琥珀同功，无他药可比。去粗皮，锉细，竹筛齐之用。

滑石

气寒，味甘，无毒。〔洁〕性沉重，能泄上气，令下行，故曰滑则利窍。治前阴窍涩不利，利窍不比与渗淡诸药同。〔海〕入足太阳经。滑能利窍，以通水道，为至燥之剂。猪苓汤用滑石、阿胶同为滑剂，以利水道。葱、豉、生姜同煎，去滓澄清，以解利，淡味渗泄为阳，故解表，利小便也。若小便自利者，不宜用。〔珍〕滑石利窍，不独小便也。上能利毛腠之窍，下能利精溺之窍。盖甘淡之味，先入于胃，渗走经络，游溢津气，上输于肺，下通膀胱。肺主皮毛，为水之上源，膀胱司津液，气化则能出。故滑石上能发表，下利水道，为荡热燥湿之剂。发表是荡上中之热，利水道是荡中下之热。发表是燥上中之湿，利水道是燥中下之湿。热散则三焦宁而表里和，湿去则阑门通而阴阳利。刘河间之用益元散，通治表里、上下诸病，盖是此意，但未发出耳。白者佳，捣，水飞用。

芍药

气微寒，味酸而苦。气薄，味厚，阴也，降也。阴中之阳，有小毒。入手足太阴经。〔垣〕补中焦之药，得炙甘草为佐，治腹中痛。夏月腹痛，少加黄芩。如恶寒腹痛，加肉桂一钱，白芍药三钱，炙甘草一钱半，此仲景神方也。如冬月大寒腹痛，加桂二钱半，水二盏，煎一半，去皮用。脾经之药，收阴气，能除腹痛。酸以收之，扶阴而收阴气，泄邪气。扶阳，与生姜同用，温经散湿，通塞，利腹中痛，胃气不通，肺燥气热，酸收甘缓，下利必用之药。白补，赤散，泻肝，补脾胃，酒浸行经，止中部腹痛。东垣云：但涩者为上。或问：古今方论中多以涩为收，今《本经》有利小便一句者，何也？曰：芍药能停诸湿而益津液，使小便自行，本非通行之药，所当知之。又问：有缓中一句，何谓缓中？曰：损其肝者，缓其中。又问：当用何药次治之？曰：当用四物汤，以其内有芍药故也。赤者，利小便，下气。白者，止痛，散气血，入手、足太阴经。大抵酸涩者为上，为收敛停湿之剂，故主手、足太阴经。收降之体，故又能至血海，而入于九地之下，后至厥阴经也。后人用赤泻、白补者，以其色在西方故补，色在南方故泻也。《难经》云：损其肝者，缓其中，即调血也。本草云：能利小便，非能利之也，以其肾主大小二便，既用此以益阴滋湿，故小便得通也。腹中虚痛，脾经也，非芍药不除。补津液停湿之剂。

〔修治〕锉片，内热者生用，中寒者酒炒用。

五味子

气温，味酸，无毒。味厚，气轻，阴中微阳。入手太阴经血分，

足少阴经气分。〔垣〕收肺气，补气不足，升也。酸以收逆气，肺寒
气逆，则宜此，与干姜同治之。又五味子收肺气，乃火热必用之药，
故治嗽以之为君，但有外邪者，不可骤用，恐闭其邪气，必先发散
而后用之乃良。有痰者，以半夏为佐，喘者，以阿胶为佐，但分两
少不同耳。〔海〕五味皮甘，肉酸，核中辛苦，都有咸味，故名五味
子。仲景八味丸用此，为肾气丸，述类象形也。孙真人云：五月常
服五味子，以补五脏气。遇溽暑之时，困乏无力，无气以动，与人
参、黄芪、麦门冬，少加黄柏煎汤服，使人精神顿加，两足筋力涌
出。又云：六月常服五味子，以益肺金之气。在上则滋源，在下则
补肾，故入手太阴、足少阴也。生，敲碎用。

麦门冬

气寒，味甘微苦。阳中微阴，降也。无毒。入手太阴经气分。
〔垣〕治肺中伏火，脉气欲绝，加五味子、人参，三味为生脉之剂，
补肺中元气不足。按：凉而能补，补而不泥，无逾于麦门冬者。伤
寒劳复与夫温热病及杂病，阴不济阳，而烦热燥渴者，用之以生津
液，濡枯而退热，最有奇功。又与地黄、阿胶、麻仁同为润经益血，
复脉通心之剂。与五味子、枸杞子同为生脉之剂。去心，不宜用
汤浸。

天门冬

气寒，味微苦。气薄，味厚，阴也，阳中之阴。无毒。入手太
阴、足少阴经气分之药。〔垣〕保肺气，治血热侵肺，上喘气促，加
人参、黄芪为主，用之神效。苦以泄滞血，甘以助元气，及治血妄
行，此天门冬之功也。荣卫枯涸，湿剂所以润之。二门冬、人参、
北五味子、枸杞子，同为生脉之剂，此上焦独取寸口之意。去心，
锉细用。

枳实

气微寒，味苦辛，无毒。〔洁〕气厚，味薄，浮而升，微降，阴
中阳也。〔垣〕沉也，阴也。除寒热，破结实，消痰癖，治心下痞，
逆气胁痛。〔海〕枳壳主高，枳实主下，高者主气，下者主血，故壳
主胸膈皮毛之病，实主心腹脾胃之病，大同小异。朱肱《活人书》
言：治痞宜先用桔梗枳壳汤。非用此治心下痞也，果知误下，气将

陷而成痞。故先用此，使不致于痞也。若已成痞而用此，则失之晚矣。不惟不能消痞，反损胸中之气，先之一字有谓也。〔珍〕枳实、枳壳气味功用俱同，上世亦无分别，魏晋以来，始分实、壳之用，洁古、东垣又分治高、治下之说。大抵其功皆能利气，气下则痰喘止，气行则痞胀消，气通则刺痛止，气利则后重除，故以枳实利胸膈，枳壳利肠胃。然仲景治胸痹痞满，以枳实为要药，诸方治下血，痔利、大便闭塞，里急后重，又以枳壳为通用，则枳实不独治下，而壳不独治高也。盖自飞门至魄门，皆肺主之，三焦相通，一气而已。则二物分之可也，不分亦无伤。麸炒，去瓤，捣，罗过用。

旋覆花

气温，味咸甘，有小毒。主结气，胁下满，除水，去五脏间寒热，消胸上痰结，唾如胶漆，消坚软痞，治噫气，通血脉。〔颂〕张仲景治伤寒汗下后，心下痞坚，噫气不除，有七物旋覆代赭汤。杂治妇人，有三物旋覆汤。胡洽居士治痰饮在两胁胀满，有旋覆花丸，用之尤多。〔成〕硬则气坚，旋覆之咸，以软痞坚也。

贝母

气平，味辛苦，无毒。主伤寒烦热，淋沥，邪气风痉，疗腹中结实，心下满，洗洗恶风寒，目眩项直，咳嗽上气。止烦渴，安五脏，利骨髓。〔海〕贝母乃肺经气分药也，仲景治寒实结胸，外无热证者，三物小陷胸汤主之，白散亦可，以其内有贝母也。成无己云：辛散而苦泄，桔梗、贝母之苦辛，用以下气。纳口鼻中有米许大者一颗，心宜去之，捣细用。

乌梅

气温平，味酸涩，无毒。〔海〕乌梅，脾肺二经血分药也。能收肺气，治燥嗽，肺欲收，急食酸以收之。〔珍〕乌梅、白梅所主诸病，皆取其酸收之义，惟仲景治蛔厥乌梅丸，及虫䘌中用者，取虫得酸即止之义，稍有不同耳。梅花开于冬，而实熟于夏，得木之全气，故其味最酸，所谓曲直作酸也。肝为乙木，胆为甲木，人之舌下有四窍，两窍通胆液，故食梅则津生者，类相感应也。故《素问》云：味过于酸，肝气以津。又云：酸走筋，筋病无多食酸。不然物之味酸者多矣，何独梅能生津耶？

〔**修治**〕去核，微炒用。忌猪肉。

赤小豆

气平，味甘酸辛。阴中之阳。无毒。〔**陶**〕小豆逐津液，利小便，久服令人肌肤枯燥。〔**海**〕治水者，惟知治水而不知补胃，则失之壅滞，赤小豆消水通气而健脾胃，乃其药也。〔**珍**〕赤小豆小而色赤，心之谷也，其性下行，通乎小肠，能入阴分，治有形之病。故行津液，利小便，消胀除肿，止吐而治下利肠澼，解酒病，除寒热痛肿，排脓散血，而通乳汁，下胞衣，产难，皆病之有形者。久服则降令太过，津血渗泄，所以令人肌瘦身重也。

苦酒

醋。气温，味酸，无毒。张仲景治黄汗，有黄芪芍药桂枝苦酒汤。治黄胆，有麻黄醇酒汤。用苦酒、清酒，方见《金匮要略》，盖取其酸收之义，而又有散瘀解毒之功。

◎ 寒沉藏

味之厚者，阴中之阴，味厚则泄，酸、苦、咸，气寒是也。

黄连

气寒，味苦，无毒。气味俱厚，可升可降，阴中阳也。入手少阴经。其用有六：泻心脏火一也；去中焦湿热二也；诸疮必用三也；去风湿四也；赤眼暴发五也；止中部见血六也。张仲景治九种心下痞，五等泻心汤皆用之。〔**海**〕入手少阴。苦燥，故入心，火就燥也。然泻心其实泻脾也，为子能令母实，实则泻其子。治血防风为上使，黄连为中使，地榆为下使。去须，锉细用。

黄芩

气寒，味苦，无毒。可升可降，阴也。阴中微阳。入手太阴血分。〔**洁**〕气凉，味苦甘，气厚味薄，浮而升，阳中阴也。入手少阳、阳明经，酒炒则上行。〔**垣**〕黄芩之中枯而飘者，泻肺火，利气消痰，除风热，消肌表之热。细实而坚者，泻大肠火，养阴退阳，补膀胱寒水，滋其化源。高下之分，与枳实、枳壳同例。〔**洁**〕黄芩之用有九：泻肺热一也；上焦皮肤风热、风湿二也；去诸热三也；利胸中气四也；消痰膈五也；除脾经诸湿六也；夏月须用七也；妇人产后，养阴退阳八也；安胎九也。酒炒上行，主上部积血，非此不能除。下利脓血，腹痛后重，身热，久不能止者，与芍药、甘草同用之。凡诸疮痛不可忍者，宜芩连苦寒之药，详上下分身梢及引经药用之。〔颂〕张仲景治伤寒，心下痞满，泻心汤凡四方皆用黄芩，以其主诸热，利小肠故也。又太阳病下之，利不止，喘而汗出者，有葛根黄芩黄连汤，及主妊娠安胎散，亦多用之。〔珍〕洁古老人言黄芩泻肺火，治脾湿。东垣言片芩治肺火，条芩治大肠火。丹溪言黄芩治上中二焦火。而仲景治少阳证小柴胡汤，太阳少阳合病下利黄芩汤，少阳证下后心下满而不痛泻心汤，并用之。成无己言：黄芩苦而入心，泄痞热。是黄芩能入手少阴、阳明，手足太阴、少阳六经矣。盖黄芩气寒，味苦，色黄带绿，苦入心，寒胜热，泻心火，治脾之湿热，一则金不受刑，一则胃火不流入肺，即所以救肺也。肺虚不宜者，苦寒伤脾胃，损其母也。少阳之证，寒热，胸胁痞满，默默不欲饮食，心烦呕，或渴，或痞，或小便不利。虽曰病在半表半里，而胸胁痞满，实兼心肺上焦之邪。心烦喜呕，默默不欲饮食，又兼脾胃中焦之证。故用黄芩以治手足少阳相火，黄芩亦少阳本经药也。成无己注《伤寒论》但云：柴胡、黄芩之苦，以发传邪之热，芍药、黄芩之苦，以坚敛肠胃之气，殊昧其治火之妙。杨士瀛《直指方》云：柴胡退热，不及黄芩。盖亦不知柴胡之退热，乃苦以发之，散火之标也。黄芩之退热，乃寒能胜热，折火之本也。仲景又云：少阳病，腹中痛者，去黄芩，加芍药。心下悸，小便不利者，去黄芩加茯苓。似与《别录》治少腹绞痛，利小肠之文不合。成氏言黄芩寒中，苦能坚肾，故去之，盖亦不然。至此当以意逆之，辨以脉证可也。若因饮寒受寒，腹中痛，及饮水心下悸，小便不利，而脉不数者，是里无热证，则黄芩不可用也。若热厥腹痛，肺热而小便不利者，黄芩其可不用乎？故善观书者，先求其理，毋徒泥其文。去皮并黑腐，锉细，竹筛齐用。

黄柏

气寒，味苦，无毒。气味俱厚，沉而降，阴也。苦厚微辛，阴中之阳。入足少阴经，为足太阳引经药。〔垣〕治肾水膀胱不足，诸痿厥，脚膝无力，于黄芪汤中少加用之，使两膝中气力涌出，痿即去矣。蜜炒此一味为细末，治口疮如神，瘫痪必用之药。泻膀胱之热，利下窍。泻膀胱经火，补本经及肾不足，苦寒安蛔，疗下焦虚，坚肾。经曰：苦以坚之。足少阴剂，肾苦燥，故肾停湿也。栀子、黄芩入肺，黄连入心，黄柏入肾，燥湿所归，各从其类也。《活人书》解毒汤，上下内外通治之。去皮，锉碎。生用则降实火，熟用酒制则治上，盐制则治下，蜜制则治中而不伤胃。

栀子

气寒，味苦，无毒。〔洁〕气薄，味厚，轻清上行，气浮而味降，阳中阴也。〔垣〕沉也，阴也。入手太阴肺经血分。〔海〕本草不言栀子能吐，仲景用为吐药，栀子本非吐药，为邪气在上，拒而不纳食，令上吐，则邪因以出，所谓其高者因而越之也。或用为利小便药，实非利小便，乃清肺也。肺清则化行，而膀胱津液之腑得此气化而出也。本草言治大小肠热，乃辛与庚合，又与丙合，又能泄戊，先入中州故也。仲景治烦躁，用栀子豉汤。烦者，气也；躁者，血也。气主肺，躁主血。故用栀子以治肺烦，香豉以治肾躁。仲景以栀子色赤，味苦，入心而治烦，香豉色黑，味咸，入肾而治躁。〔寇〕仲景治伤寒发汗、吐、下后，虚烦不得眠，若剧者，必反复颠倒，心中懊憹，栀子豉汤治之。因其虚，故不用大黄，有寒毒故也。栀子虽寒而无毒，治胃中热气，既亡血亡津液，腑脏无润养，内生虚热，非此物不可去也。又治心经留热，小便赤涩，用去皮栀子、火煨大黄、连翘、炙甘草等分，末之，水煎三钱服，无不利也。凡使须要如雀脑并须长有九路赤色者为上。去心胸中热用仁，去肌表热用皮，治上焦中焦连壳用，下焦去壳，治血病炒黑用。

石膏

气寒，味甘辛，无毒。入手太阴经、少阳经，足阳明经。〔洁〕石膏性寒，味辛而淡，气味俱薄，体重而沉，降也，阴也。乃阳明经大寒之药。善治本经头痛牙痛，止消渴，中暑，潮热。然能寒胃，令人不食，非腹有极热者，不宜轻用。又阳明经中热，发热恶寒，燥热，日晡潮热，肌肉壮热，小便浊赤，大渴引饮，自汗，苦头痛之药，仲景用白虎汤是也。若无以上诸证，勿服之。多有血虚发热象白虎证，及脾胃虚劳形体病证，初得之时与此证同，医者不识而误用之，不可胜救也。〔垣〕石膏，足阳明经也。故仲景治伤寒阳明证，身热目痛，鼻干不得卧。身以前，胃之经也。胸前，肺之室也。邪在阳明，肺受火制，故用辛寒以清肺气，所以有白虎之名，又治三焦皮肤大热，入手少阳也。凡病脉数不退者，宜用之。胃弱者，不可用。按：温热病烦热而渴，脉洪大而数且长者，非用石膏不能取效，冬月有此脉证，亦宜用之。仲景制白虎汤，为正伤寒设也。东垣处暑以后勿用之说，不可拘泥。此即市所谓寒水石者也，亦谓之硬石膏，细理白泽者良。碎之如粟米大，先煮数十沸，乃入余药，以其气味难出故也。

知母

气寒，味苦。气味俱厚，沉而降，阴也。阴中微阳，肾经本药，入足阳明，手太阴经气分。〔垣〕其用有四：泻无根之肾火；疗有汗之骨蒸；止虚劳之热；滋化原之阴。仲景用此入白虎汤，治不得眠者，烦躁也。烦出于肺，躁出于肾，君以石膏，佐以知母之苦寒，以清肾之源。缓以甘草、粳米，使不速下也。又凡病小便闭塞而渴者，热在上焦气分，肺中伏热不能生水，膀胱绝其化源，宜用气薄味薄淡渗之药，以泻肺火，清肺金而滋水之化源。若热在下焦血分而不渴者，乃真水不足，膀胱干涸，乃无阴则阳无以化，法当用黄柏、知母大苦寒之药，以补肾与膀胱，使阴气行而阳自化，小便自通。凡用拣肥润里白者，去毛，切。引经上行，则用酒浸焙干，下行，则用盐水润焙。忌铁。

秦皮

气寒，味苦，无毒。沉也，降也。〔海〕主热利下重，下焦虚。经云：以苦坚之，故用白头翁、黄柏、秦皮苦之剂也。治风寒湿痹，目中青翳白膜，男子少精，妇人带下，小儿惊痫，宜作汤洗目，俗呼为白桪木，取皮渍水，浸出青蓝色，与紫草同用，以增光晕尤佳。大戟为之使，恶吴茱萸。〔珍〕梣皮色青，气寒，味苦，性涩，乃是厥阴肝、少阳胆经药也。故治目病、惊痫，取其平木也。治下利、崩带，取其收涩也。又能治男子少精，益精有子，皆取其涩而补也。故老子云：天道贵涩，此药乃服食及惊痫、崩利所宜，而人只知其治目一节，几于废弃，良为可惋。

白头翁

气寒，味苦辛，无毒。气厚，味薄，可升可降，阴中阳也。主温疟狂易，寒热，癥瘕积聚，逐血止痛。张仲景治热利下重，用白头翁汤主之。盖肾欲坚，急食苦以坚之，利则下焦虚，故以纯苦之剂坚之。男子阴疝偏坠，小儿头秃膻腥，鼻衄，无此不效。毒痢有此犹功。〔吴〕热毒下利，紫血、鲜血者，宜之。

大黄

气寒，味苦，无毒。气味俱厚，沉而降，阴也。用之须酒浸煨熟者，寒因热用。酒浸入太阳经，酒洗入阳明经，余经不用酒。〔垣〕大黄苦峻下走，用之于下，必生用。若邪气在上，非酒不至，必用酒浸，引上至高之分，驱热而下，如物在高巅，必射以取之也。若用生者，则遗至高之邪热，是以愈后或目赤，或喉痹，或头肿，或膈上热疾生也。〔寇〕仲景治心气不足，吐血衄血泻心汤，用大黄、黄芩、黄连，或曰：心气既不足，而不用补心汤，更用泻心何也？答曰：若心气独不足，则当不吐衄也。此乃邪热因不足而客之，故令吐衄，以苦泄其热，以苦补其心，盖一举而两得之，有是证者，用之无不效，惟在量其虚实而已。〔丹〕大黄苦寒，善泄，仲景用之泻心汤者，正因少阴经不足，本经之阳亢甚无辅，以致阴血妄行飞越，故用大黄泻去亢甚之火，使之平和，则血归经而自安。夫心之阴气不足，非一日矣，肺与肝俱各受火而病作，故黄芩救肺，黄连救肝，肺者阴之主，肝者心之母，血之舍也，肝肺之火既退，则阴血复其旧矣。寇氏不明说，而云：邪热客之，何以开悟后人也？〔珍〕大黄乃足太阴，手足阳明，手足厥阴五经血分之药。凡病在五经血分者，宜用之。若在气分用之，是谓诛伐无过矣。泻心汤治心气不足，吐血衄血者，乃真心之气不足，而手厥阴心包络、足厥阴肝、足太阴脾、足阳明胃之邪火有余也，虽曰泻心，实泻四经血中之伏火也。又仲景治心下痞满，按之软者，用大黄黄连泻心汤主之，此亦泻脾胃之湿热，非泻心也。病发于阴而反下之，则作痞满，乃寒伤荣血，邪气乘虚结于上焦，胃之上脘在于心，故曰泻心，实泻脾也。《素问》云：太阴所至为痞满。又云：浊气在上，则生䐜胀是矣。病发于阳而反下之，则成结胸，乃热邪陷入血分，亦在上脘分野。仲景大陷胸汤丸，皆用大黄，亦泻脾胃血分之邪，而降其浊气也。若结胸在气分，则只用小陷胸汤。病满在气分，则用半夏泻心汤矣。成氏注《伤寒论》亦不知分别此义。〔颂〕本草称大黄推陈致新，其效最神，故古方下积滞多用之。张仲景治伤寒用处尤多。古人用毒药攻病，必随人之虚实寒热而处治，非一切轻用也。梁武帝因发热欲服大黄。姚僧坦曰：大黄乃是快药，至尊年高，不可轻用。帝弗从，几至委顿。梁元帝常有心腹疾，诸医咸谓宜用平药，可渐宣通。僧坦曰：脉洪而实，此有宿积，非用大黄无瘥理。帝从之，遂愈。以此言之，今医用一毒药而攻众病，其偶中，便谓此方神奇，其差误，则不言用药之失，可不戒哉！去皮，铡碎，竹筛齐用。

芒硝

气大寒，味咸苦辛，有小毒。〔成〕《内经》云：咸味下泄为阴。又云：咸以软之。热淫于内，治以咸寒。气坚者以咸软之，热盛者以寒消之。故张仲景大陷胸汤、大承气汤、调胃承气汤皆用芒硝以软坚去实。热结不至坚者，不可用也。〔海〕本草云：朴硝味辛，是辛以润肾燥也。今人不用辛字，只用咸字，咸能软坚也。其义皆是。本草言芒硝利小便而堕胎，然伤寒妊娠可下者，用此兼大黄，引之直入大腹，润燥软坚泻热，而母子俱安。经云：有故无殒，亦无殒也，此之谓钦？以在下言之，则便溺俱阴，以前后言之，则前气后血，以肾言之，总主大小便难，溺涩秘结，俱为水少火盛。经云：热淫于内，治以咸寒，佐之以苦，故用芒硝、大黄，相须为使也。〔洁〕芒硝气薄，味厚，沉而降，阴也。其用有三：去实热一也；涤肠中宿垢二也；破坚积热块三也。〔珍〕朴硝是初得一煎而成者，故力紧急而不和，只可施于粗犷之人，及敷涂之剂而已。芒硝是朴硝淋过炼成，故其性和缓，仲景治伤寒多用之，以此故也。硝禀太阴之精，水之子也。气寒味咸，走血而润下，荡涤三焦肠胃，实热阳强之病，乃折治火邪药也。生用。

香豉

气寒，味苦，无毒。阴中之阴也。主伤寒头痛，烦躁满闷。生用。〔珍〕黑豆性平，作豉则温，既经蒸窨，故能升能散。得葱则发汗，得盐则能吐，得酒则治风，得韭则治痢，得蒜则止血，炒熟则大能止汗，亦麻黄根节之义也。

茵陈蒿

气微寒，味苦辛，无毒。阴中微阳，入足太阳经。除烦热，主风湿寒热，邪气热结黄疸，通身发黄，小便不利。〔寇〕张仲景治伤寒，热甚发黄，身面悉黄者，用之极效。一僧因伤寒后发汗不彻，有留热，面身皆黄，多热，期年不愈，医作食治，不对而食不减。予与此药，服五日，病减三分之一，十日减三分之二，二十日病悉去。方用山茵陈、山栀子各三分，秦艽、升麻各四钱。为散，每用三钱，水四合，煎二合，去滓，食后温服，以知为度。此药以山茵陈为本，故书之。〔海〕仲景茵陈栀子大黄汤治湿热也，栀子柏皮汤治燥热也。如苗，涝则湿黄，旱则燥黄，湿则泻之，燥则润之可也，此二药治阳黄也。韩祗和、李思训治阴黄，用茵陈附子汤，大抵以茵陈为君主，而佐以大黄、附子，各随其寒热也。去枝，用叶，手搓碎用。

栝楼实

气寒，味甘微苦，无毒。〔丹〕栝楼实治胸痹者，以其味甘性润，甘能补肺，润能降气，胸中有痰者，乃肺受火逼，失其降下之令，今得甘缓润下之助，则痰自降，宜其为治嗽之要药也。且又能洗涤胸膈中垢腻郁热，为治消渴之神药。〔珍〕张仲景治胸痹痛引心背，咳唾喘息，及结胸满痛，皆用栝楼实，乃取其甘寒不犯胃气，能降上焦之火，使痰气下降也。成无己不知此意，乃云苦寒以泻热。盖不尝其味，原不苦，而随文傅会尔。肥大结实者，连子连皮细切用，今人只用核仁，非也。

栝楼根

又名天花粉。气寒，味甘微苦酸。无毒。主消渴，身热，烦满大热，补虚安中，通月水，消肿毒瘀血，及热狂，疮疖。〔垣〕栝楼根纯阴，解烦渴，行津液，心中枯涸者，非此不能除。与辛酸同用，导肿气。〔珍〕栝楼根味甘微苦酸，其茎叶味酸。酸能生津，感召之理，故能止渴润枯，微苦降火，甘不伤胃。昔人只言其苦寒，似未深察。捣细，罗过用。

土瓜根

气寒，味苦，有小毒。主疗诸邪气热结，逐四时骨节中水，疗天行热疾，酒黄病，壮热心烦闷，热劳。能吐下人。

连轺

连翘根也。气寒，味甘苦。有小毒。主下热气，益阴精，故仲景治伤寒瘀热在里，欲发黄，用麻黄连轺赤小豆汤。

竹叶

气寒，味甘，无毒。淡竹为上，甘竹次之。主胸中痰热，咳逆上气。〔寇〕诸笋性皆寒，故知其叶一致也。张仲景竹叶汤，惟用淡竹。〔洁〕竹叶苦平，阴中微阳。〔垣〕竹叶辛苦寒，可升可降，阳中阴也。其用有二：除新久风邪之烦热；止喘促气胜之上冲。

梓白皮

气寒，味苦，无毒。主热毒，去二虫，时气温病，头痛壮热，初得一日。用生梓木削去黑皮，取里白者，切一升，水二升五合，煎汁，每服八合，取瘥。折热之剂，必以苦为主。又曰：大热之气，寒以取之是也。

葶苈子

气寒，味辛，无毒。沉也，阴中阳也。〔垣〕葶苈大降气，与辛酸同用，以导肿气。本草十剂云：泄可去闭，葶苈、大黄之属。此二味皆大苦寒，一泄血闭，一泄气闭。盖葶苈之苦寒，气味俱厚，不减大黄，又性过于诸药，以泄阳分肺中之闭，亦能泄大便，为体轻象阳故也。〔海〕苦、甜二味，主治不同，仲景泻肺汤用苦，余方或有用甜者，或有不言甜苦者，大抵苦则下泄，甜则少缓，量病人虚实用之，不可不审。同糯米焙熟，去米，捣细用。

商陆

气平，味辛，有毒。白者苦冷，得大蒜良；赤者有大毒。忌犬肉。主水肿疝瘕痹，疏五脏，散水气。〔珍〕苦寒，沉也，降也，阴也。其性下行，专于行水，与甘遂、大戟异性而同功。胃气虚弱者，不可用。取花白者根，铜刀刮去皮，薄切，以东流水浸两宿，漉出，入甑，以黑豆叶一重，商陆一重，蒸之，从午至亥，取出，去豆叶，曝干，锉用。无豆叶，以豆代之。

甘遂

气寒，味苦，有毒。反甘草。主下五水，逐留饮宿食，破癥坚积聚，利水谷道。〔洁〕味苦，气寒。苦性泄，寒胜热，直达水气所结之处，乃泄水之圣药。水结胸中，非此不能除。仲景大陷胸汤用之，但有毒不可轻用。〔珍〕肾主水，凝则为痰饮，溢则为肿胀。甘遂能泄肾经湿气，治痰之本也，不可过服，但中病则止可尔。仲景治心下留饮，与甘草同用，取其相反而立功也。去茎，于槐砧上细锉，用生甘草汤，荠苨自然汁二味搅，浸三日，其水如墨汁，漉出，用东流水淘六七次，以水清为度，然后用面包，煨熟用。

芫花

温，味辛，有毒。〔珍〕张仲景治伤寒太阳证，表不解，心下有水气，干呕，发热而咳，或喘，或利者，小青龙汤主之。若表已解，有时头痛，出汗恶寒，心下有水气，干呕，痛引两胁，或喘，或咳者，十枣汤主之。盖小青龙治未发散表邪，使水气自毛窍而出，乃《内经》所谓开鬼门法也。十枣汤驱逐里邪，使水气自大小便而泄，乃《内经》所谓洁净府，去陈莝法也。夫饮有五，皆由内啜水浆，外受湿气，郁蓄而为留饮，流于肺则为支饮，令人喘咳寒热，吐沫背寒。流于肝则为悬饮，令人咳唾，痛引缺盆两胁。流于心下则为伏饮，令人胸满呕吐，寒热眩晕。流于肠胃则为痰饮，令人腹鸣，吐水，胸胁支满，或作泄泻，忽肥忽瘦。流于经络则为溢饮，令人沉重注痛，或作水气胕肿。芫花、大戟、甘遂之性，逐水泄湿，能直达水饮窠囊隐僻之处，但可徐徐用之，取效甚捷，不可过剂，泄人真元也。陈言《三因方》以十枣汤药为末，用枣肉和丸，以治水气喘急，浮肿之证，盖善变通者也。杨士瀛《直指方》云：破癖，须用芫花，行水后，便养胃可也。留数年陈久者良，用时以好醋煮十数沸，去醋，以水浸宿，晒干用。

大戟

气寒，味苦辛，有毒。阴中微阳，泻肺，损真气，得枣良。治十二水，腹满急痛，积聚头疼，发汗，利大小肠。〔海〕大戟与甘遂同为泄水之药，湿胜者，苦燥除之也。以浆水煮软，去骨，晒干用。

蜀漆

常山苗也。气寒，微温。味苦辛，纯阳，有毒。主伤寒，寒热温疟，吐胸中痰饮，破血。〔成〕火邪错逆，加蜀漆之辛以散之。熟则不甚吐人。

海藻

气寒，味咸，有小毒。反甘草。〔洁〕气味俱厚，纯阴，沉也。治瘿瘤，马刀诸疮，坚而不溃者。经云：咸能软坚。荣气不从，外为浮肿，随各引经药治之，肿无不消。〔成〕咸味涌泄，故海藻之咸，以泄水气也。〔珍〕海藻咸能润下，寒能泄热，引水，故能消瘿瘤结核，阴㿗之坚聚，而除浮肿脚气，留饮痰气之湿热，使邪气自小便出也。

龙骨

气平，味甘，无毒。入手足少阴、厥阴经。涩可去脱，故成氏云：龙骨能收敛浮越之正气，固大肠而镇惊。伤寒方中只入煎，宜捣碎，生用。忌鱼及铁器。

牡蛎

气平，微寒，味咸，无毒。主治伤寒寒热，温疟洒洒，止汗，止心痛，涩大小肠，去胁下坚满。〔垣〕能软积气之痞。经曰：咸能软坚。入足少阴，咸为软坚之剂。以柴胡引之，能去胁下之硬；以茶引之，能消结核；以大黄引之，能除股间肿；地黄为之使，能益精收涩，止小便，本肾经之药也。火煅，童便淬，捣罗用。

赤石脂

气大温，味甘酸辛，无毒。阳中之阴，固脱。〔海〕涩可去脱，石脂为收敛之剂，赤入丙，白入庚。〔珍〕五石脂皆手足阳明药也。其味甘，其气温，其体重，其性涩。涩而重，故能收湿止血而固下。甘而温，故能益气生肌而调中。中者肠胃、肌肉，惊悸、黄疸是也。下者肠澼泄利，崩带、失精是也。五种主疗大抵相同，故《本经》不分条目，但云各随五色补五脏。《别录》虽分五种，而性味主治亦不甚相远，但以五味配五色为异，亦是强分尔。赤白二种，一入气分，一入血分，故时用尚之。张仲景用桃花汤治下利，便脓血，取赤石脂之重涩，入下焦血而固脱。干姜之辛温，暖下焦气分而补虚。

粳米之甘温，佐石脂、干姜而润肠胃也。捣细，绵裹，煎。

代赭石

气寒，味苦甘，无毒。〔**海**〕入手少阴、足厥阴经。怯则气浮，重剂所以镇之。代赭之重，以镇虚逆，故张仲景治伤寒汗、吐、下后，心下痞硬，噫气不除者，旋覆代赭汤主之。〔**珍**〕代赭乃肝与包络二经血分药也。故所主治，皆二经血分之病。生捣细，罗过用。

禹余粮

气寒，味甘咸，无毒。〔**珍**〕禹余粮，手、足阳明血分重剂也。其性涩，故主下焦前后诸病。生捣细，罗过用。

铅丹

气微寒，味辛，微咸，无毒。主吐逆胃反，惊痫癫疾，除热下气。仲景龙骨牡蛎汤中用铅丹，乃收敛神气以镇惊也。涩可去脱而固气。体重而性沉，其色红，故走血分。

文蛤

气平，味咸，无毒。主恶疮、蚀五痔。伤寒病在阳，当以汗解，反以冷水噀之，或灌之，其热郁遏不得出而反增者，以文蛤散主之。蛤，水族也，其性寒。故用以利水而胜热，以为草木之液，莫之能尚云尔。《梦溪笔谈》云：即今吴人所食花蛤也。

水蛭

气平，味咸苦，有毒。畏石灰、食盐。主逐恶血瘀血，破血瘕积聚，利水道。水蛭，啖血之物也，故能逐死血。不用草木而用生物者，以为死血非生物不能活故尔。虻虫亦此义。采得，以篁竹筒盛，待干，用米泔浸一夜，曝干，展其身，看腹中有子，皆去之。以冬猪脂煎，令焦黄，然后用。

虻虫

气平，味苦，有毒。主逐瘀血，破血积，坚痞癥瘕，寒热，通利血脉及九窍。刘河间云：虻食血而治血，因其性而为用也。成无己云：苦走血，血结不行者，以苦攻之，故治蓄血用虻虫，乃肝经血分药也。去翅、足，炒熟用。

猪肤

气寒，味甘，无毒，入足少阴经。猪，水畜也，其气先入肾。

少阴客热，是以猪肤解之，加白蜜以润燥除烦，白粉以益气断痢。

猪胆汁

气寒，味苦，无毒。仲景白通汤加此汁与人尿，咸寒同与热剂合，去格拒之寒。又与醋相合，纳谷道中，酸苦益阴，以润燥泻便。《本经》云：治伤寒热渴。又白猪蹄可用，杂青色者不可食，疗疾亦不可。与人尿同体，补肝而和阴，引置阳不被格拒，能入心而通脉。

妇人裈裆

主阴易病。当阴上割烧末，服方寸匕。若女患阳易，即男子裈也。阴阳易病者，人患时行病起后，合阴阳便相着，甚于本病，其候小便赤涩，寒热甚者是。服此便通利，妙在复气。

人尿

气寒，味咸，无毒。〔陶〕若人初得头痛，直饮人尿数升，亦多愈。合葱、豉作汤服，弥佳。〔珍〕小便，性温不寒，饮之入胃，随脾之气上归于肺，下通水道而入膀胱，乃其旧路也，故能治肺病，引火下行。凡人精气清者为血，浊者为气，浊之清者为津液，清之浊者为小便，小便与血同类也，故其味咸而走血，治诸血病也。成无己云：伤寒少阴证，下利不止，厥逆无脉，干呕欲饮水者，加人尿、猪胆汁咸苦寒物于白通汤、姜附药中，其气相从，可去格拒之患也。

方名索引